P9-DCW-793

BELLEZA DE PIES A CABEZA

LA GUÍA COMPLETA
PARA LOGRAR
SU *LOOK* IDEAL

PAULA BEGOUN

RODALE

Impreso en los Estados Unidos de América
Rodale Inc. hace el máximo esfuerzo posible por usar papel reciclado ♻ y libre de ácidos ∞.

Ciertas partes de este libro han sido previamente publicadas como *The Beauty Bible*, 2ᵈᵃ Edición, © 2002, Paula Begoun y *Don't Go to the Cosmetics Counter Without Me*, 6ᵗᵃ Edición, © 2003, Paula Begoun.
Reimpreso con la autorización de Beginning Press.

Autor contribuyente: Bryan Barron
Editores: Sigrid Asmus, John Hopper, Jennifer Forbes Provo
Asistentes de investigación: Bryan Barron, Kate Mee
Investigación para reseñas de productos
Directora de investigación: Kate Mee
Asistentes de investigación: Shira Druxman, Katherine Siergiej, Lori White

Diseño del libro por Erin Smith Bloom y Anthony Serge

Library of Congress Cataloging-in-Publication Data
Begoun, Paula.
    [Complete beauty Bible. Spanish]
    Belleza de pies a cabeza : la guía completa para lograr su look ideal / Paula Bougon.
        p.   cm.
    ISBN-13 978-1-59486-271-7 hardcover
    ISBN-10 1-59486-271-0 hardcover
    ISBN-13 978-1-59486-516-9 paperback
    ISBN-10 1-59486-516-7 paperback
    1. Skin—Care and hygiene. 2. Beauty, Personal. 3. Consumer education.
I. Title.
RL87.B396518   2005
646.7'26—dc22   2005049573

2 4 6 8 10 9 7 5 3 1   tapa dura
2 4 6 8 10 9 7 5 3 1   rústica

RODALE
VIVA PLENAMENTE LA VIDA™

Inspiramos a las personas y les damos la posibilidad de mejorar tanto sus vidas como el mundo a su alrededor
Para conseguir más de nuestros productos visite **rodalestore.com** o llame al 800-424-5152

Aviso de la autora

La intención de este libro es presentar las investigaciones, ideas y percepciones de la autora con respecto al cuidado de la piel, el maquillaje y los procedimientos de cirugía estética, así como la comercialización, la venta y el uso de cosméticos y productos para el cuidado de la piel. El único propósito de la autora es brindar información y consejos a las consumidoras acerca del cuidado de la piel, la compra de productos de belleza y los procedimientos estéticos. La información y las recomendaciones que se presentan aquí son estrictamente las de la autora y reflejan las opiniones de esta acerca de los temas y los productos descritos. Algunas mujeres podrían usar exitosamente alguna rutina o producto para el cuidado de la piel que no se recomiende o que incluso ni se mencione en este libro. Todas las personas tienen el derecho inalienable de elegir y juzgar los productos y procedimientos con base en sus propios criterios, investigaciones y estándares, así como de estar en desacuerdo con la autora. Sobre todo, debido a que la piel de cada persona puede reaccionar de manera diferente a los estímulos externos, cualquier producto puede causar una reacción negativa. Si presenta sensibilidad a algún producto para el cuidado de la piel o cosmético, suspenda su uso de inmediato y consulte a su médico. Si requiere el consejo de un médico con respecto a su piel o los diversos procedimientos cosméticos que están disponibles, lo mejor es que consulte a un dermatólogo, un cirujano estético con una certificación otorgada por el Consejo de Cirugía Estética correspondiente o a su propio médico familiar.

Dedico este libro a todas las mujeres
alrededor del mundo que se esfuerzan
lo máximo posible para lograr sus sueños.

ÍNDICE

primera parte BELLEZA CON INTELIGENCIA ...1

capítulo 1 INVESTIGADORA COSMÉTICA 3
La razón por la que necesita leer este libro 3
Cómo evalúo los productos 8
La química cosmética: un arte y una ciencia 10
¿Existe la belleza natural? 12

segunda parte CUTIS SALUDABLE
Y RADIANTE 13

capítulo 2 FUNDAMENTOS DEL CUIDADO DEL CUTIS 15
Filtro solar 15
Olvídese de su tipo de cutis 15
El tipo de cutis no tiene nada que ver con la edad 20
¿Cambia el cuidado según el color? 21
Evite irritar su cutis 23
La clave es ser delicada 25
Dedíquese a la delicadeza 26
Antiirritantes y antiinflamatorios 28
El calor da problemas 29
Fumar es fulminante para su cutis 30
Todas tenemos cutis sensible 31
Fragancias en los productos para el cuidado del cutis 32
Reacciones alérgicas 34
Estrategias para el cutis propenso a las alergias o
a las reacciones sensibilizantes 36
¿Y qué decir del humectante? 39

¿Necesita un humectante? 40
Las características de un buen humectante 42
¿Son necesarios los sueros? 45
Exfoliación del cutis 46
Exfoliación del cutis grasoso 47
Exfoliación del cutis seco 48
Exfoliación del cutis dañado por el sol 48
¿Cuáles son los exfoliantes que debe usar? 49
Los alfa-hidroxiácidos y el beta-hidroxiácido 50
Sensibilidad al pH de los alfa-hidroxiácidos y el
beta-hidroxiácido 52
Confusión acerca de los AHA 54
Confusión acerca del BHA 55
¿Qué sucedería si usamos productos con una mayor
concentración de AHA? 55
Polihidroxiácidos 56
¿Cómo se usan los AHA o el BHA? 57
Tretinoína (*Retin-A*, *Renova*, etc.) 61
Tratamientos exfoliantes 65

capítulo 3 PROTÉJASE DEL SOL 73
¿Qué son los rayos UV? 73
¿Es bueno broncearse? ¡Definitivamente NO! 74
Estrategias solares 77
¿Qué es el SPF? 79
Aplicación del filtro solar 80
Mitos y verdades acerca de los rayos solares 82
¿Podemos confiar en los filtros solares que contienen las bases? 86
Resistentes al agua pero *no* a prueba de agua 88
Dióxido de titanio y óxido de cinc 89
Un ataque a la avobenzona 91
Quemaduras solares 92
¿Es peligroso exponerse al sol cuando usamos AHA,
BHA o tretinoína? 93
¿Pueden causar cáncer los filtros solares? 94
¿Pueden los filtros solares afectar la piel? 96
Nos podemos broncear aunque usemos filtro solar 98
Prendas que protegen 100
¿Cuánto tiempo duran los filtros solares? 100

Cómo elegir un filtro solar 101
Protección contra el sol para diferentes tipos de piel 102
Los filtros solares para el cutis grasoso 103
Pautas para proteger a los pequeños 105
La vitamina D y el sol 107
El arte del autobronceado 107
Máquinas para broncear la piel 112
¿Y las pastillas bronceadoras? 112
El cáncer de piel y los daños causados por el sol 114
Queratosis actínica 117
Cuidados que debe tener después de exponerse al sol 120
La razón por la que el áloe puede ser eficaz para las
quemaduras solares 121
Cómo elegir lentes de sol 122

capítulo 4 TÁCTICAS PARA CUIDAR SU CUTIS 124
Para empezar 124

capítulo 5 TÁCTICAS ANTIARRUGAS 134
Cómo envejece y se arruga el cutis 134
La sequedad no causa arrugas 137
La prueba del trasero 138
Renovación y reparación celular 139
Ejercicios faciales 142
Mascarillas faciales para las arrugas 144
Filtro solar, tretinoína y AHA:
fundamentos para un buen comienzo 145
Hormonas para las arrugas 147
Cuidado del cutis durante la perimenopausia y la menopausia 148

capítulo 6 TÁCTICAS PARA COMBATIR EL CUTIS SECO 154
Las raíces de la resequedad 154
Demasiada agua puede ser perjudicial 156
Tampoco se cura al tomar agua 157
Remedios para la resequedad 157

capítulo 7 TÁCTICAS PARA ELIMINAR LAS IMPERFECCIONES . .159
¿Por qué nos salen granitos? 159

Los causantes de granos 161
¿Por qué yo? 163
Un ataque global en lugar de puntual 164
Lo que sí puede hacer 165
Lo que no debe hacer 166
Cuándo consultar a un dermatólogo 169
¿Afecta la alimentación? 169
Productos "libres de aceite": una broma pesada 170
¿Me provocará una erupción? 171
Armas esenciales contra el acné 173
Ácido salicílico 176
Un producto antibacteriano que se vende sin receta 177
Productos antibacterianos que se venden con receta 178
Tretinoína para las imperfecciones 179
Differin 181
Ácido azelaico 182
Antibióticos orales 183
¿Pastillas anticonceptivas para el acné? 185
Accutane 186
Se siguen ignorando las advertencias acerca del uso de el *Accutane*
durante el embarazo 191
Depresión causada por *Accutane* 192
Cómo lidiar con los efectos secundarios del *Accutane* 194
¿Bloqueadores hormonales para tratar el acné? 195
Acerca de los suplementos orales para el acné 196
Mascarillas faciales para el acné 197
Remoción de imperfecciones 198
¿Sirven las tiras limpiaporos? 199
Sigue siendo necesario usar un filtro solar 200
Estrategias para combatir el acné 201
Combata las espinillas y los poros grandes 202
¿Qué se puede hacer con los poros grandes y vacíos? 205

capítulo 8 CONTRAARRESTE CICATRICES Y HERIDAS 208
Cómo se sana la piel 208
Cómo tratar las lesiones 209
Después de que la herida haya sanado 212
¿Vitamina E para las cicatrices? 213

Láminas de gel de silicón para la cicatrización queloide 214
Rayos láser para reparar cicatrices 215
Otras opciones para las mujeres con cicatrización queloide 216
Estrías 217
Mederma 217
¿Y las cicatrices que deja el acné? 218

tercera parte SOLUCIONES DE BELLEZA 221

capítulo 9 DEPILACIÓN 223
Las alternativas 223
Depiladores 224
Productos que inhiben el crecimiento del vello 225
Ceras 228
Depilación con azúcar 229
Depilación con pinzas 230
Decoloración del vello 231
Electrólisis 231
Aparatos caseros de electrólisis 232
Rasuradoras 233
Depilación con láser 234
Vaniqa 236
No se deje engañar 238
Advertencias que deberá observar si se quiere depilar 238

capítulo 10 CUIDADO DE MANOS Y UÑAS 239
Manos extremadamente secas 239
¿Se pueden endurecer las uñas? 240
Cómo cuidar sus cutículas 243
Manicuras y pedicuras 245
¿Existe un esmalte de uñas que dure más? 247
Ftalato de dibutilo 249
Las uñas postizas son un verdadero problema 251
Fortalecedores de uñas 252
Lo que debe (y no debe) hacer con sus uñas 253
Qué hacer cuando las uñas se enferman 255
Uñas enterradas 256

cuarta parte SECRETOS DEL MAQUILLAJE

MAQUILLAJE 259

capítulo 11 UNA GUÍA PARA MAQUILLARSE PASO A PASO 261
Maquillaje: un enfoque filosófico 261
Equilibrar la moda con su propio *look* 263
¿El maquillaje debe cambiar con la edad? 265
Por dónde empezar 266
Elija el maquillaje que se adapte a su imagen 267
Antes de empezar 268
¡Menos es mejor! 270
El rostro clásico 273
Corrector 274
Tipos de correctores 276
Técnicas para difuminar el corrector 281
Evite los errores con el corrector 282
Base 283
Cómo encontrar el tono perfecto 283
Una excepción a la regla de igualar el color del cutis 286
La decisión final 286
Las mejores tiendas 287
Tipos de base 288
Técnicas para difuminar la base 297
Hágase una "miniaplicación" de base 300
Difumine la base sobre esas pequeñas arrugas finas 301
Evite estos errores comunes en la aplicación de la base 302
Brochas 303
Calidad y cuidado de las brochas 307
Brochas esenciales para su estuche 308
Técnicas para el uso de brochas 311
Evite estos errores comunes al usar brochas 312
Polvo 313
Tipos de polvo 313
¿Es bueno o malo que contengan talco? .315
Evite estos errores comunes en la aplicación del polvo 316
Sombra de ojos 317
Tipos de sombras 317
Cómo usar brochas para aplicar sombra .318
Diseñe su propio maquillaje de ojos 318

Aplíquese su diseño 320
Sugerencias para la aplicación de sombra 324
Evite estos errores comunes al diseñar su maquillaje de ojos 324
Delineador de ojos 325
Tipos de delineadores de ojos 326
Aplicación del delineador de ojos 328
Verifique que no haya cometido errores .331
Evite estos errores comunes al aplicarse el delineador de ojos 331
Rímel 332
Tipos de rímel 333
Aplicación del rímel 335
Pestañas postizas 335
Evite estos errores comunes al aplicarse el rímel 336
¿Es seguro el maquillaje para los ojos? .336
Una guía para maquillarse paso a paso (ilustrada) 337
Delineado y sombreado de las cejas 341
Delinee sus cejas 341
Pasos para lograr unas cejas perfectamente delineadas 342
Tipos de productos para las cejas y su aplicación 343
Consejos para cejas 344
¿Qué color de cejas debe usar? 345
Soluciones para lograr unas cejas hermosas 346
Evite estos errores comunes al delinear sus cejas 347
Contorneo 348
Tipos de contorno 349
Aplicación del contorno 349
Evite estos errores comunes al aplicarse el contorno 352
Rubor 353
Tipos de rubores 353
Aplicación de contorno y el rubor 355
Cómo elegir el color del rubor 355
Evite estos errores comunes al aplicarse el rubor 356
Lápices y delineadores labiales 356
Tipos de lápices labiales 357
Cómo elegir colores para sus labios 360
Aplicación del lápiz labial 360
Evite estos errores comunes al usar lápices y delineadores labiales . . .362
Retoques 363
Cómo convertir el maquillaje de día en maquillaje de noche 364

Equilibrio, proporción y detalle 365
Cómo lograr maquillarse como siempre ha deseado 367
Elija los mejores colores 369
Evite estos errores comunes al elegir colores 370
Algunos mitos comunes acerca del maquillaje 371
El maquillaje para la generación del nuevo milenio 372

capítulo 12 ¿TIENE PROBLEMAS? ¡AQUÍ LE DAMOS LAS
SOLUCIONES! 375
¿Cuándo debe desechar un producto? 375
Ojeras 377
Caída de pestañas 378
Autobronceadores 379
Cutis extremadamente grasoso 380
Labios pequeños 381
Sombras que no se quedan en su lugar 381
Lápices labiales que se corren 382
Ojos rojos 383
Ojos hinchados 383
Labios agrietados 385
Piel seca alrededor de los labios 387
Dermatitis perioral: pápulas rojas alrededor de la boda 387
Productos caros en comparación con los baratos 389
Uso de productos diferentes de líneas distintas 390
Siéntase hermosa mientras lucha contra el cáncer 391
¿Los tintes para el cabello causan cáncer? 395
Qué hacer cuando la base se acumula en los poros y
en las arrugas finas 397
Tintes para pestañas 398
Cambios de estación 399
Colores de maquillaje para pelirrojas 400
Dientes más blancos 401

quinta parte GUÍA DE COMPRAS PARA
PRODUCTOS COSMÉTICOS 405

capítulo 13 EL CONOCIMIENTO ES LA CLAVE 407
Términos que necesitará conocer 407

La regla de oro: que sean más caros no significa
que sean mejores 411
La están engañando 412

capítulo 14 RESEÑAS DE PRODUCTOS 414
El sistema de calificación 414
Información general acerca de las reseñas 415
Las reseñas 417
Banana Boat 418
Bobbi Brown 419
Clinique 431
Coppertone 452
Cover Girl 455
Estée Lauder 463
L'Oreal 489
Lancôme 508
Mary Kay 532
Max Factor 541
Maybelline 546
Revlon 557
RoC 573

capítulo 15 CÓMO SE CALIFICAN LOS PRODUCTOS 579
¿Cómo podemos saber si un estudio de investigación es legítimo? . . .582
Investigación rigurosa y exhaustiva 585
¿Se deben juzgar los productos por lo que dicen en su etiqueta? . . .586
Si supiera, seguro se horrorizaría 587
Irritantes y contrairritantes 588
Pruebas con animales 590

primera parte

BELLEZA CON INTELIGENCIA

capítulo *1*

INVESTIGADORA COSMÉTICA

LA RAZÓN POR LA QUE NECESITA LEER ESTE LIBRO

Es muy sencilla: este libro le ahorrará dinero. ¡Mucho dinero! Dependiendo de cómo gaste su dinero en productos para el cuidado del cutis, este ahorro puede llegar a sumar miles de dólares a través de los años. Además, este libro también le puede ayudar a cuidar mejor su piel. Literalmente le puede salvar el cutis si, por casualidad, usted está usando productos que están mal formulados o que simple y sencillamente son malos para la piel. Lo que usted desconoce acerca del cuidado del cutis y el maquillaje puede llevarla a malgastar su dinero y también puede provocar que usted, sin querer, dañe su cutis. Y, a decir verdad, a nadie le gusta que lo engañen.

Para quienes no me conocen, déjenme presentarme. Yo soy la autora y editora de varios *bestséllers* acerca de la industria de los productos cosméticos. Mi primer libro se tituló *Blue Eyeshadow Should Be Illegal* (Debería ser ilegal usar sombra de ojos azul), el cual fue revisado cuatro veces y reimpreso docenas de veces más; luego, escribí el libro *Don't Go to the Cosmetics Counter Without Me* (No vaya al mostrador de los productos cosméticos sin mí), cuya sexta edición fue publicada en enero de 2003 y *Don't Go Shopping for Hair Care Products Without Me* (No salga a comprar productos para el cuidado del cabello sin mí). Además, soy columnista para la agencia de noticias Knight Ridder News

Tribune Service y sirvo de consultora para otras compañías de productos cosméticos, ayudándoles a entender los estudios de investigación más recientes que se han hecho de los diversos ingredientes en cuanto a la relación que guardan con la salud de la piel.

A lo largo de los años, todo lo que he escrito se ha basado estrictamente en mi deseo sincero de ir más allá de la euforia y de las artimañas de la industria cosmética y difundir información veraz que las consumidoras realmente puedan usar para lucir y sentirse más hermosas.

Mi dominio del tema, al igual que aquel de cualquier otra persona que se dedique a escribir reportes acerca de cualquier producto de consumo, como comida, automóviles o juguetes, se basa en una investigación profunda del mismo. Lo que me distingue de los demás es que también cuento con más de 20 años de experiencia personal como maquilladora y cosmetóloga profesional y como vendedora de productos cosméticos y para el cuidado del cutis en tiendas departamentales, salones de belleza y en mis propias tiendas. Además, recientemente también comencé a vender mi propia línea de productos.

He aplicado mi experiencia como reportera para hacer investigaciones continuas y exhaustivas de la industria de los productos cosméticos. Todos mis comentarios están basados en entrevistas cabales que he hecho a dermatólogos, oncólogos, químicos cosmetólogos y fabricantes de ingredientes cosméticos, así como en información que he recabado de revistas médicas y publicaciones de la industria de los productos cosméticos. Constantemente reviso resúmenes y estudios científicos. Nunca llego a conclusiones de manera caprichosa o abrupta. Todo lo que reporto se encuentra fundamentado en estudios e información de expertos en el campo y yo cito a mis fuentes a lo largo de este libro. Naturalmente, hay muchas personas que no están de acuerdo con lo que yo afirmo, pero siempre que me es posible, hago mi mejor esfuerzo por presentar otros puntos de vista. Sin embargo, le aseguro que un gran número de personas que pertenecen a esta industria sí concuerdan con mis conclusiones, aunque no tengan la libertad de afirmarlo públicamente.

Por muchas razones, me sorprende que yo me gane la vida revisando, investigando y cuestionando lo que hace la industria de los productos cosméticos. Cuando empecé como maquilladora en 1978, nunca fue mi intención terminar como escritora de reportajes para consumidores acerca de la industria de los productos cosméticos.

En un inicio, empecé mi búsqueda por motivos personales. Yo llevaba años batallando con el acné. Ya había consultado a más de una docena de dermatólogos, había probado cientos de productos para el cuidado del cutis, tanto de las líneas caras como de las baratas, y seguía teniendo acné. ¿Cómo podía ser eso? ¿Cómo es que todas esas cosas que religiosamente me aplicaba sobre el cutis —las mismas que vendedora tras vendedora y doctor tras doctor me aseguraban que funcionarían— simplemente no daban resultados? Algunas veces, encontraba una rutina que funcionaba hasta cierto punto, pero no tan bien como yo esperaba y tampoco durante mucho tiempo. Y siempre tenían efectos secundarios. La mayoría de los productos hacían que mi piel se enrojeciera e irritara tanto que yo juraba que se me iba a caer a pedazos. Sin prisa pero sin pausa, me fui orientando en estos temas a pesar de toda esta confusión. Y después de una investigación profunda y exhaustiva y de frustración tras frustración, empecé a reconocer algunos de los problemas fundamentales de la información que brinda y de los productos que vende la industria de los productos cosméticos. También encontré que muchas de las mismas dificultades estaban presentes en el campo de la dermatología.

La información provista por la industria de los productos cosméticos era poco más que jerigonza diseñada y conformada por afirmaciones exageradas o engañosas para vender más. En el campo de la dermatología, la mayoría de los doctores no tienen el tiempo suficiente para darles a sus pacientes la información que necesitan o para explicarles las limitaciones y las ventajas y desventajas de los tratamientos. Además, se circula muchísima información falsa, por no mencionar los mitos que los mismos dermatólogos generan dado que casi el 50% de ellos están vendiendo productos para el cuidado del cutis.

A decir verdad, yo empecé queriendo ser actriz y mi trabajo como maquilladora simplemente era algo que hacía para mantenerme. Al cabo de poco tiempo, me di cuenta de que no iba a lograr un gran éxito como actriz, o cuando menos que no tenía lo necesario para perseverar en mis intentos, pero que sí tenía las cualidades que necesitaba para convertirme en una buena maquilladora y consultora en el cuidado del cutis. Mi clientela creció con rapidez, al igual que mis ingresos. Descubrí que prefería contar con mi cheque quincenal a tener que batallar con audiciones de actuación y rechazos. Por supuesto, esto no significa que todo era color de rosa. A lo largo del camino, cuando mi negocio como maquilladora independiente no iba muy bien, yo trabajaba como vendedora de productos cosméticos en las tiendas departamentales para ganar más dinero. Pero me despidieron de cada uno de los trabajos que conseguí en todas las empresas de productos cosméticos donde trabajé.

Mi primer despido fue el resultado de una discusión que tuve con el representante de una compañía de productos cosméticos para tiendas departamentales para la que yo trabajaba. El representante quería que yo dijera que una loción tonificante era capaz de cerrar los poros y que un humectante podía sanar la piel, aunque yo sabía que esto no era cierto. (Si una loción tonificante pudiera cerrar los poros, todas las personas que usan dichas lociones tendrían un cutis perfecto sin poros. Y si los humectantes pudieran sanar la piel, nadie tendría ni un solo granito, arruga o cicatriz). Ahí duré como dos meses.

Varios meses después, cuando ya estaba trabajando en otra tienda departamental para otra compañía de productos cosméticos, se generó un conflicto con varias de las vendedoras de productos cosméticos que estaban trabajando en otros mostradores. Si una clienta me pedía algún tipo de producto en particular y yo no consideraba que el producto de la línea que estaba vendiendo era el correcto o si simplemente la línea no incluía ese producto, yo le pedía que me acompañara a otro mostrador donde sí tuvieran el producto correcto y se lo vendía. Eso hizo que ardiera Troya. ¡Me dijeron que debía quedarme detrás de mi mostrador y que no tenía permitido siquiera tocar otro producto que no fuera de la línea a la que me habían asignado! (Cuando sugerí que la clienta podría caminar al otro mostrador ella misma, me metí en problemas con los representantes de ventas de mi línea de productos). ¡Qué absurdo! Un producto maravilloso, que estaba a dos metros de distancia, estaba fuera de mi alcance porque no estaba en el mostrador detrás del cual debía permanecer parada.

Mi última experiencia como vendedora de productos cosméticos en una tienda departamental terminó cuando simplemente ya no podía soportar una sola afirmación distorsionada y exagerada más y decidí independizarme. Así fue como abrí mis propias tiendas de maquillaje en 1981. Yo no vendía sombra de ojos azul, ni cremas antiarrugas ni lociones tonificantes que cerraban los poros. Más adelante, me asocié con otra persona que al principio estaba muy entusiasmada con mis ideas y conceptos, principalmente porque mis tiendas se habían convertido en causa de controversia y estaban atrayendo mucha atención por parte de los medios de comunicación.

Mis tiendas aparecían constantemente en los periódicos y eventualmente, me pidieron que saliera en un programa de una estación local de televisión en Seattle, KIRO-TV. También se me empezó a dar cobertura en la televisión y los medios impresos tanto nacionales como internacionales.

Con el tiempo, mis ideas y conceptos dejaron de entusiasmar a mi socia. Las tiendas departamentales estaban atiborradas de mujeres que querían comprar sombra de ojos azul, cremas antiarrugas y lociones tonificantes, ¿entonces por qué no habríamos de venderlas nosotras también? Después de todo, si usted viese a las mujeres tirando su dinero en todo tipo de productos, a precios que van de $25 a $250 dólares por onza por productos que cuestan de 75 centavos a $4 dólares para producir, tampoco me querría tener de socia. Yo le vendí mis acciones en 1984 y me quedé en la estación KIRO-TV durante los dos años siguientes. Tristemente, las tiendas tuvieron que cerrar poco después de que vendí mi parte, pero aprendí mucho acerca de la investigación que se requería para escribir reportajes mientras trabajé en KIRO-TV en Seattle.

Dejé mi trabajo en la estación de televisión en 1986, después de que terminé de escribir mi primer libro, *Blue Eyeshadow Should Be Illegal* (Debería ser ilegal usar sombra de ojos azul). Decidí publicar yo misma mi libro después de recibir varias cartas de rechazo de casas editoriales importantes que me decían que, aunque les había gustado el libro, nadie estaría interesado en escuchar mi punto de vista porque yo no era una celebridad ni una modelo. En aquel entonces, yo creía que muchas mujeres (aunque admito que no todas) ya estaban cansadas de escuchar la información inútil y a veces incorrecta que les daban las modelos y celebridades que son hermosas desde que nacieron y que saben a cuáles maquilladoras, fotógrafos y gerentes contratar, pero que al mismo tiempo saben muy poco acerca de los productos cosméticos que promueven.

Yo estaba en lo correcto, ¡y vendí varios cientos de miles de ejemplares de mi primer libro! En aquel entonces yo también creía que les había dado a las consumidoras la información más completa y sensata que necesitaban para lidiar con la industria de los productos cosméticos. Pero estaba equivocada. Después de que escribí mi primer libro, recibí miles de cartas de mujeres preguntándome que, ahora que sabían las insensateces de la industria cosmética, cuáles productos deberían comprar o pidiéndome mi opinión acerca de tal o cual producto. Tener una descripción general de la industria cosmética es una cosa, pero tener información específica acerca de productos específicos es otra cosa completamente distinta. ¿Cómo podría alguien darse cuenta si la formulación era eficaz? ¿Cómo podría una persona saber si la información acerca de la investigación que había realizado el doctor o científico que la formuló era válida? ¿Cómo podría alguien averiguar si eran ciertas las afirmaciones que hacía una compañía acerca de su estudio de investigación impresionante para respaldar su producto "milagroso"? Ahí fue cuando decidí escribir *Don't Go to the Cosmetics Counter Without Me* (No vaya al mostrador de productos cosméticos sin mí).

Mientras tanto, la demanda por saber qué funciona y qué no funciona había crecido, debido principalmente a que la industria también había crecido. El número de líneas nuevas de productos que emergen cada día es apabullante. Al tratar de mantenerme a la par de los infomerciales, las líneas para mercadotecnia directa a múltiples niveles, las líneas para las redes de compras en casa por televisión, las nuevas líneas de las tiendas departamentales y farmacias y el desfiladero de lanzamientos de productos nuevos de las líneas de productos cosméticos existentes, me di cuenta de que mi labor apenas estaba comenzando.

Y todo esto me trae al día de hoy. La industria cosmética ha sufrido muchos cambios. De muchas maneras, esta se ha vuelto más complicada, aunque a medida que haya ido creciendo la investigación de la piel y los productos para el cuidado del cutis, también se ha ido volviendo más emocionante. Mi meta al crear esta guía completa de belleza fue la de compilar y aclarar la información e investigaciones más recientes para ayudar a cada mujer a crear la mejor rutina posible y que cumpla con sus propias necesidades específicas para el cuidado del cutis. Además, quiero ayudar a las mujeres a lograr el mejor maquillaje posible con el menor número de pasos y con las técnicas más fáciles y eficaces.

Como ya es regla en todos los libros que he escrito, también busco separar los hechos de la ficción y la realidad del mito, porque la ficción y los mitos que ha difundido la industria de los productos cosméticos son nada menos que aterradores y frustrantes. En comparación con la información proporcionada por esta industria, los cuentos de hadas parecen datos publicados en la *Enciclopedia Britannica*.

Quizá la parte más difícil de mi trabajo es contener las carcajadas cuando escucho las babosadas que los vendedores de productos cosméticos les dicen a los consumidores. Tener que combatir este desfile interminable de información inservible y rara podría enloquecer a cualquiera. Pero ese es mi trabajo y, doy gracias por tenerlo, porque me ha brindado más recompensas de las que jamás hubiera esperado.

CÓMO EVALÚO LOS PRODUCTOS

Creo que es importante explicar claramente la forma en que yo evalúo las formulaciones para el cuidado del cutis. Trate de recordar las listas de ingredientes que se encuentran en los empaques de los alimentos preparados o procesados y la información sobre el contenido de nutrientes de los alimentos no procesados. Estas son las mejores analogías que puedo encontrar para las listas de ingredientes de los productos cosméticos. Cuando se trata de inquietudes acerca de nuestra salud o de hacer consciencia de nuestra propia alimentación, la mayoría de las mujeres empezamos por juzgar los alimentos con base en su lista de ingredientes o contenido nutricional. Estas listas detallan la información pertinente acerca de su contenido de grasa, sodio, conservantes, colorantes, calorías y demás. Luego, usando diversos recursos (como libros, profesionales en el cuidado de la salud, estudios de investigación y sitios confiables en la Internet) podemos evaluar la información acerca de los ingredientes que por requerimiento de la Dirección de Alimentación y Fármacos debe aparecer en las etiquetas. Sin dicha información, independientemente de que el producto tenga un buen o mal sabor (todas tenemos gustos diferentes), usted nunca sabría lo que está ingiriendo. Se podría estar haciendo daño al consumir más grasa o más calorías de las que debería, o escatimando la cantidad de vitaminas, antioxidantes, fibra o proteínas, etc., que necesita, lo cual la podría conducir a toda una gama de problemas de salud.

Las etiquetas de los productos alimenticios son muy importantes. Y también lo son las etiquetas de los productos para el cuidado del cutis. Para seguir con esta misma analogía, si por ejemplo, una mezcla comercial de pastel (bizcocho, torta, *cake*) contiene 100 calorías por ración pero otra mezcla contiene 500 calorías por ración, esa es información fundamental que puede usar para decidir cuál quiere comprar. O suponga que quiera preparar un pastel de chocolate y encuentre una mezcla que contiene saborizante artificial. . . lo más probable es que consideraría comprar otra marca con ingredientes todos naturales. De forma similar, si un producto para el cuidado del cutis dice que es bueno para piel sensible pero contiene ingredientes que causan irritación o erupciones, esta es información crucial con la que usted debe contar a la hora de tomar una decisión. Si un producto para el cuidado del cutis cuesta $100 dólares pero contiene los mismos ingredientes que un producto que cuesta $20 dólares, esta también es información importante. Si un producto dice ser bueno para controlar las erupciones pero contiene alcohol y aceite de menta, le convendría saber que estos ingredientes pueden dañar su cutis y causar todavía más erupciones. La lista de ingredientes es importante porque le ayuda a elegir entre una gama enorme de opciones. Además, es un punto de partida mucho mejor que todas las afirmaciones no fundamentadas o unilaterales que vemos en los anuncios de publicidad.

Los fabricantes de productos cosméticos la quieren hacer creer que ellos tienen todo tipo de ingredientes milagrosos que pueden ponerles fin a todos sus problemas dermatológicos. Pero a decir verdad, no todos los ingredientes son milagrosos. Antes de que decida cómo va a cuidar su piel, necesita entender qué es lo que pueden —y no pueden— hacer estos productos. Sí existen algunos ingredientes genuinos que son increíblemente eficaces y que pueden mejorar la salud y apariencia de su piel. Pero también existen muchos productos con reputaciones exageradas o con pocas pruebas que indiquen que valgan la pena para el cuidado diario de la piel. Y, por supuesto, también hay otros que simplemente son ridículos.

El proceso fundamental de revisión de cada ingrediente o formulación de un producto empieza con el análisis de los estudios de investigación publicados acerca de la capacidad que tienen dichos ingredientes o formulaciones de brindar los beneficios prometidos.

En cuanto al maquillaje, mi equipo y yo probamos un gran porcentaje de los productos que hemos revisado. Yo he gastado más de $100.000 dólares en productos cosméticos y paso mucho tiempo en los mostradores de estos. Yo uso y pruebo muchos productos, contando con mis años de experiencia y los comentarios y opiniones que recibo de miles de mujeres.

Con respecto a la aplicación del maquillaje, me aseguro de explicar los artículos y técnicas que son prácticas para usarse diariamente. Este no es un libro para aprender a hacerse maquillajes elaborados o de moda. Las revistas de moda están repletas de sugerencias para este estilo y usted no necesita otro libro para ayudarle a pintarse manchas negras alrededor de los ojos o para aplicarse brillantina de pies a cabeza.

LA QUÍMICA COSMÉTICA: UN ARTE Y UNA CIENCIA

En octubre de 2001, tuve la oportunidad de pronunciar un discurso durante una junta de la Sociedad de Químicos Cosméticos de Chicago. Ante este grupo de científicos destacados, comenté que, pese a mi enojo con la industria de los productos cosméticos en lo que se refiere a las cosas que afirman y a la información engañosa que proporcionan, sí quería afirmar que existen productos maravillosos en el mercado. Sé que tiendo a hacer demasiado hincapié en lo negativo —las afirmaciones sin sentido, los precios elevados y la mala calidad— pero también hay un sinnúmero de productos extraordinarios para elegir. Es muy emocionante para las consumidoras contar con esta cantidad sin límite de productos superlativos para maquillar y cuidar la piel.

En todo momento, nunca me ha dejado de maravillar lo bien que funcionan la mayoría de los productos cosméticos. ¿Dónde estaríamos sin el trabajo brillante de los químicos cosméticos que hacen los productos exquisitos que usamos? Gracias a sus extraordinarias habilidades, tenemos humectantes que alivian el cutis seco y ayudan a sanar la piel. Ellos crean rímeles que, sin desprenderse ni correrse, pueden hacer que sus pestañas luzcan largas y gruesas, además de bases que emparejan el tono del cutis, haciéndolo lucir perfecto. Tenemos filtros solares que protegen la piel de las quemaduras solares, de las arrugas y del cáncer de piel. Existe un sinfín de lápices labiales sensuales que le dan color y definición relativamente duraderos a la boca (y que ahora se mantienen durante todavía más tiempo con el advenimiento del tono labial *PermaTone* de *Procter & Gamble's*, pero hablaré de esto más adelante en la sección de maquillaje de este libro). Por no mencionar los rubores que acentúan suavemente los pómulos y las sombras que definen los ojos, y, bueno, la lista es interminable.

Quiero agradecer sinceramente a todas las compañías de productos cosméticos que me han brindado su tiempo y una gran cantidad de información para este libro, así como para mis boletines y mis otros libros. A menudo no concordamos en muchas cosas, pero pese a nuestras diferencias, cada vez es mayor el número de compañías que han sido generosas y amigables al brindarme información y productos.

También quiero agradecer a todos los químicos cosméticos que se esfuerzan por producir productos cada vez mejores que siguen haciendo que la industria de la belleza sea tan increíblemente bella. Asimismo, les quiero pedir a los químicos cosméticos que hagan su mejor esfuerzo, siempre que les sea posible, por combatir a los departamentos de mercadotecnia delirantes con los que tienen que colaborar. Después de entrevistar y hablar con cientos de químicos cosméticos a lo largo de los años, yo sé que la mayoría de ustedes no creen ni siquiera una parte de lo que los anuncios, los vendedores, los anfitriones de infomerciales y las editoriales de revistas de moda dicen acerca de los productos que ustedes crean. Su trabajo se basa en la ciencia, no en la hipérbole. También sé que este es un negocio riesgoso. Después de todo, crear productos que nadie va a comprar no es el camino para lograr un ascenso y el departamento de mercadotecnia conoce demasiado bien lo que a las mujeres les encanta escuchar, sin importar cuán ridículo sea. Pero inténtenlo de cualquier modo; sólo traten de introducir algo de claridad a este negocio turbio.

¿EXISTE LA BELLEZA NATURAL?

La belleza definitivamente es según quien la mira, pero en nuestra cultura dominada por la industria de los productos cosméticos, cuyos ingresos suman unos $40.000 millones de dólares al año, la belleza requiere dinero y esfuerzo. El cuidado del cabello y del cutis, junto con el maquillaje, forman parte del ritual matutino de casi todas las mujeres, sean modelos, celebridades, abogadas o amas de casa. Quizá sea importante que aclare que no soy una mujer que está en contra de usar maquillaje, productos para cuidar la piel o productos para cuidar el cabello. . . sino todo lo contrario. En efecto, yo uso diversos productos para el cuidado del cutis, me maquillo (a veces mucho), me tiño el cabello y me he sometido a procedimientos quirúrgicos estéticos, entre ellos el *Botox*, implantes en los senos y rejuvenecimiento no ablativo con láser (*nonablative laser resurfacing*). Yo voy al salón de belleza a que me hagan manicuras y pedicuras y siempre me aplico filtro solar con religiosidad. Tal vez a algunas mujeres les sorprenda descubrir que mi libro no trata acerca de "regresar a lo natural" o de preparar sus propios productos cosméticos. Mi perspectiva en todos los libros que he escrito es no juzgar, en la medida de lo posible, las decisiones personales que cualquier mujer pueda tomar con respecto a lo que ella decida hacer acerca de su apariencia. Cuando se trata de casi todos los aspectos de la belleza, lo que me interesa es relacionar las investigaciones en cuanto a lo que sí funciona y lo que no funciona. La decisión final siempre le corresponderá a la consumidora. Y sin importar cuál sea su decisión, yo quiero que todas las mujeres sepan lo que pueden o no lograr al usar un producto, para que puedan comprar lo que funciona y para que no malgasten su dinero en artimañas o productos que simplemente no pueden cumplir con lo que prometen.

segunda parte

CUTIS SALUDABLE Y RADIANTE

capítulo 2
FUNDAMENTOS DEL CUIDADO DEL CUTIS

FILTRO SOLAR

El filtro solar es, sin duda alguna, el componente básico y esencial de cualquier rutina para el cuidado del cutis, ya que desempeña un papel fundamental desde que nacemos hasta que envejecemos. Ningún otro producto para el cuidado del cutis puede influenciar tanto y de manera tan contundente en la salud del mismo. Quizá suene sencillo, pero es un producto difícil de entender, debido a las normas de la Dirección de Alimentación y Fármacos, las consideraciones en su formulación, los problemas en su aplicación y reaplicación, los riesgos de erupciones o irritaciones, la interpretación del factor de protección solar (*SPF* por sus siglas en inglés), las afirmaciones que indican que son a prueba de agua y los controvertidos estudios de investigación acerca de sus ingredientes. Debido a esta complejidad, sumada a la gravedad de los daños causados por el Sol y la protección vital que ofrecen los filtros solares eficaces, he dedicado un capítulo entero a este producto. Vea el capítulo 3, "Protéjase del sol", donde este producto recibe toda la atención que merece.

OLVÍDESE DE SU TIPO DE CUTIS

Algunas mujeres están muy conscientes de su tipo de cutis; pero en el caso de otras mujeres, su tipo de cutis es un misterio total, un acertijo intrincado de cambios que nunca se estabilizan en un sentido o en otro. Lo que usted necesita saber es que, independientemente de cuán sofisticada sea la manera en que las compañías de productos cosméticos aborden este tema —ya sea con computadoras y cuestionarios que le ayuden a descubrir lo que está pasando con su cutis o vendedoras aparentemente enteradas que pueden determinar lo que le conviene con sólo ver su rostro— la conclusión final a la que llegan con respecto a su tipo de cutis a menudo es imprecisa. **Con esto no quiero decir que no sea importante entender cuál es su tipo de cutis, porque sí lo es, pero no de la manera en que la industria de los productos cosméticos aborda este tema ni de la manera en que hemos sido enseñadas a considerarlo.**

Lo que en realidad quiero decir es que se debe olvidar del tipo de cutis según lo define la industria de los productos cosméticos. Las categorías rígidas que encontramos en los mostradores de productos cosméticos y la información acerca de lo que el cutis necesita según el análisis que hace la vendedora a menudo son equivocadas o, en el mejor de los casos, incompletas. El concepto de tipo de cutis, en términos de los tipos estándares —el normal, el grasoso, el combinado o el seco—, es uno de los conceptos de belleza peor empleados que existe. No obstante, generalmente es el punto de partida para todas las decisiones que tomamos con respecto a nuestras rutinas para el cuidado del cutis.

La dificultad principal que se presenta al tratar de determinar su tipo de cutis es que, además de la condición del mismo, debe reconocer que existen factores externos que pueden influenciar y en efecto tienen influencia en lo que usted ve y siente en su rostro. Usted no puede saber qué tipo de cutis tiene o qué hacer al respecto hasta que sepa porque este se comporta de la manera en que lo hace. No puede tener lugar una discusión racional acerca de lo que usted necesita en términos del cuidado del cutis hasta que evalúe lo que podría estar afectando la salud del mismo, como el tabaquismo, la exposición al sol sin protección o el uso de productos que lo secan o lo irritan.

El ambiente en el que vive también tiene un impacto en el cutis. Alguien que vive en el clima fresco y húmedo de Seattle tiene necesidades radicalmente diferentes a aquellas de alguien que vive en el aire caliente y seco de Phoenix o de Los Ángeles. Su rutina para el cuidado del cutis también es un factor importante. Usar demasiados productos incorrectos puede hacer estragos en su rostro. Por ejemplo, el uso exagerado de humectantes, limpiadores granulares, alfa-hidroxiácidos (AHA), beta-hidroxiácido (BHA) y mascarillas puede afectar el cutis. Además, este también se puede ver afectado por problemas de salud como la rosácea o la psoriasis u otras afecciones internas como los trastornos de la tiroides.

Estas circunstancias complejas e integradas, sumadas a la predisposición genética que usted tenga para ciertos rasgos (cutis grasoso o seco, cutis propenso a las erupciones o sensible), contribuyen a lo que ocurre sobre y por debajo de este. Para complicar aún más las cosas, el tipo de cutis no es algo estático. **Lo que usted ve hoy puede ser diferente a lo que vea mañana, la próxima semana, mes tras mes o estación tras estación.** Juzgar el tipo de cutis en un momento dado (como cuando está de compras y la vendedora le dice que lo tiene seco, grasoso o combinado) no le da información suficiente para crear una rutina eficaz para el cuidado del mismo.

Aunque los vendedores de productos cosméticos le pregunten cuál es su tipo de cutis, su capacidad para incorporar algo o aunque sea parte de esta lista intrincada de factores es, en el mejor de los casos, limitada, o probablemente inexistente. No obstante, aparte de los rasgos genéticos, los factores ambientales, las hormonas o trastornos de la piel, su rutina actual para el cuidado del cutis es el elemento básico en la apariencia del mismo. Los productos que usa pueden afectar cuán grasoso, seco o sensible sea su cutis. Los productos incorrectos pueden provocar alergias, enrojecimiento, aparición de capilares en la superficie o cambios en la textura del cutis, y también pueden agravar las erupciones. La impresión que usted tiene acerca del estado actual de su cutis puede ser, en gran medida, el resultado de su forma de limpiarse el rostro. Su rutina para el cuidado del cutis podría estar generando los mismos problemas que está tratando de eliminar.

Por ejemplo, si todos los días se lava la cara con jabón (el cual seca el cutis) y luego se aplica una loción tonificante (que también puede secarlo) y varios humectantes (que pueden ser grasosos y posiblemente pueden tapar los poros), usted puede terminar con un caso severo de cutis combinado y provocar que le salgan erupciones. O si se quita el maquillaje con una crema para el cutis (incluso las más caras pueden ser muy grasosas) y luego se aplica una loción tonificante (que también puede ser grasosa o puede contener irritantes), no deberá sorprenderse si le salen erupciones o si termina con un cutis de apariencia opaca. Si usted tiene un cutis relativamente normal pero usa una loción tonificante hecha a base de alcohol y que contiene AHA, además de un limpiador granular, un humectante con AHA y una mascarilla de barro, es probable que su cutis se torne seco e irritado, e incluso que le salgan granitos como si tuviera un sarpullido.

Calificar nuestro tipo de cutis sin considerar los productos que actualmente usamos nos haría suponer que nuestro cutis es como es simplemente porque así es, sin importar lo que le hagamos, pero esto rara vez es el caso. **Antes de que pueda determinar su verdadero tipo de cutis, tiene que empezar por el principio y descubrir cuál *no* es su tipo y determinar qué es lo que está causando lo que usted ve en la superficie.**

Otro problema que se presenta al tratar de determinar el tipo de cutis es que una vez que nos han dicho cuál es nuestro tipo, suponemos que ese será nuestro tipo para siempre, o al menos hasta que envejezcamos. De nuevo, esto rara vez es el caso. Las emociones, las condiciones climáticas, los niveles hormonales, los ciclos menstruales, el estrés, los cambios físicos, las fluctuaciones de peso y cualquier otra cosa que nos presente la vida pueden afectar directamente nuestro cutis. Si su rutina para el cuidado del cutis se enfoca exclusivamente en el tipo del mismo, puede volverse obsoleta en cuanto cambie la estación, su trabajo se vuelva estresante o cambien sus niveles hormonales (como normalmente lo hacen).

Y para complicar aún más las cosas, ¡una mujer puede presentar muchos tipos de cutis durante cualquier período dado! A lo largo de los años, incluso cuando he usado productos suaves y libres de irritantes, al mismo tiempo he tenido momentos de cutis irritado y grasoso, o bien de acné y cutis seco alrededor de los ojos. **No es poco común que las mujeres tengan un poco de cada tipo de cutis de manera simultánea o durante distintas épocas del mes o de la semana. Para determinar lo que su cutis necesita, es necesario que haga un repaso general de cómo se comporta y cómo cambia este.**

Una vez que ya se identificó el tipo de cutis, el problema principal pasa a ser la manera en que la industria de los productos cosméticos maneja esta información. Según esta industria, cada mujer puede y debe tener cutis normal. Sin embargo, la sola idea de lograr tener un cutis normal es como tratar de escalar una montaña con una ladera resbalosa y peligrosa. Al igual que el resto de nuestro cuerpo, el cutis cambia constantemente. Incluso las mujeres que tienen un cutis perfecto pasan por etapas en que está grasoso, seco o propenso al acné. Después de los 40 años de edad, casi todas las mujeres presentarán algún grado de daños causados por el sol en el cutis. En realidad, es improbable que alguien tenga cutis normal durante mucho tiempo, sin importar lo que haga. Quienes hemos batallado con cutis grasoso, erupciones, cutis seco, sensible o dañado por el sol sabemos que el tipo normal, en el mejor de los casos, es sólo pasajero. **Si usted busca continuamente lograr tener un cutis normal, sólo logrará gastar cantidades exorbitantes de dinero en** productos para el cuidado del mismo y terminará probándolo todo sin encontrar nada que funcione durante mucho tiempo.

Y de todos modos, el tipo de cutis es algo muy subjetivo. Muchas mujeres realmente tienen un cutis maravilloso pero se rehusan a aceptarlo. Hasta el más pequeño granito o arruga o la más ligera sensación de sequedad las altera. Ya perdí la cuenta de mujeres que he conocido quienes se mandan a correr al dermatólogo cuando les sale un solo granito, diciendo que tienen acné. O las mujeres que se descubren una o dos líneas alrededor de los ojos e inmediatamente salen a comprar las cremas antiarrugas más caras que puedan encontrar, con la esperanza de evitar su más terrible pesadilla. Las reacciones exageradas ante lo que una ve en el espejo son las causantes de más errores en la compra de productos cosméticos que casi cualquier otro aspecto relacionado con el tipo de cutis. **Esta es una de esas ocasiones en que la parte más importante de su rutina para el cuidado del mismo es ser realista.**

Identificar su tipo de cutis es aún más difícil por la omnipresencia del "cutis combinado". Casi todas las mujeres, en alguno u otro momento de su vida, tendrán cutis combinado. Esto no es anormal, sino que simplemente es la manera en que funciona el cutis. La nariz, la barbilla, en centro de la frente y el centro de los cachetes tienen más glándulas sebáceas que las otras partes del rostro. Por lo tanto, no sorprende que estas partes tiendan a ser más grasosas y a presentar erupciones con más frecuencia que las otras. Los problemas se presentan cuando usted compra productos adicionales para cutis combinado, ya que muchos de los ingredientes que son apropiados para la zona T (el área que abarca el centro de la frente y corre hacia abajo por la nariz, donde se encuentran la mayor parte de las glándulas sebáceas de la cara) no le servirán de nada en el área de los cachetes o de las mandíbulas. Algunos productos dicen que se pueden "autorregular" sobre cada área de su rostro, pero eso es decididamente imposible. Los ingredientes que absorben el aceite pueden promover la sequedad y los ingredientes que humectan el cutis seco pueden causar erupciones. Cuando se mezclan, estos ingredientes no se autorregulan, sino que se cancelan entre sí. **Quizá usted necesite productos distintos para lidiar con los distintos tipos de cutis que presenta en el rostro, porque es importante que los diferentes tipos, aunque estén en un mismo rostro, se traten de manera diferente.**

El aspecto más frustrante acerca del tipo de cutis es el hecho de que a menudo es usado (por los vendedores y por la industria cosmética en su publicidad) para incitar una sensación de urgencia en las personas. Una vez que su cutis ha sido clasificado de algún "tipo" que no sea normal, o si deja de ser normal, entonces puede cundir el pánico. Los vendedores dirigen esta treta a las consumidoras que están en la treintena, usando una frase infalible que generalmente dice así: "Será mejor que haga lo que pueda ahora para asegurarse que su cutis no se ponga peor de lo que ya está". Yo lo he visto miles de veces cuando he escuchado o incluso he estado personalmente sujeta a los regaños de un vendedor por cometer errores que están destruyendo mi cutis. **Lo que destruye el cutis es la exposición al sol sin protección, el tabaquismo y el uso de productos para el cuidado del cutis que son irritantes. No usar los productos correctos para el cuidado del cutis (con la excepción de un buen filtro solar) sí le puede causar problemas, pero no daña el cutis a la larga y esto incluye no usar un humectante.**

Además, determinar el tipo de cutis no es la solución a otras necesidades relativas al cuidado del mismo que podrían no ser evidentes en su super-ficie. Por ejemplo, el daño causado por el sol no es evidente cuando una es joven, pero es crucial que todas las mujeres con cualquier tipo de cutis se protejan del sol. La presencia simultánea de cutis seco y grasoso, junto con algo de enrojecimiento, podría ser una señal temprana de rosácea, que es una afección difícil de diagnosticar y que no se puede tratar con productos cosméticos. Esos granos que ve ahora en su cutis tardaron unas cuantas semanas en salir. Las erupciones empiezan en los poros y pueden contener secreción sebácea (aceite), desechos celulares (células muertas de la piel), vellos muertos y/o bacterias. Para manejar cada aspecto de un problema de acné, se necesita una planeación consistente a largo plazo, ya que tratar sólo lo que ve (por ejemplo, "exprimirse los granos" o "aplicarse algo sólo para tratar los granitos que ya le salieron") puede empeorar las cosas. Los grandes parches de cutis rojo, seco y escamoso pueden ser causados por la psoriasis y los productos cosméticos pueden hacer que empeore esta afec-ción. Los parches secos de cutis áspero y escoriado pueden ser el resultado de una reacción alérgica o del eczema. Lo que usted ve en la superficie del cutis no siempre es indicativo del tipo de productos para el cuidado del mismo que debe comprar o siquiera de que necesite comprar algún pro-ducto para cuidarlo en primer lugar.

EL TIPO DE CUTIS NO TIENE NADA QUE VER CON LA EDAD

El cutis de las mujeres mayores es diferente al cutis de las mujeres más jóvenes. Eso es indiscutible. Pero aun así, es un error comprar productos para el cuidado del cutis con base en una categoría de edad poco clara.

No es apropiado tratar el cutis de mujeres mayores o jóvenes con productos que supuestamente están formulados para la piel de una mujer que está dentro de un rango específico de edad, porque el cutis de todas las mujeres "mayores" y "más jóvenes" no tienen las mismas necesidades. Una persona mayor puede tener acné, espinillas, eczema, rosácea, cutis sensible o grasoso, mientras que una persona más joven puede tener cutis reseco, pecas o cutis dañado por el sol. Los productos que se diseñan para el cutis de mujeres mayores generalmente son demasiado emolientes y oclusivos, mientras que aquellos diseñados para el cutis de mujeres más jóvenes casi siempre contienen ingredientes que lo resecan. Ambos extremos pueden causar problemas cuando la consideración clave es la edad en lugar del estado verdadero del cutis.

Tratar el cutis con una sola rutina específica para cada tipo que existe es una trampa en la que caen muchas mujeres, especialmente las mayores. Yo comprendo la ansiedad que siente una mujer cuando pasa de los 40 años de edad y empieza a notar cambios en su cutis. Y cuando alguien le dice que una rutina para el cuidado del cutis es la mejor para mujeres de su edad, es difícil no creerle. No obstante, una rutina eficaz para el cuidado del cutis se debe basar en el estado actual del mismo, además de que debe incluir protección contra el sol, independientemente de cuál sea su edad. ¡La edad no es una afección de la piel! De hecho, muchos de los problemas del cutis relacionados con la edad a menudo los presentan mujeres de todas las edades.

Todas las mujeres, independientemente de su edad, necesitan protección contra el sol, los antioxidantes y posiblemente tratamientos para la decoloración del cutis (sea potencial o existente), el cutis seco o grasoso y las erupciones. Las arrugas tienden a ser el rasgo que distingue el cutis de las mujeres jóvenes de aquel de las mujeres mayores, pero el cuidado que le debe dar al cutis no necesariamente tiene que ser diferente. No todas las mujeres de 40 años de edad o más tienen las mismas necesidades en lo que se refiere al cuidado del cutis. De cierta forma, es sencillo: usted necesita prestar atención a lo que está ocurriendo con su propio cutis y eso varía de una persona a otra.

¿CAMBIA EL CUIDADO SEGÚN EL COLOR?

Sin importar el color de su piel o su ascendencia étnica, todas las pieles están sujetas a toda una gama de problemas. Estos problemas de la piel casi siempre tienen menos que ver con las diferencias de color o ascendencia étnica que con lo que tienen en común con los problemas de la piel en general. Sin importar que sufra de cutis seco o grasoso, propenso al acné, que tenga cicatrices, decoloraciones, trastornos de la piel, cutis sensible o que incluso corra el riesgo de sufrir daños por el sol, todos los hombres y las mujeres comparten problemas similares. Por lo tanto, si bien es cierto que sí existen algunas diferencias entre los diversos grupos étnicos en lo que concierne a los problemas del cutis y las opciones que existen para su cuidado, en su conjunto, estas diferencias son menores en comparación con el número de similitudes que existen.

Según un artículo publicado en el *Journal of the American Academy of Dermatology* (Revista de la Academia de Dermatología de los Estados Unidos) en febrero de 2002, páginas 41–62, "Las personas de color constituyen una amplia gama de grupos raciales y étnicos, incluyendo personas africanas, afroamericanas, afrocaribeñas, chinas y japonesas, indias navajo y de otras tribus, así como ciertos grupos de personas de tez clara (por ejemplo, personas de la India, Pakistán y Arabia Saudita) y las personas hispanas. (. . .) No existe una gran cantidad de información acerca de las diferencias raciales y étnicas que se presentan en la estructura, fisiología y función de la piel y el cabello. Los estudios de investigación que sí se han realizado han incluido a poblaciones pequeñas de pacientes y a menudo han tenido fallas metodológicas. Como consecuencia, son pocas las conclusiones definitivas que se pueden sacar de los mismos. La literatura sí apoya una diferencia racial en cuanto al contenido de melanina (pigmento) epidérmica y de dispersión de melanosomas en personas de color comparados con personas de tez clara. Otros estudios han demostrado diferencias en la estructura del cabello y en el tamaño y estructura de los fibroblastos entre personas negras y personas de tez clara. Estas diferencias podrían ser parcialmente responsables de la menor incidencia de cáncer de piel en ciertas personas de color en comparación con las personas de tez clara; una menor incidencia y diferencias en la presentación del fotoenvejecimiento; trastornos de pigmentación en personas de color y una mayor incidencia de ciertos tipos de alopecia [pérdida del cabello] en personas africanas y afroamericanas en comparación con aquellas de ascendencia diferente".

Un ámbito en el que sí existen diferencias fue explicado en un artículo de la revista *Contact Dermatitis* (Dermatitis por Contacto) publicada en diciembre de 2001, páginas 346–349. El artículo dice que "existe una creencia común pero mal fundamentada de que ciertos tipos de piel pueden ser más susceptibles que otros al efecto de las sustancias que irritan la piel. Una interpretación de esto sería que ciertos grupos también podrían tener una mayor probabilidad de presentar irritación en la piel. (. . .) En este estudio de investigación, hemos investigado a dos grupos cuidadosamente seleccionados de voluntarias caucásicas y japonesas con el fin de determinar su reacción irritante tópica, tanto aguda como acumulada, ante una variedad de materiales. Los resultados indicaron que la respuesta irritante aguda tendía a ser mayor en el grupo de voluntarias japonesas y este resultado llegó a ser estadísticamente significativo con los irritantes más fuertes. La irritación acumulada sólo se investigó con irritantes más débiles, y aunque nuevamente se observó una tendencia de mayor respuesta en el grupo de voluntarias japonesas en comparación con el grupo de voluntarias caucásicas, las diferencias observadas rara vez fueron estadísticamente significativas".

A lo largo de este libro, iré señalando las necesidades, inquietudes y opciones de tratamiento especiales que afectan a los hombres y a las mujeres de color, en los casos en que difieran de aquellas de las personas caucásicas. Específicamente, describiré lo que ocurre en la cicatrización queloide y la hiperpigmentación (oscurecimiento de la piel).

EVITE IRRITAR SU CUTIS

Mi carrera como reportera e investigadora de productos cosméticos comenzó cuando empecé a advertir a las mujeres acerca del daño que los ingredientes irritantes que contienen algunos productos para el cuidado del cutis podrían causar. Con el paso de los años, muchos dermatólogos y químicos cosméticos han confirmado y reafirmado mis temores acerca de la irritación. En efecto, la irritación es un problema mucho mayor para el cutis de lo que incluso yo había sospechado. La irritación puede causar una respuesta inmediata en la forma de erupción, o bien, puede causar enrojecimiento, descamación (lo cual puede tapar los poros) o sarpullidos, e incluso puede causar que los capilares suban a la superficie del rostro. Sobre todo, la irritación puede destruir la integridad del cutis al desintegrar su barrera protectora, lo cual, con el tiempo, daña su estructura. Adentro del cutis, la irritación afecta tanto la respuesta inmunitaria como la curación. [Fuente: *Skin Pharmacology and Applied Skin Physiology* (Farmacología de la Piel y Fisiología Aplicada de la Piel), noviembre-diciembre de 2000, páginas 358–371]. Además, esta desintegración de la barrera protectora del cutis puede permitir que se introduzcan bacterias, elevando así el riesgo de presentar más erupciones.

¿Qué causa irritación en el cutis? Muchos elementos pueden hacerlo, entre ellos el agua caliente, el agua fría, la exposición a los rayos del Sol, la contaminación, ingredientes irritantes contenidos en productos para cuidarlo, jabones y limpiadores que lo resecan, además del simple hecho de restregarlo. Quizá usted crea que ninguna de estas cosas afectan su cutis. Sin embargo, lo cierto es que incluso aunque su cutis no se sienta o no parezca estar irritado después de que se haya expuesto a estas cosas, sí se está irritando y sí se está desintegrando. Esto significa que si usted se broncea, permanece sentada en una sauna o usa algún producto para el cuidado del cutis que contenga ingredientes potencialmente irritantes o sensibilizantes, los daños que causa la irritación sí están ocurriendo aunque en su cutis no se noten. [Fuente: *Skin Research and Technology* (Tecnología e Investigación de la Piel), noviembre de 2001, páginas 227–237]. Podemos darnos una idea más clara de cómo ocurre este daño secreto al compararlo con lo que ocurre en el cutis en respuesta a la exposición al sol sin protección. Aparentemente, broncearse o sufrir quemaduras solares cuando somos niñas o adolescentes es como utilizar un colorante cosmético, ya que el daño acumulado tiene lugar debajo de la superficie externa del cutis y no se nota sino hasta después de muchos años de exposición.

Para tener un cutis saludable, es vital que evitemos las sustancias y los elementos irritantes más obvios. Por lo tanto, no se debe fumar, se debe evitar a toda costa exponerse al sol sin protección y no se debe usar productos para el cuidado del cutis que sean irritantes o ásperos. No prestar atención a ciertos ingredientes de los productos para el cuidado del cutis que potencialmente podrían ser irritantes puede ser nocivo para la salud del mismo. ¿Cuáles son los ingredientes que irritan el cutis? Esta lista aparece en las páginas 26 y 27. Tenga presente que cada vez que mencione en este libro que alguna sustancia es un irritante potencial, esto significa que puede causar irritación en el cutis de cualquier persona, incluso aunque este no parezca mostrar reacción alguna. Algunos ingredientes siempre generan irritación debajo de la superficie del cutis y ocasionan daños, y eso no le conviene al cutis de nadie.

Nota: Algunos ingredientes irritantes también pueden producir resultados positivos en el cutis, como alfa-hidroxiácidos (AHA), beta-hidroxiácido (BHA), Retin-A, *Renova*, los ingredientes que contienen los filtros solares, algunos antioxidantes y algunos conservantes, los cuales ayudan a estabilizar los productos. Todas estas sustancias se pueden considerar como esenciales para muchos tipos de cutis y formulaciones de productos. Sin embargo, no dejan de presentar un riesgo de causar irritación. En este caso, se trata simplemente de una situación en la que los beneficios superan por mucho las desventajas potenciales. Por otra parte, algunos ingredientes no sólo son irritantes, sino que tampoco producen un efecto positivo en el cutis, lo que significa que no ayudan de forma alguna, por lo que lo mejor es evitarlos. Las advertencias que constantemente doy se refieren a este tipo de ingredientes.

LA CLAVE ES SER DELICADA

La irritación siempre cobra su precio en cualquier tipo de cutis. Aunque son muchas las cosas que pueden causar irritación, el cutis puede responder de la misma forma independientemente de cuál sea la fuente. Aunque la reacción que presenta el cutis a la irritación no siempre es visualmente aparente, cuando sí reacciona no es un espectáculo agradable. La irritación puede causar toda una diversidad de problemas, desde enrojecimiento hasta parches secos, erupciones, sarpullidos, grietas en los lados de la nariz y en las esquinas de la boca y los ojos, descamación, mayor sensibilidad, otros trastornos y hasta una disminución en la respuesta inmunitaria y de curación.

Cabe mencionar que la creencia general es que la irritación *no* es responsable de las arrugas y del envejecimiento prematuro del cutis. Sin embargo, algunos dermatólogos sugieren que el uso repetido de ingredientes irritantes en el cutis puede suprimir la respuesta inmunitaria y de curación del mismo, empeorando así el proceso mediante el cual el cutis se arruga. Muchos productos que se anuncian como productos que hacen que el cutis luzca instantáneamente más joven cuando se aplican sobre las arrugas finas del rostro contienen ingredientes irritantes (como el alcohol) que hacen que el cutis se hinche temporalmente. Con el uso repetido, pueden incluso provocar que el cutis se arrugue aún más.

Una regla general: si no trata a su cutis con delicadeza, este empezará a quejarse de que algo está mal. El cutis puede reaccionar inmediatamente a la irritación tópica o puede tardar algo de tiempo en mostrar señales de irritación. Quizá el aspecto más siniestro de la irritación es que a veces el cutis no mostrará reacción alguna: se puede irritar sin que usted necesariamente sienta o note alguna diferencia. Si usted usa productos para el cuidado del cutis que son irritantes, es posible que este sufra los efectos negativos, independientemente de que pueda notar o no lo que está ocurriendo. [Fuente: *Contact Dermatitis* (Dermatitis por Contacto), noviembre de 1998, volumen 39, número 5, páginas 231–239].

Entonces, lógicamente cabe suponer que aprender a tratar su rostro con delicadeza es una de las partes más importantes de cualquier rutina para el cuidado del cutis. No hay manera alguna en que pueda lograr tener un cutis suave y terso si lo está irritando cada vez que cuida de él. La meta es lograr un cutis libre de irritación.

DEDÍQUESE A LA DELICADEZA

Nosotras le hacemos muchas cosas a nuestro cutis y compramos toda una variedad de productos para su cuidado que pueden causar irritaciones severas. No obstante, eliminar estos malhechores para el "cuidado" es mucho más fácil de lo que usted cree. Con esto presente, aquí le doy una lista de los procedimientos para el cuidado del cutis e ingredientes de maquillaje, así como artículos y productos cosméticos específicos que deberá evitar o usar con precaución. El cutis puede reaccionar negativamente a todos los productos, procedimientos e ingredientes que listamos a continuación.

Técnicas y productos para el cuidado del cutis que causan irritación
- Agua fría o caliente
- Astringentes que contienen ingredientes irritantes
- Esponjas (*loofahs*)
- Guantes de estropajo
- Jabones y limpiadores en barra [fuente: *Dermatology* (Dermatología), marzo de 1997, páginas 258–262]
- Limpiadores granulares abrasivos
- Lociones tonificantes que contienen ingredientes irritantes
- Mascarillas que contienen ingredientes irritantes
- Vaporizaciones o aplicaciones de hielo

Ingredientes irritantes
(Estos son más preocupantes cuando aparecen al principio de una lista de ingredientes).
- Acetona (*acetone*)
- Abeto blanco (*fir needle*)
- Aceite de hinojo (*fennel oil*)
- Aceite de sándalo (*sandalwood oil*)
- Aceites y jugos de frutas cítricas (*citrus juices and oils*)
- Alcanfor (*camphor*)
- Alcohol desnaturalizado (*SD alcohol*)
- Alcohol o alcohol desnaturalizado (*SD alcohol*) seguido de un número [Excepciones: ciertos ingredientes como el alcohol

Ingredientes irritantes *(continuación)* cetílico *(cetyl alcohol)* o el alcohol estearílico *(stearyl alcohol)* son agentes cerosos espesantes estándares y benignos, que no producen irritación alguna y pueden ser usados con seguridad].

- Amoníaco *(ammonia)*
- Árnica *(arnica)*
- Bálsamo *(balsam)*
- Bentonita *(bentonite)*
- Bergamota *(bergamot)*
- Canela *(cinnamon)*
- Clavo de olor *(clove)*
- Cloruro de benzalconio *(benzalkonium chloride)*
- Cola de caballo *(horsetail)*
- Coriandro *(coriander)*
- Corteza de roble *(oak bark)*
- Eucalipto *(eucalyptus)*
- Eugenol *(eugenol)*
- Fenol *(fenol)*
- Flor de trébol *(clover blossom)*
- Gaulteria *(wintergreen)*
- Geranio *(geranium)*
- Hamamelis *(witch hazel)*
- Hinojo *(fennel)*
- Laurilsulfato de sodio *(sodium lauryl sulfate)*
- Laurilsulfato de trietanolamina *(TEA-lauryl sulfate)*
- Lavanda (alhucema, espliego, *lavender)*
- Limón *(lemon)*
- Limón verde *(lime)*
- Limoncillo (hierba luisa, *lemongrass)*
- Linalool *(linalool)*
- Maicena *(cornstarch)*
- Mejorana *(marjoram)*
- Menta (hierbabuena, *mint)*
- Menta (hierbabuena, *peppermint)*
- Mentol *(menthol)*
- Naranja (china, *orange)*
- Papaya (fruta bomba, lechosa, *papaya)*
- Sulfato sódico de olefina C14-16 *(sodium C14-16 olefin sulfate)*
- Tomillo *(thyme)*
- Toronja (pomelo, *grapefruit)*
- Toronjil *(melisa, balm mint, lemon balm)*
- Ylang-ylang

Estos ingredientes son extremadamente comunes; se sorprendería al ver la cantidad de productos para el cuidado de todo tipo de cutis que los contienen. A veces se recomienda el uso de ingredientes como el alcanfor, el mentol, la menta, el alcohol y el fenol porque se consideran ingredientes buenos para aliviar la comezón. La teoría dice así: cuando tiene comezón en el cutis, las terminaciones nerviosas le están enviando mensajes para rogarle que se rasque. Si usted se aplica estos ingredientes irritantes sobre el área donde siente comezón, las terminaciones nerviosas le hacen más caso al mensaje de irritación que al mensaje de comezón e interpretan esto como una razón para dejar de producir la sensación de comezón. Este razonamiento es apropiado para las personas que sufren de comezón menor, esporádica y ocasional, pero si este no es el caso y estos ingredientes están presentes en los productos para el cuidado del cutis que se usan a diario, introducen un factor irritante constante y causan resequedad, sarpullidos, mayor secreción sebácea, enrojecimiento y erupciones. Ninguno de estos efectos secundarios es atractivo.

Para limpiar el cutis, no hace falta estimularlo, ni siquiera ligeramente. Tampoco hace falta que este le duela o le hormiguee. (Si el cutis le hormiguea, esto significa que lo está irritando, no limpiando). La regla principal para cualquier tipo de cutis es que si un producto o procedimiento le irrita el cutis, no debe volver a usarlo.

Excepciones de la regla: cuando apenas empieza a usar algún producto con AHA o BHA, así como *Retin-A*, *Renova*, ácido azelaico, o *Differin*, puede sentir un poco de picazón u hormigueo. Quizá necesite aplicarse menos del producto si le produce una picazón de moderada a intensa, o incluso suspender el uso de este si los síntomas persisten durante más de unas cuantas semanas o si empeoran con el uso repetido.

ANTIIRRITANTES Y ANTIINFLAMATORIOS

Evitar el uso de ingredientes irritantes es importante para la salud de su piel, pero también es útil usar productos para el cuidado del cutis que contienen ingredientes que mitigan o contrarrestan los efectos de la irritación en la piel. Los antiirritantes y antiinflamatorios pertenecen a un grupo de ingredientes que reducen o alivian la irritación y la inflamación de la piel. Debido a que es bien sabido que la irritación y la inflamación son problemáticas para el cutis, tanto los antiirritantes como los antiinflamatorios se han convertido en palabras y componentes necesarios en el mundo de los productos cosméticos y en la mayoría de los campos de la medicina, particularmente en la dermatología. Muchos ingredientes actúan como antiirritantes o antiinflamatorios y cada día se descubren compuestos más eficaces. Es interesante notar que casi todos los antioxidantes funcionan como antiirritantes, ya que una de las respuestas del cutis ante los daños causados por los radicales libres es la irritación y la inflamación. Algunos de los antiirritantes más populares que se emplean en los productos cosméticos son: epilobio (hierba de San Antonio, *willow herb*), corteza de sauce (*willow bark*), alantoína (*allantoin*), extractos de avena (*oat extracts*), bisabolol (*bisabolol*), borraja (*borage*), manzanilla (*chamomile*), consuelda (*comfrey*), cornejo (*dogwood*), hierba sauce (*fireweed*), gingko biloba, té verde (*green tea*), té negro (*black tea*), semilla de uva (*grape seed*), regaliz (orozuz, *licorice*), coenzima Q10 (*coenzyme Q10*) y vitamina C (*vitamin C*), por nombrar sólo unos cuantos. Estos ingredientes hacen mucho por ayudar al cutis en su batalla diaria contra la exposición al sol, la contaminación, las rutinas para el cuidado del cutis (los desinfectantes tópicos, los filtros solares y los exfoliantes pueden ser irritantes para el cutis), el maquillaje y las condiciones climáticas extremas.

EL CALOR DA PROBLEMAS

Debido a que la irritación es problemática para el cutis, cualquier cosa que la irrite deberá ser evitada tanto como sea posible. El calor es una de las cosas que debemos evitar. A pesar de la sensación placentera que nos produce el contacto con agua caliente, vapor directo o saunas secas, estos terminan por causar más problemas para la salud del cutis. Durante años, mi recomendación ha sido lavarse la cara con agua tibia. Esto es porque el agua caliente quema el cutis y el agua fría hace que entre en choque; por lo tanto, ambas lo dejan irritado y seco. Estas dos temperaturas extremas también pueden dañar sus células, deshidratarlo y causar que los vasos capilares suban a la superficie. Las temperaturas extremas, ya sean frías o calientes, causan problemas para el cutis, pero el agua caliente es la alternativa más atractiva (la mayoría de las personas evitan darse una ducha o baño con agua fría).

Sin duda alguna, el calor seco causa deshidratación. Independientemente de que provenga de una sauna en seco o de un árido clima desértico, el calor seco extrae el agua de las células del cutis. Eso es malo para cualquier tipo de cutis, pero en especial para las personas que tienen el tipo seco.

El calor húmedo es un poco más engañoso. Todas conocemos esa sensación deliciosa justo cuando salimos de ducharnos con agua caliente, de un *jacuzzi* o de una sauna. La piel se siente túrgida y saturada de agua porque le encanta absorber cuanta agua pueda. Incluso después de un breve remojo en una tina (bañadera), la piel se puede hinchar y congestionarse de agua. Cuando usted se sale de la tina y sus dedos están gruesos y arrugados, esto no es porque estén secos, sino porque se distorsionan cuando las células de la piel se hinchan al saturarse de agua. Como a la capa superficial de la piel le encanta el agua, el agua caliente puede penetrar la piel, quedarse ahí y causar una reacción similar a la que provocaría una quemadura. Como regla general, si el agua se siente caliente al tocarla, entonces está demasiado caliente para la piel, especialmente la del rostro. Tenga mucho cuidado con los tratamientos faciales en los que tenga que usar calor o en los que se tenga que lavar la cara con agua caliente o fría; a la larga, estos tratamientos pueden llegar a causarle muchos problemas.

FUMAR ES FULMINANTE PARA SU CUTIS

Fumar es, cuando menos, equivalente al sol en términos del daño directo que causa en la superficie del cutis. En realidad, el tabaquismo probablemente es aún más insidioso que la exposición al sol cuando se trata de dañar el cutis saludable. El tabaquismo no sólo causa serios daños por radicales libres e impide la capacidad del organismo para usar oxígeno, sino que también crea tejido necrótico (muerto) en el cutis que no puede ser reparado. Y otro resultado aún menos atractivo es la destrucción de las fibras elásticas del cutis (llamado elastosis), que da como resultado un cutis amarillento e irregularmente engrosado. [Fuentes: *Journal of the American Academy of Dermatology* (Revista de la Academia de Dermatología de los Estados Unidos), julio de 1999, *"Cigarette Smoking-Associated Elastotic Changes in the Skin"* (Cambios Elastóticos en el Cutis Relacionados con el Tabaquismo) y mayo de 1996, *"Cutaneous Manifestations and Consequences of Smoking"* (Manifestaciones Cutáneas y Consecuencias del Tabaquismo)].

Además, el tabaquismo causa una cascada progresiva de daños en el interior del organismo (restricción del flujo sanguíneo, disminución en la capacidad de la sangre de tomar oxígeno, alteración del sistema inmunitario) que eventualmente se manifiestan en la superficie del cutis, haciéndolo lucir desgarbado y opaco. El tabaquismo también causa la aparición de arrugas profundas alrededor de los labios y en el área de los labios.

Si bien es cierto que el tabaquismo puede hacer que su cutis se arrugue y envejezca prematuramente, este hábito es poco atractivo por muchas otras razones más, como el olor a humo que se adhiere a la ropa, el aliento a humo y las manchas amarillas que salen en las manos, las uñas y los dientes. Fumar no sólo no es atractivo, sino que puede ser mortal. Dejar de fumar es una de las cosas más saludables que puede hacer por su cutis y por su salud.

TODAS TENEMOS CUTIS SENSIBLE

La mayoría de nosotras tenemos cutis sensible y/o irritado. Sin importar cuál sea su tipo primario de cutis, su ascendencia étnica o su edad, puede presentar afecciones irritantes leves o serias, incluso aunque no las sienta. La piel se puede quemar, escaldar o agrietar y también puede presentar zonas de piel seca y escamosa a causa de las condiciones climáticas, los cambios hormonales, los productos para el cuidado del cutis que usa o la exposición al sol. El cutis también puede presentar pequeños granitos que se asemejan al sarpullido de pañal. El cutis puede presentar comezón, hinchazón, manchas y enrojecimiento, así como reacciones alérgicas a productos cosméticos, animales, polvo o polen.

Y si esto no es suficiente para darle escalofríos, sólo piense en el número de productos cosméticos que la mayoría de las mujeres usan todos los días. Una mujer común usa al menos doce diferentes productos para el cuidado del cutis, productos de maquillaje y productos para el cuidado del cabello cada día y cada uno de estos contiene un promedio de 20 ingredientes diferentes. Esto significa que su cutis está expuesto a alrededor de 240 ingredientes de productos cosméticos distintos en cualquier día dado. El hecho de que todavía nos quede piel es testimonio viviente de su resistencia y del talento de los químicos cosméticos. Inevitablemente, la mayoría de nosotras presentaremos alguna reacción en algún momento, o quizá incluso a diario.

La piel es la armadura protectora que evita que los elementos y otros invasores entren al cuerpo. Podemos proteger la mayor parte de nuestra anatomía con ropa, pero nuestro rostro siempre queda dolorosamente expuesto a todo. Por esto, no es sorprendente que el cutis nos dé problemas de vez en cuando. El cutis sensible es quizá el tipo más "normal" que hay.

Como todas tenemos el potencial de desarrollar cutis sensible, todas las mujeres, independientemente de su tipo, deben hacer caso a las precauciones que se dan a las mujeres de cutis sensible. ¿Cuáles son estas precauciones? En realidad existe sólo una y es aplicable a todos los tipos de cutis: **Trate su cutis con la mayor delicadeza posible. Independientemente de que usted considere que su cutis es grasoso, seco o maduro, es importante que lo trate con delicadeza y evite todo aquello que pueda irritarlo.**

La palabra clave es "delicadeza". Evitar irritar el cutis, independientemente de cual tipo sea, es el curso de acción que yo recomiendo a lo largo de este libro. Por supuesto, algunos tipos de cutis pueden y deben tolerar ciertos ingredientes potencialmente irritantes. Un desinfectante tópico (por ejemplo, una solución al 2,5% de peróxido de benzoilo) es útil para alguien con acné, mientras que una solución de BHA (por ejemplo, un exfoliante de ácido salicílico) es buena para alguien que tiene espinillas. Asimismo, los productos con AHA que se usan para exfoliar u otros productos como *Retin-A* o *Renova* (que mejoran la formación de células) son beneficiosos para personas cuyo cutis ha sido dañado por el sol. Pero aparte de estas excepciones a la regla de la delicadeza, si algo es irritante, puede ser dañino para cualquier tipo de cutis. Si es malo para el cutis sensible, es probable que también sea malo para el grasoso, el que es propenso al acné, el combinado, el seco o el de una mujer menopáusica. Conforme vaya incorporando esta filosofía de delicadeza a su rutina para el cuidado del cutis, gradualmente irá resolviendo muchos de los problemas del mismo con los que ha estado batallando.

FRAGANCIAS EN LOS PRODUCTOS PARA EL CUIDADO DEL CUTIS

A estas alturas, seguramente ya se ha dado cuenta de que la industria de los productos cosméticos no siempre nos dice la verdad acerca de la manera en que sus productos pueden afectar nuestro cutis. En particular, la industria no habla mucho del asunto de las reacciones alérgicas y otras reacciones desfavorables en el cutis que resultan del uso de los ingredientes que contienen muchísimos productos para el cuidado del mismo. Estrictamente hablando, las reacciones alérgicas y las reacciones sensibilizantes no son lo mismo, pero pueden producir la misma sensación en el cutis. Sin importar cuál sea la definición fisiológicamente precisa, todas hemos usado algún tipo de cosmético que nos ha provocado ardor, cosquilleo, hinchazón, descamación, enrojecimiento, ampollas, erupciones o simplemente una sensación molesta en alguna parte de nuestro rostro o cuerpo. ¿Pero cómo es posible que esto pueda ocurrir? Considerando la cantidad de productos que usamos y la diversidad de ingredientes que contienen, lo que en realidad me sorprende es que no ocurra con más frecuencia. Es interesante notar que los dos ingredientes que se agregan casi universalmente a los productos cosméticos, es decir, las fragancias y los conservantes, a menudo son los principales culpables de causar estas reacciones en nuestro cutis. [Fuente: *Contact Dermatitis* (Dermatitis por Contacto), junio de 1999, páginas 310–315].

En un artículo que se publicó en la edición del 24 de enero de 2000 de *The Rose Sheet* (La Hoja Rosa), se discute un reportaje informativo publicado por el Comité Científico de Productos Cosméticos y Productos No Alimenticios, que es una dependencia de la Comisión Europea. El reporte decía que "a los consumidores se les debe proporcionar información acerca de las fragancias químicas que se usan en los productos cosméticos, las cuales potencialmente pueden causar reacciones alérgicas". Según este artículo, "se ha visto un aumento significativo en la incidencia de alergias a las fragancias, las cuales constituyen la causa más común de alergias por contacto". También concuerda con esta conclusión la Dra. Pamela Scheinmann, en su columna editorial titulada *"The Foul Side of Fragrance-Free Products"* (El Lado Negativo de los Productos Libres de Fragancia). [Fuente: *Journal of the American Academy of Dermatology* (Revista de la Academia de Dermatología de los Estados Unidos), diciembre de 1999, página 1020]. Ella dice que "los productos que se designan como productos libres de fragancia no deben contener fragancias químicas, ni siquiera aquellas que tengan una doble función". Luego dice que los términos "'hipoalergénico', 'probado por dermatólogos', 'para piel sensible' o 'recomendado por dermatólogos' son tan sólo eslogans de mercadotecnia sin significado alguno". Investigaciones adicionales presentadas en el *American Journal of Contact Dermatitis* (Revista de Dermatitis de Contacto de los Estados Unidos) [junio de 1999, páginas 310–315; septiembre de 1998, páginas 170–175] plantean esta misma inquietud.

Es imposible evitar los conservantes porque sin ellos, nuestros productos para el cuidado del cutis se contaminarían con moho, hongos y bacterias y causarían problemas serios en poco tiempo. Sin embargo, sí se puede y se debe evitar el uso de productos cosméticos, particularmente los del cuidado del cutis, que contengan fragancias. La fragancia tiene un aroma agradable, pero no le sirve de nada al cutis. Incluso los ingredientes fragantes que pudieran ofrecer un beneficio pueden ser fácilmente reemplazados por ingredientes que pueden realizar la misma función pero sin causar la irritación que causa el componente fragante. Parece una tarea fácil evitar los productos que contienen fragancias o perfumes, porque podríamos pensar que lo único que tenemos que hacer es simplemente leer la lista de ingredientes y luego no comprar esos productos. Pero las listas de ingredientes no siempre son tan fáciles de descifrar.

La industria cosmética sabe que la mayoría de las mujeres emocional y psicológicamente prefieren los productos que tienen un aroma agradable, incluso aunque ellas mismas digan que quieren evitar las fragancias. Pero si una compañía produce productos sin fragancia, los productos olerán a lo que huelen los ingredientes, los cuales no son ni remotamente tan atractivos como las fragancias dulces, florales o cítricas que les agregan. Por esto, para poder matar dos pájaros de un tiro, las compañías a menudo mencionan los componentes fragantes como aceites esenciales o extractos de plantas en lugar de poner la palabra "fragancia" o "perfume" en la etiqueta. Y aunque el término *"essential oils"* (aceites esenciales) suena lindo, la verdad es que no son nada más que fragancias. **Por lo tanto, aunque no vea la palabra "fragancia" en la lista y piense que el aceite de gaulteria (*wintergreen oil*), el aceite de limón (*lemon oil*), el aceite de cardamomo (*cardamom oil*), el aceite de ylang-ylang (*ylang-ylang oil*) y otros aceites suenen como cosas saludables y seguras, es posible que su cutis no tenga la misma opinión.**

La próxima vez que admire la cualidad fragante de un producto para el cuidado del cutis que esté por aplicarse en cualquier parte de su cuerpo o rostro, deténgase a pensar un momento. Asimismo, la aromaterapia no debe usarse como tratamiento para el cuidado del cutis, independientemente de lo terapéutica que sea para el sentido del olfato y las emociones. Puede que las fragancias sean buenas para levantarle el ánimo, pero son un riesgo de salud para su cutis. Y no importa si la fuente de la fragancia son aceites esenciales o extractos de plantas; en lo que concierne a la salud de su cutis, son todos iguales.

REACCIONES ALÉRGICAS

Una reacción alérgica a una sustancia puede verse como una irritación o como una reacción de sensibilización, pero si miramos lo que ocurre debajo de la superficie del cutis, la realidad es que son dos cosas totalmente distintas. En términos sencillos, una reacción alérgica ocurre cuando nuestro sistema inmunitario reacciona de manera única ante una sustancia que le es familiar o desconocida. Cuando nuestro organismo o nuestro cutis entra en contacto con un ingrediente o combinación de ingredientes en particular, el sistema inmunitario decide si debe aceptar, rechazar o ignorar la sustancia. Si el organismo determina que la sustancia no es deseada, repentinamente produce histamina para deshacerse de ella, incluso aunque no haya existido una respuesta alérgica a dicha sustancia en el pasado. Las alergias se pueden desarrollar de inmediato o a lo largo del tiempo con cada exposición adicional al ingrediente. Por esta razón, muchas mujeres desarrollan una reacción alérgica a algún producto que habían usado durante años. Lo que dificulta aún más la identificación de la fuente es que una persona puede presentar una reacción alérgica en cualquier momento, o incluso darse cuenta que ya no es alérgica a una sustancia con la que había tenido problemas durante años.

Aparte del gran número de problemas relacionados con la irritación y que hacen que la piel reaccione negativamente, tener una reacción alérgica a los productos cosméticos que usa puede ser tanto desconcertante como molesto. Las reacciones pueden ser sutiles, por ejemplo, comezón leve, enrojecimiento e hinchazón leves o pequeños granitos parecidos a un sarpullido. También pueden ser violentas, causando un malestar intenso, aunque temporal, así como una apariencia poco atractiva, o bien, pueden provocar alguna afección crónica que requiera atención médica. Si usted es propensa a las reacciones alérgicas, la condición de su cutis se puede ver sustancialmente afectada, por lo que tendrá que prestar mucha atención a lo que use. Alguien con cutis propenso a las alergias necesita usar menos productos con listas de ingredientes más pequeñas.

Me encantaría tener una lista de ingredientes garantizados para no causar reacciones alérgicas en la piel, pero no existe un solo ingrediente o una combinación de estos que puedan dar tal garantía. ¿Por qué no? Porque todas las personas somos bioquímicamente diferentes. Cada una de nosotras tiene una conformación química única y las interminables diferencias paradójicas que existen en la manera en que funcionan nuestros organismos son la razón por la cual podemos reaccionar de manera tan distinta cuando nos exponemos a la misma cosa.

Debido a las combinaciones casi ilimitadas que pueden existir en todo tipo de formulaciones cosméticas, es verdaderamente imposible saber si la piel de alguna persona reaccionará a algún producto, así como saber de qué modo y en qué momento reaccionará al mismo. Su único recurso, y siento decir que esta no es una buena noticia, es seguir experimentando hasta que encuentre algo que le funcione bien. Si presenta una reacción, suspenda el uso del producto de inmediato. Consulte a su médico si la reacción es severa o prolongada, devuelva los productos sospechosos y lleve un registro de los ingredientes que contienen los productos a los cuales parece ser alérgica. Además, tenga presente que sólo porque haya usado algún producto durante mucho tiempo, esto no significa que sea imposible que llegue a presentar una reacción alérgica al mismo.

Siempre que mencione los riesgos de las plantas y otros ingredientes potencialmente sensibilizantes o alérgicos a lo largo de este libro, recuerde que la cantidad del ingrediente sospechoso también puede determinar la manera en que el producto afectará su cutis. Entre menor sea la cantidad del ingrediente —es decir, si es uno de los ingredientes listados casi hasta al final— menor será la probabilidad de que presente una reacción a dicho ingrediente. Sólo porque el ingrediente sea sospechoso o porque tenga el potencial de causar sensibilidades en la piel no significa que siempre causará problemas. Escuche a su cutis, exagere la delicadeza y sea precavida. **Sobre todo, sea paciente. Si presenta una reacción alérgica, espere hasta que desaparezca antes de aventurarse a probar algo nuevo. Elimine todos los productos excepto los esenciales, que generalmente son un limpiador y un poquito de humectante en las áreas muy secas, pruebe un poco de alguna crema de cortisona que se venda sin receta para disminuir la irritación y no se exponga al sol.**

Recordatorio: si usted presenta una reacción alérgica a cualquier tipo de producto cosmético, suspenda su uso de inmediato y consulte a su médico si el problema persiste. Además, no dude en devolver el producto al lugar donde lo compró y pedir que le reembolsen su dinero. No es su culpa que el producto le haya causado problemas. Además, al devolver el producto, la compañía de productos cosméticos recibe información esencial acerca de cómo están funcionando sus fórmulas.

¿Existe una línea de productos cosméticos que sea mejor para cutis sensible o propenso a las alergias? Sería maravilloso si existiera, pero la verdad es que no hay tal. Las reacciones alérgicas en la piel son sorprendentemente aleatorias y diferentes. Los ingredientes a los que una persona es sensible a menudo tienen poco que ver con los ingredientes a los que reaccionan otras personas y además, también tenemos que considerar la intrincada interacción de los ingredientes que se están combinando en el rostro. El culpable puede no ser el producto que usted cree que causó el problema. Quizá usted piense que su nuevo humectante es el que provocó que se le hincharan los ojos, pero la causa del problema podría ser la resina del esmalte de uñas que estaba usando en combinación con el humectante nuevo.

ESTRATEGIAS PARA EL CUTIS PROPENSO A LAS ALERGIAS O A LAS REACCIONES SENSIBILIZANTES

Independientemente de que tenga un cutis sensible o propenso a las alergias, lo más probable es que en algún momento haya presentado una reacción sensibilizante o alérgica a algún producto que se haya aplicado en alguna parte de su rostro o cuerpo. En algunos casos, simplemente con identificar el producto que causó el problema y suspender su uso es suficiente para que mejore la apariencia de la piel casi de inmediato, o en uno o dos días cuando mucho. En otros casos, incluso después de suspender el uso del producto problemático, el cutis puede permanecer con sarpullido, enrojecido, escamoso, reseco, hinchado e irritado durante días y, en ocasiones, durante meses. No existe una razón médica conocida que explique por qué algunos tipos de piel no se pueden deshacer de una reacción sensibilizante o alérgica, pero sí hay ciertas cosas relativamente simples que puede hacer para combatir con éxito la respuesta de su cutis a algún producto o productos que la hagan reaccionar de manera negativa.

1. **Asegúrese de que se trate de una alergia o reacción de sensibilización al producto y no un trastorno de la piel.** Muchas afecciones de la piel, como la psoriasis, la rosácea, el eczema, la foliculitis (una inflamación del folículo piloso) y las reacciones a los alimentos pueden causar irritación, hinchazón, enrojecimiento, comezón, descamación o sarpullidos en la piel. Un gran recurso para determinar si lo que está ocurriendo en su rostro es un trastorno de la piel es el *Primary Care Dermatology Atlas* (Atlas dermatológico de atención primaria) que se encuentra en la dirección de Internet http://www.medscape.com/px/dermatlas?src=search, donde puede realizar búsquedas en más de 2.600 imágenes de problemas de la piel. (Necesitará definir un nombre de usuario y una contraseña, pero es lo único que tiene que hacer para consultar este asombroso servicio en línea gratuito de Medscape). Esto le permite contar con una manera de identificar si su piel es similar en apariencia a las imágenes de algún trastorno de la piel en particular.

2. **Encuentre cuáles son el o los productos o ingredientes que estén causando el problema y suspenda su uso.** A veces es fácil descubrir cuáles son. Por ejemplo, si usted empezó a usar un corrector nuevo y al cabo de unas cuantas horas, el área se enrojeció, le empezó a dar comezón y se hinchó, sería obvio que el corrector fue el producto que causó el problema y sólo tendría que dejar de usarlo. Por desgracia, no siempre es así de fácil. Este proceso de descubrimiento puede ser muy difícil porque muchas reacciones en la piel no ocurren con tanta rapidez. En ocasiones, usted puede pasar varias semanas o meses o años usando algún producto antes de que su cutis tenga una reacción negativa al mismo. Por alguna razón desconocida, su cutis puede desarrollar reacciones alérgicas o sensibilizantes con el paso del tiempo. Además, dado

el número de productos cosméticos que las mujeres usan diariamente, cada uno de los cuales contiene toda una gama de ingredientes dispares, es fácil comprender por qué identificar exactamente cuál fue el que causó el problema sea todo un reto. Para complicar aún más las cosas, puede que no sea un solo producto el que haya causado el problema, sino la combinación de productos usados al mismo tiempo (quizá el corrector no sea el problema, sino la mezcla de corrector, base y humectante lo que haya provocado la reacción). La clave es ser paciente y diligente, experimentando con el o los productos que usted sospeche que están causando el problema y luego observando cómo responde su cutis cuando suspende su uso.

3. **Sin importar si ya pudo o no identificar el producto que le está causando problemas, las cremas de cortisona que se venden sin receta pueden ser su mejor aliada.** *Lanacort* y *Cortaid* son marcas de cremas de cortisona excelentes que se venden sin receta y que funcionan como antiinflamatorios. Al aplicar cualquiera de estas dos cremas en la piel irritada e inflamada, pueden cortar la reacción que está causando el problema. Es esencial que las use de manera regular y metódica, aunque a corto plazo, mientras su cutis esté teniendo problemas. Por ejemplo, una vez que aparezca la irritación, continúe aplicándose la crema de cortisona sobre el área afectada durante varios días, e incluso uno o dos días más después de que todo parezca haber vuelto a la normalidad. Recuerde que el cutis puede mantener una reacción sensibilizante o alérgica durante mucho tiempo, incluso después de haya suspendido el uso del producto que la haya causado. Y no tenga miedo de usar cremas de cortisona que se venden sin receta durante períodos breves. Estas cremas de cortisona pueden dañar el colágeno y la elastina de la piel, pero sólo con el uso consistente y prolongado (más de dos o tres meses) y no con el uso a corto plazo.

4. **Mientras esté combatiendo una reacción alérgica o de sensibilización, no use irritantes de ningún otro tipo sobre el área afectada.** Las fragancias, limpiadores granulares, toallitas para la cara, AHA, *Retin-A*, *Renova*, peróxido de benzoilo, aclaradores de piel u otros productos para el cuidado del cutis con ingredientes activos o abrasivos pueden irritar la piel y sólo harán que empeore el problema.

5. **Evite las saunas, el vapor, el sudar (de ser posible) o frotar el área afectada, ya que estos pueden ayudar a que se vuelva a presentar la reacción.**

6. Por último, si no ve mejoría al cabo de cuatro a seis semanas o si la reacción es severa desde el principio, será necesario que consulte a un dermatólogo para que la examine.
7. Si usted sospecha que está presentando una reacción alérgica grave, cuyos síntomas incluyen urticaria (ronchas), piel y ojos extremadamente hinchados o parches rojos en la piel que se sienten calientes o que cosquillean, consulte a su médico para hablar acerca de las diversas opciones de tratamiento. Puede que sea necesario que le recete algún medicamento, como cortisona tópica que se venda con receta, cortisona oral o algún antihistamínico oral.

¿Y QUÉ DECIR DEL HUMECTANTE?

He aquí la regla general: no todas las personas necesitan o deben usar un humectante, especialmente aquellas de cutis grasoso, combinado o propenso al acné. Yo no puedo pensar en ningún otro producto para el cuidado del cutis que sea peor comprendido, peor usado y más abusado que el humectante. ¿Cómo es que las cosas hayan llegado a tal extremo? ¡La única respuesta es que las cosas siempre tienden a salirse de control en el mundo de los productos cosméticos!

Irónicamente, desde el punto de vista de su formulación, son más los humectantes que me gustan que los que no me gustan (dejando a un lado los cálidos debates acerca de su costo en comparación con su desempeño o las promesas exageradas que hacen los fabricantes). Sin embargo, he descubierto que, debido a que la mayoría de las mujeres se exceden en el uso de humectantes, estos productos pueden causar algunos problemas sorprendentes en el cutis. Muchas mujeres (quizá la mayoría) siguen aferrándose a la creencia equivocada de que los humectantes de alguna manera previenen las arrugas. Piensan esto no sólo de los humectantes con un alto factor de protección solar (*SPF* por sus siglas en inglés), los cuales sí evitan mayores daños a la piel —siempre y cuando contengan dióxido de titanio (*titanium dioxide*), óxido de cinc (*zinc oxide*) o avobenzona (*avobenzone*)— sino de todos los humectantes. La noción errónea de que el cutis seco es más propenso a las arrugas que el cutis grasoso sigue firmemente implantada en la mente de las consumidoras, y a eso le tenemos que agregar todos los anuncios de compañías que venden otras cremas, geles y lociones que prometen reafirmar, tonificar, reparar y levantar el cutis.

Si usted tiene cutis seco o arrugado, la única razón por la cual estaría justificado usar un humectante sería porque quisiera lograr una apariencia más tersa, ya que los humectantes pueden suavizar —mas no cambiar— las arrugas. Si no tiene cutis seco, entonces no hay razón alguna para que use un humectante. Si su cutis es grasoso o propenso al acné, lo peor que puede hacer es usar un humectante de cualquier tipo. En realidad es así de sencillo. ¿Qué pasa cuando una mujer se excede en el uso de humectante? Los poros se tapan y pueden empezar a formarse espinillas; las células muertas de la piel se quedan atrapadas, dificultando su desprendimiento natural y dejando el cutis opaco y sin brillo; y además, se eleva el riesgo de desarrollar parches de dermatitis, de un aumento en el número de erupciones y de tener cutis combinado. Asimismo, sobresaturar el cutis puede bloquear la propia respuesta inmunitaria y de curación del mismo. Excederse en el uso de humectantes incluso puede llegar a prevenir que el cutis se pueda autorreparar.

Ahora bien, reconocer el hecho de que los humectantes no son buenos para todas no significa que su cutis no necesite los beneficios que le pueden brindar los ingredientes de los filtros solares, los antiirritantes, los antioxidantes o los agentes hidratantes. Sólo significa que necesita reconsiderar el tipo de productos que usa que contengan estos tipos de ingredientes. Muchas lociones tonificantes no contienen agentes espesantes que puedan tapar los poros o que obturen la piel pero sí contienen antioxidantes, antiirritantes y agentes hidratantes. Además, hoy día muchas bases contienen filtros solares eficaces, por lo que ya no es necesario sobrecargar su cutis con capa tras capa de productos innecesarios.

¿NECESITA UN HUMECTANTE?

El cutis seco es una afección que, estrictamente hablando, es causada por una falta de humedad en las capas superiores del mismo, combinada con una desintegración de la matriz intercelular del cutis (los componentes que rellenan el área que existe entre las células cutáneas) y un suministro inadecuado de lípidos y aceites por parte de las glándulas sebáceas. Si las glándulas sebáceas no cumplen con su función de formar una barrera protectora compuesta de lípidos y otras sustancias que evitan la evaporación, entonces puede llegar a tener cutis seco. Además, cualquier cosa que agota o daña la matriz intercelular, como los daños causados por el sol, los factores ambientales o los productos para el cuidado del cutis que lo resecan, puede hacer que sea necesario el uso de un humectante.

En general, si está usando un limpiador suave y no está usando otros productos irritantes pero su cutis aún se siente seco varios minutos después de haberse lavado la cara, entonces podemos decir que sí debería usar un humectante. **(Estamos suponiendo que no está usando un limpiador secante o irritante. Es crucial que se asegure que la resequedad de su cutis no esté siendo causada por los productos que está usando para limpiarlo).** Si su cutis se siente tenso, deshidratado, estirado o molesto a causa de la sequedad para cuando llega el mediodía o incluso el final del día, es esencial que use un humectante. Las arrugas finas que mejoran con la aplicación de un humectante, especialmente alrededor de los ojos, son una razón muy buena para usar un humectante. Sólo tenga presente que es mejor usar el humectante más ligero que produzca resultados. Si usted no presenta alguno de estos problemas, entonces no tiene el cutis seco y no debe usar un humectante. (Obviamente, el filtro solar es harina de otro costal, pero trataré ese tema a profundidad en el próximo capítulo).

Yo sé que tal vez le sea difícil abandonar su humectante tradicional, pero deténgase un momento a pensar antes de la próxima vez que se lo vaya a aplicar. Pregúntese si su cutis realmente necesita un humectante o si estaría mejor con un producto con AHA o algún humectante ligero sólo para el área alrededor de los ojos. O quizá lo único que necesite su cutis sea una loción tonificante bien formulada con antioxidantes, antiirritantes y factores humectantes naturales (también llamados factores hidratantes o agentes hidratantes). Incluso puede probar un simple experimento para ver si su cutis mejora al usar humectante sólo en las áreas secas o arrugadas en vez de aplicárselo en todo el rostro. (De nuevo, estamos suponiendo que su rutina para el cuidado del cutis no se lo está resecando).

Cabe notar que existen varias afecciones de la piel que pueden asemejarse al cutis seco pero que en realidad no lo son; dichas enfermedades se pueden ver empeoradas por el uso de humectantes. El eczema, la seborrea, la rosácea, los primeros indicios de cáncer de la piel (que se conoce como queratosis actínica), la psoriasis, el cutis dañado por el sol e incluso el uso excesivo de humectantes pesados pueden asemejarse a la resequedad pero no se benefician del uso de un humectante. El eczema requiere de tratamiento con una crema de cortisona; el control de la seborrea, la rosácea y la psoriasis requieren de medicamentos tópicos que se venden con receta; el cáncer de la piel o la queratosis actínica demandan atención médica inmediata; y el cutis dañado por el sol se beneficia más de un producto con alfa-hidroxiácidos que le ayude a exfoliarse. El uso excesivo de humectantes no sólo puede "disfrazar" estos problemas, sino que también puede causar erupciones, hacer que la piel luzca opaca y gruesa (porque hace que se queden atrapadas las células de la piel, impidiendo la exfoliación) e inhibir la respuesta inmunitaria y de curación natural de esta.

LAS CARACTERÍSTICAS DE UN BUEN HUMECTANTE

Como cualquier químico cosmético le podrá decir, existen innumerables posibilidades para formular humectantes, incluso demasiadas como para poder elegir un único ingrediente o puñado de ingredientes. Verdaderamente existe una miríada de combinaciones de ingredientes posibles que se pueden usar para crear un gran humectante. Simplemente no hay una que sea mejor, lo que explica por qué una compañía como *Estée Lauder* puede vender más de 300 productos antienvejecimiento distintos si contamos a las diversas compañías de productos cosméticos que trabajan bajo su control. La euforia creada por la industria cosmética en cuanto a que un ingrediente es la respuesta a todos los problemas del cutis es una mentira absoluta. Ya sea vitamina C, té verde, extracto de uva, alga marina, betaglucano, alfa-hidroxiácido, o un extracto de algún hongo raro, por nombrar sólo unos cuantos, ninguno de estos puede cumplir con la promesa de lograr un cutis libre de arrugas. Sin embargo, cada uno produce un beneficio específico que vale considerar, aunque no existen estudios de investigación que establezcan que cualquiera de estos sea preferible por encima de otro. [Fuente: *Cosmetic Dermatology* (Dermatología Cosmética), diciembre de 2001, páginas 37–39].

Entonces, ¿cuáles son las características de un buen humectante? Para el día, el aspecto crucial de cualquier humectante es que debe ser un filtro solar bien formulado. Además de proteger su cutis del sol, un humectante excelente contendrá emolientes (*emollients*), agentes hidratantes (*water-binding agents*; es decir, ingredientes que atraen el agua a la piel y ayudan a que se mantenga ahí), antiirritantes y antioxidantes.

Emolientes

Los emolientes son ingredientes lubricantes que son necesarios para lograr que el cutis seco no se sienta seco. Estos le dan el cutis aquello que le falta —es decir, lubricación— en la forma de sustancias que se asemejan a aquellas que el cutis produce por sí mismo. Los emolientes son ingredientes como aceites vegetales (*vegetable oils*), aceite minerales (*mineral oils*), manteca de karité (*shea butter*), manteca de cacao (*cocoa butter*), petrolato (*petrolatum*), colesterol y aceites de origen animal. Entre estos últimos están el aceite de emú (*emu oil*), aceite de visón (*mink oil*) y lanolina (*lanolin*), el último de los cuales probablemente es el ingrediente que más se asemeja al aceite que produce nuestro propio cutis. Todos estos ingredientes son excepcionalmente benéficos para el cutis y son fácilmente identificables en una lista de ingredientes. Otra amplia gama de ingredientes que no son tan fáciles de descifrar y que suelen aparecer en las etiquetas de estos productos incluyen los triglicéridos, palmitatos, miristatos y estearatos. Estas sustancias generalmente son de textura y apariencia cerosa pero son las que les dan esa textura y sensación elegantes a los humectantes. En general, los emolientes crean la base y textura fundamentales de un humectante e imparten esa sensación suave y cremosa en el cutis. Las siliconas son otro grupo interesante de lubricantes para el cutis. Estas tienen la textura más exquisitamente sedosa y la increíble capacidad de prevenir la deshidratación sin sofocar el cutis. Todos estos ingredientes, en variaciones interminables, difuminados sobre el cutis, crean una capa fina e imperceptible, recreando los beneficios de nuestra propia producción de aceite, evitando la evaporación y dándole al cutis la lubricación que le hace falta.

Factores humectantes naturales o agentes hidratantes

Los factores humectantes naturales (NMF por sus siglas en inglés), también considerados como agentes hidratantes (*water-binding agents*), son maravillosos para el cutis seco y la mayoría son adecuados para todo tipo de piel. "Agentes hidratantes" y NMF son términos generales que usamos para referirnos a ingredientes que son capaces de mantener el agua en el cutis o reparar la matriz intercelular (la estructura externa fundamental) de este. Existen muchos ingredientes que llevan a cabo estas funciones. Por ejemplo, los ingredientes humectantes atraen el agua al cutis y son uno de los componentes vitales de las cremas humectantes. ¿Pero de qué nos sirve atraer agua al cutis si no existe la estructura que no permite que el agua salga? Resulta que las células del cutis, si no se han degradado o dañado, generalmente tienen mucha agua. Una vez que el cutis se irrita, se limpia con exceso, se expone al sol, se deshidrata por efecto de los sistemas de aire acondicionado o calefacción y así sucesivamente, corre peligro su integridad. Esto significa que se agotan las sustancias que hacen que las células del cutis se mantengan unidas para crear la estructura superficial que nosotros conocemos como piel (la matriz intercelular). Esta estructura intercelular está hecha de muchos componentes distintos, que pueden incluir desde ceramidas hasta lecitina, glicerina, polisacáridos, ácido hialurónico, hialuronato de sodio, pirrolidincarboxilato sódico (PCA sódico), colágeno, elastina, proteínas, aminoácidos (de los cuales hay docenas), colesterol, glucosa, sucrosa, fructosa, glucógeno, fosfolípidos, glucoesfingolípidos y glucosaminoglicanos, por nombrar sólo unos cuantos. Todos estos le dan al cutis lo que necesita para que sus células permanezcan intactas. El simple hecho de agregar agua no tiene sentido si el cutis no tiene un lugar donde guardarla o si la matriz intercelular está dañada. Cuando un humectante contiene una combinación de estos NMF e ingredientes hidratantes, refuerza la capacidad natural de la piel de funcionar normalmente, disminuyendo temporalmente la presencia del cutis seco.

Antiirritantes

Los antiirritantes son otro componente vital de cualquier formulación para el cuidado del cutis. Independientemente de cuál sea su origen, la irritación es un problema para cualquier tipo de cutis, es ubicua y es casi imposible de evitar. Ya sea por el sol, por el ambiente o por los productos para el cuidado del cutis que usa una persona, la irritación ataca constantemente al cutis. Irónicamente, en los productos para el cuidado del cutis, incluso los ingredientes tan necesarios como los filtros solares, los conservantes, los exfoliantes y los agentes limpiadores pueden causar irritación. Y también existen otros ingredientes que son irritantes o que no producen beneficio real alguno en el cutis, como las fragancias y los extractos de plantas sensibilizantes. Además, los daños oxidativos causados por la contaminación, la exposición al sol y el aire pueden causar irritación y daños al cutis. Por lo tanto, cada vez más productos para el cuidado del cutis contienen antiirritantes para ayudarlo a manejar el impacto o disminuir la irritación a la que está sujeto de manera cotidiana. Los antiirritantes son increíblemente útiles porque le dan tiempo al cutis para que sane y pueden disminuir los problemas causados por los daños oxidativos. Algunos ejemplos de sustancias antiirritantes son: bisabolol, alantoína (*allantoin*), raíz de bardana (raíz de cadillo, *burdock root*), áloe vera (sábila, acíbar, *aloe*), raíz de regaliz (raíz de orozuz, *licroice root*), extracto de uva (*grapeseed extract*), ácido glicirretínico (*glycyrrhetinic acid*), té verde (*green tea*), vitamina C, extracto de manzanilla (*chamomile extract*), epilobio (hierba de San Antonio, *willow herb*), sauce blanco, corteza de sauce y muchos, muchos más.

Antioxidantes

Los antioxidantes son una parte fascinante de una fórmula humectante. Ahora existe un creciente número de estudios de investigación que muestran que los antioxidantes bien podrían ser una panacea potencial para los problemas del cutis y realmente son nada menos que impresionantes. Lo que hace que los antioxidantes sean tan intrigantes es que parecen tener la capacidad de reducir o prevenir parte de los daños oxidativos que destruyen y merman la función y estructura del cutis, al mismo tiempo que también previenen parte de la degeneración del mismo causada por el sol. [Fuentes: *Cosmetic Dermatology* (Dermatología Cosmética), diciembre de 2001, páginas 37–40; *Current Problems in Dermatology* (Problemas Actuales en la Dermatología), 2001, volumen 29, páginas 26–42, *"The Antioxidant Network of the Stratum Corneum"* (La red de antioxidantes del estrato córneo)]. Todo esto es increíblemente benéfico para la regeneración celular, la curación de la piel y también para disminuir la deshidratación. Yo sospecho que la investigación del uso de antioxidantes para la piel se tornará incluso más fascinante a lo largo de los años. Mientras tanto, muchos productos para el cuidado del cutis actualmente han empezado a incluir diversos antioxidantes, como selenio, superóxido dismutasa, vitamina A (palmitato de retinilo y retinol), vitamina C (palmitato de ascorbilo y palmitato de ascorbilo magnésico), betaglucano, vitamina E (a-tocoferol, tocotrienol), curcumina, coenzima Q10, ácido alfa-lipoico, té verde, extracto de uva y algunas formas de bioflavonoides de romero y limón.

Todas estas sustancias, combinadas de más formas de las que podría imaginar, crean lo que considero que son "mejores" humectantes para la piel. Sin embargo, no existe la mezcla o ingrediente óptimo, al igual que no existe un pastel (bizcocho, *cake*) de chocolate que sea el mejor de todos. Yo desearía que lo hubiera, pero el ingenio de los químicos cosméticos radica en su capacidad de mezclar estos ingredientes de muchas maneras distintas para crear productos maravillosos. Simplemente hay demasiadas opciones como para conjuntarlas en una sola fórmula dada.

¿SON NECESARIOS LOS SUEROS?

La palabra "suero" nos hace pensar en algún tipo de líquido médico, en algo que es más avanzado a nivel técnico para el cutis. Quizá la haga pensar en el suero sanguíneo, es decir, ese líquido incoloro que forma parte de la sangre. O tal vez le haga recordar alguna vez en que le hayan inyectado algún suero especialmente preparado para protegerla de alguna enfermedad. Pero en el mundo cosmético, los sueros no son una formulación auténtica o distintiva. Los productos cosméticos que dicen ser sueros están usando un término que no tiene significando real alguno ni definición específica de algún tipo. En vez, este término se usa como una jugarreta de mercadotecnia muy perspicaz para hacer que un producto estándar suene como algo impresionante y diferente de un humectante. De esta manera, la industria cosmética puede llevar a las mujeres a creer que están comprando un producto único que vale su costo elevado y que es una adición necesaria a su rutina para el cuidado del cutis.

Hablando estrictamente, un suero se define como cualquier líquido acuoso de origen animal y eso definitivamente no suena atractivo. En efecto, el término de "suero" puede darle la sensación de que estos productos son médicos o terapéuticos, pero esto no es más que una impresión psicológica, no una característica probada de la fórmula. En el mundo de los productos cosméticos, un suero es tan sólo un humectante ligero similar a un gel, con una consistencia que es menos viscosa o emoliente que una loción o humectante cremoso común. Estos sueros también tienden a contener más silicona que otros humectantes, en lugar de contener agentes espesantes, por lo que es muy probable que la sensación sedosa que usted siente al aplicarse un suero provenga de la silicona que contienen. Los sueros sí humectan, pero su nombre es sólo un término que se usa con fines de mercadotecnia. No son productos de formulación única que brinden algún beneficio extraordinario al cutis.

EXFOLIACIÓN DEL CUTIS

Si bien es cierto que algunos asuntos relacionados con la exfoliación son complicados, también es cierto que la exfoliación en sí es esencial para la salud del cutis y que la mayoría de los tipos de éste se pueden beneficiar de la exfoliación. Pese a que existe el riesgo de irritación, remover la capa externa dañada del cutis es un requisito indispensable en el cuidado de muchos tipos de éste. Si su cutis es seco, grasoso o escamoso (siempre y cuando esto no sea causado por una enfermedad o trastorno de la piel), es de textura áspera o está dañado por el sol, o bien, si sufre de espinillas o acné, la mejor manera de lidiar con estos problemas es con productos exfoliantes que ayuden a que las células muertas del cutis se desprendan de la superficie. (Los desinfectantes, que también son irritantes, son esenciales para el tratamiento del acné; para más información acerca de las ventajas y desventajas de los desinfectantes, vea el capítulo 7, "Tácticas para eliminar las imperfecciones"). La meta es usar los productos más eficaces pero menos irritantes para exfoliar el cutis. Las únicas personas que tienen que tener mucho cuidado con el uso de productos exfoliantes son aquellas con cutis extremadamente sensible o de edad avanzada, o aquellas que sufren de enfermedades o trastornos de la piel, como rosácea, eczema, dermatitis o seborrea.

EXFOLIACIÓN DEL CUTIS GRASOSO

Empecemos con el cutis grasoso, el que tiene los poros tapados. Las espinillas o granos se forman cuando una glándula sebácea secreta demasiado sebo. El sebo es una cera suave que se debe licuar cuando llega a la superficie del poro, esparciendo una capa protectora fina e imperceptible sobre la piel. Pero cuando la secreción sebácea es excesiva, se retrasa el proceso de licuefacción. Este problema se complica aún más por una tendencia de las células de caerse al interior del poro y quedarse atrapadas, en vez de desprenderse naturalmente. Entre más células se acumulen en la glándula sebácea, mayor será la cantidad de sebo que no podrá salir fácilmente del poro (el poro es la puerta de salida del sebo) y el resultado puede ser una espinilla o un grano.

Y en efecto, una situación que se presenta a menudo en las mujeres con el cutis grasoso es, justamente, que las células que deberían estarse desprendiendo regular y cotidianamente no se desprenden y se quedan atoradas. Una de las cosas que evita que las células se desprendan es la propia secreción sebácea. El sebo funciona como un adhesivo, impidiendo que las células que se están desprendiendo efectivamente se desprendan de la piel. Una de las maneras de evitar que los poros se tapen es ayudando a las células a desprenderse con la mayor libertad posible para que no se queden atrapadas en el interior de los poros. Entre mejor logre hacer que las células de su piel se exfolien como es normal, menor será la cantidad de desperdicios celulares que usted tendrá tapándole los poros.

Otro problema relacionado con cutis grasoso con poros tapados es que la glándula sebácea en sí está revestida de piel (revestimiento epitelial). Por alguna razón, este revestimiento interno del poro se puede engrosar o adquirir una forma irregular, cerrando el paso al flujo de sebo hacia el exterior. El uso de exfoliantes que puedan exfoliar el revestimiento del poro y, por tanto, ayudarlo a recobrar una forma más natural, puede propiciar el flujo normal de sebo y evitar que se tapen los poros.

EXFOLIACIÓN DEL CUTIS SECO

El cutis seco se debe exfoliar por razones distintas a las que aplican en el caso del cutis grasoso y propenso al acné, pero el objetivo es el mismo: remover las células muertas de la piel que no se están desprendiendo de manera normal. El cutis puede estar seco por diversas razones, incluyendo falta de humedad, acumulación de células muertas que no se desprenden fácilmente y células anormales de la piel que se adhieren entre sí, impidiendo la exfoliación y retención de humedad normales. (El cutis que luce seco también puede ser causado por humectantes que son demasiado emolientes y que mantienen a las células muertas de la piel en su lugar, impidiendo que se desprendan de forma saludable. Cuando esto ocurre, la superficie de la piel se siente "grasosa" o húmeda y la capa subyacente se siente seca). Cuando ayudamos a que el cutis seco se deshaga de las células muertas y secas, entonces puede hacerles espacio a otras células menos secas y más regordetas (llenas de humedad) para que salgan a la superficie y le confieran una apariencia más fresca al cutis. Esto también permite que los humectantes (de textura ligera y en pequeñas cantidades) penetren el cutis con mayor facilidad porque hay menos células secas bloqueando su absorción. La exfoliación ayuda a que las células muertas que están en la superficie se desprendan a una velocidad más normal, dejando espacio para las capas inferiores de células más nuevas. Y en el caso del cutis seco, también es útil remover las células muertas para disminuir la probabilidad de que los poros se tapen, lo que conduce a la aparición de espinillas y puntos blancos (acné miliar).

EXFOLIACIÓN DEL CUTIS DAÑADO POR EL SOL

Una de las principales manifestaciones que observamos en un cutis que ha sido dañado por el sol es que su capa externa se engrosa y adquiere una apariencia similar a la de un callo. Esta capa engrosada es la respuesta del cutis al daño causado por la exposición sin protección a los rayos ultravioleta (UV) del Sol. Si bien es cierto que esta capa engrosada brinda un mínimo de protección contra el sol (se cree que la protección que brinda es equivalente a la que brinda un factor de protección solar o *SPF* de 2), a la larga, termina creando muchos más problemas en comparación con los beneficios que proporciona. Como descubrirá en el capítulo 3, "Protéjase del sol", cuando se trata de protección contra el sol, un factor de protección solar (*SPF* por sus siglas en inglés) de 2 es verdaderamente insignificante e inútil para el cutis. Esta capa externa engrosada que producen los daños causados por el sol hace que el cutis luzca opaco y más arrugado de lo que realmente está; también provoca que este adquiera un tinte amarillento o grisáceo y dificulta la absorción de buenos ingredientes para el cuidado del cutis. El uso de exfoliantes tópicos eficaces para remover esta capa externa engrosada y poco atractiva del cutis puede ayudar a que este se sienta más terso, luzca menos arrugado, adquiera un color más saludable y normal y también puede ayudar a disminuir la probabilidad de que se tapen los poros. (La remoción de esta capa de piel poco saludable sí hace que el cutis se vuelva más sensible al sol, es decir, la devuelve al estado que tenía antes de que sufriera los daños causados por este. Aunque siempre es absolutamente indispensable usar un filtro solar, es aún más importante utilizarlo cuando se está usando regularmente un exfoliante de cualquier tipo).

¿CUÁLES SON LOS EXFOLIANTES QUE DEBE USAR?

En el caso de muchos tipos de cutis, la pregunta que necesitamos responder no es si debemos exfoliarlo o no, sino qué tipo de exfoliante debemos utilizar y con cuánta frecuencia debemos usarlo. Existen muchos productos exfoliantes en el mercado para deshacerse de las células cutáneas muertas. . . y también sirven para que uno se deshaga de bastante dinero. Los limpiadores granulares, los jabones con ingredientes exfoliantes, las lociones tonificantes, las mascarillas, los *peels*, las esponjas abrasivas, las toallitas para la cara y los cepillos faciales han sido todos diseñados para exfoliar. Pero hacerse demasiadas cosas en el cutis se convierte en un problema cuando su rutina de cuidado del cutis incluye más de un producto exfoliante o cuando el producto que usa es demasiado fuerte. En este mundo de consumismo, creemos que si un poco de un producto dado es bueno, *mucho* de eso mismo debe de ser mejor. La industria cosmética ha sabido aprovechar esta creencia, ofreciéndonos toda una gama de productos. Ignórelos; sólo necesita un producto para exfoliar su cutis y su tarea es elegir el mejor producto según su tipo.

Yo no recomiendo las mascarillas exfoliantes porque a menudo, además del ingrediente exfoliante, también contienen varios ingredientes irritantes diferentes. Además, la exfoliación funciona mejor cuando se hace de manera consistente y la mayoría de las mujeres tienden a usar mascarillas de manera irregular y poco frecuente.

Los cepillos faciales y las toallitas para la cara son dos opciones que no son enteramente malas, pero yo encuentro que es casi imposible mantenerlos limpios, aparte de que tienden a exfoliar de manera no uniforme, exfolian sólo la capa superficial del cutis y no son tan eficaces ni tan delicados como alternativas. Las esponjas abrasivas, como los *loofahs*, son demasiado irritantes para la piel que tenemos del cuello para arriba y también es difícil mantenerlas limpias, lo que significa que podrían causar problemas porque pueden llegar a albergar bacterias que podrían provocarle una infección.

Los limpiadores granulares cosméticos pueden ser una buena alternativa para remover la capa superficial muerta del cutis, pero también presentan sus desventajas. Muchos contienen ingredientes areniscos abrasivos que pueden ser innecesariamente irritantes. Estos fragmentos abrasivos no son de forma uniforme y literalmente pueden llegar a cortar la piel. Además, los limpiadores granulares cosméticos a menudo contienen ceras y cremas espesas para facilitar su aplicación, pero estas ceras pueden tapar los poros y dejar una película sobre el cutis, lo cual disminuye la exfoliación. Algunos productos granulares también contienen ingredientes irritantes como menta, mentol, eucalipto, alcohol y partículas granulares ásperas que simplemente son innecesarios y demasiado irritantes. El problema que existe con todos los limpiadores granulares mecánicos —incluso con el que recomiendo yo, que es simple bicarbonato de sodio mezclado con la marca *Cetaphil Cleanser*— es que la acción de tallar tiene lugar principalmente en la superficie y esta acción mecánica en la piel puede causar demasiada irritación. Usted sí necesita exfoliar su cutis, pero el truco está en saber cómo exfoliarlo con delicadeza.

LOS ALFA-HIDROXIÁCIDOS Y EL BETA-HIDROXIÁCIDO

Existen dos opciones tópicas principales para exfoliar la piel, ya sea con un producto que contenga alfa-hidroxiácidos (AHA) o un producto que contenga beta-hidroxiácido (BHA). Los AHA han perdido gran parte de la popularidad de la que habían gozado desde que se introdujeron al mercado cuando *Avon* lanzó su línea *Anew* con alfa-hidroxiácidos en 1992; no obstante, su eficacia hace que sigan siendo una opción convincente.

Sólo existe un BHA (*ácido salicílico*), pero existen muchos alfa-hidroxiácidos. Los cinco tipos principales de AHA que encontramos en los productos para el cuidado del cutis son el ácido glicólico, el ácido láctico, el ácido málico, el ácido cítrico y el ácido tartárico. De estos, los AHA más comúnmente usados son el ácido glicólico y el ácido láctico por su capacidad especial de penetrar la piel y además por ser los dos sobre los cuales se han hecho más estudios de investigación acerca de su funcionalidad en la piel. Si hacemos una búsqueda del ácido glicólico y el ácido láctico en la literatura publicada, encontramos más de 200 estudios diferentes, mientras que para los otros tres AHA, en su conjunto, sólo existe un número pequeño de estudios de investigación. Una búsqueda similar del (BHA) resulta en más de 450 estudios distintos publicados en los que se evalúa su eficacia.

Los ácidos glicólico, láctico y salicílico "despegan" la capa externa de células muertas, ayudando a incrementar el recambio de células al remover las capas superiores acumuladas del cutis y permitiendo que las células más saludables suban a la superficie. Remover esta capa externa puede mejorar la textura y el color del cutis, destapar los poros y permitir una mejor absorción de humectantes. Tanto los AHA como el BHA afectan las capas superiores del cutis y ayudan a mejorar la apariencia del mismo dañado por el sol, el seco o el que haya sido engrosado a causa de diversos factores, entre ellos el crecimiento celular anormal, el tabaquismo y los humectantes pesados. Recordatorio: el daño causado por el sol, en particular, hace que la capa superior del cutis se engrose, haciendo que su superficie adquiera una apariencia y textura opacas y ásperas; los AHA son eficaces para remover esta capa engrosada, dejando al descubierto las células subyacentes de apariencia más normal. [Fuentes: *Archives of Dermatologic Research* (Archivos de Investigación Dermatológica), junio de 1997, páginas 404–409; *Dermatologic Surgery* (Cirugía Dermatológica), mayo de 1998, páginas 573–577].

Incluso existe una gran cantidad de estudios de investigación que muestran que el uso de ácido glicólico puede mejorar la apariencia de decoloraciones cutáneas, aumentar la producción de colágeno y reforzar la función de barrera con la que cumple la piel. [Fuente: *Dermatologic Surgery* (Cirugía Dermatológica), mayo de 2001, páginas 429–433].

Debido a que los AHA y el BHA funcionan mediante un proceso químico en lugar de mecánico, pueden producir mejores resultados que los limpiadores granulares cosméticos, ya que estos últimos sólo funcionan en la superficie expuesta del cutis. Y gracias a que los AHA y el BHA funcionan sólo en las capas superiores (o, en el caso del BHA, en el interior del poro), no existe el riesgo de que usted pierda demasiada piel. Es decir, no siguen exfoliando capa tras capa de piel sin parar, como sí puede ocurrir con un limpiador granular. Hablando estrictamente, existe un punto en que los AHA y el BHA sólo exfolian la piel muerta o dañada y dejan en paz al cutis saludable.

La diferencia fundamental que existe entre los AHA y el BHA es que los AHA son hidrosolubles (solubles en agua), mientras que el BHA es liposoluble (soluble en grasa). Esta cualidad única del BHA permite que penetre el sebo que está en los poros y exfolie las células que se han acumulado en el interior de las glándulas sebáceas. Los AHA no tienen esta misma capacidad porque no pueden atravesar la grasa que contiene la secreción sebácea. Por lo tanto, el BHA es la sustancia indicada en los casos en que hay presencia de espinillas y granos, mientras que los AHA son más adecuados para la piel dañada por el sol, engrosada o seca que no tiene problema de erupciones. [Fuente: *Global Cosmetic Industry* (Industria cosmética global), noviembre de 2000, páginas 56–57].

Yo desearía que este fuera el fin de la discusión acerca de los AHA y el BHA. Yo desearía que usted pudiera encontrar un buen producto con AHA simplemente buscando ácido glicólico (*glycolic acid*) o ácido láctico (*lactic acid*) en la lista de ingredientes si tiene el cutis dañado por el sol, engrosado o seco. O si usted tiende a presentar espinillas o granos y quisiera encontrar un buen producto con BHA, me encantaría que sólo tuviera que buscar alguno que contuviera ácido salicílico (*salicylic acid*). Por desgracia, no es tan sencillo. Los AHA y el BHA son exfoliantes eficaces sólo a ciertas concentraciones (la cantidad de ingrediente que se encuentra en el producto) y a niveles de pH muy específicos (el pH o potencial de hidrógeno se refiere a la acidez o alcalinidad de un producto).

SENSIBILIDAD AL PH DE LOS ALFA-HIDROXIÁCIDOS Y EL BETA-HIDROXIÁCIDO

Con respecto a los AHA y el BHA, hay dos datos que son cruciales: uno es el tipo de ingrediente y su concentración en el producto y el otro es el pH del producto. Los AHA funcionan mejor en concentraciones de 5% a 8% y a un pH de 3 a 4 (esto es más ácido que alcalino o neutro), y su eficacia disminuye cuando el pH se eleva por encima de 4,5. El BHA funciona mejor a concentraciones de 1% a 2% y a un pH óptimo de 3, perdiendo eficacia a pH mayores de 4. Tanto los AHA como el BHA van perdiendo eficacia a medida que aumenta el pH del producto y que disminuye la concentración del ingrediente. Esto es tan importante en el tema de la exfoliación y el recambio celular que vale la pena repetirlo: **Los AHA funcionan mejor a una concentración de 5% a 8%, en un producto con un pH de 3 a 4; el BHA funciona mejor a una concentración de 1% a 2%, en un producto con un pH de 3 a 4.** [Fuente: *Cosmetic Dermatology* (Dermatología Cosmética), octubre de 2001, páginas 15–18].

Si la industria cosmética no da la información necesaria acerca de las concentraciones y pH de los productos con BHA o AHA (como ocurre con la mayoría de las compañías), ¿cómo podemos saber si el producto es un exfoliante respetable o eficaz? Las consumidoras no pueden saberlo, a menos que vayan de compras con una tira de papel para medir el pH en la mano, que es exactamente lo que yo hago para calificar los productos exfoliantes. Como regla general, lo mejor es que el AHA sea el segundo o tercer ingrediente de la lista, ya que con esto, es probable que el producto contenga el ingrediente en una concentración de 5% o mayor (acuérdese de buscar los siguientes términos en la lista de ingredientes: *glycolic acid* y *lactic acid*, los AHA más comunes). En el caso del ácido salicílico (*salicylic acid*), debido a que se requiere en cantidades pequeñas, no importa que el ingrediente aparezca hacia la mitad o incluso hasta el final de la lista de ingredientes. (Para determinar el pH de un producto, puede hacer lo que hago yo, es decir, probar cada producto con una tira de papel para medir el pH, pero esto no es muy práctico para la mayoría de las mujeres).

Aparte de la manera en que pueden exfoliar la piel cuando la concentración y el nivel de pH son los correctos, los AHA también pueden actuar como agentes hidratantes. Estas sustancias pueden brindar el beneficio adicional de mantener el agua en el cutis al mismo tiempo que lo exfolian. Además, esta función hidratante está presente a cualquier pH, entonces aunque el producto no sea capaz de exfoliar el cutis, si puede ayudar a hidratarlo.

El BHA, aunque brinda una exfoliación que penetra más hacia el interior del poro, resulta ser menos irritante que los AHA. Esto se debe a que el BHA es muy parecido a la aspirina. El BHA se deriva del ácido acetilsalicílico, que es el nombre químico de la aspirina, la cual tiene propiedades antiinflamatorias. En la piel, el BHA conserva muchos de estos efectos antiinflamatorios.

Recuerde que ninguno de estos productos con AHA o BHA, independientemente de su concentración, pH o tipo, pueden prevenir el envejecimiento o cambiar las arrugas. Los investigadores tienen la teoría de que los AHA, y posiblemente el BHA, pueden aumentar el colágeno y la elastina, de manera muy similar a como lo hacen el *Retin-A* y el *Renova*. Pero esto es *sólo* una teoría, dado que no existen estudios de investigación que la respalden. Por lo pronto, lo que sí sabemos es que los productos con AHA y BHA definitivamente pueden suavizar el cutis, mejorar su textura, destapar los poros y darle una apariencia más rozagante y firme (porque permiten que las células más saludables suban a la superficie del cutis). Y cuando los deja de usar, su cutis vuelve al estado en que estaba antes de que los empezara a usar.

CONFUSIÓN ACERCA DE LOS AHA

Estée Lauder fue una de las primeras empresas en lanzar un producto con AHA llamado *Fruition*. Este producto se convirtió en un éxito rotundo de la noche a la mañana, pero no por su contenido de AHA, dado que contenía menos de un 2% de AHA. A esa concentración, los AHA son poco más que un buen agente hidratante. Esto no es malo; de hecho, es lo que hace que los AHA y el BHA sean ingredientes tan fascinantes. Seguramente las consumidoras se quejaron, porque poco después, *Estée Lauder* lanzó otro producto llamado *Fruition Extra*, que sí contiene una cantidad respetable de AHA y además tiene el pH adecuado. Este producto es absurdamente caro en comparación con lo que una obtiene y, por supuesto, la compañía nunca se molestó en explicar por qué ahora era necesario comprar *Fruition Extra* si el producto original, *Fruition*, supuestamente era tan asombroso y maravilloso para el cutis.

Otro ejemplo: los productos de las marcas *Turnaround* y *Total Turnaround* de Clinique, contienen el BHA en una concentración de alrededor de 1% y tienen un pH de 5, aproximadamente. Este pH elevado los hace ineficaces como exfoliantes. En realidad, los productos *Turnaround* no son capaces de exfoliar una sola célula del cutis.

Luego tenemos otras sustancias que suenan a AHA, pero que en realidad no lo son, como el extracto de caña de azúcar, los ácidos de frutas mixtas, los extractos de frutas, el extracto de leche y los extractos cítricos, así como productos que suenan a BHA pero tampoco lo son, como el extracto de gaulteria (*wintergreen*). Quizá usted piense que estos son AHA o BHA mejores y más naturales cuando ve estos nombres menos técnicos que le son más familiares, pero este absolutamente no es el caso. Si no sabe exactamente cuál tipo de AHA o BHA está comprando, no hay manera que pueda saber con certeza lo que se está aplicando sobre el cutis ni cuán eficaz es. Aunque el ácido glicólico se deriva de la caña de azúcar y el ácido láctico se deriva de la leche, esto no significa que el extracto de caña de azúcar (*sugar cane extract*) y el extracto de leche (*milk extract*) sean lo mismo que el ácido glicólico o que el ácido láctico. Además, sólo porque un producto contenga extracto de caña de azúcar no significa que el ácido se haya extraído de la caña de azúcar. E incluso aunque el ácido sí se haya extraído justo de la caña, ¿cómo puede usted saber la concentración del ácido en el producto o el pH del mismo? Todo esto es vago y carente de significado, haciendo que sea imposible para usted determinar lo que realmente está comprando. Mi consejo es que dude de cualquier producto que parece tener algo que ver con los AHA o el BHA pero que en realidad contiene una variedad de ingredientes *parecidos*.

CONFUSIÓN ACERCA DEL BHA

Los productos que dicen contener una fuente natural del BHA generalmente contienen corteza de sauce (*willow bark*). La corteza de sauce contiene salicina, una sustancia que, cuando se toma por la vía oral, al pasar por el proceso digestivo se convierte en ácido salicílico. Esto significa que para convertir la corteza de sauce en ácido salicílico, es necesaria la presencia de ciertas enzimas que convierten a la salicina en ácido salicílico. Los procesos digestivos de conversión pueden convertir a la salicina en saligenina, la cual luego se convierte en ácido salicílico, pero este proceso es complicado. Además, la salicina, al igual que el ácido salicílico, es estable sólo bajo condiciones ácidas. La probabilidad de que la corteza de sauce, en la diminuta cantidad en la que se usa en los productos cosméticos, pueda imitar la eficacia del ácido salicílico es, en el mejor de los casos, dudosa, y con una certeza casi absoluta, imposible. Sin embargo, es posible que la corteza de sauce sí brinde algunos beneficios antiinflamatorios para el cutis porque, en esta forma, parece conservar una composición más similar a la de la aspirina.

¿QUÉ PASA SI USAMOS PRODUCTOS CON UNA MAYOR CONCENTRACIÓN DE AHA?

Yo, al igual que la Dirección de Alimentación y Fármacos de los Estados Unidos, estoy muy preocupada por la introducción de productos con mayores concentraciones de AHA. [Fuente: *FDA Consumer Magazine* (Revista del Consumidor de la Dirección de Alimentación y Fármacos), marzo-abril de 1998, revisada en mayo de 1999]. Varias líneas de productos cosméticos han introducido productos como este, incluyendo uno llamado M.D. *Formulations*, que venden los doctores y los salones de belleza. M.D. *Formulations* vende productos con concentraciones de 10%, 15% y 20% de AHA con un pH adecuado de 3–4.

Sin embargo, yo creo que sí nos podemos exceder en remover la capa externa del cutis y muchos dermatólogos cosméticos e investigadores están consternados porque creen que la mayor irritación y exfoliación causada por concentraciones tan elevadas de AHA en realidad podrían dañar el cutis. Dado que no hay una sola prueba que demuestre un beneficio genuino por usar productos con una mayor concentración de AHA, yo no estoy dispuesta a recomendarle a nadie que arriesgue su cutis de esa manera. Lo más probable es que los resultados positivos que quizá perciban los hombres y las mujeres que usan productos con una concentración más elevada de AHA provengan de la hinchazón y el edema que causan. Esto puede hacer que disminuyan las arrugas y que el cutis se sienta más terso, pero lo más probable es que, a la larga, no sea lo mejor para la salud del mismo debido a la mayor irritación que causan de manera constante.

Si usted usa un producto con un AHA bien formulado (con una concentración de 5% a 8% y un pH de 3 a 4) o un producto con BHA (con una concentración de 1% a 2% y un pH de 3 a 4) pero no "siente" que esté funcionando en su cutis, esto no significa que no lo esté, sino todo lo contrario. En efecto está funcionado. . . pero sin causarle molestias ni irritarle el cutis.

POLIHIDROXIÁCIDOS

No es un secreto que los AHA pueden ser irritantes. De hecho, para que sean eficaces, necesitan causar un poco de irritación. No obstante, para algunos tipos de cutis, un poco de irritación puede resultar ser demasiada. La búsqueda tanto por una forma eficaz de AHA [como mencioné anteriormente, el ácido glicólico (*glycolic acid*) y ácido láctico (*lactic acid*) se consideran las formas más funcionales de AHA] como por un ingrediente adicional que pueda mejorar su desempeño y disminuir la irritación ha sido un tema de discusión muy popular entre los formuladores de productos. La gluconolactona y el ácido lactobiónico son tipos de polihidroxiácidos que, según la empresa NeoStrata, cumplen con ambos propósitos: se supone que son igualmente eficaces que los AHA, pero que también son menos irritantes. (Por cierto, NeoStrata es la compañía que tiene la patente del ácido glicólico como agente antiarrugas, así como la patente de la gluconolactona como sustancia que reduce la apariencia de las arrugas).

La gluconolactona (*gluconolactone*) y el ácido lactobiónico (*lactobionic acid*) son química y funcionalmente similares a los AHA. La principal diferencia que existe entre estas sustancias y los AHA es que la gluconolactona y ácido lactobiónico tienen una estructura molecular más grande, lo cual limita su penetración en la piel, lo que da por resultado menos efectos secundarios irritantes. Esta liberación más controlada hacia el cutis supuestamente no deteriora su eficacia. Entonces, la pregunta es: ¿la gluconolactona y el ácido lactobiónico son mejores para el cutis que los AHA en la forma de ácido glicólico o ácido láctico? Existen unos cuantos estudios de investigación que indican esto, pero difícilmente se pueden considerar concluyentes (*Cutis*, febrero de 2003, páginas 14–17). Por lo tanto, si usted ha tenido problemas al usar los AHA debido a que le causan irritación, quizá los polihidroxiácidos sean la mejor opción para su tipo de cutis.

¿CÓMO SE USAN LOS AHA O EL BHA?

Estrictamente con base en su tipo de cutis y en sus propias necesidades en cuanto a su cuidado, usted se puede aplicar un producto con AHA o BHA una o dos veces al día. Asimismo, dependiendo de lo sensible que sea su cutis, se puede aplicar cualquiera de estos dos tipos de productos alrededor de los ojos, asegurándose de no aplicárselos sobre el párpado ni cerca del ojo. Apliquese el producto con AHA o BHA después de limpiarse la cara y después de que su loción tonificante se haya secado (en caso de que esté usando alguna). Una vez que se haya absorbido el producto con AHA o BHA, se puede aplicar cualquier otro producto adicional, como humectante, crema para los ojos, filtro solar o base. No es esencial usar un humectante sobre el producto con AHA o BHA. El uso de un humectante depende enteramente de su tipo de cutis, de cómo reaccione al producto con AHA o BHA y de la base que se haya usado para formular el producto con AHA o BHA. Algunos AHA y BHA vienen en bases humectantes, por lo que la mayoría de los tipos de cutis no necesitarán otro humectante adicional.

Por lo general yo recomiendo usar productos con AHA o BHA en forma de gel o líquido, para que no se tenga que aplicar una base humectante donde no la necesite. De esta forma, primero se puede aplicar el AHA o BHA y luego aplicarse el humectante sólo en las áreas donde el cutis esté seco o estirado. Nunca compre un producto con AHA o BHA que también contenga otros ingredientes irritantes como alcohol, mentol (*menthol*), alcanfor (*camphor*), eucalipto (*eucalyptus*), menta (*mint*) o cítricos. Los AHA y el BHA pueden ser suficientemente irritantes por sí solos (la remoción de células muertas y dañadas no es un proceso delicado) y no hay una buena razón por la cual deba agregarle más irritación, especialmente si no le brinda beneficio alguno a su cutis. La única razón posible por la cual está permitida la irritación que causan los AHA y el BHA es porque su capacidad de exfoliar el cutis es útil para resolver muchos problemas en el cuidado del mismo.

Por varias razones, yo nunca recomiendo los limpiadores que contienen AHA o BHA. En primer lugar, si son limpiadores solubles en agua, usted corre el riesgo de que estas sustancias entren en contacto con sus ojos, lo cual puede causar irritación. En segundo lugar, los AHA y el BHA trabajan en el cutis o en los poros cuando ya se han absorbido. Cuando vienen en un limpiador, estas sustancias se van por el desagüe antes de que puedan empezar a funcionar. (Algunas compañías incluso se atreven a recomendar que se deje el limpiador durante varios minutos antes de enjuagarse la cara para que los AHA o el BHA puedan ser absorbidos, pero esto significa que tendría que dejarse detergentes limpiadores sobre el cutis durante más tiempo del necesario, algo que definitivamente puede causar una irritación indeseable). Por último, el cutis necesita un solo buen exfoliante y punto. La exfoliación excesiva lo irrita más y los efectos a largo plazo de esto aún se desconocen.

En cuanto a los filtros solares, sería maravilloso que algún producto con AHA o BHA tuviera un buen factor de protección solar (*SPF* por sus siglas en inglés), es decir, un SPF de 15 como mínimo, además de algún ingrediente para proteger contra los rayos UVA que haya sido aprobado por la Dirección de Alimentación y Fármacos de los Estados Unidos. De esta forma, si usted quisiera usar un producto con AHA o BHA y un filtro solar durante el día, sólo tendría que aplicarse un producto en lugar de dos. Con la excepción de la marca *Exuvience* de NeoStrata, actualmente no existen filtros solares a la venta que contengan una concentración eficaz de AHA o BHA, un nivel de pH adecuado, que también cuente con un SPF eficaz en su formulación (donde eficaz significa un SPF de 15 y uno o más de los siguientes principios activos: avobenzona, dióxido de titanio u óxido de cinc). ¿Por qué? Porque para mantenerse estables, las formulaciones con filtros solares generalmente requieren un pH más elevado del que es aceptable para que un producto con AHA o BHA sea eficaz. Por lo tanto, la aplicación del filtro solar necesita hacerse por separado de la aplicación de AHA o BHA (o de *Retin-A* o *Renova*).

Cuando usted esté buscando un producto con AHA o BHA, los vendedores de productos cosméticos le dirán que su producto se debe usar junto con el programa completo que ellos venden, el cual incluye dos o tres humectantes adicionales, lociones tonificantes, limpiadores, cremas para los ojos, cremas para el cuello y cualquier otra cosa que le puedan vender. Así que prepárese: no deje que los vendedores traten de hacer una venta forzada cuando esté comprando un producto con AHA o BHA. Muchas compañías de productos cosméticos tratan estos productos como si fueran la fuente de la eterna juventud, pero lo cierto es que no lo son. Estos productos no detienen la aparición de las arrugas, sino que simplemente suavizan la superficie del cutis durante el tiempo que usted los siga usando. Algunas compañías venden productos con AHA especializados y más concentrados (de 8% a 15%). Sin embargo, estas concentraciones más elevadas podrían garantizar una mayor irritación y existen pocos estudios de investigación que indiquen los riesgos o daños que se podrían presentar a largo plazo. Esté consciente de que muchos, pero muchos productos con AHA y BHA están mal formulados con concentraciones y niveles de pH ineficaces. El propósito de usar AHA y BHA es exfoliar el cutis y estos ingredientes sólo pueden hacerlo si se encuentran a la concentración y pH adecuados. Quizá un producto con una baja concentración de AHA o BHA pero un pH elevado se sienta rico cuando se lo aplica sobre el cutis, pero sólo está cumpliendo con la función de un humectante. Muy bien, pero eso no le exfoliará el cutis.

Por cierto, muchos productos con AHA o BHA que han sido diseñados para el cutis grasoso también contienen alcohol. Yo no recomiendo estos productos debido a que presentan un riesgo de causar mayor irritación y sensibilización. Asimismo, alguien con el cutis grasoso o que sufre de erupciones tendrá problemas con los productos de AHA o BHA que vienen en una base humectante porque los ingredientes pueden hacer que el cutis se sienta resbaloso y pueden tapar los poros. Las mujeres con cutis grasoso necesitan buscar algún producto con AHA o BHA que venga en gel o líquido, que esté libre de irritantes (lo que significa que no deberá contener alcohol, plantas, extractos de frutas ni hamamelis/*witch hazel*) y que sea lo más ligero posible. Cada vez hay más de este tipo de productos en el mercado, pero las opciones son escasas cuando se trata de encontrar un buen producto con AHA o BHA que esté a un precio razonable y que no vaya a causar reacciones adversas a un cutis grasoso.

Como regla general (aunque definitivamente hay excepciones y preferencias personales que alteran esta regla), si está usando un buen producto con AHA o BHA, no debe usar otros productos exfoliantes adicionales, como limpiadores granulares cosméticos, toallitas para la cara ni mascarillas faciales (mascarillas de barro o secantes). Asimismo, deberá evitar la exfoliación excesiva. Muchas compañías agregan AHA y BHA a todos los productos que fabrican. Recuerde: sí hay un límite en la cantidad de irritación que el cutis puede soportar; un exfoliante eficaz es todo lo que cualquier tipo de piel necesita.

La mayoría de las personas sienten una sensación de cosquilleo o incluso un ligero ardor cuando usan productos con AHA o BHA a la concentración y pH adecuados. Algunas personas han presentado descamación y enrojecimiento de leve a severo. Algunas reacciones menores son de esperarse, dada la naturaleza de los AHA y BHA. Sin embargo, si usted presenta irritación, enrojecimiento, descamación o parches de dermatitis durante un período prolongado, esto no es saludable para su cutis, por lo que tendrá que aplicarse el producto con menor frecuencia, o bien, considerar usar un producto más suave (menos concentrado). Escuche a su cutis. Si se le reseca mucho y se le empieza a descamar, use un humectante adicional durante cierto tiempo hasta que se alivie y se acostumbre al nuevo nivel de exfoliación. Si el cutis se le pone rojo e irritado, use el producto con menor frecuencia, pero sígalo usando con regularidad (quizá una vez al día, o bien, dos o tres veces a la semana). Si aun así se le reseca e irrita mucho, considere suspender el uso de este tipo de productos. Una irritación severa no es la meta ni el resultado deseado.

Un comentario importante más: como usted probablemente ya sepa, es vital que use un filtro solar todos los días, uno que tenga un factor de protección solar de cuando menos 15 y que incluya avobenzona (cuyo nombre comercial es *Parsol 1789*), dióxido de titanio (*titanium dioxide*) u óxido de cinc (*zinc oxide*) para proteger su cutis de los daños causados por los rayos UVA. La exfoliación del cutis lo deja más vulnerable a los daños causados por el sol y esto significa que es mandatorio que obtenga la protección máxima de un filtro solar todos los días.

La Dirección de Alimentación y Fármacos de los Estados Unidos ha confirmado que existe un riesgo de presentar sensibilidad a los rayos UVB del Sol (es decir, riesgo de quemaduras solares) por el uso de AHA. Resulta lógico, dado que los AHA remueven el cutis dañado por el sol y eso hace que este se torne un poco más vulnerable. Por supuesto, esta sensibilidad puede prevenirse fácilmente mediante el uso diligente de productos con menores concentraciones de AHA (10% o menos) y un filtro solar. Los estudios de investigación sí han comprobado que los AHA son seguros a concentraciones de 4% a 8% y niveles de pH de 3 a 4. [Fuente: *Journal of Cosmetic Science* (Revista de la Ciencia Cosmética), noviembre/diciembre de 2000, páginas 343–349].

TRETINOÍNA (*RETIN-A, RENOVA,* ETC.)

Incluso después de hablar a profundidad acerca de los alfa-hidroxiácidos y el beta-hidroxiácido, no quiero restarles importancia a las tretinoínas en el papel que desempeñan en el cuidado del cutis porque son sustancias sumamente importantes dada la forma en que cambian el comportamiento del mismo. Si su cutis está dañado por el sol o es reseco, arrugado o propenso al acné, sería una buena idea que se familiarizara con los nombres *Retin-A* y *Renova* y con su principio activo, la tretinoína (*tretinoin*).

Permítanme dejar en claro desde el principio que el *Retin-A* y el *Renova* **no son exfoliantes,** aunque muchas personas creen que eso es lo que hacen estas sustancias. También es vital aclarar lo importante que es considerar estos productos (o cualquier medicamento tópico que se venda con receta y que contenga tretinoína) como elementos de un tratamiento básico para el cuidado del cutis. Esto es porque la tretinoína afecta y mejora la producción celular en las capas profundas de la dermis, es decir, lejos de la superficie de la piel. [Fuentes: *Clinical and Experimental Dermatology* (Dermatología clínica y experimental), octubre de 2001, páginas 613–618; *Clinical Geriatric Medicine* (Medicina Geriátrica Clínica), noviembre de 2001, páginas 643–659; *Photochemistry and Photobiology* (Fotoquímica y Fotobiología), febrero de 1999, páginas 154–157].

La tretinoína puede ayudar a que el cutis se vea y se sienta más terso y también a que funcione de manera más normal, pero este proceso es sutil y muy distinto a la acción de remover sus capas superficiales para crear una textura y apariencia más suaves. Los AHA y el BHA afectan la *superficie* del cutis (epidermis) o el revestimiento del poro al despegar o disolver las capas de células del cutis. En contraste, la tretinoína afecta la *dermis,* que es la capa donde se producen las células nuevas del cutis. ¿Por qué existe esta confusión acerca del efecto de la tretinoína? Esto se debe principalmente al hecho de que usar productos que contienen el fármaco tretinoína pueden causar irritación e inflamación, lo que resulta en que la piel se reseque y se empiece a descamar. Esta descamación y resequedad no son una exfoliación, ni tampoco son un resultado deseable o ventajoso. Si la tretinoína hace que su cutis esté constantemente reseco y escamoso, entonces le está causando un problema y probablemente tendrá que evitar usar los productos que contengan esta sustancia.

Para repasar un poco su historia, la patente original para el uso de la tretinoína para tratar el acné y el cutis dañado por el sol era de una división de la empresa farmacéutica Johnson & Johnson. Los únicos productos con tretinoína que se vendían con receta eran distintas formas de *Retin-A* y *Renova*. La patente de *Johnson & Johnson* caducó a mediados de los años 90. Ahora existen unos cuantos medicamentos tópicos que se venden con receta que contienen tretinoína y que también son buenas alternativas para el cutis, entre ellos *Tazorac*, *Avita* y la tretinoína genérica.

La Dirección de Alimentación y Fármacos de los Estados Unidos aprobó el uso del *Renova* como una crema para las arrugas en diciembre de 1995, convirtiendo a esta sustancia en el único medicamento que jamás haya sido aprobado para el tratamiento del cutis dañado por el sol y de las arrugas. No obstante, los estudios de investigación que se han hecho del *Renova* en cuanto a su eficacia para tratar las "arrugas" no han sido exactamente emocionantes. Según la Dirección, "Los estudios de investigación del *Renova* mostraron que al cabo de 24 semanas, aproximadamente el 30 por ciento de las personas que usaron el producto para las arrugas finas o la decoloración desigual del cutis presentó una mejoría moderada, mientras que el 35 por ciento presentó mejoras mínimas y el otro 35 por ciento no presentó mejoría alguna. Entre los sujetos que usaron el producto, alrededor del 16 por ciento presentó una mejoría moderada en la aspereza del cutis, el 35 por ciento reportó una mejoría mínima y el 49 por ciento no reportó mejoría alguna. El *Renova* no elimina las arrugas ni repara los daños por el sol que conducen al cáncer. Tampoco existen pruebas de que el *Renova* trate el cutis áspero, las arrugas profundas, el amarillamiento del cutis u otros problemas de la piel". [Fuente: *FDA Talk Paper* (Reporte de la Dirección de Alimentación y Fármacos de los Estados Unidos), 2 de enero de 1996].

Si bien el *Renova* y otros productos con tretinoína no borrarán las arrugas, sí pueden hacer cosas asombrosas por la salud del cutis. La tretinoína tiene la capacidad de ubicar los sitios receptores en las células de la piel que aceptan ciertos componentes específicos de la vitamina A. La tretinoína se liga a este sitio receptor, el cual le envía instrucciones a la célula para que se comporte de una manera más saludable. De esta forma, la tretinoína puede desempeñar un papel vital en el proceso de cambiar la manera en que las células del cutis se forman y se moldean.

Ahora bien, esto no tiene nada que ver con la exfoliación. Si una célula del cutis tiene una forma y figura más saludable, podrá cumplir con la función natural de exfoliarse y recuperar (hasta cierto grado) la apariencia que solía tener antes de que sufriera daños por el sol.

Independientemente de estos efectos positivos, los productos con tretinoína son inservibles si no usa un filtro solar. Ninguna crema antiarrugas del mundo, ni siquiera una que haya sido aprobada por la Dirección, puede producir resultados positivos si no usa un filtro solar eficaz, ya que sin un filtro solar, sólo estará causándose los mismos daños que quiere evitar.

Los productos con tretinoína no son baratos. El *Renova* cuesta alrededor de $60 dólares por un tubo de 40 gramos (que le alcanza para uno o dos meses) y eso no incluye el costo de la consulta médica. Pero el *Tazorac* y el *Avita* o las tretinoínas genéricas cuestan la mitad y son igualmente eficaces.

Muchos doctores recomiendan la aplicación tanto de tretinoína como de AHA, usando el AHA en la mañana y la tretinoína en la noche o un producto sobre el otro. El uso de tretinoína en combinación con el BHA para diferentes tipos de cutis aún no está claro. Debido a que diferentes personas reaccionan de manera distinta a los productos para el cuidado del cutis, yo sugeriría que experimentara para ver cuál o cuáles productos le funcionan mejor a usted. No hay una buena razón por la que no pueda probar esta combinación, siempre y cuando recuerde usar un filtro solar, para ver cuál es la que le produce el mayor beneficio a su cutis.

De nuevo, lo que la tretinoína, los AHA y el BHA tienen en común es que una vez que deje de usarlos, su cutis volverá a ser como era antes. Estos productos no le producirán cambios permanentes. La tersura sólo le durará el tiempo que los use. Esta es una de las razones principales por las cuales los investigadores no creen que los AHA, BHA, *Retin-A* o *Renova* realmente provocan un cambio en las capas profundas del cutis.

Precauciones para usar la tretinoína

Al igual que en el caso de los productos con AHA y BHA, si usted elige comprar un producto tópico con tretinoína que se venda con receta, es importante que tenga cuidado al usarlo. Lea y recuerde las precauciones siguientes.

* Siempre es peligroso broncearse, pero es especialmente problemático después de empezar a usar tretinoínas tópicas (ya que estas sustancias

pueden ser irritantes y pueden causar que se despelleje) o bien algún producto con AHA o BHA. A medida que se desprenda la capa superficial del cutis y se remueve la piel dañada y callosa para dejar que aflore un cutis más saludable, este se vuelve más sensible a la luz solar y, por lo tanto, se vuelve más vulnerable a sufrir quemaduras solares y daños causados por el sol más severos. Asimismo, broncearse invalidará cualquier efecto positivo que usted espere obtener mediante el uso de estos productos. Ya debería estar usando un filtro solar eficaz todos los días, pero si está usando cualquiera de los productos antes mencionados, es vital que use un filtro solar que tenga un factor de protección solar de 15, con ingredientes que la protejan de los rayos UVA como avobenzona (*Parsol 1789*), dióxido de titanio u óxido de cinc, siempre que salga de casa. La idea es que procure exponerse al sol lo menos posible.

• Al igual que los productos con AHA y BHA, la tretinoína puede irritar el cutis. Si usted usa cualquier otro irritante al mismo tiempo, empeorará los efectos secundarios negativos que inicialmente provoca este producto. Debe eliminar todos los productos siguientes de su rutina para el cuidado del cutis durante los primeros meses en que esté usando estos productos: todos los astringentes, lociones tonificantes, lociones refrescantes, lociones aclaradoras, lociones refinadoras y productos similares que contengan ingredientes irritantes. También deberá evitar usar limpiadores granulares, mascarillas de barro y otras mascarillas como las que forman una capa que se seca y luego se desprende, jabones en barra y productos para el cuidado del cutis que contengan fragancias. Por último, es mejor que evite las saunas y los cuartos de vapor, ya que cuando se usan con regularidad, pueden hacer que pequeños vasos capilares suban a la superficie de la piel, causando la aparición de arañas vasculares en el rostro.

• Si quiere que funcionen los productos con tretinoína, AHA o BHA, entonces tiene que usarlos con regularidad. Para mantener los resultados, tendrá que seguir usándolos siguiendo ciclos y patrones regulares durante el resto de su vida. Recuerde: los cambios que estos productos provocan en el cutis no son permanentes. Una vez que deje de usar el producto, el cutis regresa gradualmente a su estado original. Usar algo para siempre es un compromiso muy fuerte. Pero según la mayoría de las mujeres a las que he entrevistado y quienes me han escrito, la diferencia es lo suficientemente positiva como para que valga la pena hacerlo a largo plazo.

TRATAMIENTOS EXFOLIANTES

Ya que estamos hablando del tema de la exfoliación, es importante que sepa que existen tratamientos que hacen una exfoliación más profunda que aquella que se logra con productos que contienen una concentración de 5% a 8% de AHA o una concentración de 1% a 2% de BHA. Estos tratamientos más profundos se hacen en salones de belleza, balnearios (*spas*) o consultorios médicos e incluyen *peels* con AHA o BHA, la microdermabrasión, el rejuvenecimiento no ablativo con láser (*nonablative laser resurfacing*) y la ablación con láser (*laser resurfacing*). Todas estas son opciones válidas para lidiar con las arrugas y algunos tipos de cicatrices. También le dará gusto saber que tomar la decisión de hacerse uno de estos tratamientos es menos complicado de lo que piensa. Esto es porque en realidad no tiene que decidir cuál método es eficaz (todos son eficaces a su propio modo para remover las capas superficiales del cutis), sino que más bien, es una cuestión de dinero, tolerancia, cuán dispuesta esté a correr los riesgos (si acaso hubiera algunos) y, por último, cuáles son los resultados que espera lograr. Cuando esté considerando hacerse cualquiera de estos tratamientos, las preguntas que necesita hacerse son: cuánto riesgo está dispuesta a tolerar, cuál es su presupuesto, cuánto tiempo quiere que le duren los resultados, en qué estado está su cutis, y cuál es su color. Una vez que entienda la manera en que las respuestas a estas preguntas afectan su elección, entonces podrá empezar a indagar para conseguir lo que quiere en lugar de que un doctor o cosmetólogo convincente le venda un servicio.

Microdermabrasión superficial

Este tratamiento generalmente lo hacen los facialistas, pero a veces también lo hacen algunos dermatólogos y cirujanos estéticos. El tratamiento es poco más que un tallado profundo de la superficie que se hace con una máquina que dispara cristales minerales finamente molidos sobre el cutis y luego los aspira. Consiste en la abrasión de la superficie del cutis para remover las células no vivientes que sólo conforman las tres a cinco capas superiores de este. Como estas capas superficiales no tienen vasos capilares ni pigmento, su remoción no causa sangramiento, formación de costras ni decoloración. Si no le hacemos nada, el cutis dañado por el sol adquiere una apariencia opaca o gruesa y las arrugas finas se vuelven más evidentes porque las células de la superficie no se desprenden de manera uniforme. Al hacerse tratamientos de microdermabrasión superficial con regularidad usando un sistema apropiado, puede mejorar temporalmente la apariencia del cutis, pero fuera de eso, no hace nada más.

La microdermabrasión conlleva riesgos que van de mínimos a moderados, pero estos riesgos tienen más que ver con su reacción al procedimiento y con la habilidad de la persona que lo realice que con su tipo o color. Para algunos tipos de cutis, la irritación que causa resulta ser excesiva; además, algunos cosmetólogos se dejan llevar y pasan una y otra vez sobre una misma área, causando heridas y supuración. Para lograr resultados duraderos o notorios, se tienen que repetir constantemente los tratamientos de microdermabrasión porque un solo tratamiento, e incluso tres o cuatro, no son suficientes.

El resultado más común es una disminución notoria en la apariencia de algunas arrugas y decoloraciones rojas del cutis (cicatrización superficial). Sin embargo, se requieren sesiones repetidas y se cree que este resultado probablemente se debe a una irritación del cutis más que a un cambio en las capas inferiores del mismo. Pero esta conclusión sigue siendo discutible, aunque la mayoría de los estudios de investigación fundamentan esta teoría. [Fuente: *Dermatologic Surgery* (Cirugía Dermatológica), noviembre de 2001].

La microdermabrasión superficial no requiere un "tiempo de recuperación", aunque algunas mujeres sí presentan enrojecimiento, resequedad y descamación del cutis después de hacerse este tratamiento. Los precios varían mucho, pero, en general, es un tratamiento costoso. Además, para lograr el cutis terso que está buscando, quizá tenga que seguir repitiendo el tratamiento eternamente. Los resultados también varían dependiendo de la habilidad del técnico.

Riesgo: mínimo. Algunas mujeres pueden presentar enrojecimiento, descamación, resequedad e irritación, pero estos efectos generalmente desaparecen al cabo de unos cuantos días. Si usted es propensa a las erupciones de herpes labial (boquera, fuego) causado por el virus *herpes simplex* alrededor de la boca o en la cara, este tratamiento le puede provocar una erupción.

Costo: moderado a caro. Una serie de tres tratamientos de microdermabrasión puede costar de $300 a $600 dólares. Esto es caro, considerando que los resultados son a corto plazo, además de que este monto puede llegar a sumar una cantidad cuantiosa a lo largo de los años.

Resultados: Después de dos o tres tratamientos, usted notará que su cutis tiene una superficie más tersa, así como una reducción (mas no eliminación) de las arrugas y enrojecimiento de las cicatrices superficiales causadas por el acné. Este tratamiento no produce efecto alguno en las cicatrices profundas o hundidas causadas por el acné o la varicela.

Duración: La mejor apariencia del cutis puede durar de uno a tres meses, pero se deberán repetir los tratamientos para que las mejoras duren más tiempo.

Microdermabrasión profunda

La microdermabrasión profunda es (o debería ser) realizada sólo por un médico y consiste en la desintegración parcial o total de la epidermis. Las células de la epidermis tienen vasos capilares y diversos grados de melanina; por lo tanto, su desintegración puede causar sangramiento, formación de costras y decoloración, particularmente en personas de tez más oscura. Cuando la tecnología de la microdermabrasión era nueva, se creía que esta desintegración más profunda del cutis causaría una remodelación dérmica del colágeno y que, por lo tanto, reduciría la apariencia de las cicatrices causadas por el acné, las marcas y las arrugas más profundas. Aún no existe una confirmación histológica de esto y su correlación clínica sigue siendo tema de controversia. [Fuente: *Cosmetic Dermatology* (Dermatología Cosmética), marzo de 2001].

La microdermabrasión profunda implica riesgos similares a los de los *peels* (desprendimientos del cutis) con los AHA, de los cuales se habla en la sección siguiente. Por último, cabe mencionar que tanto la microdermabrasión superficial como la microdermabrasión profunda pueden ser más seguros que algunos *peels* con ácido glicólico o ácido salicílico en personas de tez más oscura porque los *peels* con ácidos pueden alterar las células pigmentadas de la epidermis.

Peels *con los AHA a concentraciones de 20% a 40% y pH de 2 a 3*

Sólo los médicos pueden hacer *peels* con AHA a concentraciones de más de 50%. No existen los *peels* con el BHA en concentración alguna como tratamiento no médico. Los *peels* con los AHA en concentraciones de 40% o menores son realizadas tanto por médicos como por facialistas. Los riesgos y resultados de este tratamiento varían enormemente dependiendo de la concentración (vea la sección siguiente). A concentraciones más bajas, los *peels* con los AHA tienen una eficacia y producen resultados similares a los de la microdermabrasión, aunque los AHA presentan una ventaja leve a moderada en cuanto a que crean una apariencia más tersa y pueden causar una reducción notoria en la apariencia de arrugas y cicatrices con sólo una a tres aplicaciones. Sin embargo, para lograr resultados más significativos y duraderos, también se deben repetir los tratamientos, haciéndolos hasta tres o seis veces a lo largo de un año. Tanto la microdermabrasión como los *peels* con los AHA a bajas concentraciones requieren tratamientos repetidos.

Aunque es posible que la microdermabrasión no produzca la misma calidad de resultados notorios, este tratamiento sí implica menos riesgos. Incluso los *peels* que usan concentraciones bajas de los AHA pueden provocar enrojecimiento extremo, descamación, una sensación de ardor en el cutis e incluso algo de supuración y costras.

Diversas compañías de productos cosméticos venden productos que se comercializan como *peels* caseros. Por fortuna, ninguno de estos productos es eficaz. Estos tipos de productos pueden contener una concentración elevada de AHA, pero ninguno tiene un pH lo suficientemente bajo como para que pueda exfoliar el cutis. Esa es una buena noticia. Los riesgos de usar un *peel* casero que verdaderamente sea eficaz incluyen quemaduras por dejárselo demasiado tiempo o por no darle el tratamiento adecuado al cutis después de usarlo.

Riesgo: mínimo a moderado. Algunas mujeres pueden presentar enrojecimiento extremo, descamación del cutis que puede durar hasta una semana, irritación y resequedad, aunque estos efectos generalmente desaparecen al cabo de una o dos semanas. Si usted es propensa a las erupciones de herpes labial (boquera, fuego) causadas por el virus *herpes simplex* alrededor de la boca o en su rostro, este procedimiento puede provocarle una erupción.

Costo: moderado a caro. Una serie de tres tratamientos con AHA pueden costar de $300 a $600 dólares y es necesario repetir los tratamientos para mantener su efecto.

Resultados: Después de dos o tres tratamientos, usted notará un cutis más terso, con arrugas menos notorias y enrojecimiento menos obvio en las cicatrices superficiales causadas por el acné. Este tratamiento no produce efecto alguno en las cicatrices profundas o hundidas causadas por el acné o la varicela.

Duración: La mejor apariencia puede durar de dos a tres meses.

Peels *con los AHA a concentraciones de 50% a 70% y pH de 2 a 3 o peels con el BHA a concentraciones de 8% a 13% y pH de 3*

Estos *peels* a concentraciones elevadas sólo pueden hacerlos los médicos y por una muy buena razón: los riesgos que implican son mucho más elevados e incluyen hipopigmentación, hiperpigmentación, irritación severa y riesgo de infección. Como podrá suponer, este mayor nivel de riesgo va acompañado de resultados más sorprendentes y también más duraderos. Este tipo de *peels* médicos puede marcar una diferencia considerable en la apariencia del cutis. Pueden provocar un cambio fundamental en la apariencia de las arrugas y las cicatrices superficiales; sin embargo, tampoco producen efecto alguno en las cicatrices profundas o hundidas causadas por el acné o la varicela. Los *peels* como este tienen una duración más prolongada, dado que sus resultados pueden durar dos, tres o hasta cinco años.

Riesgo: moderado. La mayoría de las mujeres presentarán efectos como enrojecimiento severo, descamación y supuración, los cuales pueden durar de una a cuatro semanas. Según los reportes, el riesgo de presentar estos efectos con *peels* de BHA es menor porque la similitud del BHA con la aspirina puede hacer que tenga un efecto antiinflamatorio además del efecto de *peeling* que produce. Estos tratamientos también conllevan un riesgo mínimo de decoloración del cutis (ya sea áreas más oscuras o más claras). Sin embargo, cuando esto ocurre, frecuentemente no es permanente el efecto y la decoloración se desvanece mediante un tratamiento sencillo con aclaradores de cutis que se venden con receta. Este riesgo de decoloración es más importante para las personas de tez más oscura. Si usted es propensa a las erupciones de herpes labial (boquera, fuego) causadas por el virus *herpes simplex* alrededor de la boca o en el rostro, este tratamiento le puede provocar una erupción.

Costo: caro. Un *peel* con concentraciones elevadas de los AHA o el BHA puede costar de $1.000 a $2.500 dólares.

Resultados: Después de que se haya curado, el cutis tendrá una apariencia marcadamente más uniforme, además de que logra una reducción importante de las arrugas faciales y las cicatrices superficiales. Los *peels* con concentraciones elevadas de AHA y BHA no producen efecto alguno en las cicatrices profundas o hundidas causadas por el acné o la varicela.

Duración: La mejor apariencia puede durar de dos a cinco años.

Rejuvenecimiento no ablativo con láser

Existen muchos caminos que puede tomar para lograr un cutis de apariencia más joven y uno de estos son los tratamientos no ablativos con láser ("no ablativos" significa que no lesionan, dañan ni queman el tejido del cutis). Algunos ejemplos de láseres no ablativos son el láser *N-lite*, el láser *Nd:YAG*, el láser de luz pulsada intensa (*flashlamp laser*) el láser de luz pulsada y el láser *Cool-Touch*. Todos estos son opciones que ayudan a minimizar la apariencia de las arrugas y las decoloraciones del cutis. ¿Pero qué son los tratamientos no ablativos con láser y cómo se comparan con otras formas de rejuvenecimiento con láser?

El rejuvenecimiento no ablativo con láser es muy distinto a los tratamientos ablativos con láser, los cuales se han vuelto muy populares a lo largo de los últimos años y que usan una máquina que hace una "ablación" del tejido de la piel con calor extremo generado por rayos láser pulsados. (Los tipos mejor conocidos de láseres ablativos son el láser pulsado de CO_2 y el láser *Er:YAG*). Los procedimientos de ablación de la piel con láser definitivamente causan una mejoría muy notoria en la apariencia del cutis, particularmente en lo que se refiere a mejorías a largo plazo en la apariencia de arrugas profundas, arrugas superficiales y decoloraciones del cutis. Pero aunque esto suene maravilloso, la ablación del cutis con láser sí conlleva el riesgo de causar efectos como hinchazón, formación de costras, supuración, sangramiento, descamación, enrojecimiento, e irritación, los cuales pueden durar mucho tiempo. Asimismo, definitivamente conlleva el riesgo de provocar decoloración y cicatrización duraderas.

El procedimiento con láser que realizan tanto los cirujanos estéticos como los dermatólogos se conoce como rejuvenecimiento no ablativo con láser (*nonablative laser resurfacing*) o remodelación dérmica porque no lesiona el tejido del cutis. Esto significa que el tiempo de recuperación es corto y que conlleva pocos o ninguno de los riesgos que relacionados con la ablación del cutis con láser (*ablative laser resurfacing*). Sin embargo, los tratamientos no ablativos no producen los mismos resultados dramáticos que se pueden lograr con los tratamientos ablativos. Según un artículo escrito por el Dr. David Goldberg que fue publicado en *LaserNews* (Noticias acerca de láseres) en julio de 2000, "La remodelación dérmica no ablativa conduce a una mejoría en el cutis fotodañado y en las arrugas sin causar heridas obvias. (. . .) Sin embargo, actualmente, la mejoría clínica observada mediante el uso de dichas técnicas es menor que aquella que producen las técnicas ablativas".

Riesgo: mínimo. Algunas mujeres pueden presentar enrojecimiento, descamación, resequedad e irritación, pero estos efectos generalmente disminuyen al cabo de pocos días. Si usted es propensa a las erupciones de herpes labial (boquera, fuego) causadas por el virus *herpes simplex* alrededor de la boca o en su rostro, este procedimiento puede provocarle una erupción.

Costo: moderado a caro. De $300 a $1.000 dólares por tratamiento. Por lo general, se necesitan de dos a cinco tratamientos.

Resultados: Después de una serie de tratamientos, se puede observar una mejoría notoria en las áreas decoloradas del cutis y en la textura áspera superficial (daños causados por el sol) y también se puede observar una disminución en la hiperpigmentación postinflamatoria. El impacto que causan estos tratamientos en las arrugas no es tan sorprendente como el de los tratamientos ablativos con láser, pero aún es posible conseguir que mejore la apariencia de las mismas.

Duración: La apariencia mejorada puede durar de dos a cuatro años, pero varía dependiendo del número de tratamientos que se haga.

El rejuvenecimiento no ablativo con láser sí requiere de tratamientos múltiples para mantener o lograr mejores resultados, pero su menor nivel de riesgo y su tiempo mínimo de recuperación en comparación con las técnicas ablativas son dos beneficios muy importantes. Definitivamente vale la pena considerar este método, aunque cabe aclarar que no es la panacea para acabar con las arrugas y la decoloración del cutis. . . es sólo una de las muchas opciones a considerar.

Ablación de la piel con láser

Este método es el rey de los *peels*. Aparte de los *face lifts* (estiramientos faciales), este es el último de los tratamientos superficiales eficaces que ayudan a reducir la apariencia de las arrugas. Este es un tratamiento de cirugía estética muy complicado que puede hacerse con diferentes tipos de láser, pero es altamente eficaz y duradero. En pocas palabras y dejando a un lado las preguntas acerca de los tipos de máquinas que están disponibles, este procedimiento es extremadamente eficaz, pero al mismo tiempo, el más riesgoso. Los resultados pueden ser asombrosos, pero cuando se hace en exceso o se siguen procedimientos preoperatorios y postoperatorios deficientes, puede hacer que el cutis termine luciendo como si fuera de plástico. Sin embargo, cuando se hace correctamente, puede suavizar gran parte de las arrugas, corregir la textura no uniforme del cutis, mejorar la decoloración y también mejorar las cicatrices causadas por el acné. No puede deshacer arrugas muy profundas ni corregir la piel colgante (aunque sí puede hacer que retraiga parcialmente). No puede eliminar las cicatrices profundas o hundidas.

Los cuidados preoperatorios son importantes e incluyen el uso de un aclarador de cutis (para reducir el riesgo de decoloración), el uso de *Renova* o *Retin-A* para mejorar la capacidad de curación y la salud general del cutis, así como el uso de filtros solares eficaces, todos los cuales pueden ayudar a lograr resultados positivos. También es esencial que la paciente deje de fumar. Si bien no lo deja de manera permanente, por lo menos debe dejarlo durante el mayor tiempo posible antes de hacerse el tratamiento (el tabaquismo no sólo causa arrugas, sino que también puede debilitar el sistema inmunitario del cutis lo suficientemente como para colocar a la paciente en un nivel más elevado de riesgo). Los cuidados postoperatorios pueden variar, pero los vendajes de silicona se consideran como una de las mejores opciones, junto con cremas antibióticas y antibióticos orales. Se debe evitar la exposición al sol, así como el uso de productos irritantes para el cuidado del cutis de cualquier tipo.

Riesgo: moderado a severo. La mayoría de las mujeres presentarán enrojecimiento, descamación y supuración severos que pueden durar de dos a cinco semanas. También existe el riesgo de que se decolore el cutis (es decir, que queden áreas más oscuras o más claras en el mismo). Este riesgo de decoloración es más elevado en personas de tez más oscura. Si usted es propensa a las erupciones de herpes labial (boquera, fuego) causadas por el virus *herpes simplex* alrededor de la boca o en su rostro, este procedimiento puede provocarle una erupción.

Costo: caro. El precio puede variar de $2.500 a $5.000 dólares.

Resultados: Después de que haya sanado completamente, el cutis tendrá una apariencia mucho más tersa, con una reducción muy importante o incluso una eliminación de las arrugas faciales y las cicatrices superficiales. Los surcos profundos no se verán afectados de manera importante. Las cicatrices causadas por el acné pueden mejorar mucho o incluso desaparecer mediante la ablación de la piel con láser. Sin embargo, este tratamiento no puede eliminar la piel colgante, aunque sí retraerla de manera visible.

Duración: La mejor apariencia puede durar de tres a siete años.

capítulo 3

PROTÉJASE DEL SOL

¿QUÉ SON LOS RAYOS UV?

Antes de que pueda entender cómo debe proteger su piel del sol, le resultará útil saber exactamente de qué se tiene que proteger. El Sol se siente maravilloso, especialmente cuando una está afuera y este está brillando. Pero incluso en un día nublado, cuando no se puede ver el Sol, sus rayos siempre están presentes y siempre están atacando a la piel. En esencia, los rayos infrarrojos (IR) del Sol nos mantienen calientes y los rayos visibles son los que nos permiten tener luz durante el día. Y aunque los rayos ultravioleta (UVR) del Sol también son importantes, estos causan efectos serios en la piel y los ojos.

Los rayos UVR se dividen en tres bandas diferentes: UVA, UVB y UVC. La atmósfera se encarga de filtrar casi toda la radiación UVC, por lo que estos rayos no llegan a la superficie de la Tierra (aunque el agotamiento de la capa de ozono ha hecho que algunos investigadores se empiecen a preocupar de que estos rayos eventualmente puedan llegar a la Tierra). En contraste directo con los rayos UVC, los rayos UVB y UVA llegan a la Tierra en cantidades importantes.

La radiación UVB, es decir, los rayos del Sol que queman, en algunos aspectos es mucho más fuerte que la radiación UVA, y tiene una capacidad considerable de causar daños instantáneos en la piel, los cuales se manifiestan en la forma de quemaduras solares con ampollas. Sin embargo, debido a que llegan casi 100 veces más rayos UVA que UVB a la

Tierra, la radiación UVA, si bien es más débil, también tiene un impacto fuerte en la piel.

Todos los tipos de radiación UVR son más fuertes entre las 10 A.M. y las 2 P.M. Las nubes filtran algo, pero no la mayor parte de la radiación UVR, razón por la cual sí nos podemos quemar en días nublados. Distintas superficies, como el agua, el cemento, la arena, la nieve e incluso el pasto (césped), pueden reflejar los rayos UVR, haciendo que estos rayos causen un impacto doble en la piel. La altitud también potencia los efectos del Sol, dado que por cada aumento de 1.000 pies (300 metros) en la altitud, la potencia de los rayos UVR aumenta en un 4 por ciento.

El efecto de la contaminación en la capa de ozono, la cual se encuentra a muchas millas de la superficie de la Tierra, es un asunto serio por muchas razones, pero aquí sólo hablaremos de sus implicaciones respecto a la piel. Cuando está intacta, la capa de ozono filtra gran parte de la radiación UVB del Sol, pero tiene relativamente poco efecto en la radiación UVA. Los rayos UVB que queman son los que aumentan con la erosión de la capa de ozono, lo que se traduce en quemaduras solares más graves para aquellos que se atreven a salir sin protección.

Por cierto, los rayos UVB no pueden atravesar el vidrio. Por lo tanto, no corre riesgo de sufrir quemaduras solares cuando está sentada en un carro o junto a una ventana, pero esa es la buena noticia. La mala noticia es que los rayos UVA *sí* pueden atravesar las ventanas. El vidrio normal no protege a la piel de los daños causados por los rayos UVA, de modo que quedarse sentada en el carro o junto a una ventana que deje pasar la luz del día no le ofrecerá protección alguna contra los rayos UVA. (Las lentes de sol son muy importantes, pero hablaré de eso más adelante en este capítulo).

¿ES BUENO BRONCEARSE? ¡DEFINITIVAMENTE NO!

HECHO: No existe el bronceado seguro. CUALQUIER tipo de bronceado es peligroso. En realidad, cualquier tipo y cantidad de exposición al sol es dañino para la piel. La mayoría de nosotras pensamos que el sol hace daño sólo si nos tiramos al sol hasta que nuestra piel adquiere un bronceado oscuro y profundo. Eso es sólo parte de la historia. Los daños empiezan desde el mismo momento en que usted sale de su casa, a cualquier hora del día, independientemente de que esté soleado o nublado (al menos del 40% al 50% de los rayos del Sol penetran la capa de nubes). Quizá algunas de nosotras tardemos 20 minutos en empezar a quemarnos y otras tardemos una o dos horas en empezar a broncearnos, pero los daños relacionados con las arrugas y el cáncer de la piel empiezan al momento en que esta queda expuesta a la luz del Sol. La exposición repetida al sol, aunque sólo dure unos cuantos minutos al día, los 365 días del año, *incluso aunque estemos sentadas junto a una ventana soleada*, es lo que va sumando una gran cantidad de daños, tanto estéticos como físicos.

Pero volvamos al tema del bronceado. Tornarse de cualquier tono que sea más oscuro que el color natural de su piel, independientemente que la tenga muy clara o muy oscura, es la respuesta de defensa de esta a los daños que le causa el sol. Quizá el bronceado se vea atractivo, pero definitivamente no es bueno para la piel. Los melanocitos son células de la piel que contienen la proteína de color café que se conoce como melanina. Estas células de color café determinan el color natural de la piel de una persona. Curiosamente, la diferencia que existe entre el color más claro y el color más oscuro de piel es una cantidad muy pequeña de melanina. Al momento en que una persona se expone al sol, los melanocitos producen más melanina, bronceando la piel. Pero aquí le va otra sorpresa: pese a que el bronceado es una respuesta de protección, en realidad no ayuda en mucho. De acuerdo con algunos cálculos, un bronceado brinda un factor de protección solar de tan sólo 2. Lo siento, pero simplemente no hay manera alguna en que un bronceado de cualquier intensidad pueda considerarse como algo saludable. En las palabras de un dermatólogo, un bronceado es lo mismo que un callo en la piel. Aunque el callo proteja al pie, ¿en realidad quién quiere ese tipo de protección y por qué querríamos seguir haciendo lo que hizo que nos saliera el callo?

Debido a que la melanina no es un filtro solar muy confiable, las personas de piel oscura también sufren los efectos negativos que causa la exposición al sol, por ejemplo, piel ceniza, piel manchada, arrugas e incluso cáncer. El cáncer de la piel es menos probable, pero los daños y las arrugas son riesgos seguros.

El peor resultado de la exposición al sol es que causa daños serios a todo el organismo, más allá de los problemas que eventualmente tienen lugar en la superficie de la piel. La piel contiene componentes que son esenciales para el sistema inmunitario. Las células de Langerhans que se encuentran en la epidermis evitan que las bacterias ataquen al organismo y previenen la mutación celular, lo que las hace indispensables para tener una buena salud. [Fuente: *Journal of Investigative Dermatology* (Revista de Dermatología Investigativa), enero de 2002, páginas 117–125]. Sin embargo, unos cuantos minutos de exposición al sol sin protección puede causar daños a las células de Langerhans que pueden durar semanas.

Además de dañar el sistema inmunitario, el sol también ataca directamente a la estructura de colágeno de la piel, transformándola de una red cohesiva de soporte en una masa desordenada y debilitada. Mientras que el sol está ocupado destruyendo las células de Langerhans y el colágeno que está debajo de la superficie de la piel, también engrosa el exterior de esta. Además, impide el paso de la sangre hacia la piel y reduce su elasticidad. [Fuentes: *Clinical Experimental Dermatology* (Dermatología Clínica Experimental), octubre de 2001, páginas 573–577; *Journal of the American Academy of Dermatology* (Revista de la Academia de Dermatología de los Estados Unidos), julio de 2001, páginas 610–618]. Simple y sencillamente, broncearse no es bueno.

Querida Paula:

Ahora que se aproxima el verano, quiero compartir contigo lo que, a lo largo de los años, he aprendido acerca de los productos autobronceadores. Yo he usado estos productos desde que inicialmente se lanzaron al mercado. Yo soy una mujer de 49 años de edad que disfruta de estar "bronceada". Mi mejor consejo es broncearse un poco con el sol. Yo vivo en el área de Houston/Galveston y generalmente a finales de la primavera (finales de abril, principios de mayo) yo me tiendo al sol durante las primeras horas de la mañana (de 10 A.M. a 12:30 P.M.) y luego me aplico el autobronceador. Esto me ayuda a lograr un bronceado maravilloso. Si te gusta estar bronceada, esto bien vale el tiempo y el esfuerzo y definitivamente es mejor que la alternativa, es decir, cáncer de la piel.

Wanda, Houston, Texas

Querida Wanda:

Publiqué tu carta porque me temo que hay mujeres que, al igual que tú, creen que es seguro broncearse un poco, ¡pero esto definitivamente no es el caso! El hecho de que la piel se torne de otro color es una señal de peligro que indica que esta se está dañando y que hay una producción anormal de células. Esto no es seguro ni saludable. Cualquier bronceado hace que la piel corra una riesgo elevado de desarrollar cáncer, por no mencionar arrugas. Yo no puedo recomendar tu rutina y te sugeriría que reconsideraras lo que estás haciendo. Tu idea de que te estás evitando problemas al broncearte en la mañana sólo "un poco" es peligrosa porque estás poniendo tu salud y tu piel en peligro. Además, en realidad estás exponiendo tu piel al sol a la peor hora del día, es decir, justo al mediodía (dado que el sol pega más fuerte entre las 10 A.M. y las 2 P.M.), cuando los rayos UVA y UVB están a su máxima potencia.

ESTRATEGIAS SOLARES

Si se va a tomar en serio solamente una sección de este libro, entonces que sea esta. La información que sigue es vital no sólo en lo que se refiere a la prevención de arrugas, sino también a la prevención de muchos tipos de daños a la piel. Estamos hablando de cuidar la piel en serio.

Quizá el hecho más importante acerca de la protección contra el sol es que la Dirección de Alimentación y Fármacos de los Estados Unidos (FDA por sus siglas en inglés) regula estrictamente los filtros solares como fármacos que se venden sin receta y no como productos cosméticos. Mientras que los últimos no tienen que comprobar lo que dicen hacer ni su eficacia, los fármacos que se venden sin receta tienen que comprobar tanto su eficacia como su seguridad y sus formulaciones están estrictamente controladas. Asimismo, la FDA sólo permite que se hagan ciertas afirmaciones específicas con respecto a ciertos ingredientes específicos. Esto significa que si un producto dice que tiene un factor de protección solar (*SPF* por sus siglas en inglés) de 15 en su etiqueta, sea *Chanel* o *Coppertone*, entonces debe contener uno o más del número limitado de filtros solares aprobados, en concentraciones muy específicas, para los que se pueden hacer dichas afirmaciones. [Fuente: *FDA Cosmetics and Colors Fact Sheet* (Hoja Técnica de Datos de Productos Cosméticos y Colores de la Dirección de Alimentación y Fármacos), junio de 27, 2000].

Ahora bien, el SPF sólo le indica más o menos cuánto tiempo un producto la protegerá de sufrir una quemadura solar, es decir, el tiempo que la protegerá de los rayos UVB del Sol. Curiosamente, el SPF no le brinda información alguna acerca de la protección que le ofrece contra los rayos UVA del Sol. Estos rayos no producen un impacto aparente e inmediato en la piel, pero se cree que son la causa de las arrugas, la hiperpigmentación y el cáncer. [Fuente: *Photodermatology, Photoimmunology & Photomedicine* (Fotodermatología, Fotoinmunología y Fotomedicina), febrero de 2001, páginas 2–10]. Por lo tanto, si bien el SPF es importante, lo cierto es que no le dice todo lo que necesita saber para comprar un filtro solar eficaz.

Resulta que la diferencia entre la protección de los rayos UVA y la protección de los rayos UVB es increíblemente importante para la salud de la piel. A fechas recientes, en los Estados Unidos, el SPF típico de 15 brindaba protección sólo contra la radiación UVB, aunque indudablemente prevenía las quemaduras solares y el bronceado profundo. Cualquiera que se aplicara el filtro solar correctamente podía saber a ciencia cierta que no se quemaría y que podía quedarse en el sol sin sufrir efectos secundarios dolorosos. No obstante, pese a la excelente protección que brindaba, así como al aumento notorio en el uso de filtros solares, la tasa de incidencia de cáncer de la piel no disminuía. En todo caso, iba en aumento. ¿Entonces por qué los filtros solares no estaban cumpliendo con su parte para aminorar el problema?

Para la tristeza de dermatólogos, oncólogos e investigadores, eventualmente se hizo evidente que la radiación UVB no es la culpable en muchos tipos de cáncer de la piel, sino que la causa principal del cáncer de la piel es la radiación UVA. **Además, debido a que los filtros solares eran tan eficaces en la prevención de las quemaduras solares (debido a que ofrecen protección contra la radiación UVB), estos permitían que las personas se expusieran al sol durante períodos aún más prolongados, absorbiendo más radiación UVA cancerígena.** Se descubrió que aunque la típica formulación de filtro solar con un SPF de 15 protegía a las personas contra alrededor del 97 por ciento de la radiación UVB, en realidad sólo bloqueaba una cantidad limitada de radiación UVA. Y aunque bloquearle el paso a un gran porcentaje de los rayos UVB se sentía maravilloso en la piel, evidentemente no era suficiente para la salud a largo plazo de la misma. Por lo tanto, resulta claro ver por qué la incidencia de cáncer iba en aumento en lugar de ir en descenso. [Fuente: *Journal of Investigative Dermatology* (Revista de Dermatología Investigativa), noviembre de 2001, páginas 1186–1192].

Entonces, ¿cómo puede saber si su filtro solar le está protegiendo la piel de los rayos UVA del Sol? Sólo hay una manera de averiguarlo. Usted tiene que leer la lista de ingredientes *activos* del filtro solar que ya tiene o que está pensando comprar y en dicha lista, debe aparecer uno de los ingredientes siguientes: avobenzona (*avobenzone*), dióxido de titanio (*titanium dioxide*), óxido de cinc (*zinc oxide*) y (fuera de los Estados Unidos) *Mexoryl SX*. [Fuente: *Photodermatology, Photoimmunology & Photomedicine* (Fotodermatología, Fotoinmunología y Fotomedicina), diciembre de 2000, páginas 250–255]. Si uno de estos tres ingredientes no está presente, entonces debe tirar el producto o definitivamente no comprarlo.

Si está buscando un buen filtro solar —y todas las personas deben usar un filtro solar los 365 días del año— ahora sabe que necesita prestar atención a otras cosas además del factor de protección solar. El SPF sigue siendo importante, pero no es lo único que importa. Lo que cuenta es que, independientemente del producto con filtro solar que compre —sean tintes, bases, filtros solares libres de aceite, rocíos o lociones— deben contar con un SPF de 15 o más y deben contener algún ingrediente que la proteja de los rayos UVA, como avobenzona (también conocido como *Parsol 1789*), dióxido de titanio, óxido de cinc o *Mexoryl SX* en la lista de ingredientes activos. Un producto que sólo contenga dióxido de titanio y óxido de cinc como filtros solares es aceptable, mientras que los productos que contienen *Mexoryl SX* y avobenzona se pueden usar junto con otros ingredientes que filtren el sol. (La avobenzona también puede aparecer bajo el nombre de butilmetoxidibenzoilmetano).

¿QUÉ ES EL SPF?

El SPF de un filtro solar es muy importante, pero ya no es el único elemento que debemos considerar cuando compramos filtros solares. Lo único que el SPF le permite saber es la cantidad de tiempo que puede quedarse bajo el sol sin quemarse cuando está usando el producto. Por ejemplo, supongamos que usted es como yo y que puede quedarse en el sol más o menos 15 minutos antes de que la piel se le empiece a poner rosada. La aplicación de un filtro solar con un SPF de 15 (tanto las formulaciones nuevas que contienen avobenzona, dióxido de titanio u óxido de cinc o las formulaciones anteriores que no contienen estos ingredientes) le permitirán quedarse bajo el sol 15 veces más (es decir, 3 horas con 45 minutos o 15 minutos multiplicado por 15) sin que la piel se le ponga de color rosa. En otras palabras, el SPF, en este caso 15, multiplicado por la cantidad de tiempo que normalmente se puede quedar bajo el sol sin empezar a quemarse, es la cantidad de tiempo que se puede quedar bajo el sol después de haberse aplicado el filtro solar. Si normalmente puede quedarse bajo el sol durante 25 minutos sin que su piel se empiece a poner de color rosa, la aplicación de un filtro solar con un SPF de 15 la dejaría quedarse bajo el sol durante 6 horas con 15 minutos (15 por 25 es igual a 375 minutos) sin quemarse.

Sin embargo, como ya sabemos, el SPF sólo se refiere a la protección que un producto le brinda contra la radiación UVB. No le da información alguna acerca de la protección que le ofrece contra la radiación

UVA, la cual puede causar cáncer de la piel y arrugas. Si un producto con SPF de 15 ó 30 no contiene avobenzona, dióxido de titanio u óxido de cinc, entonces este producto sólo le ofrecerá una protección mínima contra la radiación UVA y sería peligroso considerar usarlo.

APLICACIÓN DEL FILTRO SOLAR

Ahora que tantos productos contienen filtro solar (bases, correctores, humectantes e incluso maquillajes en polvo), la siguiente pregunta que debemos hacernos es: ¿cómo debemos aplicarlo? ¡Esa es una gran pregunta! El principal problema con el uso de cualquier filtro solar bien formulado (es decir, que tenga un SPF de 15 o más y que contenga ingredientes que la protejan de los rayos UVA) es la aplicación de cantidades generosas. La protección que ofrecen estos productos está determinada no sólo por su SPF y los ingredientes que protegen de la radiación UVA que contengan, sino que también depende del espesor y la uniformidad con la que se puedan aplicar, así como de dónde, cuándo y con cuánta frecuencia se los reaplique. A menudo no existe una concordancia entre el uso esperado y el uso real. [Fuente: *Journal of Photochemistry and Photobiology* (Revista de Fotoquímica y Fotobiología), noviembre de 2001, páginas 105–108].

Tenga presente que el elemento clave para lograr la mejor protección posible es la aplicación de una cantidad generosa del producto *20 minutos antes de salir de su casa*, y *no* una vez que se haya subido al carro o que haya llegado a la playa o que haya hecho cualquier otra cosa. Pero dentro de su rutina para el cuidado del cutis, ¿exactamente cuándo se debe aplicar el filtro solar? Si usted se aplica varios productos para el cuidado del cutis, desde lociones tonificantes hasta medicamentos para el acné y humectantes, **la regla es que el filtro solar debe ser el último producto que se debe aplicar durante el día.** Si usted se aplica un filtro solar y luego se aplica, por ejemplo, un humectante o un producto para el acné, sin darse cuenta, podría estar diluyendo o menoscabando la eficacia del filtro solar que se acaba de aplicar.

Cualquier producto para el cuidado del cutis o incluso el agua (y casi todos los humectantes tienen un contenido de más del 50 por ciento de agua), reducen la eficacia de los filtros solares cuando son aplicados sobre los mismos. Por esta razón, es necesario que se reaplique el filtro solar después de nadar o sudar. Si usted se aplica humectantes, los cuales siempre son liposolubles, encima de su filtro solar, está diluyendo o removiendo su filtro solar, lo cual le puede causar problemas serios. Yo he leído información en algunas revistas de moda en la que sugieren que se aplique primero el filtro solar porque si se lo aplica encima de otros productos para el cuidado del cutis, se bloquea su absorción y su absorción es necesaria para que el filtro solar sea eficaz. Esta información es peligrosa. En todo caso, los estudios de investigación indican que el filtro solar se absorbe fácilmente a través de otros ingredientes cosméticos. Un artículo del *Journal of Investigative Dermatology* (Revista de Dermatología Investigativa) (2001, volumen 117, páginas 147–150) decía que "en contraste, cuando se aplican [en cantidades pequeñas], los agentes espesantes promueven la penetración, probablemente por la mayor difusividad del estrato córneo que resulta de la mejor hidratación que producen las formulaciones más espesas". Además, el artículo sugiere que las personas reconozcan que las formulaciones más espesas en ocasiones pueden mejorar la penetración de otros agentes tópicos cuando se aplican "en uso".

¿Y qué pasa cuando se aplica una base (una que no contenga un filtro solar) encima del filtro solar que se acaba de aplicar? Si la base es acuosa y ligera o si está usando un humectante tipo loción con tinte (que no contiene un filtro solar), lo más probable es que esté disminuyendo la potencia del filtro solar que se aplicó anteriormente. Sin embargo, si se aplica una base líquida estándar, una base de crema y polvo o una base de lápiz, una base de crema o una base de polvo compacto, y si se la está difundiendo sobre el cutis sin quitársela ni frotarla muy duro, existe un riesgo mínimo de que esté afectando el filtro solar que se aplicó antes. Sin embargo, aunque el riesgo de que esté diluyendo la eficacia de su filtro solar con la base sea mínimo, debe considerar usar una base que también contenga filtro solar.

Si está usando más de un producto que contenga filtro solar, por ejemplo, un humectante con SPF de 15 y una base con SPF de 8, es importante que entienda que estos factores de protección solar no se suman para darle un SPF equivalente a 23. Sí estaría protegida con un mayor SPF, pero no hay manera de saber qué tanta protección adicional estaría obteniendo. Si usted quiere protegerse con un SPF de 30, entonces debe buscar un producto con un SPF de 30. Si está mezclando productos con SPF distintos, ambos deben contener algún ingrediente que la proteja de los rayos UVA, es decir, avobenzona, dióxido de titanio, óxido de cinc o *Mexoryl SX*.

¿Y si su base es el producto que ha escogido para protegerse del sol? **Entonces el truco está en asegurarse de aplicárselo uniformemente y en**

cantidades generosas. Si usted se aplica una capa demasiado fina o difumina la mayor parte de la base en lugar de usar una capa uniforme y gruesa, entonces no estará obteniendo la protección que el producto dice ofrecer en su etiqueta.

Me preocupan los nuevos polvos compactos con SPF. Si bien no dudo de la validez del SPF que dicen contener, me preocupa que la mayoría de las mujeres no se apliquen las bases de polvo compacto en la cantidad suficiente como para obtener la protección que se indica en la etiqueta. **Si usted esparce una capa muy ligera de polvo sobre su cutis, no hay manera de que pueda obtener el SPF que se indica en la etiqueta.** Debe asegurarse de aplicar el polvo compacto de manera que cubra su rostro completa y uniformemente. Yo creo que los polvos compactos son una manera poco certera de proteger su rostro del sol, pero *sí* son maravillosos para retocarse el maquillaje y al mismo tiempo reaplicarse filtro solar a lo largo del día.

MITOS Y VERDADES ACERCA DE LOS RAYOS SOLARES

Pese a que el mundo del cuidado del cutis definitivamente ofrece filtros solares cada vez mejores y aunque la mayoría de mis lectoras ya conocen los fundamentos e incluso información mucho más detallada acerca de los filtros solares, no está de más repasar los puntos más importantes una vez más. Este repaso también le ayudará a detectar los nuevos mitos que las compañías van generando en su lucha por defender sus productos como los mejores del mercado cuando en realidad no lo son.

- **No existe un bronceado seguro,** al menos no los bronceados que adquiere por exponerse al sol o acostarse en una cama de bronceado. Incluso aunque se broncee lentamente sin quemarse, los daños que sufre su piel siguen siendo peligrosos para su salud
- Los rayos **UVB** son los rayos que queman y los que tienen un impacto inmediato y nocivo en la piel.
- Los rayos **UVA** son los asesinos silenciosos del Sol. Usted no los siente, pero son la principal causa de cáncer de la piel y de las arrugas (los rayos UVA también penetran las ventanas de vidrio transparente).
- La piel empieza a sufrir daños por el sol desde los primeros minutos en que está expuesta a la luz solar.
- Incluso en los días nublados, los rayos del Sol siempre están presentes y siempre están atacando a la piel.

- Sentarse en la sombra o usar un sombrero sólo la protege de una pequeña parte de los rayos del Sol. Además, otras superficies circundantes, como agua, cemento y pasto, reflejan los rayos del Sol desde el piso hasta su piel, causándole el doble de daño.

- La altitud potencia el efecto del Sol; por cada 1.000 pies (300 metros) de aumento en la altitud, la potencia del sol aumenta en un 4 por ciento.

- Según la Dirección de Alimentación y Fármacos de los Estados Unidos, el SPF de un producto le dice cuánto tiempo se puede quedar bajo el sol sin quemarse mientras está usando dicho producto. Así es como funciona: si usted normalmente tarda 20 minutos de estar bajo el sol antes de que la piel se le empiece a poner rosada, un producto con un SPF de 15 le permitirá quedarse bajo el sol durante 5 horas sin quemarse. La fórmula es 20 (minutos) $\times$ 15 (SPF) = 300 (minutos) o 5 horas. Pero esto es aplicable sólo en caso de que no esté nadando o sudando. Si usted realiza alguna actividad física o si se moja, tendrá que volverse a aplicar el filtro solar después de 60 a 90 minutos.

- El SPF es crucial, pero este número sólo se refiere a las quemaduras solares (rayos UVB). **No existe un número que le dé información acerca de la protección que está obteniendo en contra de la radiación UVA.** Para asegurarse de estar protegida contra los rayos UVA, debe revisar la lista de ingredientes activos. Asegúrese que el producto contenga cualquiera de estos ingredientes activos: **avobenzona** (*avobenzone*, que también puede aparecer como *Parsol 1789* o butilmetoxidibenzoilmetano), **dióxido de titanio** (*titanium doixide*) u **óxido de cinc** (*zinc oxide*) o, fuera de los Estados Unidos, *Mexoryl SX*. **Si ninguno de estos ingredientes aparece en la lista de principios o ingredientes activos (no cuenta si aparecen en la lista de ingredientes normales), usted no estará adecuadamente protegida de los rayos UVA.**

- Diversos ingredientes de los filtros solares han sido aprobados en los Estados Unidos para ser usados para proteger la piel de las quemaduras solares y tienen una diversidad de nombres químicos. Dos de estos ingredientes son la benzofenona (*benzophone*) y la oxibenzona (*oxibenzona*). Aunque su nombre es similar al de la avobenzona y pese a que sí ofrecen cierta protección contra los rayos UVA, no son tan eficaces para proteger la piel del espectro completo de radiación UVA como la avobenzona, el dióxido de titanio, el óxido de cinc o el *Mexoryl SX*. [Fuente: *Photodermatology, Photoimmunology & Photomedicine* (Fotodermatología, Fotoinmunología y Fotomedicina), diciembre de 2000, páginas 250–255].

• Si quiere leer más acerca de los detalles técnicos específicos del problema de la protección contra los rayos UVA en comparación con la protección contra los rayos UVB, remítase a la *Skin Therapy Letter* (Circular de Terapias Dermatológicas) publicada por la División de Dermatología de la Universidad de la Columbia Británica [1997, volumen 2, número 5, *"Update on Sunscreens"* (Información Actualizada acerca de los Filtros Solares)]. Este artículo informativo dice que "[el rango de radiación] UVA es de 315 [a] 400 nanómetros" [según la FDA, el rango de radiación UVB es de 280 a 315]. El rango de protección para los ingredientes que actúan como filtros solares aparece como sigue: "padimato O, 290–315 nanómetros; benzofenonas, 250–350 nanómetros; octilmetoxicinamato, 290–320 nanómetros; avobenzona, 320–400 nanómetros; dióxido de titanio, 290–700 nanómetros y óxido de cinc, 290–700 nanómetros". La piel recibe la mejor protección cuando el filtro solar contiene ingredientes que filtran el rango completo de radiación UVA y UVB.

• **Los filtros solares a prueba de agua en realidad no lo son**, y la Dirección de Alimentación y Fármacos (FDA por sus siglas en inglés) está ordenando a los fabricantes que supriman este término en las etiquetas de sus productos. Los filtros solares pueden ser *resistentes* al agua, pero jamás *a prueba de* agua. Es importante que se vuelva a aplicar cualquier filtro solar resistente al agua cada 40 a 80 minutos si está sudando o nadando.

• Un producto con un SPF de 2 bloquea sólo alrededor del 50 por ciento de los rayos UVB; un producto con un SPF de 10 filtra alrededor del 85 por ciento de estos; un producto con un SPF de 15 impide el paso de alrededor del 95 por ciento de estos y un producto con un SPF de 30 a 50 detiene alrededor del 97 por ciento. Por lo tanto, aunque el SPF que venga indicado en la etiqueta de su filtro solar sea tan elevado como 50, el producto sigue teniendo sus limitaciones. (Cabe notar que las nuevas reglas de la FDA dicen que no se permitirá que ningún filtro solar indique un SPF de más de 30). Estos porcentajes explican por qué todavía se puede broncear después de la exposición prolongada al sol aunque se unte el filtro solar.

Otra razón por la cual podría broncearse aunque use cantidades generosas de un buen filtro solar es la siguiente. Junto con el cambio que elimina los SPF de más de 30, la FDA ha dicho que va a prohibir que los productos tengan en sus etiquetas todos los "términos no fundamentados, absolutos, engañosos y/o confusos como 'bloqueador solar,' 'protección continua a lo largo del día' y 'protección contra la luz visible y/o infrarroja'". ¿Por qué ya no se va a permitir el uso del término "bloqueador"? Porque todos los agentes que actúan como filtros solares, incluso el óxido de cinc y el dióxido de titanio (respecto a los cuales a menudo se cree que "bloquean" los rayos UV), trabajan de la misma manera. Todos los agentes que actúan como filtros solares funcionan al *dispersar* y *descomponer* la radiación UV y no al *bloquear* los rayos del Sol.

- **Siempre aplíquese el filtro solar cuando menos de 15 a 20 minutos antes de salir.** Esto le da suficiente tiempo para que el filtro solar se absorba, se difumine y penetre la piel.

- **Debe aplicarse el filtro solar en cantidades generosas.** Según un comunicado de prensa de la Academia de Dermatología de los Estados Unidos (21 de mayo de 1999), "las personas que usan filtros solares sólo se están aplicando el 50 por ciento de la cantidad recomendada, por lo que sólo están recibiendo el 50 por ciento de la protección que les puede ofrecer el SPF". Entonces, ¿habrá alguien que realmente se esté aplicando la cantidad adecuada de filtro solar? Este es un punto importante a considerar, dado que la aplicación en cantidades generosas es un factor esencial y "ser ahorrativa" en el uso de un filtro solar sólo porque es costoso puede ser peligroso para la salud de su piel. Después de todo, ¿qué tan probable es que se aplique cantidades generosas de un filtro solar caro que se le acabaría en unos poco días si lo usara correctamente? No aplicarse cantidades generosas de filtro solar puede invalidar cualquier beneficio que supuestamente debería estar obteniendo según el SPF que aparece en la etiqueta.

- El uso de alfa-hidroxiácidos (AHA), beta-hidroxiácido (BHA), *Retin-A*, *Renova*, *Differin* o cualquier otro tipo de tretinoína tópica farmacéutica (*Tazorac*, *Avita*, tretinoína genérica) puede hacer que su piel se vuelva más vulnerable a los daños causados por el Sol. Esta información no es novedosa para quienes ya usan diligentemente un filtro solar, pero si usted todavía no se hace la costumbre de usarlo, entonces recuerde que estos ingredientes exponen las capas saludables de la piel y hacen que corra un riesgo aún mayor de sufrir daños por el sol y quemaduras solares incluso con una exposición mínima al sol.

- Usted ya sabe que las quemaduras solares son terribles, pero lo que quizá no sepa es que **una quemadura solar se sigue desarrollando durante 12 a 24 horas después de que ha sufrido la quemadura inicial.** Para información más detallada acerca de cómo manejar una quemadura solar, vea la sección "Quemaduras solares" en la página 92.

• Si usted tiene bebés o niños pequeños, el asunto de protegerlos con un filtro solar absolutamente debe ser una de sus principales preocupaciones, dado que su piel delicada es aún más sensible a los rayos dañinos del Sol. En este caso, necesita saber que todas las formulaciones de filtros solares que tienen un SPF son estrictamente reguladas por la FDA; y que las formulaciones no difieren de forma alguna según la edad del usuario al que van dirigidas. Aunque los productos para niños a menudo se venden en envases muy atractivos para ellos, debe preocuparse más por elegir una formulación que contenga algún ingrediente que los proteja de los rayos UVA y que se mencionan en la página 78, es decir, avobenzona (*avobenzone*), dióxido de titanio (*titanium dioxide*) u óxido de cinc (*zinc oxide*).

• Si quiere encontrar un filtro solar menos irritante para sus hijos o para usted, elija uno que sólo contenga puro dióxido de titanio u óxido de cinc como principio activo; estas sustancias definitivamente son menos irritantes que los productos hechos con otros tipos de agentes que actúan como filtros solares.

• Si está decidida a broncearse, la única manera segura de hacerlo es con los productos autobronceadores que venden un sinfín de líneas de productos cosméticos.

¿PODEMOS CONFIAR EN LOS FILTROS SOLARES QUE CONTIENEN LAS BASES?

En un artículo publicado en el *Journal of the American Academy of Dermatology* (Revista de la Academia de Dermatología de los Estados Unidos) octubre de 2001, titulado *"Degradation and Migration of Facial Foundations"* (Degradación y migración de las bases faciales) se concluye que las bases que contienen filtros solares no ofrecen una protección confiable contra el Sol. La autora de este artículo, la Dra. Zoe Diana Draeolos, es una dermatóloga que verdaderamente sí hace pruebas a los productos y cuyo trabajo es asombroso y considerado confiable. Sin embargo, yo no concluiría a partir de su estudio que las bases con filtro solar son completamente no confiables y, por lo tanto, inservibles para protegernos del sol.

Lo que la Dra. Draeolos concluye en su estudio es que una persona se tendría que reaplicar la base con filtro solar cuando menos cada dos horas (o aplicarse un filtro solar encima de la base) para estar continuamente protegida. Sin embargo, si la miramos con más detenimiento, esta conclusión no se basó en pruebas realizadas a los filtros solares en sí. En cambio, los resultados se basaron en la observación de 12 participantes que se aplicaron las siguientes bases: *Clinique Pore Minimizer* (que ya no se fabrica), *Neutrogena Healthy Skin SPF 20, Revlon ColorStay SPF 6, L'Oréal Visuelle* (ya no se fabrica), *Cover Girl Ultimate Finish* y *Estée Lauder Impeccable SPF 20*. A lo largo de un período de ocho horas "se vigiló la migración del pigmento de óxido de hierro [el agente colorante] sobre la superficie del cutis en 12 mujeres blancas con cutis seco (4 mujeres), normal (4 mujeres) y grasoso (4 mujeres)". Después de la aplicación, cada participante era fotografiada con un video especial que magnificaba el cutis. Las fotografías revelaron que, al cabo de dos horas, la base empezaba a meterse a las arrugas faciales y eventualmente, hacia el final del día, también se había metido en los folículos pilosos. Acerca de este desplazamiento, el artículo decía que "esto era particularmente cierto en el caso de aquellas participantes que tenían el cutis grasoso y de aquellas que usaron bases de crema a polvo". Las bases de crema a polvo a menudo son el tipo de formulación más grasosa (especialmente en el caso del producto *Impeccable* de Estée Lauder).

Yo estoy de acuerdo en que este estudio sí plantea asuntos que se deben investigar más a fondo, pero también es importante que consideremos que en este estudio *no* se determinó si las participantes aún contaban con protección contra el Sol, sino que sólo se observó que los pigmentos de la base migraban al interior de las arrugas finas y los folículos pilosos. En ningún momento se hicieron pruebas del efecto de los rayos UV en la piel, las cuales hubieran sido la única manera de saber cuánta protección (en su caso) seguía estando presente. En otras palabras, ¿se degrada la protección que brinda el filtro solar por la migración del color de la base? Y de todos modos, en este estudio no hubiera tenido sentido hacer pruebas para determinar la eficacia de los filtros solares porque tres de las bases que se incluyeron en el estudio ni siquiera contenían un filtro solar (y uno sólo tenía un SPF de 6). Para ser más precisa, las conclusiones se basaron en el *supuesto* de que la eficacia del filtro solar se disipa en relación con el desplazamiento del pigmento de la base. Esto significa que las conclusiones acerca de lo que ocurre con la protección que ofrece un filtro solar cuando se usan bases con filtro solar no se basaron en pruebas. En vez, se ofreció una suposición con base en la opinión de que si los pigmentos de óxido de hierro que contiene la base emigran, dicha migración debe llevarse consigo los principios activos que actúan como filtros solares también. Las suposiciones no son científicas ni determinaciones definitivas de tipo alguno.

¡Otro problema que veo aquí es la expectativa irreal de que una mujer se va a reaplicar la base con SPF (o que va a aplicarse un filtro solar sobre la base que ya se aplicó) cada dos horas! Esto es poco práctico en todos los sentidos porque para la mayoría de las mujeres, esto significaría tener que rehacer casi todo su maquillaje, incluyendo el corrector, el rubor, la sombra de ojos y las cejas. En vez, sería mucho más útil retocarse la base con un polvo compacto que tenga un SPF de 15 o mayor y que también ofrezca protección contra los rayos UVA.

Le voy a contar una anécdota personal. Como una persona que diligentemente usa una base con filtro solar y un humectante con filtro solar para el cuerpo (ambos contienen dióxido de titanio), descubrí que después de pasar dos meses en la Florida el año pasado, la única parte de mi cuerpo que *no* se bronceó en lo más mínimo fue mi rostro. Definitivamente sí cambió el color de mi piel en mis brazos y manos.

Lo que es más importante, los asuntos de aplicación y sus usos se aplican a *todos* los filtros solares. En otro estudio de investigación, incluso se atrevieron a sugerir que la manera óptima de asegurar la mejor protección es aplicándose "cantidades generosas de filtro solar en las áreas expuestas de 15 a 30 minutos antes de salir al sol, seguido por una reaplicación de filtro solar sobre las áreas expuestas de 15 a 30 minutos después de que haya comenzado la exposición al sol". [Fuente: *Journal of the American Academy of Dermatology* (Revista de la Academia de Dermatología de los Estados Unidos), diciembre de 2001, páginas 882–885]. Tanto la aplicación de cantidades generosas como la aplicación uniforme del filtro solar son factores críticos. A partir de ahí, usted deberá vigilar el desgaste de su filtro solar para que pueda asegurarse que no esté disminuyendo su eficacia a causa del sudor, la frotación, la limpieza (particularmente de las manos) o la degradación que le causa el sebo que produce su propia piel. Yo sé que le estoy pidiendo que esté atenta a muchas cosas, pero esta es nuestra primera línea de defensa contra los daños que causa el sol, los cuales son lo que verdaderamente provocan que se arrugue la piel.

RESISTENTES AL AGUA PERO *NO* A PRUEBA DE AGUA

Las normas que emitió la FDA en el 2002 en materia de los filtros solares obligan a las compañías a eliminar el uso del término "a prueba de agua" como una afirmación válida. Lo cierto es que ningún filtro solar puede ser a prueba de agua porque debe ser reaplicado si la persona ha estado sudando o sumergida en agua durante cierto período. Los únicos términos que han sido aprobados para su uso en productos que actúan como filtros solares, a raíz de estudios de investigación que han comprobado que tienen una capacidad limitada para quedarse sobre la piel cuando las personas están en el agua o sudando, son "resistente al agua" o "muy resistente al agua". El que un producto sea resistente al agua significa que el SPF que viene indicado en la etiqueta ha sido medido después de que el producto se ha aplicado y 40 minutos después de que la persona ha permanecido sumergida en agua; el producto debe conservar el mismo SPF para poder usar el término "resistente al agua". El término "muy resistente al agua" significa que el SPF del producto permanece intacto después de 80 minutos que la persona permanece sumergida en agua.

Si va a nadar o sudar, definitivamente debe usar un filtro solar que diga "resistente o muy resistente al agua" en la etiqueta. Los filtros solares resistentes al agua se formulan de manera muy diferente que los filtros solares normales. Los filtros solares resistentes al agua emplean la tecnología del acrilato en su formulación, lo cual les ayuda a mantener su eficacia increíblemente bien bajo el agua. Los ingredientes tipo acrilato son agentes de fijación, como los que usan los fijadores (lacas) en aerosol para el cabello. Estos ingredientes plastificantes forman una película sobre la piel y pueden aguantar mucho desgaste producido por el contacto con el agua antes de que la protección que brinda el filtro solar desaparezca.

Para el uso normal, yo no recomiendo la aplicación diaria de filtros solares resistentes al agua. Los ingredientes tipo acrilato que ayudan a mantener el filtro solar sobre la piel cuando está nadando o sudando también hace que sean un poco pegajosos, lo cuál dificulta la aplicación del maquillaje. Por lo tanto, cuando no vaya a hacer ejercicio o darse un chapuzón, la mejor alternativa es usar un filtro solar normal con SPF y buena protección contra la radiación UVA.

DIÓXIDO DE TITANIO Y ÓXIDO DE CINC

A menudo se hace referencia al dióxido de titanio y al óxido de cinc como ingredientes "no químicos" de los filtros solares, pero esto, en el mejor de los casos, es engañoso. En todos los aspectos y según todas las definiciones, el dióxido de titanio y óxido de cinc son sustancias químicas. Lo que estas dos sustancias sí tienen en común es que son minerales inertes que se usan como ingredientes en los filtros solares. También presentan un riesgo mínimo o nulo de causar reacciones alérgicas y se consideran benignos y seguros para la piel. Además de que son ingredientes muy seguros, tienen una capacidad superior de proteger la piel de la radiación UVA del Sol. [Fuentes: *British Journal of Dermatology* (Revista Británica de Dermatología), noviembre de 2001, páginas 789–794; *Lasers in Surgery and Medicine* (Rayos Láser en Cirugía y Medicina), septiembre de 2001, páginas 252–259]. Una desventaja que estos dos ingredientes también comparten es que, cuando están presentes en concentraciones lo suficientemente elevadas como para brindar una protección óptima contra la radiación UVA, tienden a dejar una capa blanca sobre la piel. Los fabricantes de ingredientes están trabajando para hacer mejores versiones microfinas de dióxido de titanio y óxido de cinc para ayudar a reducir o eliminar este problema. Mientras tanto, es sólo un pequeño defecto de dos opciones para protegerse del sol que, en todos los demás sentidos, son sobresalientes.

Los medios de comunicación le han dado mucha publicidad a un estudio de investigación que compara el óxido de cinc microfino con el dióxido de titanio microfino. En este estudio de investigación se concluyó que "el óxido de cinc microfino es superior al dióxido de titanio microfino como ingrediente de filtros solares". [Fuente: *Dermatologic Surgery* (Cirugía Dermatológica), abril de 2000, páginas 309–314]. Sin embargo, este estudio de investigación se hizo con una forma comercialmente disponible de óxido de cinc y ningún otro estudio de investigación ha respaldado estos resultados. Sin embargo, si usted cree que el óxido de cinc es el ingrediente preferido para los filtros solares, sólo necesita revisar rápidamente la lista de principios activos para verificar si el producto que usted está usando lo contiene.

Una creencia equivocada que a menudo se tiene con respecto al dióxido de titanio y el óxido de cinc es que son "bloqueadores solares" y, por lo tanto, mejores que los filtros solares tradicionales. Sin embargo, el dióxido de titanio y el óxido de cinc funcionan muy bien como filtros solares. De hecho, FDA ya no permite que se use el término *"sunblock"* (bloqueador solar) en los productos que tengan un SPF. La *Federal Register Final Sunscreen Monograph* (Monografía Definitiva acerca de Filtros Solares del Registro Federal) publicada el 21 de mayo de 1999, volumen 64, número 98, dice: "Dado que el dióxido de titanio micronizado no cumple con la definición propuesta de filtro bloqueador solar opaco, la agencia no ha incluido el uso de este término en la monografía definitiva (véase la sección II.L, comentario 52 del presente documento). (. . .) Además, la definición de 'filtro bloqueador solar opaco' propuesta en la

Sección 352.3(d) aplicaba sólo al dióxido de titanio y es inconsistente con la manera en que el dióxido de titanio micronizado funciona como [un] principio activo en los filtros solares (Ref. 44)"; y "el dióxido de titanio micronizado absorbe la radiación UV de longitud de onda corta y refleja y dispersa las longitudes de onda largas, por lo que funciona de manera similar a los filtros químicos de radiación UVB". Esta es una manera muy técnica de decir que el dióxido de titanio y el óxido de cinc necesitan ser aplicados del mismo modo que cualquier filtro solar: en cantidades generosas y 20 minutos antes de salir de casa.

UN ATAQUE A LA AVOBENZONA

Un artículo que apareció en la edición de mayo/junio de 1998 de la revista *Health* (Salud) planteó inquietudes acerca de la estabilidad de la avobenzona en las formulaciones de filtros solares. Según este artículo, los resultados de una investigación reciente realizada por Robert Sayre, un físico en fotobiología de la Universidad de Memphis, sugieren que es posible que la avobenzona se descomponga en tan sólo 30 minutos cuando se expone a la luz solar.

Este estudio de investigación publicado ha creado un revuelo en la industria de los productos cosméticos y entre los dermatólogos, oncólogos y científicos en el campo de la biomedicina. En realidad, decir que causó un "revuelo" es impreciso, ya que más bien causó toda una revolución y mucha confusión. Si Sayre está en lo correcto, entonces tendríamos que tirar muchas marcas de filtros solares a la basura. Pero hasta el momento, la respuesta principal es la confusión porque nadie entiende cómo Sayre obtuvo esos resultados, dado que la avobenzona ha sido muy bien investigada y ha estado bajo un riguroso escrutinio como ingrediente de filtros solares. No existen otros estudios que fundamenten los resultados de Sayre en ninguna parte del mundo de los productos cosméticos ni del mundo de la medicina.

La avobenzona no es un ingrediente de filtros solares sin pruebas científicas que respalden su uso. Ha existido desde alrededor de 1981 y es el ingrediente de filtros solares más usado en el mundo. Es el principal agente para filtros solares usado en las formulaciones canadienses, australianas y europeas. En los Estados Unidos, la FDA aprobó el uso de la avobenzona como agente de filtros solares sólo después de más de siete años de investigación. La avobenzona ya había cumplido con estándares escrupulosos de desempeño cuando Hoffman LaRoche solicitó a la FDA que se le otorgara el estatus de fármaco nuevo. El estatus de fármaco nuevo es la clasificación más restrictiva que otorga la FDA y requiere más estudios que fundamenten su seguridad y eficacia de los que usted jamás podría imaginar. La avobenzona cumplió con todos los protocolos de seguridad y potencia de la FDA, ya que de otro modo, no hubiera sido aprobada.

Lo que es aún más significativo, en la edición de junio de 1996 del *Journal of Chromatography Biomedical Applications* (Revista de las Aplicaciones Biomédicas de la Cromatografía), páginas 137–145, se publicó un estudio de investigación en el que se examinó la descomposición de los filtros solares causada por la exposición a la luz solar. En el caso de la avobenzona, la conclusión fue la siguiente: "Al cabo de 72 horas, el *Parsol 1789* [avobenzona] que contenía la muestra que se expuso al sol disminuyó hasta en un 25 por ciento en comparación con su concentración inicial". Esta disminución del 25 por ciento se observó al cabo de 72 horas (mucho más tiempo del que debemos depender de una sola aplicación de filtro solar) y dista mucho de la reducción del 50 por ciento que reporta Sayre al cabo de tan sólo 30 minutos.

En particular, uno debe preguntarle al autor de un estudio de investigación como este si su investigación ya ha sido revisada por sus colegas y publicada en la literatura científica, así como si los resultados han sido validados. A nuestro leal saber, el estudio de Sayre no ha cumplido con ninguna de estas condiciones. (Tampoco se han realizado otros estudios que apoyen los resultados de Sayre).

Por muchas razones, yo creo que la investigación y las conclusiones de Sayre son increíblemente sospechosas. Sayre sólo realizó estudios *in vitro* (y no *in vivo*) para determinar la estabilidad de esta sustancia. La medición *in vitro* (que significa en una caja de Petri) de la fotoestabilidad no sustituye a la medición *in vivo* (que significa en una persona viviente) de la eficacia fotoprotectora contra los rayos UVB y UVA. Además, el científico no utilizó la cantidad requerida para la aplicación y las cantidades menores se traducen en menor protección, algo que tanto la Academia de Dermatología de los Estados Unidos como yo hemos advertido desde hace algún tiempo. La avobenzona es una fuente extremadamente confiable y segura de protección contra los rayos UVA.

QUEMADURAS SOLARES

La mayoría de nosotras ya sabemos lo que son las quemaduras solares. Pasar aunque sea poco tiempo bajo el sol puede ser lo único que necesitemos para terminar con una quemadura severa y dolorosa. Como mencioné anteriormente, las quemaduras solares se siguen desarrollando durante 12 a 24 horas después de que ocurre la quemadura inicial. Sobra decir que lo mejor sería que todas supiéramos cómo cuidar nuestra piel para que nunca nos quemáramos o bronceáramos, pero esto está fuera de la realidad. Por lo tanto, es esencial que sepamos cómo tratar una quemadura solar, tanto para evitar que el problema empeore como para ayudar a que la piel sane.

En esencia, las quemaduras solares se deben tratar como si fueran cualquier otro tipo de quemadura. No se deben cubrir con ungüentos espesos (la mantequilla es lo peor que le podemos aplicar a una quemadura). Estos ungüentos atrapan el calor y causan más daños. Es importante que se aplique compresas frías de inmediato (no debe aplicarse hielo directamente sobre la piel; el hielo es demasiado frío y puede causar otro tipo de quemaduras). Luego, siga aplicándose compresas frías de manera intermitente durante varias horas. No sumerja el área afectada en agua; demasiada agua puede inhibir la respuesta de curación de la piel. [Fuente: *Contact Dermatitis* (Dermatitis por Contacto), diciembre de 1999, páginas 311–314].

¿ES PELIGROSO EXPONERSE AL SOL CUANDO USAMOS AHA, BHA O TRETINOÍNA?

Como ya mencioné en el capítulo anterior, una de las principales señales de la piel dañada por el sol es que la capa externa de la piel se torna de color café, se engrosa y se arruga. Hasta cierto grado, esto sí sirve para proteger la piel, pero no es una protección muy buena (apenas equivale a un factor de protección solar de 2), ni tampoco es atractivo. Debido a que los AHA y el BHA exfolian la capa superficial dañada de la piel, pueden ayudar a remover parte de esa capa externa engrosada. Lo mismo cabe decir de la tretinoína o los productos que la contienen, ya que estos devuelven la producción anormal de células a cierto nivel de normalidad. Ahora bien, los cambios que producen estos productos en la superficie de la piel sí la dejan más vulnerable a los efectos de la exposición al sol. Sin embargo, es mucho más deseable mejorar la apariencia de la piel dañada mediante la remoción de esa capa que dejarla para que sufra daños debido a una protección inadecuada y defectuosa. Después de todo, no son los AHA ni la tretinoína lo que causan que la piel se vuelva más sensible a la luz del Sol. Todo lo que hacen es remover la piel vieja dañada por el sol. En fin, la clave es *siempre* usar un filtro solar. Y es todavía más importante usarlo para proteger las células frescas que salen a la superficie cuando se usan productos con AHA o tretinoína regularmente.

¿PUEDEN CAUSAR CÁNCER LOS FILTROS SOLARES?

Los titulares de los artículos que aparecen en la prensa tienden a hacer que lo que dicen parezca ser la gran sensación cuando en realidad no lo es, o también tienden a hacer que algo suene nuevo y asombroso cuando en realidad sólo están hablando de información bien establecida e incluso obsoleta. Quizá haya visto reportajes en los medios de comunicación acerca de algún estudio de investigación que dice que los filtros solares no ayudan a proteger a las personas contra el cáncer de la piel. Según una revisión epidemiológica de diez estudios previamente publicados, la cual fue presentada por la Dra. Marianne Berwick, una epidemióloga del Centro Memorial Sloan-Kettering para el Cáncer en Nueva York, durante una reunión de la Asociación para el Avance de la Ciencia de los Estados Unidos celebrada en Filadelfia, en el mes de febrero de 1998, "Con base en las pruebas, se concluye que las quemaduras solares en sí probablemente no causan melanomas, sino que son un indicativo importante de la exposición excesiva al sol, particularmente entre aquellas personas que son genéticamente susceptibles debido a su tipo de piel". ¡Pues claro!

Los dermatólogos han debatido durante algún tiempo si la exposición al sol está o no relacionada con los melanomas, por lo que existe información contradictoria en cuanto a este cáncer mortal de la piel. Sin embargo, los carcinomas de células basales y de células escamosas sí están directamente vinculados con la exposición al sol. Además, el hecho de que *no* se ha encontrado una relación entre las quemaduras solares y la incidencia de algunos tipos de cáncer de la piel es una conclusión que se estableció desde hace mucho tiempo en Europa y Australia, y recientemente aquí, en los Estados Unidos (gracias a una investigación acerca del efecto de los rayos UVA en la piel). Pero esto sólo se refiere a la protección contra los rayos UVA en comparación con la protección contra los rayos UVB. Ya ha sido demostrada la importancia de proteger la piel de los rayos UVA (los rayos que causan cáncer de la piel y arrugas) así como de los rayos UVB (los rayos que causan quemaduras solares). No estoy segura por qué la Dra. Berwick pasó esto por alto, pero lo hizo. Su estudio de investigación sí incluyó el uso que se ha hecho de los filtros solares durante los últimos 10 años. Sin embargo, debió haber revisado las formulaciones que se usaron durante ese período. No fue sino hasta recientemente que los químicos cosméticos empezaron a formular filtros solares con ingredientes que brindan protección contra los rayos UVB y los rayos UVA. Las personas que usaban filtros solares tradicionales durante ese período de 10 años estaban arriesgando su piel porque sólo se estaban protegiendo de las quemaduras solares, por lo que seguían estando expuestas a los rayos UVA dañinos. En aquel entonces, los productos que prevenían las quemaduras causadas por los rayos UVB eran tan eficaces que las personas se quedaban bajo el sol más tiempo de lo que lo hacían antes, exponiendo su piel durante períodos más prolongados a los rayos UVA más dañinos del Sol.

Otros han planteado preguntas acerca de la manera en que se llevó al cabo el estudio de la Dra. Berwick y también acerca de las conclusiones a las que llegó su equipo de investigadores. El Dr. Roger Ceilley, anterior presidente de la Academia de Dermatología de los Estados Unidos, refutó la sugerencia de que los usuarios de filtros solares a largo plazo no derivaban beneficio alguno del filtro solar. "Este estudio de investigación incluyó a pacientes que habían estado usando filtros solares antes de 1980, es decir, mucho antes de que el factor de protección solar de amplio espectro de 15 estuviera ampliamente disponible en 1984. Existe un período de cuando menos 10 a 20 años entre la exposición al sol y la aparición clínica del cáncer en la piel. Los filtros solares hubieran tenido poco impacto en los pacientes estudiados. Muchos estudios bien documentados, realizado por organizaciones de renombre como el Departamento de Salud y Servicios Humanos de los Estados Unidos de la FDA, la Academia de Pediatría de los Estados Unidos, la Sociedad de Cáncer de los Estados Unidos y la Sociedad de Cirujanos Estéticos y Reconstructivos de los Estados Unidos concuerdan con la Academia de Dermatología de los Estados Unidos al decir que el uso de filtros solares es una herramienta importante en la prevención del cáncer de la piel". [Fuente: *American Society for Photobiology Online Newsletter* (Boletín Informativo en Línea de la Sociedad de Fotobiología de los Estados Unidos), verano de 1998, volumen 27, edición 2].

También abundan los estudios de investigación que se han hecho acerca de la apariencia engrosada, amarillenta y manchada de la piel dañada por el sol en comparación con la apariencia uniforme, tersa y sin arrugas de alguien que ha evitado exponerse al sol; esta comparación ya es un clásico en los anales de dermatología. No es posible (ni tampoco sería saludable) evitar el sol por completo. Sin embargo, contar con una buena protección contra el sol es esencial para disminuir o detener los daños que causan la mayoría de las arrugas que vemos en nuestra piel, el carcinoma de células basales, el carcinoma de células escamosas y, muy probablemente, también el melanoma. [Fuente: *American Journal of Clinical Dermatology* (Revista de Dermatología Clínica de los Estados Unidos), 2001, volumen 2, edición 3, páginas 131–134].

¿PUEDEN LOS FILTROS SOLARES AFECTAR LA PIEL?

Un trabajo presentado por Johannes Norrell et al., del Departamento de Física de la Universidad de Alabama en Birmingham durante la reunión de la Sociedad de Física de los Estados Unidos celebrada en marzo de 2001, causó un gran revuelo con respecto a la seguridad de los ingredientes que se usan para elaborar filtros solares. Sólo con leer el título de este trabajo: "El octilmetoxicinamato que se encuentra en los filtros solares se liga al ADN", nos queda claro por qué causó preocupación. El resumen de esta presentación decía lo siguiente: "Los filtros solares han sido diseñados para prevenir el cáncer de la piel al absorber la radiación ultravioleta del Sol antes de que llegue al ADN de las células de la piel. El objetivo de este trabajo es determinar si el octilmetoxicinamato, un principio activo de muchos filtros solares, se liga al ADN. En caso afirmativo, el filtro solar podría transferir la energía que absorbe del sol al ADN y causar daños. Para determinar lo anterior, preparamos muestras a diversas concentraciones de cinamato y las agregamos al ADN extraído de espermas de arenque, sonicando la muestra para dispersar el filtro solar hidrofóbico en la solución. Concluimos que el octilmetoxicinamato efectivamente se puede ligar al ADN en una solución acuosa".

Antes de que salga corriendo a revisar sus filtros solares para ver si contienen este ingrediente popular, déjeme echarle más leña al fuego e informarle que muchos de los ingredientes que contienen los filtros solares, desde la oxibenzona hasta el dióxido de titanio, el óxido de cinc, el padimato-O, el homosalato, la benzophenona-3, el ácido sulfónico de fenilbenzimidazol y el 2-fenilbenzimidazol, por nombrar sólo unos cuantos, cuentan con investigaciones negativas e intimidantes sobre los efectos potenciales que pueden causar en la piel. Y estos tampoco son artículos de ciencia barata, sino que provienen de publicaciones reconocidas, incluyendo revistas tan prestigiosas como *The Lancet* (La Lanceta), *Journal of Investigative Dermatology* (Revista de Dermatología Investigativa) y *Mutation Research* (Investigación de Mutaciones). En vez de hablar a detalle de cada artículo específico (lo cual me llevaría páginas y páginas de este libro), voy a resumir los puntos más destacados.

Pese al número limitado de estudios de investigación que se han hecho para determinar los efectos dañinos de los ingredientes de los filtros solares, la mayor parte de la investigación de estos ingredientes se ha hecho *in vitro* (en tubos de ensayo) y no *in vivo* (en piel humana). Dicho de otro modo, ¿cómo podemos relacionar el efecto del octilmetoxicinamato en espermas de arenque con su efecto cuando se usa en piel humana? Ninguno de los artículos describe investigaciones realizadas en humanos y, por lo tanto, los resultados no son concluyentes en lo absoluto. Además, hay un gran debate entre los mismos investigadores acerca del significado real de todos estos estudios. Por ejemplo, un artículo publicado en *The Lancet* (La Lanceta) el 14 de febrero de 1998 decía que las inquietudes relativas al uso de la oxibenzona "en áreas extensas durante períodos prolongados y repetidos (. . .) no están fundamentadas". Además, en un artículo que apareció en *Science News* (Noticias Científicas) el 6 de junio de 1998, en el cual se comparaba un pequeño número de investigaciones publicadas sobre este mismo tema, los autores concluyen que cientos "de experimentos han demostrado que la piel protegida por un filtro solar parece sufrir menos daños en su ADN que la piel no protegida por un filtro solar".

Si nos vamos más allá del posible daño que puede sufrir el ADN, el ámbito entero de la protección contra el Sol se vuelve aún más sombrío, dada la manera en que los filtros solares interactúan con la misma luz que supuestamente deben desviar de las células de la piel. Diversos estudios publicados muestran daños oxidativos *in vitro* en diversos ingredientes de filtros solares. En el mismo artículo publicado en *Science News* (Noticias Científicas), se menciona que "'el [ingrediente del] filtro en realidad forma radicales de oxígeno contra los cuales nos gustaría proteger la piel, pero el filtro solar también reacciona con estos radicales y los atrapa', mitigando sus efectos nocivos. (. . .) Algunos científicos argumentan que esta acción de atrapar los radicales es lo que hace que las mezclas de filtros solares sean capaces de ofrecer protección".

Algunos estudios *in vitro* han indicado que existe la posibilidad de que ciertos ingredientes de filtros solares puedan ser absorbidos por la piel. Sin embargo, sigue habiendo muchos investigadores que creen que la mayoría de los ingredientes de los filtros solares permanecen en la superficie de la piel (donde las células están muertas) y que no penetran hacia las capas inferiores de la piel, o sea, el lugar donde tienen lugar los verdaderos daños. Si este es el caso, esto significa que los efectos negativos que pudieran causarse en la superficie de la piel que se han observado en tubos de ensayo podrían ser irrelevantes.

Otra inquietud acerca del filtro solar es la posibilidad de que los ingredientes ejerzan efectos estrogénicos. Esto fue estudiado en una investigación publicada en *Environmental Health Perspective* (Perspectiva de la Salud Ambiental) en marzo de 2001. El estudio de investigación se llevó a cabo en ratas que los investigadores *alimentaban* con los ingredientes de los filtros solares, es decir, los ingredientes no se aplicaban tópicamente en la piel de las ratas ni de nadie más. ¡Alimentarse de ingredientes puros de filtros solares no es lo mismo que aplicarlos sobre la piel, al igual que aplicarse chocolate en la piel no es lo mismo que comérselo! Existe una inquietud de que los ingredientes de filtros solares encontrados en lagos, particularmente el 4-metil-bencilideno alcanfor (*4-MBC* por sus siglas en inglés), podría estar vinculado con los efectos estrogénicos observados en peces, pero nuevamente, aquí estamos hablando de consumo y no de aplicación, por lo que a menos que una persona esté viviendo sumergida en el agua de un lago, este asunto parecería no tener relación alguna con los humanos.

Todas estas cuestiones son importantes y merecen ser investigadas más a fondo, pero ninguno de estos hallazgos indican que persona alguna debería dejar de usar filtro solar. Además, cabe notar que en estos estudios, ni un solo ingrediente de filtro solar se destaca por ser más problemático que algún otro. Asimismo, ninguno de estos estudios de investigación demuestra que existan riesgos reales *in vivo* (en humanos) relacionados con la aplicación tópica de los ingredientes de filtros solares que actualmente se están usando en estos productos. Por último, es imperativo notar lo que una cantidad masiva de estudios de investigación sí han demostrado: que la *falta* de uso de un filtro solar está vinculado con muchos problemas serios de la piel.

NOS PODEMOS BRONCEAR AUNQUE USEMOS FILTRO SOLAR

Son muchas las razones por las cuales nos podemos broncear aunque usemos diligentemente un filtro solar. Una causa probable es el hecho de que incluso hasta los mejores filtros solares todavía dejan pasar algunos rayos del Sol. Un SPF elevado no significa que el producto brinde una protección mejor o más profunda, sino nada más durante más tiempo, o sea, un SPF de 30 significa que usted se puede quedar bajo el sol 30 veces más de lo que normalmente tardaría en quemarse ligeramente. Para la mayoría de los tipos de piel, esto se traduce en más de 18 horas de exposición al sol sin sufrir una quemadura solar. Y aunque esto sea asombroso, en realidad sólo se refiere al tiempo que dura la protección.

Los SPF elevados pueden dar la falsa impresión de que protegen más cuando en realidad no es el caso (por eso, la FDA ya no permite que las etiquetas de los productos digan que un producto tiene un SPF de más de 30). Un filtro solar bien formulado con un SPF de 30 sólo protege su piel de alrededor del 97 al 98 por ciento de los rayos del Sol. Esto significa que del 2 al 3 por ciento de los rayos del Sol sí atraviesan el filtro y pueden provocar la producción de melanina (la reacción de la piel que produce el bronceado). Esto es particularmente cierto para las personas de tez más oscura o aquellas que previamente han sufrido grandes daños a causa del sol, porque en su caso, es más probable que ocurra la hiperproducción de melanina.

Además, la mayoría de las personas no comprenden bien o no cuentan con buena información acerca de cómo protegerse del sol. Por favor revise las secciones "Aplicación del filtro solar" y "Estrategias solares" de este capítulo. Es esencial que se aplique el filtro solar en cantidades generosas y que se asegure que los ingredientes activos incluyan sustancias que la protejan de los rayos UVA, como avobenzona, dióxido de titanio u óxido de cinc.

Tenga presente que debe:

- Aplicarse un filtro solar cada día de su vida y no sólo cuando tenga planeado pasar mucho tiempo bajo el Sol.
- Aplicarse el filtro solar en cantidades generosas.
- Aplicarse el filtro solar 20 minutos antes de salir.
- Volver a aplicarse un filtro solar resistente al agua o muy resistente al agua si pasa mucho tiempo bajo el sol y nada, hace ejercicio o suda profusamente.
- Volver a aplicarse filtro solar en sus manos después de cada lavada.
- Evitar la exposición directa al sol lo más posible. También le sirve usar un sombrero de ala ancha, lentes de sol y mangas largas cuando está afuera o en la playa.
- Tratar de evitar pasar más de unos cuantos minutos en el sol durante las horas de máxima intensidad (entre las 10 A.M. y las 2 P.M.).

• Buscar lugares sombreados siempre que le sea posible para "descansar del sol" cuando pase mucho tiempo afuera.

PRENDAS QUE PROTEGEN

Después de vestirse en la mañana y debido a que sabe cuidar su piel, usted se aplica un filtro solar bien formulado en las áreas de su cuerpo que quedarán expuestas al sol. Está segura de que las partes de su cuerpo que quedan cubiertas por la ropa estarán protegidas del sol y que, por lo tanto, no necesitan filtro solar. Piénselo de nuevo. Sólo porque parte de su cuerpo está cubierto por la ropa no significa que esté protegido de los daños causados por el sol. Aunque la ropa puede ser una excelente forma de protección contra el sol, si la tela es fina, ligera o transparente (lo que significa que deja pasar la luz), entonces también deja pasar los rayos dañinos del Sol. "El factor determinante más importante es qué tan apretado esté el tejido. El tipo de tela es menos importante. El grosor también es menos importante que el tejido uniforme. La protección también disminuye significativamente cuando la tela se moja. El color desempeña un papel poco relevante, aunque los colores oscuros ofrecen una protección [ligeramente] mejor que los colores claros. Una prueba que se le puede hacer a la ropa es levantarla contra la luz y observar cuánta luz penetra a través de ella. La FDA define la ropa que tiene calificación de SPF como un dispositivo médico. Una línea de prendas de vestir con un SPF de 30 o mayor que ya ha sido aprobada es la línea *Solumbra*" (1-800-882-7860). [Fuente: *eMedicine Journal* (Revista de Medicina Electrónica), 31 de julio de 2001, volumen 2, número 7, y http://www.fda.gov].

Los daños que causa el sol no deben tomarse a la ligera y la ropa ligera puede ser un problema. Cuando tenga duda, mejor aplíquese filtro solar en todo el cuerpo y luego vístase.

¿CUÁNTO TIEMPO DURAN LOS FILTROS SOLARES?

¿Cuánto tiempo dura el filtro solar en el envase? ¿Debe tirarlo después de uno o dos años si no lo ha usado? Los filtros solares no duran para siempre, ni en su piel ni en el frasco. La FDA considera a los filtros solares como fármacos que se venden sin receta, lo que significa que están sujetos a lineamientos y reglas muchos más estrictos que los productos cosméticos. Según las reglas de la FDA para los fármacos que se venden sin receta, los filtros solares deben traer impresa la fecha de caducidad si las pruebas indican que tienen una estabilidad aceptable menor a tres años. Si demuestran tener una estabilidad aceptable mayor a tres años, entonces no necesitan traer impresa una fecha de caducidad. Esta legislación confusa les resulta difícil de entender a los consumidores. A la larga, su mejor opción es buscar un filtro solar que traiga impresa una fecha de caducidad para que usted pueda saber cuánto tiempo ha estado en la repisa, aunque cabe aclarar que los productos que no traen una fecha de caducidad también cumplen con los lineamientos establecidos por la FDA.

CÓMO ELEGIR UN FILTRO SOLAR

Para recapitular, ya no es suficiente (ni seguro) comprar un filtro solar basándose exclusivamente en su SPF. Ahora es esencial que compre un filtro solar que tengan un SPF de 15 como mínimo, y que además contenga avobenzona (*avobenzone*), dióxido de titanio (*titanium dioxide*) u óxido de cinc (*zinc oxide*) como uno de sus principios activos. Cuando estos ingredientes están presentes, ya sea solos o junto con otros agentes que actúan como filtros solares, entonces usted puede estar segura que el producto le brindará protección contra la radiación UVA y la radiación UVB. La radiación UVB causa quemaduras solares pero la radiación UVA es, por mucho, más insidiosa, porque es la que causa los daños y el cáncer de la piel.

Por favor comprenda que lo que dicen las etiquetas de los filtros solares puede ser engañoso. Si la etiqueta dice "protege contra la radiación UVA y UVB" pero usted nota que no aparece avobenzona, dióxido de titanio u óxido de cinc en la lista de principios activos, entonces ese filtro solar no la protegerá adecuadamente contra el cáncer de la piel ni contra los rayos que causan las arrugas, diga lo que diga en la etiqueta. La razón por la cual los productos pueden decir en su etiqueta que nos protegen de dicha radiación —incluso cuando no contienen los ingredientes pertinentes que he mencionado— es por culpa de un tecnicismo. Sucede lo siguiente: las formulaciones de filtros solares que no contienen los ingredientes que la protegen de los rayos UVA *sí* bloquean una pequeña parte de los rayos UVA del Sol. Ahora bien, esto no es lo suficiente como para prevenir los daños de la piel, el cáncer y las arrugas. Así que cuando la etiqueta de un producto que no contenga avobenzona, dióxido de titanio u óxido de cinc dice que usted estará "protegida de los rayos UVA y UVB", no es exactamente una mentira… pero tampoco es toda la verdad. La FDA no ha establecido lineamiento o medición alguna en lo que se refiere a la protección contra los rayos UVA; la única manera en que un consumidor puede obtener información es leyendo la lista de principios activos para verificar si el producto contiene alguno de los ingredientes que efectivamente ofrecen protección contra la radiación UVA, es decir, avobenzona, dióxido de titanio u óxido de cinc.

PROTECCIÓN CONTRA EL SOL PARA DIFERENTES TIPOS DE PIEL

Quizá una de las posturas de mercadotecnia más irresponsables, negligentes y carentes de ética que ha adoptado la industria cosmética es la de vender productos para el cuidado del cutis que no incluyen un filtro solar. Muchas líneas cosméticas venden una gama interminable de limpiadores, lociones tonificantes, tratamientos antiarrugas, cremas para los ojos, cremas para el cuello, cremas para la cara y mascarillas faciales, pero nunca mencionan lo absolutamente necesario que es usar un filtro solar de manera regular y consistente. Casi todas las líneas cuentan con productos "para el sol", pero a menudo se venden por separado de los productos que comercializan como parte de las rutinas de "cuidado diario". Yo he hablado personalmente con cientos y cientos de vendedores acerca de sus productos y repetidamente he encontrado una gran falta de información acerca de la protección contra el sol. Siempre me han dicho lo importantes que son los humectantes, las cremas para los ojos, los sueros, las lociones tonificantes, los limpiadores y los removedores de maquillaje para los ojos, pero casi nunca los escucho decir algo acerca de lo importante que es usar un filtro solar a diario.

Efectivamente hay muchas maneras de protegerse adecuadamente del sol sin importar qué tipo de cuidados necesite su piel. Esto es tan importante que para mí es inconcebible hablar de cualquier rutina, problema o inquietud acerca del cuidado del cutis sin hablar también de la protección contra el sol. Si usted ha estado intrigada por una nueva línea de productos milagrosos para el cuidado del cutis, pero no se hace mención alguna de un filtro solar, entonces la compañía evidentemente no es ética ni toma en serio el cuidado del cutis. Usted no debe malgastar su dinero ni dañar su piel por considerar a una compañía que es capaz de ignorar un componente tan vital del buen cuidado del cutis.

Ahora que entiende lo importante que es usar un filtro solar a diario, he de decirle que encontrar el producto indicado no es una tarea fácil. Quizá la parte más difícil de usar un filtro solar es encontrar uno que no le cause problemas, particularmente si su cutis es de normal a grasoso, propenso al acné o sensible. Los principios activos de los filtros solares, incluyendo la avobenzona, la benzofenona, el octilmetoxicinamato, la oxibenzona, el padimato O y muchos otros, pueden irritar el cutis, provocando parches de resequedad, comezón, erupciones similares a un sarpullido, enrojecimiento e hinchazón. Debido a que estos agentes particulares de los filtros solares pueden ser potencialmente irritantes, muchos dermatólogos opinan que el dióxido de titanio y el óxido de cinc son los mejores ingredientes para los filtros solares, dado que son casi benignos para la piel y que además son filtros excelentes tanto para la radiación UVA como para la radiación UVB. Yo quisiera que este tema terminara aquí y que pudiera, sin reservaciones, recomendar el dióxido de titanio y el óxido de cinc cómo los únicos ingredientes de filtros solares que debiera comprar, pero este no es el caso. Pese a que el dióxido de titanio y el óxido de cinc son ingredientes seguros y eficaces, también pueden ser oclusivos, es decir, pueden bloquear y tapar los poros.

Las consideraciones que hay que tomar en cuenta para cualquier ingrediente que pueda causar erupciones son tres: qué tan oclusivo es (es decir, si bloquea el flujo de aceite por los poros), qué tan irritante es (es decir, si puede causar erupciones similares a un sarpullido) y qué tanto el ingrediente duplica lo que el poro ya produce, agregando, por tanto, más leña al fuego. El dióxido de titanio y el óxido de cinc caen dentro de la primera categoría, o sea, son oclusivos. ¿Es seguro que tendrá una erupción si usa un filtro solar con dióxido de titanio? Absolutamente no, pero sí es una posibilidad. La piel de cada persona reacciona de manera distinta a cualquier y todos los ingredientes cosméticos. Otro problema con los filtros solares que sólo contienen dióxido de titanio y/o óxido de cinc como principio activo es un problema cosmético, dado que estos productos dejan una capa blanca sobre la piel y se pueden sentir pesados. Esto puede representar un problema para todos los tipos de cutis. En respuesta a esta desventaja, muchos productos combinan el dióxido de titanio con otros ingredientes que actúan como filtros solares, para reducir la cantidad de ingredientes potencialmente irritantes y al mismo tiempo disminuir hasta cierto grado la tendencia oclusiva del dióxido de titanio.

LOS FILTROS SOLARES PARA EL CUTIS GRASOSO

La búsqueda de un filtro solar que sea apropiado para el cutis grasoso no sólo puede ser frustrante, sino también eterna. Incluso los filtros solares que he creado para mi línea de productos pueden causarle problemas a algunas personas. Las dificultades son variadas. Primero, el tipo de ingredientes que se pueden usar para suspender los agentes de los filtros solares no son exactamente lo mejor que hay para el cutis grasoso. Independientemente de lo que diga la etiqueta, existe el riesgo de que la formulación de la base pueda tapar los poros o hacer que el cutis quede resbaladizo o grasoso. También existe el problema de que los ingredientes de los filtros solares en sí pueden causar una reacción de erupción por irritación en respuesta a los ingredientes sintéticos. (Por desgracia, esa es la naturaleza de casi todos los ingredientes activos que se usan en los productos cosméticos, donde "activo" significa que en realidad hacen "algo" en la piel. Independientemente de que el ingrediente sea un AHA, *Renova*, peróxido de benzoilo, hidroquinona o algún ingrediente de filtro solar, si funciona, entonces puede causar irritación). En el caso del dióxido de titanio y el óxido de cinc, a pesar de que son sustancias relativamente inocuas y que presentan un riesgo mínimo o nulo de irritar la piel, lo cierto es que sí pueden tapar los poros, dado que son ingredientes espesos y cremosos. Por último, dada la amplia gama de formulaciones que existe en el mercado, no existe manera de determinar cuáles ingredientes son más problemáticos que otros. ¿Mi consejo? La única respuesta verdadera es que tendrá que experimentar. Me gustaría poderle ofrecer alguna solución infalible, pero no hay una sola línea de productos que verdaderamente pueda garantizar que su filtro solar no causará erupciones (y esto no es noticia para las mujeres que tienen este problema).

Para cualquier tipo de cutis, incluido el grasoso, usar una base con un SPF elevado es una idea excelente, particularmente para las mujeres que tienen el cutis grasoso y que no quieren usar capas y capas de productos. Esta también es una opción para las mujeres de otros tipos de cutis que simplemente están cansadas de usar capa tras capa de productos. Por fortuna, ahora existen muchas bases y humectantes con tinte bien formulados, con un buen SPF y que contienen avobenzona, dióxido de titanio u óxido de cinc. **La única desventaja de usar una base con filtro solar es que necesita aplicársela generosamente; las aplicaciones ligeras y translúcidas no funcionan. Además, a medida que la base se vaya moviendo durante el día, tendrá que retocarse la cara con un polvo compacto con un SPF de 15 que también contenga algún ingrediente que la proteja de la radiación UVA, como avobenzona, dióxido de titanio u óxido de cinc.**

Si usted usa una base con un buen SPF, podría olvidar usar un filtro solar en sus manos, cuello, pecho o cualquier otra área de su cuerpo que esté expuesta al sol a diario. Esas "manchas de la edad" y esa textura similar al papel *crepé* están relacionadas con los daños causados por el sol. Al igual que las arrugas de la cara, las arrugas que aparecen en el resto del cuerpo no se pueden mitigar sin el uso diario de un filtro solar, y esto significa que tendrá que volver a aplicarse el filtro solar cada vez que se lave las manos y que día tras día, tendrá que tomarse la molestia de ponerse filtro solar en cualquier parte de su cuerpo que quede expuesta.

PAUTAS PARA PROTEGER A LOS PEQUEÑOS

Si tiene bebés o niños pequeños, protegerlos con un filtro solar definitivamente debería ser una de sus principales preocupaciones. Su piel delicada es todavía más sensible a la energía dañina del sol. Aunque usted no sea diligente con respecto a no exponerse al sol o usar un filtro solar para usted misma, es necesario que sea diligente cuando se trata de la salud de sus hijos.

Un artículo publicado en *Archives of Pediatrics & Adolescent Medicine* (Archivos de Pediatría y Medicina Adolescente) en agosto de 2001, páginas 891–896, decía que "la práctica cotidiana de proteger a los niños del sol rara vez ocurre y consiste principalmente en aplicar filtro solar en lugar de usar métodos que disminuyan la exposición al sol. Esto ocurre a pesar de que se sabe a ciencia cierta que el cáncer de la piel (tanto el melanoma como otros tipos de cáncer de la piel) ha alcanzado niveles epidémicas, que la exposición excesiva al sol se relaciona con el desarrollo posterior de casi todos los tipos de cáncer de la piel y que hasta un 80 por ciento de la exposición al sol que ocurre a lo largo de toda la vida tiene lugar durante la infancia. (. . .) [L]a protección contra el sol debe ocupar un lugar tan importante como otros temas como los asientos para el carro, las alarmas de humo, la temperatura segura del agua y los cascos para andar en bicicleta".

¿Cuándo debe empezar a aplicarles filtro solar a sus hijos? Generalmente se cree que los filtros solares son seguros a partir de los seis meses de edad. Pero según un comunicado de prensa de la Academia de Pediatría de los Estados Unidos publicado en agosto de 1999, "La seguridad de los filtros solares para bebés de menos de seis meses de edad sigue siendo un tema controvertido. Se han planteado inquietudes en cuanto a que la piel humana de menos de seis meses de edad podría tener características distintas en cuanto a su absortividad; puede que los sistemas biológicos que metabolizan y excretan los fármacos no estén completamente desarrollados en niños [menores de] seis meses de edad".

Pese a estas inquietudes, la Sociedad Australiana contra el Cáncer, con el apoyo del Colegio de Dermatólogos Australasiático, publicó su postura en un artículo titulado *"Sun Protection and Babies"* (Protección contra el sol en bebés) en agosto de 2000, en donde concluye que: "No existen pruebas de que el uso de filtro solar en bebés sea dañino. Aunque los bebés prematuros pueden presentar una mayor permeabilidad en la piel consistente con el desarrollo incompleto de la misma, la estructura del estrato córneo (la capa de la piel que es la principal responsable de determinar su permeabilidad) en bebés llevados a término es indistinguible de aquella de los adultos [por lo que] constituye una barrera eficaz. Si no se expone a los bebés al sol o si se les mantiene bien protegidos de la UVR con ropa, sombreros y sombra, entonces el filtro solar sólo se necesita usar ocasionalmente en áreas muy pequeñas de su piel. Cuando se usa de acuerdo con estos lineamientos, es improbable que la pequeña cantidad de los componentes orgánicos del filtro solar que son absorbidos excedan la capacidad metabólica del hígado. En esta declaración de postura, el término 'bebé' se refiere a bebés desde los 0 hasta los 12 meses de edad". Antes de que tome una decisión, consulte a su médico y pregúntele qué es lo que él o ella recomienda.

Al escoger un filtro solar para su hijo, es fácil sentirse atraída por los productos que tienen dibujos o fotos de bebés tiernos impresos en la etiqueta. Sin embargo, pese a estas tácticas de mercadotecnia, la formulación de los productos que van dirigidos a niños no es diferente de la formulación de los productos para adultos. Todas las formulaciones de filtros solares que tienen un SPF son estrictamente reguladas por la FDA; las formulaciones para bebés y niños no difieren de forma alguna de aquellas que se comercializan como formulaciones para adultos. La única diferencia que he notado hasta ahora en los productos para bebés es que contienen fragancia. Ciertas fragancias nos pueden hacer pensar en los chiquitines, pero las fragancias pueden ser irritantes para todos los tipos de piel, y las fórmulas para bebés tienden a contener más fragancias que muchos de los productos para adultos.

Lo que sí es más preocupante es que muchos filtros solares que supuestamente son para niños no contienen alguno de los ingredientes que los protegen de la radiación UVA, es decir, avobenzona (*avobenzone*), dióxido de titanio (*titanium dioxide*) u óxido de cinc (*zinc oxide*). Si ninguno de estos ingredientes aparece en la lista de principios activos, no compre el producto, o si ya tiene uno que no contenga uno de estos ingredientes, no lo vuelva a usar y tírelo a la basura ahora mismo.

Si desea encontrar un filtro solar menos irritante para sus hijos, elija uno que sólo contenga puro dióxido de titanio u óxido de cinc como principio activo, ya que estos definitivamente son menos irritantes que otros productos que contienen otros agentes inorgánicos.

LA VITAMINA D Y EL SOL

La exposición a la luz del Sol permite que el organismo humano produzca vitamina D y la deficiencia de vitamina D puede ser un problema de salud muy serio. Algunas personas piensan que si usan un filtro solar, anularán la capacidad del organismo de absorber vitamina D de los rayos solares. Con respecto a esto, en un artículo publicado en la página 43 de la edición de junio de 1999 de *Cosmetic Dermatology* (Dermatología Cosmética), el Dr. Mark Naylor, profesor auxiliar del Departamento de Dermatología de la Universidad de Oklahoma, presentó una discusión en la que describía algunos de "los estudios más recientes en los que se comprueba que la exposición a los rayos ultravioleta no es necesaria para la suficiencia de vitamina D y que no está científicamente comprobado [que la vitamina D] combata el cáncer. En unos ensayos prospectivos en los que se estudió si el filtro solar contribuía la deficiencia de vitamina D, se encontró que las personas que usaban filtro solar con regularidad no presentaban una deficiencia de vitamina D".

EL ARTE DEL AUTOBRONCEADO

Los autobronceadores son la única manera de broncearse de manera segura para la piel. Todos los autobronceadores son virtualmente idénticos en el sentido que usan el mismo ingrediente, la dihidroxiacetona (*DHA* por sus siglas en inglés), que es una sustancia química que hace que la piel se torne café. Algunos productos contienen una mayor concentración de DHA que otros, y entre mayor sea la concentración, más rápido cambiará de color la piel. La clave para lograr buenos resultados es la aplicación, la cuál no es nada fácil. Usted tendrá que experimentar para determinar cuánto debe usar, qué tan oscuro quiere que sea su bronceado, sobre cuáles áreas debe aplicarse menos (como rodillas y codos), cuáles áreas debe evitar (como las palmas de las manos y las axilas) y donde empezar y terminar la aplicación (¿debe terminar a la altura de los tobillos o seguirse aplicando el producto hasta los dedos de los pies?). Todas estas son preguntas que usted necesita contestar dependiendo de sus preferencias personales y técnicas de difuminación.

Nota: Si elige comprar un autobronceador, independientemente de que contenga o no un filtro solar, por favor recuerde que la piel autobronceada no le ofrece protección alguna contra el sol. Todas las reglas relativas al uso de un filtro solar siguen siendo aplicables aunque esté usando un producto autobronceador.

Durante los meses de verano, las revistas de moda están repletas de anuncios y reportajes acerca de los mejores autobronceadores y la manera óptima de aplicárselos para obtener los mejores resultados. Diversos productos proclaman que no dejan rayas, que no le darán un bronceado anaranjado, que se secan en cinco minutos, que la broncearán en menos de una hora o que cuenta con indicadores especiales de color. Estas afirmaciones a menudo son poco confiables y engañosas. En esencia, todos los autobronceadores no le dejarán rayas si se los aplica de manera uniforme. Un producto que tiene "indicadores de color" simplemente se refiere a uno que le confiere un color temporal que le ayuda a identificar las áreas en las que ya se lo ha aplicado. Esto es útil pero no a prueba de errores, porque el tinte se puede disipar rápidamente en algunas áreas, haciéndola dudar si ya se lo aplicó ahí o no. (Sin embargo, los productos que no son transparentes definitivamente son una buena opción para empezar, ya que será más probable que pueda aplicárselos de la manera correcta).

En cuanto al color del bronceado, en esencia no existen diferencias entre los diversos productos que están disponibles. Como mencioné anteriormente, esto se debe a que todos los autobronceadores contienen el mismo ingrediente, la dihidroxiacetona, la cual hace que su piel se torne de color café. La DHA es un azúcar simple que interviene en el metabolismo de carbohidratos tanto en plantas como en animales, entonces incluso podríamos decir que es una sustancia 100 por ciento natural. La rapidez con la que su piel cambie de color dependerá de la concentración de DHA que contenga el producto y también de la manera en que su piel reaccione ante este ingrediente. La DHA broncea la piel por su interacción con el aminoácido arginina, el cual se encuentra en las células superficiales de la piel. [Fuente: *Chemical Engineering News* (Noticias de Ingeniería Química), junio de 2000]. El tiempo de secado es irrelevante porque el efecto bronceador realmente depende de los cambios químicos que tienen lugar en las células de la piel. Por esto, si usted no es paciente y permite que su piel se frote contra la ropa (sin importar si el auto-bronceador haya secado completamente o no), usted terminará con manchas o un bronceado desigual.

Los productos que dicen broncear la piel en menos de una hora en realidad pueden ser problemáticos porque si usted se equivoca al aplicárselo (lo cual es casi inevitable al principio), sus errores serán instantáneamente notorios. Un autobronceador que tarde unas cuantas aplicaciones en darle el bronceado que desea podría ser su mejor opción, cuando menos hasta que descubra cómo reacciona su piel y llegue a dominar la técnica.

Independientemente de lo que prometa hacer cualquier autobronceador, resulta que la elección de un producto no es, ni por mucho, tan importante como su técnica y diligencia. La lista siguiente le ayudará a lograr los mejores resultados con un mínimo de problemas. Sólo permítame advertirle que si trata de hacerlo rápido, su piel terminará luciendo rara en vez de bronceada.

1. Como lleva tiempo, apliquése el autobronceador en la noche, cuando tenga por lo menos 30 minutos para hacerlo, aunque sería mejor darse una hora completa para aplicárselo. (Para quienes piensan que la aplicación de un autobronceador es muy lenta, recuerden cuántas horas necesitaría tirarse al sol para lograr el mismo bronceado. Además, con el uso de autobronceadores, no se corre el riesgo de desarrollar arrugas o de contraer cáncer de la piel).

2. Los autobronceadores se ligan a las células superficiales de la piel, y es posible que tenga más células en algunas áreas que en otras. Para lograr una apariencia uniforme, dúchese o dése un baño y exfolie su piel, ya sea con una toallita para la cara o con un poco de bicarbonato de sodio, o con ambos. No se talle demasiado, pero sí preste especial atención a sus rodillas, tobillos, pies, codos y cuello.

3. Después de ducharse y secarse completamente, apliquése una capa muy fina de humectante sobre las áreas en que se vaya a aplicar el autobronceador. Esto ayudará a que se pueda aplicar el autobronceador con más facilidad y a que no se quede pegado sobre los parches de piel seca. Un poco de humectante adicional en los tobillos, las rodillas y los codos puede ayudar a evitar que esas áreas se vean parchadas. Yo he leído recomendaciones que sugieren mezclar el autobronceador con el humectante, pero yo no recomiendo eso porque hará que le queden rayas más oscuras (a menos que sea capaz de mezclarlos

perfectamente), además de que el autobronceador tardará más en absorberse y secarse.

Una sugerencia con sentido común: *El sudor puede hacer que los autobronceadores dejen rayas más oscuras en la piel, entonces dúchese o dése un baño para evitar sudar. Su piel debe estar completamente seca para lograr los mejores resultados. No se aplique un autobronceador en un baño caliente que esté lleno de vapor.*

4. Lo mejor es aplicarse el autobronceador estando desnuda, pero usar un traje de baño viejo (uno que ya no tenga planeado usar) le puede ayudar a decidir dónde se quiere broncear. En cualquiera de ambos casos, decida con anticipación dónde quiere que empiece y que termine su bronceado (¿Quiere broncearse las axilas o la parte inferior de sus brazos? ¿Quiere broncearse los talones, las orejas o las palmas de las manos?) Recuerde que los autobronceadores sí mancharán su ropa hasta que se hayan absorbido completamente y hayan tomado efecto en las células de la piel.

   Una sugerencia con sentido común: *Para aplicarse autobronceador en la espalda, será necesaria que encuentre a alguien que le eche una mano, aunque también puede usar una brocha de mango largo. Yo voto por pedirle ayuda a una amiga (o a su pareja) dado que la brocha puede escurrir y causar una aplicación desigual.*

5. Aplíquese el autobronceador en una sola sección del cuerpo a la vez. Debe tener más cuidado de aplicárselo uniformemente más que de frotarlo hasta que se absorba. Evite las áreas de su cuerpo donde no quiera broncearse.

6. Para evitar broncearse las manos, puede usar guantes quirúrgicos o de plástico para aplicarse el autobronceador. Esto puede funcionar bien, pero también puede hacer que sea un poco más difícil aplicárselo. Otra opción es lavarse las manos cuando termine de aplicarse el autobronceador en cada sección de su cuerpo, o bien, lavárselas cada par de minutos. Si espera demasiado, sus manos se verán extrañas. También es útil tener un cepillo para uñas a la mano para que se asegure de quitarse el autobronceador de las cutículas y del área que está entre los dedos.

7. Algunas partes de su cuerpo "absorben" el autobronceador con más facilidad que otras. Por ejemplo, algunas personas han descubierto que sus piernas se broncean con mayor facilidad que sus brazos o torso, mientras que otras han encontrado que su rostro y cuello es lo que primero cambia de color. La experiencia le ayudará a determinar cuáles son las áreas de su cuerpo que se broncean más rápido. Tenga

cuidado en las áreas alrededor de la nariz, los ojos, los oídos, la línea del cabello y los labios. Es útil usar un hisopo (escobilla) de algodón para que pueda difuminar una capa fina y uniforme de autobronceador sobre las mismas. Para evitar que su cabello cambie de color, aplíquese una capa de acondicionador o de *Vaseline* sobre la línea del cabello.

8. Espere al menos 15 minutos antes de vestirse. No haga ejercicio ni nade durante al menos tres horas.

9. Si se equivoca y termina con rayas o áreas más oscuras, considere usar mi *2% Beta Hydroxy Acid Solution* o *Neutrogena's Clear Pore Clarifying Gel* (con un 2% de beta-hidroxiácido) sobre estas áreas. Luego, en la mañana, exfolie manualmente dichas áreas con una toallita para la cara mojada y listo. . . ¡adiós rayas!

10. Áreas problemáticas: una opción para aplicarse autobronceador en las manos (una parte del cuerpo en la que puede ser particularmente difícil lograr una apariencia natural) es aplicárselo del mismo modo que se aplicaría un humectante y luego limpiarse rápidamente las palmas de las manos usando una toallita para la cara con un poco de jabón. Luego, tome un cotonete (hisopo, *Q-tip*), sumérjalo en limpiador, removedor de maquillaje de ojos (uno que no sea grasoso para que no se corra) o quitaesmalte y úselo cuidadosamente para limpiarse alrededor de las uñas, la cutícula y el área que está entre los dedos. Otra opción es usar una esponja de maquillaje para aplicarse autobronceador en el dorso de las manos, el empeine de los pies, las sienes y la línea del cabello. Si aprende a sostener la esponja con dos dedos, sólo tendrá que preocuparse por evitar que esta pequeña área se torne del color equivocado.

Una sugerencia con sentido común: *Los productos para el cuidado del cutis que contienen AHA, BHA, limpiadores granulares tópicos,* Retin-A *y desinfectantes tópicos puede afectar la acción del autobronceador en su piel o incluso eliminar el bronceado al exfoliar las células superficiales células superficiales de la piel (los autobronceadores sólo actúan en la superficie de la piel). Lo mejor es no aplicarse estos productos la misma noche que se aplique un autobronceador. Sin embargo, si no le es posible evitarlo, espere por lo menos de dos a tres horas antes de usarlos.*

11. Reaplíquese el autobronceador según vaya sintiendo que sea necesario. Por lo general, su bronceado empezará a desaparecer en aproximadamente tres a cuatro días, a medida que las capas superficiales de la piel se vayan desprendiendo.

Todas las anteriores son técnicas válidas para aplicarse un autobronceador, pero ninguna ofrece garantías. Por lo tanto, tendrá que experimentar y tomar las cosas con calma para lograr los mejores resultados.

MÁQUINAS PARA BRONCEAR LA PIEL

Según la FDA, la Comisión Federal de Comunicaciones, la Academia de Dermatología de los Estados Unidos y la Fundación del Cáncer de Piel, las máquinas para broncear la piel simplemente son aparatos para generar cáncer de la piel y deberían ser ilegales. Los estudios de investigación que se han hecho sobre este tema son aterradores. Las máquinas para broncear la piel irradian los efectos más dañinos del sol a tan sólo unas cuantas pulgadas de distancia de su cuerpo y, lo que es peor, están disponibles día tras día, mes tras mes, en áreas del país donde normalmente no se ve el sol todos los días. Además, permiten la exposición de partes del cuerpo que generalmente están cubiertas. Estas máquinas conllevan el mismo riesgo severo de causar cáncer de la piel que la exposición al sol sin protección. [Fuente: *Journal of the American Academy of Dermatology* (Revista de la Academia de Dermatología de los Estados Unidos), mayo de 2001, páginas 775–780].

Para mi sorpresa, he recibido panfletos y folletos de compañías que fabrican máquinas para broncear la piel, así como de gerentes de salones de bronceado, en los que explican lo seguras que estas máquinas son por el tipo de radiación que emiten. Cada vez que los leo, me dan ganas de gritar o de llorar o ambos. Nada de esto es cierto ni ha sido fundamentado por nadie aparte de los que se dedican a comercializar el uso de máquinas para broncear la piel. Se lo suplico, aunque decida no hacer caso de las otras informaciones que le brinda este libro, protéjase la piel de los daños causados por el sol, tanto artificial como natural. Hay muchas maneras de lucir y sentirse hermosa, pero esta no es una de ellas.

¿Y LAS PASTILLAS BRONCEADORAS?

Hay dos tipos distintos de pastillas bronceadoras: aquellas que contienen tirosina y aquellas que contienen una dosis concentrada de betacaroteno. Hablemos primero de la tirosina. La FDA ha desbancado a la tirosina como un acelerador de bronceado. El gancho mercadotécnico es que el cuerpo necesita tirosina para producir melanina, lo cual es cierto. La tirosina es un aminoácido que sirve de precursor para la producción de melanina. Por lo tanto, la lógica (fallida) que sigue es: si toma pastillas con tirosina, aumentará la producción de melanina. Esto simplemente no es cierto. Sólo la exposición a los rayos UVA o UVB del Sol puede activar la tirosina y otros elementos de la piel para que inicien (o provoquen) la producción de melanina, que es el pigmento que le confiere a la piel un tono bronceado.

He aquí lo que la FDA dice acerca de la tirosina en la *Office of Cosmetics and Colors Fact Sheet* (Hoja Técnica de Datos de la Oficina de Productos Cosméticos y Colores) publicada el 27 de junio de 2000: "Las lociones y las pastillas que se comercializan como 'aceleradores de bronceado' generalmente contienen tirosina (un aminoácido), a menudo combinado con otras sustancias. Los aceleradores de bronceado se comercializan como productos que mejoran el bronceado al estimular e incrementar la formación de melanina. La FDA ha concluido que estos 'aceleradores de bronceado' en realidad son fármacos no aprobados y la agencia ha expedido cartas de advertencia a diversos fabricantes de estos productos. No existen datos científicos que demuestren que funcionan; de hecho, al menos un estudio de investigación ha encontrado que son ineficaces". No hay estudios de investigación que respalden que el consumo oral de tirosina tenga efecto alguno en el color de la piel. En otro reporte, la FDA dijo: "De hecho, en un estudio de investigación realizado en animales y reportado hace algunos años, se demostró que la ingestión y la aplicación tópica de tirosina no tiene efecto alguno en [la producción de melanina]". (Fuente: página de Internet de la FDA, http://www.fda.gov/ora/inspect_ref/igs/cosmet.html).

Una pastilla autobronceadora llamada *Elusun* aparece en muchos sitios de Internet. Las afirmaciones que se han hecho en cuanto a lo que *Elusun* puede hacer son, en el mejor de los casos, engañosas, y en el peor de los casos, potencialmente peligrosas. Los fabricantes de *Elusun* dicen que esta pastilla puede evitar el envejecimiento de la piel durante la exposición al sol; esta información no sólo es completamente falsa, sino que también es verdaderamente dañina. Sin un filtro solar que contenga ingredientes que protejan la piel de la radiación UVA, *cualquier* tipo de exposición al sol es dañina y no existe vitamina o suplemento oral alguno que pueda cambiar esto.

¿Las pastillas *Elusun* cambian el color de la piel? Sí, al darle una dosis elevada de betacaroteno (un suplemento vitamínico y colorante de alimentos aprobado por la FDA). El betacaroteno es el compuesto que les da ese color anaranjado a las zanahorias y si usted lo consume en cantidades suficientes, puede alterar el color de la piel. Sin embargo, según la FDA, las megadosis de betacaroteno "entran al torrente sanguíneo y se depositan parcialmente en el tejido de la piel, dándole a la piel un color similar al de un bronceado (. . .) [pero no han sido] aprobadas para su uso [como bronceadores] y los productos que contienen estas cantidades elevadas de betacaroteno se consideran productos adulterados. Algunos reportes de reacciones adversas a las 'pastillas bronceadoras' han incluido retortijones (cólicos) estomacales, hepatitis, náusea, diarrea y deposición del color en la retina del ojo". Las megadosis de betacaroteno pueden ser dañinas. [Fuente: página de Internet de la FDA, http://www.fda.gov/ora/inspect_ref/igs/cosmet.html].

Aparte de las pastillas que contienen betacaroteno, existen otras que contienen otro colorantes para alimentos llamado cantaxantina. Este ingrediente funciona de manera similar al betacaroteno, pero, según la FDA, "por lo menos una compañía presentó una solicitud para la aprobación de pastillas que contienen cantaxantina como agente bronceador, pero retiró la solicitud cuando se descubrieron efectos secundarios, como la [formación] de cristales en el ojo".

La FDA también dice lo siguiente en su sitio web: "En años recientes, han aparecido 'aceleradores de bronceado' en el mercado. Estos productos dicen que mejoran el bronceado al estimular e incrementar la formación de melanina. (. . .) Un tipo de acelerador de bronceado está hecho a base de bergapteno (5-metoxipsoraleno), el cual se encuentra en el aceite de bergamota y es una sustancia fototóxica conocida (responsable de la dermatitis de Berloque). El bergapteno incrementa la sensibilidad de la piel a la luz ultravioleta, intensifica la formación de eritema y estimula a los melanocitos para que produzcan melanina. También se ha reportado como una sustancia fotocarcinogénica en animales". [Fuente: página de Internet de la FDA, http://www.fda.gov/ora/inspect_ref/igs/cosmet.html].

EL CÁNCER DE LA PIEL Y LOS DAÑOS CAUSADOS POR EL SOL

Según los Centros para el Control y la Prevención de Enfermedades y la Academia de Dermatología de los Estados Unidos, cada año se diagnostican un millón de casos nuevos de cáncer de la piel. Esto le da al cáncer de la piel la desfavorable distinción de ser el tipo más común de cáncer en los Estados Unidos. Según lo reporta el Dr. Darrell S. Rigel de la Facultad de Medicina de la Universidad de Nueva York, la probabilidad de que una persona que vive en los Estados Unidos desarrolle un melanoma en algún momento de su vida es de 1 en 84. Esta no es una probabilidad con la que valga la pena arriesgarse, por lo menos no cuando se trata de perder partes de su piel o incluso su vida.

La mayoría de los tipos de cáncer de la piel caen dentro de tres categorías: carcinomas de células basales, carcinomas de células escamosas y melanomas. Los carcinomas de células basales y los carcinomas de células escamosas son causados por la exposición repetida al sol sin protección. [Fuente: *American Journal of Clinical Dermatology* (Revista de Dermatología Clínica de los Estados Unidos), mayo-junio de 2000, páginas 167–179].

Sin embargo, todavía hay cierta controversia en cuanto a si los melanomas son causados o no por la exposición al sol sin protección. Pese a que todavía no existe un acuerdo, muchos dermatólogos opinan que las mejores pruebas que están disponibles sugieren que se les debe aconsejar a los pacientes que disminuyan su exposición a la luz del Sol e informarles que el uso de un filtro solar de amplio espectro con un alto factor de protección disminuye el riesgo de desarrollar un melanoma. [Fuentes: *Archives of Dermatology* (Archivos de Dermatología), diciembre de 2000, páginas 1447–1449; *Journal of the American Medical Association* (Revista de la Asociación Médica de los Estados Unidos), junio de 2000, páginas 2955–2960].

Como teoría general, los científicos creen que la exposición a la radiación UVA y a cierta radiación UVB provoca mutaciones en las células de la piel que se están replicando, causando alteraciones en su codificación genética. Las células olvidan cómo mantener el proceso normal de recambio celular como consecuencia de los daños causados la radiación. Por fortuna, los tipos de cáncer de la piel que no son melanomas son relativamente fáciles de tratar si se detectan a tiempo y rara vez son mortales. Los melanomas son un tipo de cáncer mucho más peligroso y mortal.

En un artículo que apareció en *Journal of Epidemiology* (Revista de Epidemiología) en el suplemento de diciembre de 1999, páginas 7–13, se resume este tema con bastante precisión: "El cáncer de la piel es el cáncer de mayor incidencia en humanos. (. . .) Los estudios descriptivos muestran que las tasas de incidencia de los principales tipos de cáncer de la piel, carcinoma de células basales, carcinoma de células escamosas y melanoma, son [más elevadas] en las poblaciones en las que la exposición ambiental a la luz solar es elevada y la transmisión de la radiación solar por la piel es elevada, lo que sugiere que existe una fuerte relación con la exposición al sol. Los estudios analíticos epidemiológicos confirman que la exposición a al componente ultravioleta de la luz solar es el principal determinante ambiental del cáncer de la piel y otras afecciones relacionadas de la piel y las pruebas de que existe una relación causal entre la exposición al sol acumulada y el carcinoma de células escamosas, la queratosis solar y los daños causados por la exposición a la luz solar son relativamente incuestionables. (. . .) Como complemento a los datos [de poblaciones e investigaciones], están las pruebas moleculares de los mecanismos de carcinogénesis [cáncer] de la luz ultravioleta (UV) como las mutaciones específicas a la luz UV en el ADN de genes supresores de tumores en los tumores de la piel. Dada la mayor irradiación de luz UV que resulta del afinamiento de la capa de ozono, se ha pronosticado que las tasas de incidencia de cáncer de la piel aumentarán en el futuro, salvo que, como se espera, una conducta humana dirigida a disminuir la exposición al sol pueda contrarrestar estos aumentos pronosticados".

Además de protegerse del sol, debe estar consciente de algunas señales tempranas indicativas del cáncer de la piel. La detección temprana del cáncer de la piel le puede salvar la piel y la vida. Si usted detecta cambios en su piel que la hagan dudar, consulte a su médico; incluso una pequeña diferencia en un lunar o una peca o un granito que no parece ser normal puede ser indicativo de cáncer de la piel.

Las cinco características más comunes del cáncer de la piel son:

1. Una llaga abierta de cualquier tamaño que sangra, supura o se encostra y que permanece abierta durante tres semanas o más. Una llaga persistente que no se cura es una de las señales tempranas más comunes del cáncer de la piel.
2. Un parche de piel enrojecido o irritado que no desaparece ni responde a cremas de cortisona o humectantes. Algunas veces estos parches se encostran y descaman, pero nunca desaparecen por completo.
3. Un crecimiento uniforme con un borde enrollado distintivo y el centro hundido. Puede parecer un pequeño grano o herida, pero tiende a crecer y no sana.
4. Una bolita o nódulo brillante con una superficie resbalosa y uniforme que puede ser de color rosa, rojo, blanco, negro, café o morado. Puede parecer un lunar, pero su textura y brillo son lo que los distinguen.
5. Un parche blanco de piel que tiene una textura suave, similar a la de una cicatriz. El área de piel blanca puede tener una apariencia estirada y transparente que resalta en comparación con la piel circundante.

La Academia de Dermatología de los Estados Unidos tiene una lista alfabética de características que sirven para identificar el cáncer de la piel. Dichas características son:

Asimetría: Una mitad de la lesión o área sospechosa es diferente de la otra mitad.

Borde: Existe un borde irregular, ondulado o mal circunscrito alrededor de la lesión o lunar sospechoso.

Color: El color varía de un área a otra, con tonos de beige, café, negro, blanco, rojo o azul.

Diámetro: El generalmente es mayor de 6mm (el diámetro de la goma o borrador de un lápiz).

QUERATOSIS ACTÍNICA

Si usted en cualquier momento de su vida se ha expuesto al sol sin protección y tiene entre 30 y 80 años, es posible que algún día empiece a notar parches irregulares, ásperos, ligeramente elevados, a veces encostrados y generalmente de color café claro o rosa claro en su pecho, manos, brazos o cuello. Estas decoloraciones se conocen como queratosis actínica o queratosis solar, y son diferentes de otros tipos de decoloraciones cafés que aparecen en la piel. Según la Fundación del Cáncer de la Piel, "Una de cada seis personas desarrollará queratosis actínica en el transcurso de su vida". Las manchas cafés más comunes que aparecen en la piel debido a la exposición al sol se llaman melasmas. Los melasmas se asemejan más a pecas cafés y no están elevados, ásperos o encostrados y se consideran benignos. Las lesiones de queratosis actínica, aunque no son cancerosas, sí son problemáticas porque se consideran como indicativas de una afección precancerosa de la piel y requieren ser evaluadas por un dermatólogo. Si usted tiene dudas acerca de que si un parche café en su piel es un melasma o una queratosis actínica, lo mejor es que le pregunte a su doctor.

La prevención es el mejor método de evitar la ocurrencia de este tipo de parches cafés (es decir, el uso diario y generoso de filtros solares eficaces). Por desgracia, debido a que la mayoría de nosotras no supimos durante gran parte de nuestra vida que debíamos protegernos adecuadamente del sol, muchas tenemos una buena probabilidad de llegar a notar uno de estos parches en alguna parte de nuestro cuerpo.

Existen diversas maneras de remover la queratosis actínica. Las técnicas principales son el curetaje, criocirugía y terapia fotodinámica, además de otras opciones de quimioterapia tópica. [Fuente: *American Journal of Clinical Dermatology* (Revista de Dermatología Clínica de los Estados Unidos), mayo-junio de 2000, páginas 167–179].

La elección de la técnica a usar depende principalmente del estado de la lesión y de qué tanto le moleste su apariencia. Esto hace necesario que discuta y evalúe las diversas opciones con su dermatólogo.

Un método típico de remoción es raspar o cortar la lesión con procedimientos llamados **curetaje** (*curetage*), **electrodesecación** (*electrodessication*) o incluso un simple raspado con una navaja quirúrgica. El curetaje implica cortar la lesión con una cureta, que es un instrumento con forma de cuchara que tiene un borde filoso. La electrodesecación emplea una corriente eléctrica para remover el tejido de la piel, al mismo tiempo que controla el sangramiento. En ambos casos, se hace una biopsia para verificar el estado de la lesión. Ambos métodos pueden causar cicatrización, además de que pueden recurrir las lesiones.

La **criocirugía** (*cryosurgery*) use el frío extremo, en la forma de nitrógeno líquido, para eliminar el tejido indeseable. Este método no causa sangramiento ni cicatrización pero puede dejar una marca blanca que a menudo no recupera el color normal. También existe una alta probabilidad de recurrencia.

Cuando hay muchas lesiones de queratosis actínica presentes, a veces se usan dos medicamentos tópicos. El primero, el **5-fluorouracil** (nombre comercial: *Efudex*), es un agente quimioterapéutico que se usa para tratar algunos tipos de cáncer. Esta sustancia se aplica a las lesiones dos veces al día durante tres a cinco semanas. Los efectos secundarios de este tratamiento pueden ser importantes, aunque temporales y los más comunes incluyen inflamación, ardor, picazón, formación de costras y cierta molestia o dolor. Sin embargo, estos efectos sanan de una a dos semanas después de que se discontinúa el tratamiento. Este tratamiento se considera altamente eficaz.

Otro agente quimioterapéutico de uso tópico, la crema de **masoprocol** al 10% (nombre comercial: *Actinex*), es similar 5-fluorouracil en cuanto a su aplicación y los resultados que produce, pero conlleva un riesgo mucho más elevado de causar dermatitis por contacto.

Los **moduladores de la respuesta inmunitaria** son capaces de destruir selectivamente las células anormales de la piel. En un pequeño estudio de investigación "seis hombres con queratosis actínica fueron tratados con crema de imiquimod al 5% (nombre comercial: *Aldara*) tres veces a la semana durante 6–8 semanas. En caso de que se presentara una reacción local en la piel, el tratamiento se modificaba a dos veces per semana. Resultados: todas las lesiones de QA [queratosis actínica] se removieron con éxito. (. . .) Histológicamente [abajo de la piel], no se pudieron detectar señales aparentes de QA persistente y no se reportó recurrencia alguna durante el seguimiento". [Fuente: *British Journal of Dermatology* (Revista Británica de Dermatología), mayo de 2001, páginas 1050–1053]. *Aldara* es una opción potencial que puede discutir con su médico.

El **peeling químico** emplea ácido tricloroacético (*TCA* por sus siglas en inglés), el cual se aplica bajo sedación leve. Al igual que muchos otros *peels* cosméticos que se hacen con sustancias químicas, este ácido hace que las capas superiores de la piel se desprendan para ser reemplazadas al cabo de unas cuantas semanas por el crecimiento de piel nueva. El *peel* con TCA se emplea cuando se necesita una penetración más profunda para remover la lesión. Las desventajas de este método son que requiere sedación, lo cual lo hace poco conveniente, y el tiempo prolongado de curación; la ventaja es que los resultados finales son bastante buenos.

El tratamiento más nuevo que recientemente fue aprobado por la FDA se llama **terapia fotodinámica**. Este es un procedimiento interesante que consiste en la aplicación tópica por parte de un médico de una crema que sólo se vende con receta, la cual contiene ácido aminolevulínico (nombre comercial: *Levulan Kerastick*). Luego, de 14 a 18 horas después de que se aplica la crema, el área se expone a una fuente de luz específica llamada *BLU-U* o luz azul, durante aproximadamente 15 a 20 minutos. Este tratamiento se considera exitoso y con poco riesgo para la piel. Sin embargo, después de que el ácido aminolevulínico ha sido aplicado, la piel se vuelve anormalmente sensible a la luz del día o a la luz para interiores brillante hasta que el tratamiento se haya completado. Es absolutamente indispensable que use ropa que la proteja del sol y que evite cualquier tipo de exposición al sol porque los filtros solares no la protegerán. También es importante que evite sentarse cerca de cualquier fuente de luz. Los efectos secundarios durante el tratamiento generalmente incluyen ardor, la sensación de que algo le está caminando por la piel, comezón, entumecimiento y picor, oscurecimiento o aclaramiento de la piel tratada, formación de costras y ronchas rojas que dan comezón. Sin embargo, una vez que se discontinúa el tratamiento, la reacción y las manchas cafés desaparecen y no tienden a regresar.

CUIDADOS QUE DEBE TENER
DESPUÉS DE EXPONERSE AL SOL

Esta frase de "cuidados que debe tener después de exponerse al sol" me da miedo. Suena como si una pudiera deshacer todos los daños en los que incurrió durante el día. Admito que es un excelente concepto mercadotécnico, pero es riesgoso en el sentido de que alguien se puede llegar a creer que podemos reparar la piel después de exponerla al sol sin protección. Si usted deja desprotegida a su piel y la expone a los rayos del Sol, y luego se unta un poco de loción, loción tonificante o suero después, no puede esperar que milagrosamente vaya a sanar, eliminar, corregir o anular, ni siquiera un poquito, las lesiones devastadoras que ha sufrido su piel (ya que cualquier cantidad de exposición al sol es devastadora con el tiempo).

Untarse cantidades excesivas de humectante después de un largo día bajo el sol, o simplemente cualquier día, puede impedir que la piel haga lo que hace naturalmente, principalmente curarse. Esto se debe a que las cantidades excesivas de humectante pueden anular la capacidad natural que tiene la piel de sanarse. En la mayoría de los casos, lo mejor es dejar la piel en paz, o cuando mucho, aplicarle una capa fina de algún humectante ligero, especialmente después de haberla expuesto al sol.

¿Y los cuidados que debe tener cuando sufre una quemadura solar? Bueno, para empezar, ¿por qué se dejó quemar? ¿Por qué salió de su casa a cualquier hora del día o época del año sin haberse aplicado un buen filtro solar (uno con un SPF de 15 como mínimo y que contenga avobenzona, dióxido de titanio u óxido de cinc como principio activo)? Bueno, ya que la he hecho sentirse culpable, simplemente no lo vuelva a hacer y ahora déle los cuidados adecuados a su quemadura.

Es esencial que trate las quemaduras solares como trataría cualquier otra quemadura provocada por cualquier otra fuente de calor. Sin duda alguna, lo primero que debe hacer cuando se quema la piel es enfriarla para evitar que el tejido de la piel retenga el calor o siga reaccionando negativamente. Atrapar el calor en la piel al cubrirla con una loción o crema espesa, cerosa o pesada literalmente hará que su piel se siga friendo, incluso después de haber eliminado la fuente de calor. Asimismo, esto hace que aumente la hinchazón, el enrojecimiento y el dolor.

Quizá algunas de ustedes recuerden los días en que su madre o abuela les untaban mantequilla cada vez que se quemaban en la cocina. Nada en este mundo podría ser peor para la piel. La mantequilla, al igual que cualquier otro humectante emoliente, forma una capa relativamente oclusiva sobre la piel, encapsulando el calor e impidiendo que salga. No ayuda en lo más mínimo a disminuir la hinchazón o el enrojecimiento.

Todas las quemaduras necesitan enfriarse para disipar el calor latente que se encuentra en las capas inferiores de la piel y disminuir la inflamación resultante. Si usted se quemó casi todo el cuerpo, dése un baño con agua fresca o ligeramente fría (no helada); la aplicación de hielo o agua helada directamente sobre la piel es una medida demasiado severa y puede quemar la piel de otras maneras. Si quiere usar un humectante o un agente calmante, yo le recomiendo aplicarse una capa ligera de áloe vera (sábila, acíbar, *aloe vera*), pero no por las razones que la industria de los productos cosméticos le da para usar estos productos. El áloe vera ayuda a enfriar la piel y no atrapa el calor como lo hacen las cremas y los humectantes emolientes.

Si su quemadura es severa o extremadamente dolorosa, no dude en acudir a la sala de urgencias del hospital más cercano. Los traumatismos por calor causados por las quemaduras solares pueden ser una amenaza seria a su salud.

LA RAZÓN POR LA QUE EL ÁLOE PUEDE SER EFICAZ PARA LAS QUEMADURAS SOLARES

Ahora estamos descubriendo que sí se puede exagerar en el uso de humectantes, ya que esto puede afectar el proceso de curación de la piel. Muchas personas le atribuyen beneficios milagrosos a la planta de áloe vera (sábila, acíbar, *aloe vera*) porque ayuda a sanar la piel. Sin embargo, no hay pruebas fehacientes de que el áloe vera ayude a la piel de manera significativa alguna. En un artículo publicado en la *British Journal of General Practice* (Revista Británica de Medicina General) en octubre de 1999, páginas 823–828, dice que "la aplicación tópica de áloe vera no es un método eficaz para prevenir las lesiones inducidas por la radiación. (. . .) Aún no se sabe con certeza si promueve la curación de heridas. (. . .) Aunque sí han habido algunos resultados prometedores, la eficacia clínica del áloe vera oral o tópico no ha sido suficientemente definida en la actualidad". También se han hecho algunos estudios de investigación en los que se han aislado ciertos componentes del áloe vera y se ha demostrado que tiene cierta eficacia para curar heridas y que también es un agente antiirritante. [Fuentes: *Journal of Ethnopharmacology* (Revista de Etnofarmacología), diciembre de 1999, páginas 3–37; *Free-Radical*

Biology and Medicine (Biología y Medicina de Radicales Libres), enero de 2000, páginas 261–265].

Independientemente de la información dispar que existe acerca de este tema, sí hay suficientes pruebas anecdóticas acerca del áloe vera que nos hacen difícil ignorar su reputación. Resulta que la reputación del áloe vera podría tener menos que ver con lo que hace por la piel que con las cosas que ayuda a mantener alejadas de la misma. En otras palabras, si usted sólo se aplica áloe vera sobre una quemadura solar u otra lesión, no se aplicará nada más. En esencia, usted sólo estará enfriando la piel y dejándola en paz para que haga lo que ya sabe hacer. Una vez que se ha secado el jugo de áloe vera —y debido a que consta principalmente de agua, esto ocurre con bastante rapidez— la piel puede sanar bastante bien por su propia cuenta.

CÓMO ELEGIR LENTES DE SOL

El uso cotidiano de lentes de sol es crucial para la salud de sus ojos. El lente del ojo absorbe bastante bien los rayos UVA, pero a diferencia de la piel, el lente no puede hacer que se desprendan las células dañadas. Esto significa que no existe manera alguna de que el lente se repare por sí solo. Usted necesita protegerse los ojos no sólo por razones estéticas, sino que también por conservar su vista el mayor tiempo posible. Sus ojos necesitan protección de la radiación ultravioleta, y sin importar si compra lentes de sol baratos o caros, estará malgastando su dinero si no le brindan esta protección.

Los ojos que se exponen a la luz del Sol corren el riesgo de sufrir cataratas, quemaduras solares (el globo ocular en sí puede sufrir quemaduras provocadas por el sol), irritación, cáncer de la piel del párpado y resequedad. Por fortuna, la mayoría de los lentes de sol sí nos protegen bien del sol, pero no es fácil saber cuáles sí nos protegen y cuáles no. Algunos lentes de sol se venden con etiquetas que dicen que ofrecen protección contra la radiación UV, pero no hay reglas ni normas para este campo. No está de más comprar lentes de sol que digan que ofrecen protección contra la radiación UV en la etiqueta, pero hay otras cosas que necesita verificar antes de comprar un par de lentes que no haga más que hacerla lucir bien.

Yo recomiendo comprar lentes de sol que "abracen" la cara y que tengan armazones y piezas laterales anchos. De esta manera, se puede proteger a los ojos de cualquier luz del Sol que provenga desde arriba, abajo o los lados, así como proteger la piel delicada que rodea a los ojos de los daños causados por el sol.

La Academia de Oftalmología de los Estados Unidos (http://www.aao.org/) ofrece lineamientos muy útiles que le ayudarán a encontrar la mejor protección.

1. Elija lentes de sol que bloqueen los rayos ultravioleta. No se deje engañar por su color o costo. La capacidad de bloquear la luz UV no depende de la oscuridad del lente o del precio que indique la etiqueta. Siempre deberá comprar lentes de sol que cumplan con esta característica. Compre lentes de sol que bloqueen el 99 ó 100 por ciento de toda la luz UV. Las etiquetas de algunos fabricantes dicen *"UV absorption up to 400nm"* (absorción de rayos UV hasta 400nm). Esto equivale a una absorción del 100 por ciento de los rayos UV.

2. Idealmente, sus lentes deben cubrir hasta las sienes, de modo que los rayos del Sol no puedan entrar por los lados.

3. Aunque use lentes de contacto con protección contra los rayos UV, recuerde usar sus lentes de sol.

4. Asegúrese que el tinte de los lentes sea uniforme, es decir, que no sea más oscuro en una área del lente que en otra.

Otra prueba que puede hacer para asegurar que sus lentes de sol estén bien hechos es sostenerlos hacia el frente con el brazo estirado. Desde esta distancia, mire a través de ellos a una línea recta, por ejemplo, el borde de un librero o una pared. Luego mueva lentamente los lentes a lo largo de la línea recta. Si el borde recto se distorsiona, columpia, curvea o mueve, entonces los lentes tienen imperfecciones y no debe comprarlos.

Los lentes de sol de colores tienen un impacto en el tipo de luz solar al que está expuesta, además de que tienen un impacto en el rostro. Por ejemplo, los lentes con tintes rojos y amarillos pueden cortar la neblina, pero es posible que no la protejan adecuadamente de la exposición al sol. Ahora bien, si tienen un recubrimiento para bloquear la luz UV, sí la protegerán de los daños causados por el sol. Revíselos a la luz del día o consulte a un oftalmólogo. Los tintes de color gris, verde y café son conocidos porque permiten que la persona vea bien y además brindan una buena protección contra el sol. Los tintes de color negro y azul pueden ser demasiado oscuros, impidiendo que la persona vea bien a través de este tipo de lentes.

capítulo 4

TÁCTICAS PARA CUIDAR SU CUTIS

PARA EMPEZAR

La lista siguiente es una compilación completa de las rutinas más eficaces para el cuidado de distintos tipos de cutis. Recuerde que antes de elegir una rutina para su tipo específico de cutis, debe determinar si lo que está viendo o sintiendo en el mismo está siendo causado por los productos que actualmente está usando.

Lo que esté ocurriendo en su cutis le indica el camino que deberá tomar, el cual puede incluir tener que atender diferentes necesidades al mismo tiempo. Si la piel de sus cachetes está seca, su frente sufre de erupciones y tiene algunas decoloraciones cafés y parches de rosácea, tendrá que usar una combinación de productos en diferentes partes de su rostro para tratar cada uno de estos problemas.

Además, en lo que se refiere al cuidado del cutis, sus necesidades pueden cambiar dependiendo de la época del año o del clima en que se encuentre. **Responda a lo que ve o siente en su rostro y cambie lo que esté haciendo con base en lo que su cutis le esté diciendo.** (Siempre hablo bajo el supuesto que esté usando productos delicados, no irritantes y no secantes en su cutis). Por ejemplo, el limpiador que está usando podría ser perfecto en un ambiente húmedo y templado, pero puede ser demasiado secante en un clima árido y caliente. Tendrá que experimentar hasta encontrar lo que se sienta mejor en su cutis en situaciones diferentes, prestando atención a lo que sí o no le funciona.

La excepción a la regla: aunque es mejor tratar sólo lo que está ocurriendo en su cutis ahora, algunos problemas requieren consistencia incluso cuando no estén presentes en su rostro. Si usted tiende a tener erupciones o si padece psoriasis, rosácea o seborrea, es esencial que siga un programa consistente. Para las erupciones, es necesario que use un exfoliante y un desinfectante todos los días para poder notar una diferencia continuamente. En el capítulo 7, "Tácticas para eliminar las imperfecciones", le explico por qué los tratamientos que sólo se aplican en los granos que ya le han salido no sirven. En el caso de la psoriasis, la rosácea o la seborrea, el tratamiento consistente también es indispensable, incluso cuando el problema no esté presente.

Nota: En el régimen siguiente recomiendo usar un limpiador hidrosoluble (*water-soluble cleanser*), lo cual es una mezcla de champú y crema limpiadora, y no es un jabón. No todos los limpiadores hidrosolubles son iguales, y encontrar uno bueno puede ser todo un reto. Tan sólo porque la etiqueta de un limpiador diga "*water-soluble cleanser*" no quiere decir que sea fácil de quitar con agua o que sea suave.

Hace años, cuando yo empecé a recomendar limpiadores hidrosolubles, realmente había tan sólo uno disponible. Ese fue *Cetaphil Gentle Skin Cleanser*, el cual aún está disponible y es excelente para alguien con un cutis seco y sensible. Hoy día hay más limpiadores hidrosolubles disponibles de lo que jamás pensé posible. No todos realmente son limpiadores hidrosolubles y muchos son demasiado secantes, pero muchos sí son suaves para la piel, desmaquillan sin causar irritación o enrojecimiento, no hacen arder los ojos y no dejan restos grasosos.

Una cosa que tienen en común la mayoría de los limpiadores hidrosolubles, sin importar el precio, es la misma lista básica de ingredientes. Encontrará que contienen agua y uno o más agentes detergentes de limpieza como laureth sulfato de sodio (*sodium laureth sulfate*), laureth sulfato de amonio (*ammonium laureth sulfate*), cocamidopropilo de betaína (*cocamidopropyl betaine*) o coamfopropionato de sodio (*sodium coamphopropionate*), entre otros.

En la Quinta Parte, "Guía de compras para productos cosméticos", reseño algunos limpiadores hidrosolubles populares (vea las páginas 490, 491, 509 y 533). Sólo use limpiadores que se le quitan completamente al echarse agua a la cara, dejando esta sintiéndose limpia y suave, no grasosa o seca.

Los capítulos siguientes dan una explicación más detallada de algunos de los dilemas más desafiantes a los que se enfrentan las mujeres en lo que se refiere al cuidado del cutis. A continuación listo algunos de los pasos básicos para el cuidado de todos los tipos de cutis.

Cutis normal sin señales de arrugas o daños causados por el sol

A.M.

Limpiador hidrosoluble
Loción tonificante
Filtro solar en una base ligera o mate, con un factor de protección solar (*SPF*) de 15 o mayor y que también contenga avobenzona (*avobenzone*), dióxido de titanio (*titanium dioxide*) y/u óxido de cinc (*zinc oxide*)

P.M.

Limpiador hidrosoluble
Loción tonificante (opcional)
Humectante ligero (sólo sobre los parches de piel seca y alrededor de los ojos)

Cutis normal con señales de arrugas o daños causados por el sol

A.M.

Limpiador hidrosoluble
Loción tonificante (opcional)
Filtro solar con un factor de protección solar (*SPF*) de 15 o mayor y también contenga avobenzona (*avobenzone*), dióxido de titanio (*titanium dioxide*) y/u óxido de cinc (*zinc oxide*) en una base humectante ligera

P.M.

Limpiador hidrosoluble
Loción tonificante (opcional)
Alfa-hidroxiácidos (AHA) en una loción ligera (también se puede usar en la mañana)
Producto con tretinoína
Aclarador de cutis
Humectante para las áreas secas y alrededor de los ojos

Cutis grasoso sin señales de arrugas o daños causados por el sol

A.M.

Limpiador hidrosoluble

Loción tonificante (opcional)

Producto con beta-hidroxiácido (BHA) en una base líquida o de gel

Filtro solar, de preferencia en una base o una loción muy ligera que tenga un factor de protección solar (*SPF*) de 15 o mayor y que también contenga avobenzona (*avobenzone*), dióxido de titanio (*titanium dioxide*) y/u óxido de cinc (*zinc oxide*)

P.M.

Limpiador hidrosoluble

Loción tonificante (opcional)

Producto con beta-hidroxiácido (BHA) en una base de gel

Humectante (sólo para las áreas secas, incluyendo alrededor de los ojos)

Mascarilla facial absorbente

Cutis grasoso con señales de arrugas o daños causados por el sol

A.M.

Limpiador hidrosoluble

Loción tonificante (opcional)

Humectante (sólo para las áreas secas y alrededor de los ojos)

Filtro solar, de preferencia en una base o una loción muy ligera que tenga un factor de protección solar (*SPF*) de 15 o mayor y que también contenga avobenzona (*avobenzone*), dióxido de titanio (*titanium dioxide*) y/u óxido de cinc (*zinc oxide*)

P.M.

Limpiador hidrosoluble

Loción tonificante (opcional)

Producto con beta-hidroxiácido (BHA) en una base de gel

Aclarador de cutis (opcional)

Producto con tretinoína (opcional)

Humectante (sólo para las áreas secas y alrededor de los ojos)

EVITE las mascarillas faciales absorbentes

Cutis combinado

A.M.

Limpiador hidrosoluble

Loción tonificante (opcional)

Producto con beta-hidroxiácido (BHA) en una base líquida o de gel
Humectante (sólo para las áreas secas y alrededor de los ojos)
Filtro solar, de preferencia en una base que tenga un factor de protección solar (*SPF*) de 15 o mayor y que también contenga avobenzona (*avobenzone*), dióxido de titanio (*titanium dioxide*) y/u óxido de cinc (*zinc oxide*)

P.M.

Limpiador hidrosoluble
Loción tonificante (opcional)
Producto con beta-hidroxiácido (BHA) en una base líquida o de gel
Producto con tretinoína
Humectante (sólo para las áreas secas y alrededor de los ojos)
Mascarilla facial absorbente sólo sobre las áreas grasosas

Cutis combinado propenso a las erupciones

A.M.

Limpiador hidrosoluble
Loción tonificante (opcional)
Desinfectante tópico (sólo sobre las áreas con erupciones)
Producto con beta-hidroxiácido (BHA) en una base líquida o de gel
Humectante (sólo para las áreas secas y alrededor de los ojos)
Filtro solar, de preferencia en una base que tenga un factor de protección solar (*SPF*) de 15 o mayor y que también contenga avobenzona (*avobenzone*), dióxido de titanio (*titanium dioxide*) y/u óxido de cinc (*zinc oxide*)

P.M.

Limpiador hidrosoluble
Loción tonificante (opcional)
Desinfectante tópico (sólo sobre las áreas con erupciones), pero no use peróxido de benzoilo si está usando *Retin-A, Renova, Avita, Tazorac,* o tretinoína genérica
Producto con beta-hidroxiácido (BHA) en una base líquida o de gel
Producto con tretinoína
Humectante (sólo para las áreas secas y alrededor de los ojos)
Mascarilla facial absorbente sólo sobre las áreas grasosas

Cutis combinado con señales de arrugas o daños causados por el sol y propensa a las erupciones

A.M.

Limpiador hidrosoluble
Loción tonificante (opcional)
Desinfectante tópico (sólo sobre las áreas con erupciones), pero no use peróxido de benzoilo si está usando *Retin-A*, *Differin*, *Avita*, *Tazorac*, o tretinoína genérica
Producto con beta-hidroxiácido (BHA) en una base líquida o de gel
Humectante (sólo para las áreas secas y alrededor de los ojos)
Filtro solar, de preferencia en una base que tenga un factor de protección solar (*SPF*) de 15 o mayor y que también contenga avobenzona (*avobenzone*), dióxido de titanio (*titanium dioxide*) y/u óxido de cinc (*zinc oxide*)

P.M.

Limpiador hidrosoluble
Loción tonificante (opcional)
Producto con beta-hidroxiácido (BHA) en una base líquida o de gel
Desinfectante tópico (sólo sobre las áreas con erupciones), pero no use peróxido de benzoilo si está usando *Retin-A*, *Differin*, *Avita*, *Tazorac*, o tretinoína genérica
Producto con tretinoína
Aclarador de cutis
Humectante (sólo para las áreas secas y alrededor de los ojos)
Mascarilla facial absorbente sólo sobre las áreas grasosas

Cutis seco sin señales de arrugas o daños causados por el sol

A.M.

Limpiador hidrosoluble
Loción tonificante (opcional)
Humectante
Filtro solar en una base humectante con un factor de protección solar (*SPF*) de 15 o mayor que también contenga avobenzona (*avobenzone*), dióxido de titanio (*titanium dioxide*) y/u óxido de cinc (*zinc oxide*)

P.M.

Limpiador hidrosoluble
Loción tonificante (opcional)
Producto con alfa-hidroxiácidos (AHA) en una base humectante
Humectante (en las áreas secas)

Cutis seco con señales de arrugas o daños causados por el sol

A.M.

Limpiador hidrosoluble
Loción tonificante (opcional)
Humectante
Filtro solar en una base humectante con un factor de protección solar
(*SPF*) de 15 o mayor y que también contenga avobenzona (*avoben-
zone*), dióxido de titanio (*titanium dioxide*) y/u óxido de cinc (*zinc
oxide*)
Limpiador hidrosoluble
Loción tonificante (opcional)
Producto con alfa-hidroxiácidos (AHA) en una base humectante
Producto con tretinoína
Aclarador de cutis
Humectante (en las áreas extremadamente secas)

Cutis extremadamente seco y cutis seco frágil

Siga la rutina anterior para cutis seco, sólo que en la noche, aplíquese
por último aceite de oliva simple o algún otro aceite vegetal no volátil
como aceite de almendra dulce o aceite de prímula nocturna (aceite de
primavera nocturna, *evening primrose oil*) sobre las áreas excesivamente secas

Cutis grasoso sensible/propenso a las alergias

A.M.

Limpiador hidrosoluble
Loción tonificante (opcional)
Crema de cortisona que se venda sin receta (sólo cuando haya irritación o reacciones en la piel; si las reacciones son persistentes, consulte a un médico)

Filtro solar, de preferencia en una base que tenga un factor de protección solar (*SPF*) de 15 o mayor y que también contenga dióxido de titanio (*titanium dioxide*) y/u óxido de cinc (*zinc oxide*) como los únicos principios activos y ningún otro agente que sirva de filtro solar

P.M.

Limpiador hidrosoluble
Loción tonificante (opcional)
Crema de cortisona que se venda sin receta (sólo cuando haya irritación o reacciones en el cutis; si las reacciones son persistentes, busque la ayuda de un médico)
Beta-hidroxiácido (BHA) en gel o solución líquida
Humectante ligero (sobre los parches secos o alrededor de los ojos)

Cutis seco sensible/propenso a las alergias

A.M.

Limpiador hidrosoluble
Loción tonificante (opcional)
Crema de cortisona que se venda sin receta (sólo cuando haya irritación o reacciones en la piel; si las reacciones son persistentes, busque la ayuda de un médico)
Filtro solar en una base humectante emoliente, con un factor de protección solar (*SPF*) de 15 o mayor y que también contenga dióxido de titanio (*titanium dioxide*) y/u óxido de cinc (*zinc oxide*) como los únicos principios activos y ningún otro agente que sirva de filtro solar

P.M.

Limpiador hidrosoluble
Loción tonificante (opcional)
Crema de cortisona que se venda sin receta (sólo cuando haya irritación o reacciones en el cutis; si las reacciones son persistentes, busque la ayuda de un médico)
Beta-hidroxiácido (BHA) en una base humectante
Humectante

Rosácea con piel grasosa y escamosa

A.M.

Limpiador hidrosoluble

MetroGel, MetroLotion o ácido azelaico al 20% (medicamentos tópicos que sólo se venden con receta)

Filtro solar, de preferencia en una base que tenga un factor de protección solar (*SPF*) de 15 o mayor y que también contenga dióxido de titanio (*titanium dioxide*) y/u óxido de cinc (*zinc oxide*) como los únicos principios activos y ningún otro agente que sirva de filtro solar

P.M.

Limpiador hidrosoluble

MetroGel, MetroLotion, o ácido azelaico al 20% (medicamentos tópicos que sólo se venden con receta)

Producto con beta-hidroxiácido (BHA) en una base de gel o loción

Rosácea con piel seca y escamosa

A.M.

Limpiador hidrosoluble

MetroLotion, MetroCream o ácido azelaico al 20% (medicamentos tópicos que sólo se venden con receta)

Filtro solar en una base humectante que tenga un factor de protección solar (*SPF*) de 15 o mayor y que también contenga dióxido de titanio (*titanium dioxide*) y/u óxido de cinc (*zinc oxide*) como los únicos principios activos y ningún otro agente que sirva de filtro solar

P.M.

Limpiador hidrosoluble

MetroLotion, MetroCream o ácido azelaico al 20% (medicamentos tópicos que sólo se venden con receta)

Beta-hidroxiácido (BHA) en una base humectante o loción

Humectante emoliente (para las áreas secas)

Seborrea

A.M.

Limpiador hidrosoluble

Producto con beta-hidroxiácido (*BHA*) y/o lociones con esteroides y carbón-alquitrán que se venden con receta

Filtro solar en una base humectante que tenga un factor de protección solar (*SPF*) de 15 o mayor y que también contenga dióxido de titanio (*titanium dioxide*) y/u óxido de cinc (*zinc oxide*) como los únicos principios activos y ningún otro agente que sirva de filtro solar

P.M.

Limpiador hidrosoluble
Producto con beta-hidroxiácido (BHA) y/o lociones con esteroides y carbón-alquitrán que se venden con receta
Humectante emoliente (para las áreas secas)

Psoriasis

A.M.

Limpiador hidrosoluble
Producto con beta-hidroxiácido (BHA)
Filtro solar en una base humectante que tenga un factor de protección solar (*SPF*) de 15 o mayor y que también contenga dióxido de titanio y/u óxido de cinc como los únicos principios activos y ningún otro agente que sirva de filtro solar

P.M.

Limpiador hidrosoluble
Producto con beta-hidroxiácido (BHA)
Humectante emoliente (para las áreas secas)

Cualquier tipo de cutis con parches de dermatitis, eczema o áreas que parecen tener sarpullido

A.M. y P.M.

Siga el régimen completo para su tipo de cutis. Antes de aplicarse el filtro solar apropiado, aplíquese una crema de cortisona que se venda sin receta sólo sobre las áreas inflamadas y sólo de manera intermitente. (*Lanacort*® y *Cortaid*® son cremas de cortisona que se venden sin receta y que se pueden comprar en cualquier farmacia). El uso repetido de cortisona tópica puede hacer que el cutis se vuelva más fino. Si el problema persiste, consulte a su médico.

Todos los tipos de cutis propensos a granos o espinillas:
vea el capítulo 7, "Tácticas para eliminar las imperfecciones".

capítulo 5
TÁCTICAS ANTIARRUGAS

CÓMO ENVEJECE Y SE ARRUGA EL CUTIS

La manera en que el cutis envejece y se arruga es un proceso muy complicado en el que interviene una gama casi ilimitada de acontecimientos fisiológicos. No hay una causa única que se pueda tratar con un cosmético para borrar o minimizar lo inevitable, porque el proceso de "envejecimiento" en sí es sumamente complicado e intrincado. El cutis, por sí solo, envejece de muchas maneras identificables. Agregarle un extracto de planta o una vitamina no es suficiente para lidiar con una cantidad de asuntos que se requerirían para retardar el proceso de envejecimiento. Toda una serie de factores extrínsecos (daños causados por el sol, contaminación, daños causados por los radicales libres, tabaquismo) y factores intrínsecos (cesación celular genéticamente predeterminada, envejecimiento cronológico, agotamiento de hormonas, supresión inmunitaria) culminan en lo que nosotros llamamos cutis envejecido.

No es sólo el agotamiento de oxígeno, los daños causados por los radicales libres, la destrucción del colágeno, la disminución en el recambio celular, la formación de células anormales, un contenido disminuido de grasa, la deficiencia intercelular, la muerte celular genéticamente predeterminada, la pérdida hormonal, etc., lo que afecta la manera en que envejece el cutis, sino una combinación de todas estas cosas y más sucediendo al mismo tiempo.

Si lo miramos desde un punto de vista objetivo, podemos comprender de mejor forma lo que le está ocurriendo a nuestro cutis y lo que podemos o no podemos hacer por este. Si entendemos por qué los productos antiarrugas prometen hacer tal o cual cosa y por qué es muy improbable que realmente puedan cumplir con esas promesas, a la larga, se verá beneficiado no sólo nuestro cutis, sino también nuestros bolsillos. Por ejemplo, si bien sabemos que el colágeno y la elastina, que son las estructuras de soporte del cutis, se descomponen y aplanan como resultado de la exposición repetida al sol, también se vuelven menos flexibles y más duros con la edad, haciendo que este se vuelva menos elástico. Algunos productos dicen que sólo ayudan a formar colágeno o que sólo mejoran la elastina. Eso equivaldría a construir una casa sólo con vigas y sin trabes de soporte. Unas son inservibles sin las otras porque la casa no se mantendrá erguida si no tiene ambas.

Tendría que escribir otro libro completo para evaluar cada elemento del cutis que se ve afectados por factores envejecedores tanto intrínsecos (inducidos por la genética) como extrínsecos (inducidos por el medio ambiente), pero es importante tener una idea esencial de lo que está ocurriendo para poder comprender mejor la razón por la cual simplemente no es posible que la mayoría de las cremas antienvejecimiento o antiarrugas hagan lo que dicen hacer.

Por ejemplo, una característica que distingue al cutis más viejo del más joven es que el más joven tiene más células adiposas en la dermis que el más viejo. Esa es una de las razones por las cuales el cutis más viejo se ve más transparente y fino que el más joven y por qué una persona con 30 libras (13 kg) o más de sobrepeso tiende a tener menos arrugas. Además, por alguna razón desconocida, el cutis sigue creciendo y expandiéndose a medida que envejecemos, pese al hecho que la grasa que sirve de soporte a las capas inferiores del mismo van disminuyendo. Este es el motivo por el cual el cutis se cuelga: se está produciendo demasiado de este, pero no hay suficiente hueso (hay que recordar que el hueso también se deteriora con la edad) y grasa para sostenerlo. De manera simultánea, los músculos faciales pierden su forma y su firmeza, confiriéndole al rostro una apariencia caída.

Ciertos componentes del cutis también se agotan con la edad. Los elementos de la estructura intercelular que retienen el agua y mejoran la textura, como las ceramidas, el ácido hialurónico, los polisacáridos, la glicerina y muchos otros, se agotan y no son reabastecidos. Las estructuras de soporte del cutis, o sea, el colágeno y la elastina, se deterioran o se dañan. El cutis más viejo también es más vulnerable a las reacciones alérgicas, las sensibilidades y la irritación que el más joven, lo que se debe al debilitamiento del sistema inmunitario.

A nivel molecular, los mensajes genéticos que envían el ADN y el ARN a la célula de la piel para su reproducción se hacen menos frecuentes y las células dejan de reproducirse con la misma abundancia o de la misma manera en que lo hacían cuando eran más jóvenes. Este cambio preprogramado hace que las células adquieran una forma anormal, lo que provoca cambios adicionales en la textura del cutis e impide que las células retengan agua. Por esto, el cutis más viejo tiende a ser más seco que el más joven. Este cambio en el ADN y el ARN del cutis parece ocurrir a causa de diversas razones: está genéticamente predeterminado, es el resultado de los daños causados por el sol y es el resultado de una respuesta inflamatoria a los daños causados por los radicales libres que se van acumulando en las células del cutis a lo largo del tiempo. [Fuente: *Annals of the New York Academy of Sciences* (Anales de la Academia de Ciencias de Nueva York), abril de 2001, páginas 327–335].

Usted probablemente ya unió cabos y se dio cuenta que muchos de estos factores de envejecimiento son el blanco de los ingredientes cosméticos que afirman contrarrestar el efecto de su agotamiento natural. El colágeno, la elastina, las ceramidas, el ácido hialurónico, los polisacáridos, el ADN, el ARN y otros componentes de la piel son ingredientes que comúnmente se agregan a las cremas antiarrugas. (El ADN y ARN son los miembros más ridículos de este grupo de ingredientes, no sólo porque no sería una buena idea andar jugando con la codificación genética de las células, sino porque es imposible hacerlo. ¡Si pudiéramos hacer eso, ya hubiéramos encontrado la cura para el cáncer!)

Agregar colágeno y elastina a un producto para el cuidado del cutis puede sonar convincente, pero estos ingredientes no se pueden ligar al colágeno y la elastina presentes en nuestra piel, aunque sí pueden funcionar como ingredientes humectantes. Los ingredientes como las ceramidas y el ácido hialurónico sí ayudan a darle soporte a la estructura intercelular de la piel, pero no hay estudios de investigación en los que se demuestre que sirvan para prevenir su continua desintegración.

La ya conocida glicerina también se encuentra en abundancia en las capas que están entre las células de la piel, y es igualmente confiable para ayudar a que esta se sienta mejor, pero la industria de los productos cosméticos no la menciona mucho porque la glicerina es demasiado común como para que suene como algo distintivo. Por desgracia, a la industria de los productos cosméticos le encanta usar frases como "le devuelve al cutis lo que ya ha perdido" que la llevan a creer que estos tipos de ingredientes pueden afectar la estructura de la piel de alguna manera permanente. No pueden. El hecho es que no se puede revertir el envejecimiento, mucho menos con una rutina para el cuidado del cutis o con unos cuantos ingredientes específicos.

LA SEQUEDAD NO CAUSA ARRUGAS

Yo comprendo lo difícil que ha de ser ignorar el bombardeo de humectantes que dicen solucionar las arrugas y el cutis seco, pero lo cierto es que la noción de que existe una relación entre el cutis seco y las arrugas es completamente falsa. **¿Cómo sabemos que el cutis seco y las arrugas no guardan relación alguna? Porque después de untarnos toneladas de humectantes y cremas antiarrugas y lociones durante años y años, las mujeres seguimos teniendo muchas arrugas, sea cual sea nuestro tipo de cutis.** Incluso a las mujeres que usan productos caros les salen arrugas y consultan a cirujanos estéticos. Además, los niños que tienen el cutis seco no tienen arrugas y las mujeres que tienen un cutis grasoso y dañado por el sol sí tienen arrugas. Científicamente, sabemos que el cutis seco y las arrugas no están relacionados porque cuando se observa la piel bajo un microscopio, no hay pruebas físicas que nos indiquen que estas dos cosas estén vinculadas. El cutis seco se puede ver más arrugada, pero eso no significa que esas arrugas sean permanentes.

Lo irónico de todo esto es que en realidad el cutis seco *sí* se ve más arrugado y, por su parte, el cutis arrugado sí se ve mejor cuando se le aplica un buen humectante. Por esta razón, es muy fácil creer este mito acerca de las arrugas y el cutis seco. Una mujer que tiene el cutis grasoso cuenta con su propio humectante natural (en esencia, los humectantes están hechos de aceites o ingredientes similares al aceite y agua), lo que le ayuda a tener un cutis más terso sin la ayuda de un humectante.

Sin embargo, la verdad es que humectar el cutis no produce un efecto a largo plazo en las arrugas. Esto no significa que los humectantes no puedan reducir la apariencia de las arrugas, porque definitivamente sí lo hacen, pero la noción de que estas cremas, lociones, geles y sueros hagan algo por prevenir o detener las arrugas no es nada más que un anhelo que constantemente fomenta la industria de los productos cosméticos. Ya sabemos que esta industria nos dice muchas cosas que no son ciertas.

Este mito simplemente parece ser más creíble cuando nos empezamos a preocupar más por las arrugas.

Otra distinción importante entre el cutis seco y las arrugas es que cuando la capa externa del mismo se seca o se irrita, la superficie literalmente se agrieta y pueden aparecer lo que conocemos como arrugas o líneas finas. Estas arrugas finas no son lo mismo que las arrugas permanentes causadas por factores intrínsecos (envejecimiento genético) o extrínsecos (daños causados por el sol). El cutis seco que sufre este tipo de daños puede lucir arrugado, razón por la cual se usa el término elusivo "arrugas o líneas finas". Esto también explica por qué la industria de los productos cosméticos usa el término "arrugas finas": estas son justamente las que se pueden corregir fácilmente con el uso de un humectante. Las arrugas finas (mejor descritas como arrugas no permanentes) desaparecen con casi cualquier humectante; por otra parte, las arrugas permanentes *no* desaparecen, sin importar la cantidad de humectante que se les aplique. El cutis sumamente seco se puede agrietar y excoriar si no está humectado, causando una apariencia reseca y haciendo que este se sienta estirado e irritado, razón por la cual es tan incómodo tener este problema.

Ahora bien, tenga presente que una de las cosas que hace que el cutis se sienta reseco es que su matriz intercelular se está deteriorando. La matriz intercelular es el pegamento que hace que las células del cutis se queden juntas y ayuda a evitar que las células individuales pierdan agua. De hecho, la matriz intercelular es la que le confiere gran parte de su textura y tersura superficial al cutis. Esta matriz está compuesta de sustancias como glicerina, colesterol, pirrolidona carboxilato de sodio (*NaPCA*) y mucopolisacáridos, entre muchos otros que se mencionan a lo largo de este libro como agentes hidratantes y factores humectantes naturales (*NMF* por sus siglas en inglés). El agua (es decir, la humedad) no ayuda en nada a esa parte de la salud del cutis. Los emolientes, los lípidos y los NMF sí ayudan.

LA PRUEBA DEL TRASERO

Muchas de las arrugas y de las señales de envejecimiento que vemos en nuestro rostro, manos, brazos y pecho son el resultado de los daños causados por el sol. La cantidad de pruebas que fundamentan esto es verdaderamente apabullante. [Fuente: *Journal of Photochemistry and Photobiology* (Revista de Fotoquímica y Fotobiología), octubre de 2001, páginas 41–51]. Sin embargo, usted lo puede comprobar por sí misma con algo que yo llamo la prueba del trasero. Yo ya he hablado acerca de las pruebas irrefutables e indudables que nos indican que existe una relación directa entre las arrugas y los daños causados por el sol, y son tan válidas hoy día como lo eran hace años, cuando el Dr. Kligman, el inventor de *Retin-A*, describió por primera vez este fenómeno.

He aquí cómo funciona: si usted tiene más de 40 años de edad y, de preferencia, no tiene más de 20 libras (9 kg) de sobrepeso (ya que la grasa ayuda a rellenar la piel y a suavizar las arrugas), sólo necesita comparar la piel de su cara, manos u otras partes de su cuerpo que consistentemente están expuestas al sol con la piel del trasero. (Si no cumple con los requisitos esenciales para realizar esta prueba, puede observar discretamente a las mujeres en el vestidor del gimnasio y hacer esta prueba subrepticiamente). La mayoría de las personas que nunca o rara vez han expuesto su trasero desnudo al sol notarán una diferencia radical entre esta y otras partes de su cuerpo que sí han estado expuestas al sol. Lo que notará es una textura similar al papel *crepé* en la piel del rostro y las manos, cierta pérdida de elasticidad, arrugas superficiales, arrugas profundas, cierta decoloración (generalmente oscurecimiento, enrojecimiento o un tono cenizo) y pecas nuevas. Sin embargo, la piel de su trasero estará tersa, tendrá un tono uniforme (sin pecas ni decoloración) y será elástica (a menos que haya habido una fluctuación en peso, en cuyo caso el trasero podrá estar fuera de forma y colgado), y no tendrá arrugas, patas de gallo, textura de papel *crepé* ni señales de arrugas. Entre mayor sea su edad y entre más se haya expuesto al sol, más notorias se vuelven estas diferencias.

¿Qué hace la industria de los productos cosméticos para tomar en cuenta esta diferencia en la textura y apariencia de la piel al elaborar los productos para las arrugas? ¿O por qué no necesita usar cremas antiarrugas en su trasero o su vientre? La industria de los productos cosméticos no tiene una explicación; simplemente ignoran este hecho, al igual que las consumidoras. Yo supongo que si una no ve la contradicción ahí frente a sus narices todos los días, quizá no note esta prueba fehaciente de lo que realmente causa que se arrugue la piel.

RENOVACIÓN Y REPARACIÓN CELULAR

La renovación y reparación celular son términos mercadotécnicos bien establecidos que usa la industria de los productos cosméticos para vender productos para el cuidado del cutis. La capacidad de generar un crecimiento celular saludable (en otras palabras, de la forma en que se reproducen las células más jóvenes de la piel) es algo que afirman tener muchos humectantes antiarrugas y antienvejecimiento.

Como he señalado a lo largo de este libro, la idea de estimular un crecimiento celular saludable definitivamente sí está fundamentada, hasta cierto punto, en la investigación científica. Pero la industria de los productos cosméticos distorsiona el concepto de renovación celular para convertirlo en información errónea representada por productos que cuestan mucho más de lo que realmente valen. A continuación le contaré los hechos acerca de lo que sí es posible hacer por el cutis, independientemente del precio que diga la etiqueta del producto que esté comprando.

En esencia, cualquier cosa que protege la piel puede ayudar a fomentar una producción saludable de células. Esto es particularmente cierto en el caso del filtro solar y, en teoría, de los productos que contienen antioxidantes y antiirritantes. Como se describe en las secciones de tretinoína y alfa-hidroxiácidos del capítulo 2, incluso es posible provocar cierta reparación y generación de colágeno y elastina.

La producción de células de la piel se hace más lenta con la edad o por los daños causados por el sol. Esto puede dejar células más viejas y secas en la superficie de la piel durante más tiempo del normal. Las células también pueden perder su forma y quedarse pegadas entre sí de manera poco uniforme, causando problemas con su contenido de humedad, y produciendo una capa seca, opaca y extremadamente escamosa de piel superficial. Todo esto justifica la exfoliación. Remover las células muertas de la piel ayuda a que las células más rellenitas y saludables lleguen a su superficie, lo cual puede marcar una enorme diferencia en la apariencia. Cuando esto ocurre, mejora la densidad de la piel subyacente, aumenta el contenido de humedad y esta funciona mejor. El aceite fluye con más facilidad hacia el exterior de los poros y disminuyen las espinillas y los granos ahora que ya no están las células muertas que estaban bloqueando su camino. Todo esto se puede describir como renovación y reparación celular, pero no es necesario usar un producto costoso para obtener estos beneficios. Y, como es de esperarse, muchas otras afirmaciones que andan circulando acerca de la renovación celular la hacen sonar como si una pudiera esperar recuperar el cutis que tenía a los 20 años de edad, y este no es el caso.

Durante gran parte de nuestra vida, la renovación y reparación celular es un proceso inherente por el que pasa la piel. Se generan células nuevas en las estructuras más profundas de la piel, que luego emigran hasta la superficie, cambiando de forma y tamaño en el trayecto. Al final de su ciclo de vida, las células aplanadas y secas se desprenden. Las células saludables recién producidas recorren este camino hacia la superficie a lo largo de un período de alrededor de 28 a 45 días. A medida que envejecemos, este proceso se puede alterar como resultado de factores de envejecimiento tanto extrínsecos como intrínsecos, afectando negativamente la apariencia del cutis.

¿Qué puede salir mal en este proceso de nacimiento, funcionamiento, muerte y desprendimiento de las células de la piel? Muchas cosas, dependiendo de su edad y su predisposición genética. En la mayoría de las mujeres que tienen menos de 40 años de edad y un cutis normal, las células de la piel se generan y se mueven hacia la superficie atravesando las diversas capas de la epidermis, completando un recambio cada 28 a 45 días. Pero en el caso de algunas mujeres, particularmente las mujeres de mayor edad y las que han sido afectadas por los daños causados por el sol, el tabaquismo, alguna anormalidad genética o los daños causados por radicales libres debidos a la contaminación, este proceso no siempre es fluido y pueden presentarse problemas que pueden afectar la apariencia del cutis. Cuando el recambio de células de la piel es lento, el proceso puede tardar mucho más tiempo, dejando células muertas en la superficie durante más tiempo. Estas células muertas que se quedan más tiempo del que debieran le confieren al cutis una apariencia opaca, insípida y engrosada, así como una textura granulada y áspera. Las cosas que podemos hacer para mejorar este proceso también se pueden llamar renovación o reparación celular.

Además de ayudar a que mejore la producción y el recambio celular, la reparación y renovación celular también se puede referir a cualquier cosa que ayuda a reforzar o fortalecer la matriz intercelular de la piel, es decir, la sustancia que está entre las células que forman su barrera protectora. Ciertos ingredientes de los productos para el cuidado del cutis, como glicerina, ácido hialurónico, ceramidas, glucosaminoglicanos, vitaminas, aminoácidos y fosfolípidos, pueden ayudar a este componente de la piel. Esto es un beneficio porque mantener intacta la matriz intercelular es la primera línea de defensa de la piel contra muchos elementos que pueden dañarla.

Si bien es cierto que muchas cosas pueden ayudar a la renovación y reparación celular, también es cierto que no son la panacea que la industria de los productos cosméticos dice que son. Incluso aunque las mujeres pudieran usar todos los productos antienvejecimiento recomendados, sigue existiendo un punto genéticamente preprogramado en que las células dejan de reproducirse de la forma en que lo hacían cuando eran más jóvenes. Recuerde, todas las células se regeneran una y otra vez. Durante buena parte de nuestra vida, seguimos produciendo células nuevas, pero a medida que va teniendo lugar el envejecimiento genético (a lo largo de nuestro ciclo natural de vida), el proceso simplemente se hace más lento, hasta llegar casi al punto de detenerse por completo. Hay quienes sugieren que los factores de crecimiento pueden impedir que las células se "apaguen" por completo, pero los estudios de investigación que se han hecho acerca de este tema son incipientes y nadie conoce aún las consecuencias de tratar de afectar o cambiar el envejecimiento genético. Después de todo, tener células de piel que no saben cuándo morir es la propia definición de cáncer.

EJERCICIOS FACIALES

Verdaderamente me intriga el entusiasmo y la pasión que parece generar la práctica de ejercicios faciales. Es impresionante la cantidad de preguntas que recibo acerca de que si los ejercicios faciales sirven para deshacerse de las arrugas. También recibo oleadas de cartas de mujeres diciéndome que estoy loca por haberme atrevido a sugerir que los ejercicios faciales no funcionan. Las banderas publicitarias que salen en los infomerciales y anuncios que dicen que los ejercicios faciales pueden lograr algo similar a un *face-lift* (estiramiento facial) no quirúrgico con tan sólo cinco minutos de esfuerzo al día mantienen a miles de mujeres haciendo caras chistosas en el espejo. ¿Pero hay información o estudios de investigación que de alguna manera puedan explicar la manía que han causado estos estiramientos y ejercicios tonificantes de los músculos faciales?

En general, es más probable que los ejercicios faciales de cualquier tipo sean un problema más que una ayuda. La razón por la cual los ejercicios faciales pueden producir poco o ningún beneficio es porque la pérdida de tono muscular no es una de las causas principales de las arrugas o de la piel colgante. De hecho, el tono muscular casi no interviene en lo absoluto. La piel colgante —y casi todas las arrugas faciales— son causados por cuatro factores principales.

1. Deterioro del colágeno y la elastina (debido principalmente a los daños causados por el sol)
2. Agotamiento de la capa adiposa del cutis (un factor relativo al envejecimiento genético y la gravedad)

3. Movimientos faciales repetitivos (particularmente cierto en el caso de las arrugas que nos salen en la frente por fruncir el ceño y las líneas que nos salen de la nariz a la boca por sonreír)

4. Colgamiento de los músculos debido a que se aflojan los ligamentos faciales que sostienen a los músculos en su lugar

Resulta que los ejercicios faciales no sirven para resolver el deterioro del colágeno y la elastina, ni para resolver el agotamiento de la capa adiposa del cutis, porque nada de esto tiene que ver con los músculos, sino estrictamente con las capas del tejido epidérmico y adiposo. Y sobre todo, no sirven para las arrugas causadas por los movimientos faciales, puesto que los ejercicios faciales sólo servirían para que esas líneas se hicieran todavía más aparentes. ¡La razón por la cual funcionan las inyecciones de *Botox* para alisar las arrugas de la frente, las líneas de la sonrisa y las arrugas de las sienes y los ojos es porque el *Botox impide* que los músculos se muevan! Estas inyecciones en realidad impiden cualquier tipo de movimiento muscular, incluyendo movimientos que hacemos para entrecerrar los ojos y levantar las cejas que crean arrugas en esas áreas.

Los ejercicios faciales tampoco hacen que se vuelvan a unir los ligamentos faciales; eso sólo se puede lograr con cirugía. Uno de los pasos del *face-lift* quirúrgico es estirar los músculos de los cachetes y las mandíbulas hacia atrás y literalmente coserlos para que vuelvan a quedar donde solían estar. Por lo tanto, si los ejercicios faciales pudieran tener un impacto positivo en el tono muscular de los cachetes y mandíbulas, haría que se formara un bulto en el lugar equivocado. Sería así porque el ejercicio no haría que los ligamentos vuelvan a su lugar, sino que sólo tonificaría el músculo colgado, haciéndolo lucir más abultado en su parte inferior y causando que el cutis se viera aún más colgado en esa área.

Los anuncios de ejercicios faciales a menudo mencionan el hecho de que los músculos faciales son los únicos músculos del cuerpo que se insertan (o unen) en la piel en lugar de los huesos. Luego, usan este hecho para explicar por qué —si usted tonifica los músculos faciales— se afecta directamente la apariencia del cutis. Lo que no mencionan es que el movimiento de la piel en sí es uno de los elementos que causa que el cutis se cuelgue y que ayuda a que la elastina pierda su función. Si usted está haciendo ejercicios faciales y puede ver cómo se mueve su piel o cómo se hacen más aparentes las arrugas de la frente o las que van de la nariz a la boca, entonces estos ejercicios sólo le servirán para empeorar las cosas.

Todos los dermatólogos y cirujanos estéticos que he entrevistado a lo largo de toda mi vida opinan que los ejercicios faciales son ridículos o perjudiciales. . . todos excepto una. Cuando estaba investigando este tema, encontré el nombre de una dermatóloga que no compartía esta opinión y a quien repetidamente citaban en los sitios de Internet que venden programas de ejercicios faciales. Estaban citando a la Dra. Wilma Bergfeld, Jefa de Investigación Clínica del Departamento de Dermatología de la Clínica Cleveland y la primera mujer presidenta de la Academia de Dermatología de los Estados Unidos (1992), quien pensaba que sí valía la pena hacer ejercicios faciales. Yo simplemente tenía que escuchar esto con mis propios oídos. Hablé con la Dra. Bergfeld y resulta que no es exactamente una partidaria de los ejercicios faciales. "Si bien no hay estudios de investigación que demuestren que los ejercicios faciales son útiles, es razonable suponer que sí pueden servir de algo —dijo—. Aunque no los recomiendo, sí creo que podrían funcionar en algunas situaciones controladas. Sin embargo, no creo que sería una buena idea hacer cualquier cosa que haga que se mueva la piel facial, especialmente cuando está envejeciendo, ni algo que sobremanipule la piel —agregó Bergfeld—, porque esto causaría más arrugas [e] incrementaría la pérdida de elasticidad en la piel".

Si los ejercicios faciales que mueven la piel son problemáticos, ¿qué se puede decir acerca de la estimulación eléctrica para los músculos faciales? ¿Será que esta forma de estimulación involuntaria tonifica los músculos sin causar que se mueva la piel? La respuesta a esta pregunta es un rotundo sí. Sí ejercitaría el músculo sin mover la piel. Pero no existen estudios de investigación que demuestren que esto no empeoraría las cosas al crear la aparición de capilares superficiales (después de todo, los choques eléctricos que se envían a los músculos también llegarían a los capilares, y eso puede causar problemas), y tampoco resuelve el problema de que se podrían tonificar los músculos en los lugares equivocados (dado que la mayoría de las mujeres inician este tratamiento después de que los músculos ya se han colgado y estirado). Por último, esta técnica no afectará los ligamentos que, para empezar, son los que han causado gran parte del colgamiento.

MASCARILLAS FACIALES PARA LAS ARRUGAS

Muchas mascarillas faciales, sino es que la mayoría, son poco más que barro, lodo o minerales de la tierra. Aunque se ha hablado mucho acerca de la calidad del barro que proviene de distintas partes del mundo, conjurando imágenes de ceniza volcánica o minerales extraídos de aguas exóticas, la verdad es que el barro es barro y su valor como auxiliar en el cuidado del cutis es despreciable. El barro sí tiene cierta capacidad de absorber y, cuando se retira la mascarilla, también se lleva consigo una capa de piel, lo cual puede hacer que su cutis se sienta más suave. . . temporalmente. Pero esto no se compara en lo más mínimo con el uso cotidiano de alfa-hidroxiácidos (AHA), beta-hidroxiácido (BHA) o tretinoína.

Las mascarillas faciales que no contienen barro a menudo contienen un ingrediente plástico que se usa en los fijadores (lacas) para el cabello que hace que se forme una película plástica similar al *Saran Wrap* sobre la cara. Estas mascarillas tipo *peel-off* (que se desprenden), cuando no contienen otros ingredientes irritantes, pueden ser muy divertidas. Al igual que las mascarillas de barro, estas mascarillas tipo *peel-off* desprenden una capa de la piel, pero en el mejor de los casos, también producen beneficios poco significativos y de muy corto plazo. Algunas mascarillas faciales contienen AHA o BHA, y aunque estos ingredientes definitivamente benefician al cutis, funcionan mejor cuando se usan a diario y no una vez a la semana o al mes.

Quizá este pensando, "Pero las mascarillas faciales hacen que mi cutis se sienta maravillosa". Siempre y cuando no contengan ingredientes irritantes, las mascarillas faciales sí se sienten ricas y su rostro se puede sentir terso y temporalmente más suave después de quitársela porque la mascarilla se lleva consigo la capa superior de la piel. Usted puede imitar este efecto poniéndose una capa de pegamento sobre el dorso de la mano, dejándolo secar y luego desprendiendo el pegamento. El dorso de su mano se sentirá muy suave, por lo menos durante un período breve. Está bien, pero la verdad es que no obtendrá beneficio alguno a corto o largo plazo. Incluso puede ser problemático si el desprendimiento de estas mascarillas también remueve parte de la protección intercelular de su piel.

Si va a usar una mascarilla facial y tiene el cutis normal a seco, yo sugiero que sólo use los que sean ligeros y calmantes, es decir, sin barro ni ingredientes para hacerse un *peeling*.

FILTRO SOLAR, TRETINOÍNA Y AHA: FUNDAMENTOS PARA UN BUEN COMIENZO

Una de las características fundamentales del cutis dañado por el sol es que la capa externa se engrosa y adquiere un tono amarillento mientras que la capa subyacente, donde se producen las células nuevas de la piel, se daña, generando un crecimiento celular anormal y una hiperproducción de melanina. El crecimiento celular anormal también da por resultado la malformación de elastina, el deterioro del colágeno y una distorsión en la circulación de los sistemas sanguíneo y linfático. El uso cotidiano de filtro solar puede retardar estos daños, permitir cierta mejoría y prevenir una mayor destrucción. Pero se ha demostrado que la tretinoína tópica puede revertir parcialmente los cambios clínicos e histológicos (estructurales) inducidos por la combinación de exposición a la luz solar y el envejecimiento cronológico. La formulación de tretinoína en una crema emoliente (como en el caso de *Renova, Avita, Tazorac* o tretinoína genérica) ha sido extensamente investigada en ensayos doble ciego multicéntricos y se ha demostrado que produce una mejoría significativa al cabo de cuatro a seis meses de uso diario, en comparación con el vehículo sin tretinoína, como parte de un régimen que incluye protección contra el sol y el uso de un humectante.

Los cambios histológicos (estructurales) que se observaron en la epidermis y la dermis al cabo de doce meses sugieren que la tretinoína repara los daños causados por exposición a la luz solar al reconstituir algo que se conoce como epitelio interpapilar (la estructura de anclaje de la piel que liga la capa externa con la capa inferior de la misma), al reparar los daños ultraestructurales sufridos por los queratinocitos (daños a las células de la superficie de la piel) y al provocar una distribución más uniforme de melanocitos y melanina, la deposición de colágeno papilar dérmico nuevo y mejoras en la vasculatura (disposición de los vasos sanguíneos).

Los AHA también se han usado ampliamente en terapias para el cutis fotodañado y se ha reportado que estos compuestos normalizan la hiperqueratinización (piel excesivamente engrosada) e incrementan el grosor epidérmico viable y el contenido dérmico de glucosaminoglicanos. En resumen, los estudios recientes han hecho una descripción sustancial de la manera en que el proceso de envejecimiento afecta al cutis y han demostrado que muchos de los cambios indeseables pueden mejorar mediante la terapia tópica. [Fuentes: *Cutis*, agosto de 2001, páginas 135–142; *Journal of the European Academy of Dermatology and Venereology* (Revista de la Academia Europea de Dermatología y Venereología), julio de 2000, páginas 280–284; *American Journal of Clinical Dermatology* (Revista de Dermatología Clínica de los Estados Unidos), marzo-abril de 2000, páginas 81–88; *Skin Pharmacology and*

Applied Skin Physiology (Farmacología y Fisiología Aplicada de la Piel), mayo-junio de 1999, páginas 111–119; *Journal of Cell Physiology* (Revista de Fisiología Celular), octubre de 1999, páginas 14–23; *British Journal of Dermatology* (Revista Británica de Dermatología), diciembre de 1996, páginas 867–875].

Tenemos más que razones suficientes para considerar el uso de una combinación de filtro solar (con un factor de protección solar de 15 o mayor e ingredientes que protegen contra la radiación de UVA como avobenzona, dióxido de titanio y/u óxido de cinc), tretinoína tópica y una loción, gel o humectante con AHA como un método eficaz para combatir las arrugas. Toda una letanía de estudios de investigación indica que estos son los elementos básicos para el cutis en su lucha contra las arrugas.

HORMONAS PARA LAS ARRUGAS

Una gran cantidad de estudios de investigación han afirmado la noción de que la pérdida hormonal contribuye a las arrugas y los cambios en la piel que se relacionan con el envejecimiento. En un artículo titulado *"Estrogen and Skin. An Overview"* (El estrógeno y la piel. Una descripción general) que se publicó en la *American Journal of Clinical Dermatology* (Revista de Dermatología Clínica de los Estados Unidos), 2001, volumen 2, edición 3, páginas 143–150, decía que "el estrógeno parece ayudar a prevenir el envejecimiento de la piel de diversas maneras. Esta hormona de la reproducción previene la disminución de colágeno en la piel de mujeres posmenopáusicas; las terapias con estrógeno tópico y sistémico pueden aumentar el contenido de colágeno en la piel y ayudarle así a mantener su grosor. Además, el estrógeno mantiene la humedad de la piel al aumentar el nivel de mucopolisacáridos ácidos y ácido hialurónico en la piel y posiblemente al mantener la función de barrera del estrato córneo. Los niveles de sebo son más elevados en las mujeres posmenopáusicas que están recibiendo una terapia de reposición hormonal. El proceso mediante el cual se arruga la piel también se puede ver beneficiado del estrógeno como resultado de los efectos de esta hormona en las fibras elásticas y el colágeno. Aparte de la influencia que ejerce en el envejecimiento de la piel, se ha sugerido que el estrógeno aumenta la curación de heridas cutáneas al regular los niveles de citoquina [una proteína que genera una respuesta inmunitaria]. De hecho, se ha encontrado que el estrógeno tópico acelera y mejora la curación de heridas en hombres y mujeres de edad avanzada". En otra investigación similar publicada en *Maturitas*, la revista oficial de la Sociedad Europea de Menopausia y Andropausia (julio de 2001, páginas 43–55), se concluyó que "los regímenes de terapia de reposición hormonal (*HRT* por sus siglas en inglés) (. . .) mejoraron significativamente los parámetros de envejecimiento de la piel".

Existen razones de gran peso para considerar el tratamiento hormonal como parte de sus tácticas antiarrugas, pero este es un tema tanto multifacético como controvertido. La información siguiente le dará una descripción general que le ayudará a elaborar un diálogo con su médico para evaluar todas las opciones que le están disponibles.

CUIDADO DEL CUTIS DURANTE LA PERIMENOPAUSIA Y LA MENOPAUSIA

Se ha dicho que la menopausia empieza el día que inicia su primer ciclo menstrual. Yo no sé si eso nos debe causar esperanza o depresión, pero en cualquier caso, una mujer menstruará durante alrededor de 40 años a partir de que empieza a hacerlo y luego dejará de hacerlo. Aunque todavía se necesitan investigar mucho más todos los problemas relacionados con la perimenopausia (que se refiere a los síntomas que se presentan en los años que preceden al inicio de la menopausia), la menopausia (el verdadero fin de la menstruación) y la posmenopausia, sí se sabe mucho acerca de la salud y apariencia del cutis, el cabello, el cuerpo y otros aspectos tanto físicos como sicológicos de este evento desafiante e intrincado de la vida.

La perimenopausia y la menopausia son causadas por cambios en la producción hormonal que tiene lugar en el organismo. Los molestos efectos secundarios de la menopausia son principalmente causados por un desequilibrio entre las hormonas femeninas (estrógeno y progesterona, las cuales disminuyen) y las hormonas masculinas (por ejemplo, los andrógenos como la testosterona) que tiene una mujer. Debido a que el nivel de hormonas masculinas desciende con mayor lentitud, se crea una situación en la que, proporcionalmente, hay más hormonas masculinas en el organismo, por lo que producen un impacto más fuerte. Este desequilibrio puede afectar, por ejemplo, el crecimiento del cabello. Cuando los niveles de estrógeno disminuyen, muchas mujeres presentan un aumento en la producción de andrógenos, lo que resulta en el crecimiento de cantidades variadas de vello oscuro en el rostro, particularmente en las áreas de la barbilla y del bigote. Irónicamente, al mismo tiempo que el vello del rostro puede oscurecerse, el cabello de la cabeza puede crecer menos, conduciendo a cierto grado de calvicie; además, se reduce el diámetro de cada cabello individual.

La disminución y eventual pérdida de estrógeno y progesterona también tienen un efecto negativo en el cutis. Además de los problemas provocados por los daños causados por el sol, las mujeres perimenopáusicas y menopáusicas presentan un cutis más fino, más holgado y menos elástico, una menor producción de colágeno, glándulas sebáceas que cesan de funcionar y resequedad. Otras partes del cuerpo también se ven influenciadas por esta disminución en la cantidad de hormonas femeninas; el revestimiento vaginal se vuelve más fino y puede arder y tener comezón y el tejido mamario de los senos es reemplazado por más tejido adiposo, lo cual puede causar que los senos se caigan.

Por si todo esto no fuera lo suficientemente frustrante, la perimenopausia y la menopausia también pueden ir acompañadas de sofocos (bochornos, calentones), ruborización, sudación nocturna y/o escalofríos, sudación pegajosa, aceleración intermitente de la frecuencia cardíaca, irritabilidad, cambios repentinos de humor, dificultades para dormir, menstruaciones más abundantes, problemas menstruales, pérdida de la libido, comezón en la piel y uñas más quebradizas, entre otros síntomas.

A pesar de lo complejo y multifacético que suena todo esto, en realidad existen algunas buenas opciones para tratar los efectos secundarios de la perimenopausia y la menopausia, y estas incluyen tanto opciones herbarias que ofrece la medicina alternativa como opciones convencionales que brinda la medicina occidental. Para propósitos de esta sección, voy a destacar algunas de las opciones que están disponibles en la actualidad, pero es importante que todas mis lectoras busquen la mayor cantidad posible de información que puedan encontrar acerca de este tema o que encuentren un doctor que sea un experto en este campo.

Advertencia: por favor evite las páginas de Internet, las compañías o los médicos que no ofrezcan una solución equilibrada a este problema. Las opciones médicas no son tan malvadas o peligrosas como afirman muchas empresas que venden suplementos alternativos, y las alternativas herbarias no son tan ineficaces (ni tan carentes de comprobación) como muchos doctores en medicina dicen que son. Ambos métodos desempeñan un papel en mitigar los síntomas más molestos (e intolerables) de la perimenopausia y la menopausia.

Terapia de reposición hormonal o terapia de reposición de estrógeno. Hay muchas terapias de reposición hormonal que se venden con receta que debemos considerar. Se ha demostrado que la terapia de reposición hormonal (*HRT* por sus siglas en inglés), administrada en la forma de pastillas o parches dérmicos, restaura hasta cierto punto el tejido de soporte y la elasticidad de la piel. Diversos estudios han demostrado que la terapia de reposición de estrógeno (*ERT* por sus siglas en inglés) y la HRT pueden aumentar el grosor y la elasticidad de la piel, así como disminuir la apariencia de envejecimiento de la piel. [Fuentes: *Skin Research and Technology* (Investigación y Tecnología de la Piel), mayo de 2001, página 95; *Maturitas*, 29 de mayo de 2000, páginas 107–117]. En un artículo publicado en la *American Journal of Clinical Dermatology* (Revista de Dermatología Clínica de los Estados Unidos) en el 2001, volumen 2, edición 3, páginas 143–150, se resumen las conclusiones de todos estos reportes de la siguiente manera: "El estrógeno parece ayudar a prevenir el envejecimiento de la piel de diversas formas. Esta hormona de la reproducción previene la disminución de colágeno en la piel de mujeres posmenopáusicas; las terapias con estrógeno tópico y sistémico pueden aumentar el contenido de colágeno en la piel y ayudarle así a mantener su grosor. Además, el estrógeno mantiene (. . .) la función de barrera del estrato córneo. (. . .) El proceso mediante el cual se arruga la piel también se puede ver beneficiado del estrógeno como resultado de los efectos de esta hormona en las fibras elásticas y el colágeno. (. . .) Se ha sugerido que el estrógeno aumenta la curación de heridas cutáneas".

La ERT y la HRT conllevan riesgos y hay controversia con respecto a sus efectos en las enfermedades cardíacas, la osteoporosis y el cáncer de mama. Pero la mayoría parece estar de acuerdo en que alivian los sofocos, la sudación nocturna, los cambios repentinos de humor y el afinamiento vaginal. Es esencial sopesar los pros y los contras de la ERT y la HRT para poder decidir si son las terapias adecuadas para usted.

Alternativas herbarias (fitoestrógenos, también llamados estrógenos de origen vegetal). Como alguien que ha estado tomando 8 onzas (240 ml) de leche de soya al día y comiendo mucho *tofu* durante los últimos seis años, así como aplicándose una crema de progesterona que se vende sin receta durante los últimos meses, yo soy testigo de los beneficios de ambos. Pero esto sólo es de carácter anecdótico y yo nunca querría que usted dependiera de información anecdótica para tomar decisiones con respecto a su salud. Sin embargo, existe una gran cantidad de estudios de investigación que indican que los fitoestrógenos y las progesteronas naturales son opciones válidas para aliviar los síntomas perimenopáusicos y menopáusicos. Los estudios de investigación que aparecen en la página de Internet del Dr. Andrew Weil (http://www.drweil.com) ofrecen un enfoque muy equilibrado entre las alternativas herbarias y médicas, e incluyen las opciones médicas de HRT y ERT y las alternativas herbarias como soya, cimifuga negra (cohosh negro, *black cohosh*), angélica china (*dong quai*), damiana, aceite de prímula nocturna (aceite de primavera nocturna, *evening primrose oil*) y aceite de borraja (*borage oil*).

Además, un artículo que habla de este tema publicado en la revista *Endocrine-Related Cancer* (Cáncer Endócrino) en junio de 2001, páginas 129–134, decía que "los datos epidemiológicos descriptivos actuales para mujeres asiáticas y la ausencia de algún efecto nocivo evidente por seguir una dieta rica en soya constituyen argumentos que alientan a las mujeres occidentales a adoptar una dieta baja en grasas saturadas y (. . .) con suplementos de soya". Sin embargo, en este mismo estudio de investigación se discute la necesidad de que se realicen más estudios para determinar la seguridad de consumir estrógenos de origen vegetal, especialmente considerando la propensión de las mujeres estadounidenses a pensar que si un poco es bueno, entonces mucho debe de ser todavía mejor. Cuando a esto le agregamos el hecho de que no hay manera de medir cuánta soya debemos comer o cuánta progesterona debemos untarnos en el cuerpo, entonces descubrimos que el mundo de los suplementos alternativos es uno de experimentación personal. Esto no es malo, pero la interrogante acerca de los riesgos que, en su caso, conllevan, todavía se está estudiando en la actualidad.

Probablemente lo mejor que hacen todas las mujeres es ir con el médico para medirse un conteo del nivel basal de estrógeno alrededor de los 40 años de edad y volverlo a hacer al cumplir los 45 años para determinar lo que es normal en su caso particular. De esta manera, cada mujer puede vigilar los cambios y el efecto equilibrante que producen diversas combinaciones de suplementos en su organismo.

Hay muchas personas que creen absolutamente en la progesterona natural y yo puedo decir que definitivamente ha ayudado a mejorar los flujos severos que he estado padeciendo a lo largo de los últimos años. Sin embargo, es importante hacer notar que aunque la progesterona natural definitivamente es una opción a considerar, sí debemos estar conscientes de que las cremas de progesterona natural no están reguladas de forma alguna por la Dirección de Alimentación y Fármacos, por lo que en realidad, son meramente productos cosméticos. Esto significa que cualquier compañía de productos cosméticos puede agregar progesterona a cualquier producto que quieran.

Opciones para el cuidado del cutis. Me encantaría poder decir que hay productos para el cuidado del cutis que afectan positivamente los cambios que ocurren en la piel de mujeres perimenopáusicas y menopáusicas, pero no los hay. Simplemente no hay información alguna que sugiera que la aplicación de un extracto de soya, de cimifuga negra (cohosh negro, *black cohosh*) o de aceite de prímula nocturna (aceite de primavera nocturna, *evening primrose oil*) en el cutis pueda mitigar cualquiera de los cambios que tienen lugar en la epidermis y la dermis, como tampoco hay información que hable de esto en comparación con la ingestión de estas sustancias. Ninguna de estas sustancias causan problemas si forman parte de los ingredientes de algún producto para el cuidado del cutis, pero los beneficios que brindan probablemente no son distintos de aquellos que ofrecen otros ingredientes cosméticos antiinflamatorios y antioxidantes.

La verdad es que, en el caso de las mujeres perimenopáusicas y menopáusicas por igual, siguen siendo aplicables los fundamentos del cuidado del cutis, es decir, protegerse del sol, tratar su propio tipo de piel (no todas las mujeres menopáusicas tienen el cutis seco), considerar el uso de *Retin-A* o *Renova* y usar productos suaves para el cuidado del cutis. Si usted tiene el cutis seco, use un humectante emoliente con antioxidantes y agentes antiinflamatorios (los cuales ya vienen incluidos en la mayoría de los productos que se venden en la actualidad). El uso de hidroquinona o productos aclaradores hechos a base de arbutina es otra opción que cabe destacar. Pero no hay nada que pueda aplicarse en el cutis (salvo los productos con progesterona grado *USP* que se venden sin receta o las cremas de estrógeno que se venden con receta) que pueda alterar el estado actual del mismo causado por la disminución en sus niveles hormonales.

Nota: ¿Qué se puede decir acerca del uso de alfa-hidroxiácidos (AHA) y beta-hidroxiácido (BHA) eficaces en mujeres menopáusicas? Esto depende del estado actual de su cutis más que de cualquier otra cosa. Para algunas mujeres (generalmente las que tienen más de 70 años, es decir, mucho tiempo después de la menopausia), el cutis se puede volver tan fino que literalmente se puede rasgar incluso al rasguñarla o frotarla suavemente. Este afinamiento es el resultado de muchos factores, pero se debe principalmente al efecto combinado de la pérdida de estrógeno, el envejecimiento genético y los daños causados por el sol. Todas estas cosas provocan que las células de la piel produzcan menos piel. . . y piel menos saludable. En términos del envejecimiento genético, las células del cutis parecen tener un mecanismo preprogramado que va haciendo que el recambio celular se torne más lento, causando la acumulación de células muertas en su superficie. Sería conveniente que tuviéramos una manera de decirles a las células de la piel que no retardaran la producción, que se mantuvieran saludables (o sea, que mantuvieran una producción normal) y que no se acumularan en la superficie. El *Renova* es la única opción verdadera con la que contamos para producir células saludables. En cuanto a los AHA y el BHA, estas sustancias en efecto ayudan a que se desprenda la capa externa de la piel al remover las células muertas que se han acumulado en la superficie. Para algunas mujeres que están en la setetena, ochentena o noventena y que tienen una piel extremadamente frágil, esto puede ser problemático (es posible que efectivamente necesiten que las células muertas se queden en la superficie durante el mayor tiempo posible). Sin embargo, para muchas mujeres que no tienen este tipo de piel frágil, el beneficio de remover las células muertas de la superficie de la misma es que definitivamente sí mejora su apariencia y permite que las células más saludables emerjan. También se piensa que los AHA y el BHA pueden estimular la producción de colágeno, lo cual también brinda beneficios.

capítulo 6

TÁCTICAS PARA COMBATIR EL CUTIS SECO

LAS RAÍCES DE LA RESEQUEDAD

Antes de emplear tácticas para combatir el cutis seco, es esencial que tenga una comprensión fundamental de todo lo que tiene que ver con este para que sepa exactamente los problemas con los que está lidiando. Irónicamente, el cutis seco no parece tener nada que ver con la falta de humedad. Los estudios de investigación que han comparado el contenido de agua que hay en el cutis seco, normal y grasoso no parecen encontrar una diferencia estadísticamente significativa entre estos tipos. [Fuente: *Journal of Cosmetic Chemistry* (Revista de Química Cosmética), septiembre/octubre de 1993, página 249]. Como se mencionó anteriormente cuando hablamos de humectantes, demasiada agua puede ser un problema porque puede alterar la matriz intercelular de la piel, es decir, las sustancias que mantienen a las células pegadas entre sí para asegurar que la capa externa de la piel se mantenga intacta y suave.

Lo que se piensa que sucede en el caso del cutis seco es que la matriz intercelular de alguna manera se daña o altera y eso genera una pérdida de agua. No es que el cutis no tenga suficiente agua, sino que no tiene la capacidad de evitar la pérdida de agua o de mantener la cantidad correcta de agua en las células que lo componen. Cuando la matriz intercelular se altera, daña la integridad o la salud del cutis y este inevitablemente se seca, literalmente rasgándose y rompiéndose.

Existen algunos factores genéticos que crean esta capa externa debilitada o ineficaz en el cutis, pero algunas de las cosas que le hacemos también pueden causar resequedad. Quizá el error principal que muchas de nosotras cometemos —a veces sin darnos cuenta— es el uso de productos secantes para el cuidado del cutis como jabones, limpiadores ásperos o productos con ingredientes secantes o irritantes. Todos estos alteran su capa externa, destruyendo la matriz intercelular y provocando que se seque. En los productos para el cuidado del cutis, los peores ingredientes son alcohol, hamamelis (*witch hazel*), fragancias, alcanfor (*camphor*), mentol (*menthol*), cítricos y menta (hierbabuena, *peppermint*).

El clima y la manera en que calentamos y enfriamos nuestra casa, carro y lugar de trabajo también pueden generar o empeorar el cutis seco. La exposición constante a ambientes áridos, así como al aire que soplan los calefactores en seco o los aires acondicionados, también destruye o altera la capa externa y la matriz intercelular. Comprar un humidificador (*humidifier*) para su hogar puede marcar un mundo de diferencia para su cutis al impedir que factores externos como estos lo resequen.

La exposición al sol sin protección es otro factor que daña su capa externa. Los daños causados por el sol provocan una producción anormal de células, lo que resulta en la malformación de la capa externa de la piel. En este caso, las células se adhieren de manera deficiente entre sí y el resultado es que la superficie de piel nueva que está formando siempre es poco saludable e incapaz de brindar una protección confiable. Remover la capa externa dañada de la piel también puede marcar un mundo de diferencia en la salud y apariencia de la superficie. Los alfa-hidroxiácidos (AHA), el beta-hidroxiácido (BHA) y los procedimientos estéticos de rejuvenecimiento del cutis son maravillosos para lidiar con este problema. La tretinoína —un medicamento que sólo se consigue con una receta de un médico— también es útil por el papel que desempeña en mejorar la producción celular.

La perimenopausia y la menopausia también pueden causar que el cutis se seque. El estrógeno ayuda a mantener el contenido de humedad del cutis al incrementar los mucopolisacáridos y el ácido hialurónico en el mismo, ayudando así a mantener la función de su capa externa. La pérdida de estrógeno también disminuye el contenido de lípidos del cutis, con lo cual se elimina su protección contra la resequedad.

DEMASIADA AGUA PUEDE SER PERJUDICIAL

A pesar de que las compañías adoran decirle cuánta agua sus productos le pueden dar a su cutis, resulta que esto puede no ser bueno porque el exceso de agua puede tener un efecto negativo. La sobrehidratación efectivamente puede ser un problema y los productos que presumen que pueden incrementar el contenido de agua en las células de la piel en un 180 por ciento bien podrían estar haciendo más daño que beneficio. Esta afirmación se vio apoyada en un artículo publicado en la edición de mayo de 2000 de la revista *Cosmetics & Toiletries* (Productos Cosméticos y Artículos de Baño). En el artículo que apareció en la página 18, Loden y Maibach hacen una reseña de un libro llamado *Dry Skin and Moisturizers, Chemistry and Function* (Piel seca y humectantes, química y función). Uno de los puntos de este libro que más impresionó a quienes lo reseñaron fue el hecho de que "el contacto prolongado con el agua no es inocuo. Puede presentarse una dermatitis intensa simplemente a causa de la exposición prolongada al agua. (. . .) El agua en sí también altera el EC [estrato córneo, es decir la capa superficial de la piel]. (. . .) Sus estudios muestran que el agua puede alterar directamente la barrera de lípidos [que protege el recubrimiento de la piel] y son consistentes con la alteración inducida por surfactantes de la bicapa lamelar intercelular". Esto significa que el agua puede descomponer aquello que permite que las células de la piel se queden unidas entre sí, degradando esta de la misma forma en que lo hacen los agentes limpiadores fuertes. (Nota: La revista *Cosmetics & Toiletries* está dirigida a ejecutivos, formuladores y compañías empacadoras de productos cosméticos).

Otro artículo que apareció en *Contact Dermatitis* (Dermatitis por Contacto) en diciembre de 1999, páginas 311–314, decía que, "El agua es un irritante de la piel que merece atención por su [capacidad de penetración]. (. . .) En la dermatología ocupacional, es particularmente apreciada la importancia del agua como irritante de la piel. La capacidad de irritar que tiene el agua ha sido demostrada en experimentos de oclusión; se ha demostrado que la oclusión, ya sea en cámaras cerradas o con parches empapados de agua, produce inflamación clínica e histopatológica. También se han demostrado daños funcionales, manifestados en la forma de una mayor pérdida de agua transepidérmica. (. . .) Sin embargo, todavía queda mucho por hacer para aclarar los factores de riesgo y los mecanismos de la irritación inducida por el agua".

Lo que esto significa es que las personas que tienen el cutis seco deben evitar darse baños en la tina o ducharse durante mucho tiempo. El agua es maravillosa, pero sí podemos excedernos en su uso y terminar causándonos más problemas que beneficios.

TAMPOCO SE CURA AL TOMAR AGUA

¿No sería maravilloso que pudiéramos prevenir o cambiar el cutis seco simplemente al tomar ocho o más vasos de agua al día? Tomar agua definitivamente es importante para la salud del organismo, pero desafortunadamente, esto no sirve para deshacernos del cutis seco. Si todo lo que se necesitara para eliminar el cutis seco fuera tomar agua, ¡nadie lo tendría! Tratar de tomar demasiada agua siempre va acompañado de una necesidad casi inmediata de ir al baño, donde el agua excedente se elimina rápidamente. Entonces, aunque el agua adicional pudiera ser llevada a las células de la piel, nunca tendría la oportunidad de llegar hasta ellas.

REMEDIOS PARA LA RESEQUEDAD

Para prevenir o eliminar el cutis seco, la meta es mantener la salud de la matriz intercelular de la piel. La pérdida de humedad definitivamente es un síntoma del cutis seco, pero simplemente darle humedad a la piel no reparará la matriz intercelular porque, para empezar, esta no contiene agua, sino que está hecha de sustancias como glicerina, lecitina, colesterol, ácido hialurónico y muchas, muchas más. . . pero no agua.

Sin duda alguna, los humectantes desempeñan un papel importante en el caso del cutis seco y el número de productos que van dirigidos a tratar este problema es realmente abrumador. Por fortuna, casi todos los humectantes son maravillosamente capaces de resolver la mayoría de los casos de cutis seco. No obstante, para algunos hombres y mujeres, incluso un humectante bien formulado no puede resolver el tipo de resequedad que tienen, por lo que se les debe dar un manejo especial.

Este tipo de cutis sí mejora y se siente mucho mejor cuando se usan emolientes y lípidos y cuando el mismo se mantiene alejado del aire seco. He aquí algunas recomendaciones prácticas para controlar este tipo de cutis:

- Si puede poner un humidificador en su casa, dormitorio (recámara) o lugar de trabajo, hágalo. Esto puede hacer que su cutis se sienta mucho mejor.

- Use limpiadores suaves de pies a cabeza. Los jabones ásperos o secantes de cualquier tipo provocan resequedad, o bien, empeoran el cutis que ya es seco.
- Evite sumergir su piel en agua durante períodos prolongados.
- **De noche, aplíquese un producto eficaz que contenga AHA o BHA.** Esto es maravilloso para los pies, piernas y brazos secos, así como para el cutis seco. Quizá tenga que experimentar para determinar la frecuencia con la que deberá aplicarse estos productos, pero es esencial que exfolie la capa externa de su piel para eliminar la acumulación de piel seca y dañada por el sol.
- Por la mañana, es esencial que se aplique un humectante emoliente con un factor de protección solar (*SPF* por sus siglas en inglés) de 15 o mayor y que también contenga algún ingrediente que la proteja de la radiación UVA, como avobenzona (*avobenzone*), dióxido de titanio (*titanium dioxide*) u óxido de cinc (*zinc oxide*).
- De noche, puede ser de gran ayuda aplicarse un humectante emoliente que esté hecho de lípidos (aceites vegetales), factores humectantes naturales como ceramidas (*ceramides*), ácido hialurónico (*hyaluronic acid*), vitaminas o polisacáridos (*polysaccharides*), así como agentes hidratantes (glicerina).
- Para el cutis extremadamente seco, aplíquese una capa de aceite de oliva, alazor (cártamo), almendra o *canola*, encima de su humectante nocturno como tratamiento adicional.
- La terapia de reposición hormonal o fuentes alternativas de hormonas también pueden disminuir o eliminar el cutis seco.

capítulo 7
TÁCTICAS PARA ELIMINAR LAS IMPERFECCIONES

¿POR QUÉ NOS SALEN GRANITOS?

Es un hecho: uno de los problemas más preocupantes y prevalescientes en el cuidado del cutis que padecen muchas mujeres en algún momento de su vida es algún grado de acné. Ya sea que se trate de espinillas, acné miliar (puntos blancos duros que no contienen pus y que no están hinchados ni enrojecidos), pápulas (granos inflamados, rojos, elevados que no contienen pus) o pústulas (granos inflamados, rojos, elevados que sí contienen pus). Las siguientes palabras no son lindas pero sí son ciertas: "el acné afecta a aproximadamente el 95 por ciento de la población en algún momento de su vida". Este trastorno común puede ser de leve a severo, a veces puede causar cicatrización extensa y puede ocurrir desde los 11 hasta los 50 años de edad. [Fuente: *Journal of Cutaneous Medical Surgery* (Revista de Cirugía Médica Cutánea), junio de 2000, Suplemento, páginas 2–13].

Independientemente de su edad, sexo, color de piel o ascendencia étnica, las causas del acné son las mismas para todos. [Fuente: *British Journal of Dermatology* (Revista Británica de Dermatología), mayo de 2000, páginas 885–892]. Por lo tanto, existen ciertas armas para combatir las erupciones que son esenciales para poder tener aunque sea la más mínima probabilidad de ganar la batalla. Para crear un plan de acción —y sí necesita un plan de acción estructurado— es esencial que se olvide de la información persistente y penetrante acerca del acné y que, en vez, aprenda qué es lo que realmente le puede ayudar a su cutis. Usted no puede hacer una elección sabia si no sabe contra qué está luchando. Si no comprende todas sus opciones y no se enfoca en lo que sí puede y no puede funcionar, terminará empeorando las cosas o encontrando un alivio temporal, pero sólo para tener que volver a lidiar con el mismo problema una y otra vez.

En primer lugar, lo más importante es que se deshaga de tres mitos acerca del tratamiento de las erupciones, no sólo porque no le ayudarán a prevenir o eliminar el acné, sino porque también le pueden causar toda una gama de problemas adicionales en la piel.

El primer mito es la noción de que se puede secar un granito. El agua es lo único que se puede secar y los granos no tienen nada que ver con la humedad. Sin embargo, las células sí contienen agua y cuando secamos el cutis, realmente estamos secando el agua que contienen las células del mismo. Secar el cutis altera la matriz intercelular (su barrera protectora), lo cual puede incrementar la presencia de bacterias en el poro y causar descamación y una sensación de estiramiento y resequedad. Nada de esto detiene las erupciones, pero sí puede conducir a la irritación y dar por resultado un problema más con que lidiar. Lo que sí es cierto es que el acné se puede ver agravado por la producción de aceite, por lo que sí necesitamos disminuirlo y/o absorberlo. Absorber el aceite en el cutis o en el poro es un proceso radicalmente distinto a secarlo.

El segundo mito es que el acné es causado por tener el cutis sucio. Desafortunadamente, esta creencia equivocada hace que las personas se limpien excesivamente la cara con jabones y detergentes limpiadores muy potentes. Esto sólo aumenta el riesgo de causar irritación y resequedad y no hace nada para prevenir el acné. Además, los ingredientes que contienen los limpiadores y jabones en barra que hacen que conserven su forma de barra pueden tapar los poros y causar erupciones. La verdad es que la limpieza suave y un cuidado delicado en general del cutis son dos factores críticos para lograr mantener las erupciones bajo control. [Fuente: *Cutis*, diciembre de 2001, Suplemento, páginas 12–19].

El tercer mito es que se puede tratar el acné sólo en aquellos lugares donde es visible. Tristemente, muchos productos se basan en este concepto. Sin embargo, una vez que le sale un granito, no puede simplemente eliminarlo con la esperanza de que cambie su situación. Para la mayoría de los tipos de granos e imperfecciones (salvo aquellos que salen por una reacción inmediata a un cosmético o algún otro irritante tópico o como resultado de una reacción de sensibilización), para cuando llega a manifestarse en la superficie, ya lleva por lo menos dos o tres semanas de haberse empezado a formar. La verdad es que lleva tiempo para que las condiciones que existen en el poro lleguen a crear un grano. Si usted no comprende y no aprende a manejar este proceso relativamente largo, no podrá combatir las erupciones recurrentes con éxito. Si sólo lidia con los granos que sí puede ver, entonces no logrará hacer que se dejen de formar.

Recuerde, no puede secar un grano porque no está mojado y los ingredientes irritantes no sólo empeoran las cosas al provocar más enrojecimiento e hinchazón, sino que también afectan la capacidad que tiene la piel de curarse. El mejor curso de acción es trabajar para solucionar la causa del acné y no sus consecuencias.

LOS CAUSANTES DE GRANOS

¿Cuáles son las verdaderas causas de las erupciones? Son cuatro los factores principales y un factor menos probable los que contribuyen a la formación de granitos.

1. Actividad hormonal
2. Sobreproducción de aceite por parte de las glándulas sebáceas
3. Descamación irregular o excesiva de células muertas del cutis, tanto en la superficie como en el interior de los poros
4. Acumulación de bacterias en el poro

Un factor que presenta una menor probabilidad de causar problemas pero que sí puede ser problemático para algunas personas es:

5. Irritación o reacciones de sensibilización a los productos cosméticos, alimentos específicos (poco común) o medicamentos

En esencia, he aquí cómo se forma el acné: dentro de la glándula sebácea, una bacteria llamada *Propionibacterium acnes* (o *P. acnes*) encuentra el ambiente perfecto para crecer. Las células muertas de la piel y el aceite excedente que hay en la glándula sebácea le brindan las condiciones exactas que necesita el *P. acnes* para proliferar. A medida que el *P. acnes* se reproduce, se presenta una irritación e inflamación, razón por la cual la mayoría de los granitos son rojos y están hinchados. [Fuente:

Seminars in Cutaneous Medicine and Surgery (Seminarios de Medicina y Cirugía Cutánea), septiembre de 2001, páginas 139–143].

Cada folículo piloso crece de una glándula sebácea que secreta una cera aceitosa y firme que se conoce como secreción sebácea. La estructura que comparten la glándula sebácea y el folículo piloso se llama conducto pilosebáceo, comúnmente conocido como poro. Cuando todo va bien, la secreción sebácea sale del poro sin problemas y se derrite imperceptiblemente sobre la superficie, ayudando a mantener su superficie húmeda y suave. Cuando las cosas van mal, por ejemplo, cuando el poro se tapa con secreción sebácea y las células muertas del cutis y las bacterias están desatadas, se forma un granito. La secreción sebácea excedente es generada principalmente por la actividad hormonal. [Fuente: *Journal of the American Academy of Dermatology* (Revista de la Academia de Dermatología de los Estados Unidos), diciembre de 2001, páginas 957–960]. Cuando se produce demasiado aceite, se puede mezclar con las células muertas de la superficie del cutis, con las células que no se han desprendido bien del revestimiento del poro y con pequeños trozos de vello del folículo. Esta combinación de secreción sebácea, células muertas de la piel y pequeños trozos de vello pueden tapar la salida del folículo piloso/glándula sebácea, creando una acumulación de estos elementos y aquí es donde empiezan los problemas.

Cuando el organismo produce demasiado sebo y las células muertas de la superficie de la piel o adentro del poro no se desprenden normalmente, estas se pueden unir y tapar la salida del poro. Todo este exceso de aceite y células muertas se solidifican en la forma de una sustancia suave y blanca que tapa el poro. Si la superficie del poro está cubierta de piel, entonces se forman puntos blancos (acné miliar). Si el poro está abierto y no está cubierto de piel, la parte superior del tapón queda expuesta al aire y se oscurece, causando una espinilla.

Los puntos blancos y las espinillas se convierten en granos cuando el *P. acnes* empieza a crecer dentro del tapón, causando irritación e inflamación. Esta inflamación y aceite excedente hace que la pared de la glándula sebácea se rompa, derramando su contenido (aceite, desechos celulares, bacterias y todo) hacia el tejido circundante de la piel. Entonces, el sistema inmunitario del organismo responde, enviando linfa al área inflamada para ayudar a repararla (y causando hinchazón), y entonces se forma un grano.

Esto todavía deja algunas preguntas sin contestar. ¿Qué hace que las hormonas aumenten la producción de aceite y hay una manera de retardar este proceso? ¿Cómo se acumulan las células de la piel para tapar el poro y cómo puede evitar que esto suceda? ¿Cómo puede impedir el crecimiento de las bacterias que causan inflamación y enrojecimiento? ¿Y quién puede sufrir de erupciones o acné y por qué?

¿POR QUÉ YO?

¿Por qué mi cutis? ¿Por qué me salió otro grano o espinilla? ¿Por qué no puedo tener un cutis terso sin poros? ¿Por qué yo? Créame, yo sé cómo se siente estar en esta situacción.

¿Por qué, de repente, a los 28 ó 48 años de edad, le salen granos? ¿Por qué no ha podido superar esa etapa de granos y cutis grasoso que viene sufriendo desde los 14 años y que ahora que tiene 35 años de edad está peor que nunca? ¿Por qué, a los 40 años de edad, tiene espinillas y erupciones incesantes que no desaparecen con nada, a pesar de que ya lo ha probado todo? ¿Por qué sigue teniendo acné a los 18 años de edad pese a que probado antibióticos orales, *Retin-A*, mascarillas de azufre, antibióticos tópicos y todas las rutinas imaginables de productos para el cuidado del cutis? Estas son muy buenas preguntas y las comprendo bien.

Independientemente de su edad, las erupciones y el cutis grasoso son molestas y cualquiera puede servir de víctima. Las principales culpables en todas estas situaciones son las hormonas, porque las hormonas son las que afectan la producción de aceite y porque sus niveles fluctúan durante distintas épocas de la vida.

Las erupciones definitivamente son más comunes durante la adolescencia. Las estadísticas sugieren que tres de cada cuatro adolescentes tienen problemas de erupciones y diversas formas de acné. Esto no es sorprendente si consideramos que la adolescencia es una época de cambios hormonales monumentales que estimulan a las glándulas sebáceas y aumentan la producción de secreción sebácea, lo que, a su vez, aumenta la probabilidad de que ocurran erupciones. Pero el acné puede presentarse a cualquier edad. Más del 40 por ciento de todas las mujeres sufrirán de alguna forma de acné. [Fuente: *Journal of European Dermatology and Venereology* (Revista Europea de Dermatología y Venereología), noviembre de 2001, páginas 541–545].

Cualquier cosa que eleva los niveles hormonales —estrés, el ciclo menstrual, el embarazo, las pastillas anticonceptivas o ciertos medicamentos como corticosteroides y litio— pueden provocar una erupción. Los alimentos específicos no son responsables de las erupciones, pero una persona puede tener alergia a algunos alimentos específicos. También se ha especulado que los alimentos a los que les agregan hormonas (específicamente la carne de ave y la carne de res), los alimentos que contienen yodo (mariscos de concha) o la pasta de dientes que contiene fluoruro pueden agravar el acné.

No hay duda alguna de que la actividad hormonal es la principal causa del cutis grasoso y las erupciones. Cuando las hormonas suben de nivel, el acné puede salirse de control, pero las hormonas no son las únicas responsables de crear ese mal epidérmico tan molesto. Por alguna(s) razón(es) desconocida(s), algo falla en la glándula sebácea, bloqueando el flujo natural de aceite. Las teorías acerca de lo que causa el acné generalmente se enfocan en una predisposición genética que crea glándulas sebáceas defectuosas, un mal funcionamiento del revestimiento del poro que no permite que las células se desprendan adecuadamente o una secreción sebácea que en sí es anormal de alguno u otro modo (muy espesa o irritante para la piel). En la vida real, si queremos disminuir la probabilidad de tener erupciones, tenemos que resolver la mayoría, si no todos, estos problemas.

Existen muchas teorías que tratan de explicar por qué algunas personas presentan casos más severos de acné que otras. Algunas teorías sugieren que se debe a un mayor nivel de hormonas masculinas, mientras que otras dicen que esto es culpa de una anormalidad genética de la glándula sebácea. Una hipersensibilidad al *P. acnes* también puede ser la responsable de variaciones importantes en la severidad del acné. [Fuente: *Dermatology* (Dermatología), 1998, volumen 196, edición 1, páginas 80–81]. Incluso existen estudios de investigación que han demostrado que los ácidos grasos que se encuentran en la glándula sebácea podrían ser los responsables. Lo más probable es que sea una combinación de todos estos factores lo que marque la diferencia entre las erupciones leves o severas.

UN ATAQUE GLOBAL EN LUGAR DE PUNTUAL

La mayoría de nosotras hemos buscado aliviar el dolor emocional y la humillación que a menudo acompañan al acné, ya sea que se trate de un solo grano o de muchos, acudiendo a farmacias o tiendas que tienen repisas repletas de productos para el acné y regímenes para el cuidado del cutis. Un sinfín de productos prometen limpiar la piel y varios juran que acaban con los granos, los secan y absorben la grasa. Los comerciales y anuncios publicitarios suenan convincentes, pero si los analizamos más de cerca, descubrimos que muchos de estos productos realmente no pueden acabar con los granos ni secar la grasa (realmente no es posible secar la grasa). El tratamiento puntual de los granos que ya se ven no evita que se formen otros. Se requiere consistencia (exfoliación regular, desinfección, absorción del aceite, equilibrio hormonal) para detener las erupciones. Además, muchos de estos productos que le aseguran que pueden acabar con los granos contienen ingredientes secantes, irritantes o sensibilizantes que en realidad sólo empeoran las cosas.

Si sólo presta atención a lo que ve en la superficie sin tomar en cuenta lo que está ocurriendo más abajo, no podrá ayudar a sanar el cutis, disminuir las erupciones ni evitar la cicatrización. Encontrar soluciones que atienden cada problema —actividad hormonal, producción de sebo, exfoliación del cutis (y el poro) y eliminación de bacterias que causan infección— es el único curso de acción que tiene sentido. Enfocarse en una sola lesión en lugar de enfocarse en el cuadro general puede dar por resultado más erupciones, un mayor riesgo de cicatrización y problemas adicionales en el cutis como enrojecimiento, capilares que suben a la superficie, irritación y resequedad.

LO QUE SÍ PUEDE HACER

Un tratamiento eficaz contra los granos y las espinillas funciona al disminuir la producción de aceite, al eliminar la acumulación de células en la superficie del cutis y en el poro y al matar las bacterias *P. acnes* que causan inflamación. Por esto, el mejor curso de acción para combatir el acné debe ser de dos tipos: tópico (lo que se aplica en el cutis, ya sea un producto que se venda sin receta o uno que se venda con receta) y sistémico (medicamentos orales que se venden con receta para lidiar con la producción de sebo y el crecimiento bacteriano).

Opciones tópicas

Limpie delicadamente el cutis con un limpiador hidrosoluble que no contenga ingredientes que puedan tapar los poros o irritarlo. Esto ayuda a evitar que haya más irritación y enrojecimiento, lo cual empeoraría las cosas.

Remueva las células muertas de la piel y fomente un recambio saludable de células tanto de su superficie como dentro del poro, para ayudar a que la piel se desprenda de manera más normal.

Absorba o disminuya el aceite excedente para reducir la causa principal de los poros tapados y agrandados.

Mate las bacterias (*P. acnes*) que le están causando erupciones, inflamación, enrojecimiento e hinchazón.

Opciones sistémicas

Tome antibióticos orales para acabar con el crecimiento bacteriano.

Use pastillas anticonceptivas y bloqueadores hormonales para controlar la producción de sebo.

Aplíquese retinoides tópicos (*Retin-A*, *Tazorac*, *Avita*, tretinoína genérica, *Differin*) para normalizar la función celular, permitiendo que el poro funcione normalmente.

Tome *Accutane*, el único medicamento que se vende con receta que es capaz de curar el acné.

Tendrá que experimentar para descubrir la manera exacta de combinar estos pasos de manera que le funcionen a usted. Por desgracia, no existe una sola manera que sea la correcta. Es esencial que pruebe opciones distintas hasta que encuentre lo que mejor se adapte a su tipo de piel y a su afección específica. Si usted es consistente y evita desviarse de su régimen particular, tendrá una buena probabilidad de ganar gran parte de la guerra contra los granos y las espinillas. Pero las tácticas deberán atacar todos los factores que causan el acné.

LO QUE NO DEBE HACER

No use productos para el cuidado del cutis que sean ásperos o irritantes. A lo largo de este libro, yo hablo de lo importante que es limpiar delicadamente cualquier tipo de cutis. Este concepto es particularmente difícil de creer para alguien que tiene el cutis grasoso o que sufre de acné, pese a todos los estudios de investigación que lo respaldan, porque el deseo de *verdaderamente* limpiar el cutis es casi irresistible. No obstante, en un trabajo titulado *"The Effects of Cleansing in an Acne Treatment Regimen"* (Los efectos de la limpieza en un régimen de tratamiento para el acné) que se presentó en los *Proceedings of the Fourth International Symposium on Cosmetic Efficacy* (Minutas del Cuarto Simposio Internacional Sobre la Eficacia de los Productos Cosméticos) llevado a cabo del 10 al 12 de mayo de 1999, se concluyó que el 52 por ciento de las veces, un limpiador de cara hidratante fue más eficaz para disminuir los comedones, las pápulas y las pústulas cuando se utilizó con peróxido de benzoilo. **En comparación, este tipo de limpiador delicado fue más eficaz que el jabón o que un limpiador sólo de peróxido de benzoilo.**

Lo que es más frustrante es que muchos productos para los granos que se venden en el mercado realmente hacen que empeoren las erupciones o causan más problemas de los que tenía originalmente. Los productos que han sido diseñados para combatir el acné a menudo contienen ingredientes como surfactantes ásperos y gránulos limpiadores demasiado abrasivos, así como alcohol, mentol y aceites de menta (hierbabuena), alcanfor y eucalipto, limón o toronja (pomelo). Todos estos ingredientes son extremadamente irritantes y la resultante irritación puede afectar negativamente la capacidad de la piel de curarse o de combatir las bacterias.

Lo que hace que todos estos ingredientes estándares y dañinos que supuestamente sirven para "combatir el acné" sean peores es que en realidad no disminuyen ninguno de los factores que causan erupciones. No pueden desinfectar, disminuir la producción de aceite, afectar la actividad hormonal ni ayudar a que la piel se exfolie. En vez, estos ingredientes matan más células de la piel de las que son necesarias, lo cual puede conducir a que se tapen aún más los poros, producir cutis seco, causar irritación y hacer que el cutis se enrojezca más. **Un grano, por su naturaleza, ya está irritado, enrojecido e hinchado, entonces no tiene sentido usar ingredientes que lo irriten, enrojezcan e hinchen todavía más.**

Los productos para el cuidado del cutis que contienen ingredientes irritantes, como mascarillas faciales, astringentes, lociones tonificantes y limpiadores granulares faciales (que también contienen ceras), definitivamente están prohibidos. Todos estos pueden lastimar el cutis y eso puede agravar el acné. Si un producto irrita el cutis o si hace que este arda o siente comezón en el mismo, entonces no le está ayudando en nada. Aparte, la irritación, además de estimular la producción de sebo, promover el enrojecimiento, aumentar la hinchazón y resecar el cutis, también puede hacer que le salgan granitos que parecen un sarpullido encima de la erupción que está tratando de eliminar.

A menudo se recomiendan los jabones y limpiadores en barra para el acné, pero todos contienen ingredientes que pueden tapar los poros. Los jabones contienen sebo y los limpiadores en barra contienen otros agentes espesantes cerosos que pueden tapar los poros. ¡Sorprendentemente, los jabones y limpiadores que tienen un pH elevado (aquellos con un pH de 8 o mayor) en realidad pueden hacer que aumente la presencia de bacterias en el poro! Todo esto hace que empeoren las cosas en el interior del poro, nuevamente elevando el riesgo de que le salgan erupciones.

Quizá le sea difícil resistir la tentación de exprimir, pellizcar, rascar, raspar o pinchar los granos, y quizá usted piense que esto acelerará su curación, pero la verdad es que sólo se estará causando más problemas si lo hace. Sacarse costras y lastimarse constantemente la lesión sólo hace más probable que le quede una cicatriz. No hay nada de malo en exprimir delicadamente un grano para sacarle el contenido, pero si no tiene cuidado, se creará más problemas de los que tenía al empezar.

Muchas mujeres creen que el uso de compresas calientes pueden hacer que el contenido de los granos salga a la superficie. En realidad, las compresas calientes pueden dañar severamente el cutis porque pueden quemarlo; el calor provoca más enrojecimiento e hinchazón y el proceso entero también puede causar que se rompa el poro, aumentando la posibilidad de que le salgan más erupciones. Lo mismo cabe decir de las vaporizaciones o el uso de agua caliente. El agua caliente quema la piel, afectando su capacidad de curarse y de combatir las bacterias. Lo que necesita es usar agua tibia para aliviar el cutis y calmar un poco las cosas. Use agua tibia y un limpiador hidrosoluble delicado para su rostro y no se talle el cutis para quitarse el maquillaje. Tallar y frotar el cutis sólo hará que se irrite más y también puede hacer que la piel le cuelgue y que le salgan arrugas.

Tenga cuidado de que las erupciones contra las que esté batallando no sean causadas por usar productos para el cabello y dejar que estos le caigan sobre el rostro. El fijador (laca), el *mousse*, el gel para el cabello y otros productos para estilizar el cabello contienen polímeros (ingredientes similares al plástico que forman películas) que puedan tapar los poros y provocar la aparición de granos.

No fume. En un estudio publicado en la *British Journal of Dermatology* (Revista Británica de Dermatología) en julio de 2001, páginas 100–104, se concluyó, "Según análisis múltiples de regresión logística, la prevalencia de acné fue significativamente más alta en fumadores activos (40,8%) en comparación con los no fumadores (25,2%). Se obtuvo una relación lineal significativa entre la prevalencia de acné y el número de cigarrillos fumados al día. (. . .) Además, se demostró mediante un análisis de regresión linear una relación significativa dependiente de la dosis entre la severidad del acné y el consumo diario de cigarrillos. (. . .) Fumar es un factor clínicamente importante que contribuye a la prevalencia y la severidad del acné".

CUÁNDO CONSULTAR A UN DERMATÓLOGO

Algunas mujeres salen corriendo al consultorio del dermatólogo en el mismo instante en que se descubren un granito. Otras lo dejan pasar mucho tiempo después de que las opciones que se venden sin receta han dejado de funcionar, incluso aunque sus erupciones sigan fuera de control. Aunque existen muchas opciones para lidiar exitosamente con las erupciones fuera del ámbito de los medicamentos que se venden con receta, si su acné es severo o crónico, quizá lo mejor sea que consulte a un médico. Los dermatólogos cuentan con toda una gama de alternativas en su arsenal que pueden ser más eficaces que los productos que se venden sin receta para disminuir la producción de secreción sebácea, lograr un recambio saludable de células de la piel y combatir las infecciones bacterianas.

Muchas de las opciones que sólo se venden con receta, como las tretinoínas (*Retin-A*, *Tazorac*, *Avita*, tretinoína genérica), el *Differin* (nombre químico: adapaleno) y el ácido azelaico (nombre comercial: *Azelex*), además de los antibióticos tópicos, los antibióticos orales y los bloqueadores hormonales no tienen homólogos que se vendan sin receta. Los dermatólogos también cuentan con una opción que puede ser la cura absoluta del acné y las erupciones. Esta opción es *Accutane*, el único medicamento que puede curar el acné en lugar de sólo mantenerlo bajo control. Todas estas opciones se discuten en este capítulo.

No obstante, es aceptable empezar con las opciones que están disponibles sin receta o las que venden algunas líneas de productos cosméticos. Algunas de estas opciones son similares a lo que un doctor le recetaría, como productos con ácido salicílico que exfolian y productos con peróxido de benzoilo que desinfectan. Si usted elige este curso de acción, es esencial que sólo use lo que le funcione y que lo use consistentemente. Si después de un cierto período descubre que esas opciones no le están funcionando, o bien, no le están funcionando tan bien como desearía, entonces todavía tendrá la opción de hacer una cita con un dermatólogo.

¿AFECTA LA ALIMENTACIÓN?

Existen pocas pruebas científicas que demuestren que la alimentación afecta al acné y aunque sí es cierto que algunas alergias alimentarias específicas pueden contribuir al mismo, eso depende de lo que le cause alergia en su caso particular. No todas las personas son alérgicas a los mismos

alimentos. De forma similar, tomar refresco (soda), no hacer ejercicio, tomar suplementos vitamínicos y comer alimentos saludables o chatarra no beneficiará ni perjudicará el acné. Muchos atletas olímpicos son propensos al acné y muchas personas que no hacen ejercicio y que tienen sobrepeso tienen un cutis perfecto. Sin embargo, si ciertos alimentos —como los frutos secos, los mariscos de concha (por su contenido de yodo), los productos lácteos o el trigo— parecen empeorar su acné, lo mejor es que trate de evitarlos (eliminándolos de su dieta uno a la vez) para ver si esto produce una diferencia a largo plazo en su cutis.

Por cierto, el fluoruro que contienen las pastas dentífricas pueden ser una fuente de erupciones alrededor de la boca. Los estudios de investigación que se han hecho al respecto datan de mucho tiempo atrás (un par de estudios fueron publicados en las décadas de los años 70 y 50). Esta información no es precisamente reciente, pero si usted tiende a presentar acné justo alrededor de su boca, no le cuesta nada probar una pasta dentífrica sin fluoruro durante un tiempo para ver si mejoran las cosas. Si su acné efectivamente es provocado por el fluoruro, consulte a su dentista para preguntarle acerca de otros tratamientos para prevenir la caries.

PRODUCTOS "LIBRES DE ACEITE": UNA BROMA PESADA

Y nosotras somos las víctimas de esta mala broma, porque al mismo tiempo que "libre de aceite" es una afirmación que carece de significado, puede engañar a los consumidores para que compren productos que, en realidad, pueden llegar a tapar los poros. Existen muchos ingredientes que no suenan como aceites pero que definitivamente pueden agravar las erupciones. Por otra parte, no todos los aceites tapan los poros. **No obstante, muchos productos cosméticos (los que no son líquidos) contienen agentes espesantes cerosos que pueden tapar los poros.** Los simples ingredientes humectantes estándares que son maravillosos para el cutis seco pueden causarle problemas a alguien con cutis grasoso o que sufre de erupciones. Cuando un producto viene en la forma de crema o loción (en lugar de líquido), los ingredientes que le confieren esta consistencia pueden tapar los poros. Pese a los problemas que estos ingredientes pueden causar, están presentes en un sinfín de productos que se venden como productos "libres de aceite".

Yéndonos más allá de los productos que dicen estar "libres de aceite", etiqueta tras etiqueta promete que el producto es "*noncomedogenic*" (no comedogénico) o *"nonacnegenic"* (no acnegénico). La mayoría de nosotras hemos comprado productos que dan esta garantía, sólo para descubrir que en realidad sí provocan erupciones. Ojalá pudiera decirles lo contrario, pero la verdad es que no se puede confiar en producto alguno que diga ser no comedogénico porque no existe una norma aprobada o regulada para que se pueda hacer dicha afirmación. Dejando a un lado el aspecto normativo de esta falsa promesa, yo estoy segura que todas hemos usado productos que prometen no causar erupciones y sin embargo, sí nos las han causado. Lo que muchas mujeres ya saben por experiencia es que tratar de adivinar la forma en que su cutis reaccionará basándose en lo que promete un producto, especialmente cuando se trata de acné, es verdaderamente una causa perdida o, cuando menos, un problema difícil para el que no hay respuestas claras y directas.

¿ME PROVOCARÁ UNA ERUPCIÓN?

Entonces, si no podemos confiar en los términos *"oil free"* (libre de aceite, *"noncomedogenic"* (no comedogénico) o *"nonacnegenic"* (no acnegénico) ¿cómo podemos saber si un producto nos causará problemas? ¿Por qué parece imposible encontrar productos que no causarán erupciones? Porque la *mayoría* de los ingredientes de los productos cosméticos pueden causar erupciones, dependiendo de su tipo de cutis.

Existen pruebas de que algunos ingredientes específicos pueden provocar erupciones, pero no hay verdades absolutas. Ojalá las hubiera, pero no las hay. Diversos sitios de Internet que exhiben listas de ingredientes comedogénicos han causado un gran revuelo para muchas mujeres. La principal fuente de información de estos datos parece ser *Dr. Fulton's Step by Step Guide to Acne* (La guía paso a paso para el acné del Dr. Fulton), publicada en 1983 por Harper & Row (aunque no se cita específicamente en ningún sitio de Internet, es la misma información que se presenta en el libro). En aquél entonces (y 1983 ya pasó hace mucho tiempo), la investigación del Dr. Fulton acerca de las causas de las erupciones no tenía precedentes. El Dr. Fulton aplicó los ingredientes cosméticos a orejas de conejos y esperó a ver qué sucedía. Pese a lo prometedor que parecía ser este estudio, nunca se ha repetido y rara vez se cita en la literatura más reciente (salvo cuando les conviene a los intereses mercadotécnicos de alguna compañía). Hay muchas razones por las cuales no se puede confiar en este tipo de listas.

En primer lugar, la metodología requería el uso de concentraciones puras del ingrediente y no de las concentraciones que se usan en las formulaciones verdaderas de productos cosméticos, las cuales generalmente son sólo una fracción de las que se emplearon en este estudio. Además, no se tomó en cuenta el uso y la aplicación de los productos. Por ejemplo, los riesgos que conlleva la exposición a ciertos ingredientes específicos son muy distintos en el caso de un limpiador, el cual permanece sobre el cutis durante unos cuantos segundos, que en el caso de una loción o solución, las cuales permanecen sobre este durante horas. Más allá de esto, este estudio de investigación no analizó toda la gama de extractos vegetales ni filtros solares que se introdujeron a las formulaciones de productos cosméticos a principio de los años 80. Por lo tanto, yo creo que podríamos considerar, sin temor a equivocarnos, que esta información no sólo es obsoleta, sino que no nos sirve para sacar ningún tipo de conclusiones.

Tengo que admitir que parte de esta confusión también es por mi culpa. En mis libros, he incluido una lista de ingredientes que pueden causar erupciones. Esta lista está basada en las características emolientes o cerosas de los ingredientes y en los hallazgos de los estudios de investigación contemporáneos que estaban disponibles. Yo di advertencias acerca del uso de productos que contienen ingredientes clasificados como triglicéridos, miristatos, palmitatos y estearatos, pero quizá no haya sido una buena idea incluir esta lista porque, de cierta forma, es información engañosa. Por ejemplo, el palmitato de isopropilo es un agente espesante ceroso que se emplea para que otros ingredientes se liguen entre sí, confiere una sensación emoliente en la piel y casi siempre se usa en humectantes para piel seca. Por otra parte, el palmitato de ascorbilo es una forma estable de vitamina C que se usa en cantidades pequeñas en los productos para el cuidado del cutis y no causa problemas. Ya con esto queda desbancada la regla acerca de los palmitatos. Además, dependiendo del ingrediente, el simple hecho que esté presente en una formulación no significa nada si está casi en el final de la lista de ingredientes, pero si es el segundo, tercer o cuarto ingrediente, entonces puede que sea problemático. Pero esto tampoco es necesariamente cierto si hay muchos de estos tipos de ingredientes impresos en toda la etiqueta y, por lo tanto, presentes en cantidades pequeñas. Asimismo, es importante que tengamos presente que incluso los ingredientes mejor conocidos por causar problemas (como el miristato de isopropilo) tampoco le causan problemas a todo el mundo. Sólo porque un ingrediente *pueda* causar erupciones no significa que los causará.

Otro punto que no consideran estas listas es que actualmente se están usando miles y miles de ingredientes cosméticos en los productos para el cuidado del cutis y el maquillaje. Muchos de estos ingredientes son emolientes, agentes espesantes cerosos o irritantes que pueden causar problemas en el cutis. Sin embargo, el hecho de que causen o no problemas depende enteramente de la cantidad en la que se usen y la naturaleza de cada ingrediente individual (algunos ingredientes causan problemas en cantidades menores que otros ingredientes, mientras que otros causan problemas en diversas combinaciones). Sería imposible hacer una lista que abarcara todo esto y si alguien lo intentara, sólo podría hacerla adivinando.

No hay respuestas fáciles para este dilema, pero como usted comprenderá, tratar de investigar, categorizar, clasificar y sacar conclusiones absolutas acerca de aproximadamente 50.000 ingredientes en un número infinito de combinaciones posibles no es humanamente posible. Entonces, ¿qué debe hacer una mujer para evitar el acné y seguir usando productos para el cuidado del cutis y para maquillarse? Aunque sigo pensando que algunos ingredientes son más problemáticos que otros, la cualidad más fácil y más confiable que puede evaluar un consumidor es la consistencia del producto. Entre más espeso sea un producto (es decir, aquellos que tienen una viscosidad elevada, espesa o cremosa), mayor será la probabilidad de que cause problemas. Esto significa que usted se podrá sentir más segura con un gel o un suero (porque tienen una viscosidad baja o acuosa).

¿Y qué podemos decir al respecto de los productos que contienen ingredientes grasosos? Podemos suponer con bastante seguridad que un producto que incluye aceites vegetales o minerales de cualquier tipo al principio de su lista de ingredientes puede hacer que el cutis se sienta grasoso. Pero esto no necesariamente provocará erupciones.

Por último, es recomendable que tengamos más cuidado con los ingredientes irritantes que con los ingredientes que supuestamente tapan los poros. No se necesita mucho alcohol, mentol, menta (hierbabuena), toronjil (melisa), eucalipto, alcanfor, limón, toronja (pomelo) o limón verde para causar una reacción negativa en la piel que pueda impedir el proceso de curación de la misma al estimular la producción de bacterias y esto no ayudará a curar el acné.

ARMAS ESENCIALES CONTRA EL ACNÉ

Cada uno de los siguientes productos y categorías de productos forman parte de los tratamientos de vanguardia contra los granos, el acné y las espinillas. La manera de combinarlos se describe en la sección titulada "Estrategias para combatir el acné" en la página 201.

Todos los productos que se describen a partir de la página 176 tratan cada uno de los factores que causan la aparición de granitos. Estas son las mejores opciones para reducir la producción de aceite, desinfectar la piel, mejorar la exfoliación y controlar la actividad hormonal, y son productos que potencialmente pueden curar este problema. Su primera meta debe ser encontrar la combinación que mejor le funcione y luego, tendrá que enfocarse en seguir todos los pasos de manera consistente.

El primer paso es una limpieza delicada. Ya he hablado mucho acerca de la necesidad de limpiarse suavemente el cutis, pero déjeme decirlo una vez más para hacer más hincapié en esto. Usar un limpiador hidrosoluble (*water soluble cleanser*) limpia suavemente el cutis sin estimular las glándulas sebáceas, aumentar el enrojecimiento ni crear resequedad. Este paso es estándar para cualquier rutina para el cuidado del cutis porque provoca una diferencia instantánea en la apariencia y textura del mismo, además de que es esencial para lograr disminuir las erupciones. Una vez que deje de usar limpiadores en barra o jabones que le resecan e irritan el cutis y le tapan los poros y se dé cuenta lo maravilloso que se sentirá este cuando ya no esté seco e irritado, nunca volverá a usar esos productos. Sólo asegúrese de que el limpiador hidrosoluble que seleccione no contenga ingredientes irritantes y no le reseque el cutis. Los limpiadores que contienen agentes exfoliantes, desinfectantes tópicos o ingredientes que absorben el aceite no son la mejor opción porque los ingredientes activos no permanecen durante suficiente tiempo en el cutis como para surtir efecto. Mejor guarde estos ingredientes para otro paso de su rutina.

Desinfección. No existen muchas alternativas para desinfectar el cutis. El alcohol (cuando se usa en las concentraciones correctas) y el azufre pueden ser buenos desinfectantes, pero resecan e irritan mucho el cutis, causando más daño que beneficio, lo cual puede generar más erupciones. Los desinfectantes de origen vegetal, como el aceite de melaleuca (*tea tree oil*), son una opción a considerar, pero actualmente no se vende producto alguno que contenga este ingrediente en una concentración suficiente como para matar bacterias. El peróxido de benzoilo (*benzoyl peroxide*) sigue siendo el mejor desinfectante que se vende sin receta y está disponible en concentraciones de 2,5%, 5% y 10%.

Si el peróxido de benzoilo no resulta ser eficaz, quizá la única otra opción que tenga para matar a las bacterias testarudas que causan acné sean los antibióticos tópicos o incluso un antibiótico oral recetado por un médico. Sin embargo, los antibióticos orales deben ser su último recurso, debido a los problemas sistémicos y de resistencia bacteriana que se pueden presentar con su uso. Los antibióticos orales efectivamente matan a las bacterias que causan el acné, pero también matan a las bacterias buenas del organismo, causando candidiasis y problemas estomacales. Además, el *P. acnes* en su organismo puede desarrollar cepas resistentes en un período corto, haciendo que el antibiótico que esté tomando se vuelva ineficaz.

Exfoliación. Debido a que las imperfecciones se forman en el interior del poro y tienen que ver con la producción de sebo, un producto eficaz de ácido salicílico al 1% ó 2% (*beta hydroxy acid* o BHA) que se venda sin receta es un punto de partida crucial para exfoliar el cutis. El ácido salicílico es liposoluble, lo que significa que puede exfoliar el interior del poro, además de que es extremadamente suave. Yo recomiendo usar BHA en formulaciones a base de gel o líquidas o en lociones muy ligeras, porque es improbable que estas formulaciones contengan agentes espesantes cerosos o emolientes que puedan tapar los poros. Los limpiadores granulares y alfa-hidroxiácidos (AHA) tópicos pueden ser útiles para la exfoliación superficial, pero no afectan el revestimiento del poro y es esencial que lo hagan para lidiar con una de las causas de origen de las imperfecciones.

Mejorar la producción celular. Las tretinoínas, el *Differin* y el ácido azelaico son opciones que le puede recetar su médico para generar un crecimiento celular saludable que puede cambiar la forma del poro para permitir el flujo normal de sebo. Esta mejora puede eliminar las condiciones que permiten que se desarrolle una imperfección.

Absorber o controlar el aceite excedente. Las mascarillas de barro son una opción para absorber aceite siempre y cuando no contengan ingredientes irritantes. Usar leche de magnesia como mascarilla facial es una manera simple y eficaz de absorber el aceite. Las pastillas anticonceptivas y los bloqueadores hormonales pueden normalizar los niveles hormonales, reduciendo o eliminando la fuente de producción excesiva de aceite.

Cuando nada funciona. Si sus erupciones persisten incluso después de probar estas opciones que se venden con y sin receta, todavía le queda una opción más: el *Accutane*, que es el único medicamento que esencialmente puede curar el acné. Este fármaco sólo se debe usar como último recurso debido a los graves efectos secundarios que causa si una mujer se embaraza mientras lo está usando y debido a otros problemas de salud que se discuten a mayor profundidad más adelante en este capítulo.

ÁCIDO SALICÍLICO

Conocido como beta-hidroxiácido (BHA), el ácido salicílico puede ser un punto de partida inteligente para el tratamiento de erupciones en todo tipo de cutis. Este es un ingrediente multifuncional que atiende muchas de las causas sistémicas del acné. [Fuente: *Seminars in Dermatology* (Seminarios de Dermatología), diciembre de 1990, páginas 305–308]. Durante décadas, los dermatólogos han recetado ácido salicílico porque es un agente queratolítico (exfoliante) extremadamente eficaz. No obstante, además de sus increíbles propiedades exfoliantes, el ácido salicílico hace muchas otras cosas. El ácido salicílico es un derivado de la aspirina, (ambos son salicilatos; el nombre químico de la aspirina es *ácido* acetil-*salicílico*) por lo que también funciona como antiinflamatorio. [Fuente: *Archives of Dermatology* (Archivos de Dermatología), noviembre de 2000, páginas 1390–1395]. Combinar la exfoliación con una menor irritación le brinda muchas ventajas al cutis, especialmente para alguien que está luchando con las erupciones. Al disminuir o eliminar el enrojecimiento y la hinchazón que causa el acné, esta sustancia puede ayudar a sanar el cutis, prevenir la cicatrización y reducir la probabilidad de que le salgan más erupciones.

Uno de los requisitos para prevenir la aparición de imperfecciones es evitar que los poros se tapen. Una manera de lograr esto es mejorando la forma del revestimiento del poro. El revestimiento de un poro está hecho de células de piel (tejido epitelial) que pueden engrosarse y perder su forma, evitando el flujo natural de aceite hacia el exterior del poro. Para actuar en el revestimiento del poro, es necesario exfoliar el interior del mismo para remover las células excedentes. Los exfoliantes como los AHA o los limpiadores granulares mecánicos tienen sus limitaciones para el cutis propenso al acné debido a que son incapaces de penetrar al interior del poro. Los AHA son hidrosolubles y no pueden atravesar el aceite. Los limpiadores granulares mecánicos tienen partículas que son demasiado grandes como para que tengan efecto alguno debajo de la superficie del cutis. El ácido salicílico es la solución perfecta. Es un exfoliante eficaz, es liposoluble (lo que le permite penetrar fácilmente al interior del poro) y es antiinflamatorio, por lo que puede disminuir la irritación, la hinchazón y el enrojecimiento.

Otro aspecto del ácido salicílico que cabe destacar es que también tiene propiedades antimicrobianas. [Fuente: *Preservatives for Cosmetics* (Conservantes para Productos Cosméticos), por David Steinberg, Allured Publishing, 1996; *Health Canada Monograph Category IV* (Monografía de Salud Categoría IV de Canadá), *Antiseptic Cleansers* (Limpiadores Antisépticos)]. Esto significa que puede ser eficaz para matar las bacterias que causan el acné. Todas estas propiedades combinadas hacen que el ácido salicílico sea uno de los ingredientes más multifuncionales para combatir las causas del acné.

Sin embargo, aunque todo esto suene maravilloso, es importante que sepa que el ácido salicílico no es un producto fácil de comprar. Su concentración debe ser por lo menos del 0,5%, pero los productos que tienen una concentración del 1% al 2% son más eficaces. Además, el pH de la fórmula es un factor crítico. Para que el ácido salicílico funcione como un exfoliante en el cutis, debe estar presente en una formulación que tenga un pH de 3 a 4, ya que, en caso contrario, pierde su capacidad exfoliante. [Fuente: *Cosmetic Dermatology* (Dermatología Cosmética), octubre de 2001, páginas 65–72]. Sí existen los productos de ácido salicílico bien formulados y, una vez que haya encontrado el producto correcto, puede formar parte de su arsenal para librar exitosamente la batalla contra el acné.

UN PRODUCTO ANTIBACTERIANO QUE SE VENDE SIN RECETA

Algunas cosas siempre van de la mano: el pan y la mantequilla, el amor y el matrimonio, el Gordo y el Flaco. Ninguna de estas cosas son iguales por sí solas. Lo mismo es cierto para los exfoliantes y los agentes antibacterianos tópicos cuando se trata de reducir o eliminar las imperfecciones. Si sólo limpia su cutis sin exfoliarlo y desinfectarlo, la probabilidad de causar un impacto es mucho menor. Usted puede lograr resultados bastante buenos usando uno u otro, pero juntos, forman un gran equipo contra el acné.

El peróxido de benzoilo se considera como el agente antibacteriano tópico que se vende sin receta más eficaz para el tratamiento del acné. [Fuente: *Skin Pharmacology and Applied Skin Physiology* (Farmacología y Fisiología Aplicada del Cutis), septiembre-octubre de 2000, páginas 292–296]. La cantidad de estudios de investigación que demuestran la eficacia del peróxido de benzoilo es exhaustiva y concluyente. [Fuente: *Journal of the American Academy of Dermatology* (Revista de la Academia de Dermatología de los Estados Unidos), noviembre de 1999, páginas 710–716]. Entre los atributos del peróxido de benzoilo, encontramos su capacidad de penetrar al interior del folículo piloso para llegar a las bacterias que están causando el problema y luego matarlas, con un riesgo mínimo de causar irritación. Tampoco genera resistencia bacteriana como algunos agentes antibacterianos tópicos (antibióticos) que se venden con receta. [Fuente: *Dermatology* (Dermatología), 1998, volumen 196, edición 1, páginas 119–125].

Las soluciones de peróxido de benzoilo se pueden conseguir a concentraciones de un 2,5% a un 10%. Por el bien de su cutis, empiece con alguna concentración menos potente. Un producto de peróxido de benzoilo al 2,5% es mucho menos irritante que un producto que tiene una concentración de 5% ó 10%, y puede ser igualmente eficaz. Esto depende enteramente de lo terca que sea la cepa de bacterias que tiene en los poros.

Pese a las sobresalientes propiedades desinfectantes y penetrantes del peróxido de benzoilo, algunas bacterias simplemente no se dan por vencidas con facilidad y, en estos casos, es probable que tenga que usar otro tipo de arma. Este es el momento en que debe considerar algún desinfectante tópico que se venda con receta (antibiótico tópico).

PRODUCTOS ANTIBACTERIANOS QUE SE VENDEN CON RECETA

Si su piel no responde a las soluciones de peróxido de benzoilo que se venden sin receta y que tienen una concentración de 2,5% o mayor, el paso que sigue es probar un antibacteriano tópico que se venda con receta, es decir, algún antibiótico en forma de loción o gel. Los antibióticos tópicos tienen sus limitaciones. Pueden tener dificultades para penetrar el folículo piloso y su uso a largo plazo puede conducir a la formación de cepas bacterianas resistentes a los antibióticos. La eritromicina, la tetraciclina y la clindamicina son los antibióticos tópicos más populares.

Usted puede usar estos antibióticos por sí solos, pero existe una cantidad considerable de estudios de investigación que indican que se puede obtener un mayor beneficio al combinarlos con peróxido de benzoilo para crear un tratamiento potente y eficaz. Los estudios de investigación indican que "la clindamicina tópica y el peróxido de benzoilo han demostrado ser clínicamente eficaces en el tratamiento del acné vulgaris. Cuando se usan combinados, prometen una mayor eficacia que cualquiera de ambos agentes por sí solos gracias a sus efectos antibacterianos y antiinflamatorios. (. . .) El peróxido de benzoilo [y] la clindamicina demostraron reducciones significativamente mayores en las lesiones inflamatorias (. . .) y una mejoría general significativamente mayor, según fue evaluada por médicos (. . .) y pacientes". [Fuente: *Journal of Cutaneous Medical Surgery* (Revista de Cirugía Médica Cutánea), enero de 2001, páginas 37–42]. Esta misma determinación apareció en la *American Journal of Clinical Dermatology* (Revista de Dermatología Clínica de los Estados Unidos), 2001, volumen 2, edición 4, páginas 263–266].

Otra opción que también se considera bastante eficaz es un producto que se vende con receta llamado *Benzamycin*, el cual contiene eritromicina al 3% y peróxido de benzoilo al 5%. Esta combinación mejora la penetración (el punto fuerte del peróxido de benzoilo) y la combina con la potente acción antibiótica de la eritromicina. [Fuente: *British Journal of Dermatology* (Revista Británica de Dermatología), febrero de 1997, páginas 235–238].

Instrucciones básicas: después de haberse limpiado la cara y haber usado una loción tonificante, apliquese un producto con BHA en el rostro (o en las áreas del cuello, espalda o pecho donde tienda a presentar erupciones). Luego apliquese el antibacteriano tópico. Durante el día, el paso siguiente es aplicarse un filtro solar; en la noche, si necesita usar un humectante, apliqueselo en muy pequeñas cantidades sobre los parches secos o sobre las áreas secas alrededor de los ojos.

Advertencia: no se aplique peróxido de benzoilo si está usando algún retinoide (como *Retin-A*, *Renova*, *Tazorac*, *Avita*, tretinoína genérico o *Differin*). El peróxido de benzoilo inactiva a los retinoides. [Fuente: *British Journal of Dermatology* (Revista Británica de Dermatología), septiembre de 1998, página 8].

TRETINOÍNA PARA LAS IMPERFECCIONES

El término "retinoide" es un nombre general que aplica a todas las formas de vitamina A. La tretinoína es una forma de vitamina A y, por lo tanto, cae dentro de la categoría general de los retinoides. Los productos más conocidos que contienen tretinoínas son *Retin-A*, *Renova*, *Retin-A Micro*, *Tazorac*, *Avita* y tretinoína genérica. Todos estos son tratamientos básicos para el acné porque cambian la forma de las células de las distintas capas del cutis, así como de los poros. Si las células del cutis tienen una forma anormal, tienden a pegarse entre sí y a desprenderse de manera deficiente, acumulándose frecuentemente en el poro. La tretinoína puede transformar la producción de células al mejorar su desprendimiento y al destapar los poros, causando así una reducción significativa en las lesiones inflamatorias. Las tretinoínas y los agentes antibacterianos tópicos presentan acciones complementarias y funcionan bien cuando se usan en combinación. Las tretinoínas no son capaces de matar a las bacterias que causan erupciones (*P. acnes*), pero un agente antibacteriano sí puede. Mientras tanto, las tretinoínas pueden mejorar y restaurar la forma del poro, abriendo un camino libre de obstáculos para que el agente antibacteriano pueda realizar mejor su función. [Fuente: *Journal of the European Academy of Dermatology and Venereology* (Revista de la Academia Europea de Dermatología y Venereología), diciembre de 2001, página 43].

Una de las principales desventajas de usar tretinoína es la irritación que puede causar. Para algunas personas, esta irritación puede ser tan severa que incluso deben evitar usarla. Pero hay otras alternativas. Existe una gran cantidad de estudios de investigación que muestran que el adapaleno (nombre comercial: *Differin*), otro retinoide pero diferente de la tretinoína, puede ser tan eficaz como la tretinoína pero sin causar irritación (vea la siguiente sección donde hablo acerca del *Differin*).

Mientras tanto, recuerde que el uso de cualquier producto con tretinoína puede hacer que el cutis se vuelva más vulnerable a los daños causados por el sol y a las quemaduras solares. Es esencial que use un filtro solar con un factor de protección solar (*SPF* por sus siglas en inglés) de 15 que contenga uno o más de los ingredientes que le ofrecen protección contra la radiación UVA, es decir, avobenzona (*avobenzone*), dióxido de titanio (*titanium dioxide*) u óxido de cinc (*zinc oxide*) como principios activos. El óxido de cinc y dióxido de titanio son oclusivos y posiblemente pueden tapar los poros, mientras que la avobenzona puede causar reacciones de sensibilización en algunos tipos de cutis. Tendrá que experimentar para encontrar el filtro solar adecuado que mejor funcione para su tipo de cutis.

Instrucciones básicas: Después de que se haya limpiado la cara y se haya aplicado un antibacteriano tópico (aunque no peróxido de benzoilo, ya que, con la excepción del *Differin*, inactiva a los retinoides), puede aplicarse una pequeña cantidad de *Retin-A*, *Renova*, *Retin-A Micro*, *Avita*, *Tazorac* o tretinoína genérica en el rostro. Si va a salir durante el día, es esencial que luego se aplique un filtro solar para proteger su cara de los daños causados por el sol. En la noche, se puede aplicar un humectante sobre las áreas resecas o alrededor de los ojos.

DIFFERIN

En el mundo de los tratamientos para el acné que se venden con receta, el *Retin-A* y las tretinoínas han sido una categoría aparte durante muchos años, pero ahora tienen a un competidor muy fuerte, el *Differin*, que genéricamente se conoce como adapaleno y que es un medicamento tópico para el acné que sólo se vende con receta y que es fabricado por la misma compañía que produce el *Cetaphil*.

Recuerde, si no se hace algo por corregir las células anormales en las capas del cutis y en los poros, se empiezan a acumular ahí, creando un ambiente donde pueden florecer las imperfecciones. Además de los antibióticos tópicos y orales que principalmente sirven para matar las bacterias que son responsables de producir los granos, la tretinoína era el único producto disponible con receta que podría ayudar a exfoliar las células del cutis (especialmente adentro de los poros), literalmente cambiando la forma en que se producen las células. La tretinoína funciona para más de la mitad de las personas que pueden tolerar el tratamiento, pero ahí está el truco —la tolerancia— porque la tretinoína puede irritar el cutis. Incluso el Dr. James Leyden, un socio del Dr. Albert Kligman, el titular de la patente de *Retin-A*, dice, "La terapia con retinoide [*Retin-A*] (. . .) debido a sus efectos secundarios, siempre ha sido un arma de doble filo, limitando su uso en muchos pacientes".

Yo sé de lo que hablan. Cuando era joven, el *Retin-A* me dejó la cara tan roja e inflamada que hasta pensé que me iban a salir ampollas, especialmente en esa época en la que también usaba astringentes fuertes y jabones en barra.

¿Qué papel desempeña aquí el *Differin*? El *Differin* es un retinoide, es decir, una forma de vitamina A, que en estudios clínicos ha mostrado ser significativamente menos irritante que la tretinoína. Según un estudio de investigación publicado en marzo de 1996 en el *Journal of the American Academy of Dermatology* (Revista de la Academia de Dermatología de los Estados Unidos), el *Differin* también era significativamente más eficaz en reducir las imperfecciones y era mucho mejor tolerado que la tretinoína en gel. En otros estudios más recientes se ha llegado a la misma conclusión, o sea, que incluso con diferentes medidas, la crema y el gel de adapaleno son menos irritantes a dosis múltiples que las diversas cremas y geles de tretinoína. [Fuentes: *International Journal of Dermatology* (Revista Internacional de Dermatología), octubre de 2000, páginas 784–788; *Journal of Cutaneous Medical Surgery* (Revista de Cirugía Médica Cutánea), octubre de 1999, páginas 298–301].

Parece que el *Differin* tiene una especie de radar para afectar positivamente el revestimiento de células de los poros, mejorando sustancialmente la exfoliación y ayudando a prevenir que se tapen. Además, para las personas que tienen el cutis grasoso, el *Differin* original viene en una fórmula ligera de gel que apenas se siente en la piel. Contiene poco más que agua y celulosa, un agente espesante muy ligero. El *Differin* también está disponible en una base de crema para las personas que tienen el cutis seco y acné.

¿Debería considerar usar *Differin*? Si ya ha probado *Retin-A* u otras tretinoínas y ha tenido problemas de irritación, o si sólo quiere ver si el *Differin* le funciona mejor a usted (lo cual es probable), entonces definitivamente es una opción.

Instrucciones básicas: después de haberse limpiado la cara y aplicado un antibacteriano tópico, aplíquese una pequeña cantidad de *Differin* en la cara o cualquier otra parte del cuerpo donde tenga erupciones. Si va a salir de casa durante el día, es esencial que luego se aplique un filtro solar con protección contra los rayos UVA para proteger su cara de los daños causados por el sol. En la noche se puede aplicar un humectante sobre las áreas secas o alrededor de los ojos.

ÁCIDO AZELAICO

La introducción de nuevos exfoliantes que se venden con receta y que han sido reformulados en bases más emolientes o que no contienen alcohol refleja la demanda de medicamentos que satisfagan las necesidades de mujeres mayores en busca de maneras de lidiar con el acné premenopáusico y posmenopáusico. El *Differin*, las tretinoínas nuevas y el ácido azelaico afectan la forma y el desprendimiento de las células que se encuentran en las capas de la piel y en el revestimiento del poro. El ácido azelaico (nombre comercial: *Azelex*) es distinto porque, además de exfoliar el cutis, también ejerce una acción antimicrobiana en el mismo.

Hablando estrictamente, el ácido azelaico es un ácido dicarboxílico saturado que se encuentra naturalmente en el trigo, el centeno y la cebada y que se comporta como un gel tópico de peróxido de benzoilo al 0,5%, una crema de tretinoína al 0,05% crema o una crema de eritromicina al 2% (un antibiótico tópico que se vende con receta), lo que significa que puede exfoliar y desinfectar la piel al mismo tiempo. Existen algunos estudios de investigación que muestran que el ácido azelaico es bien tolerado y que puede no causar tanta irritación, enrojecimiento o hinchazón como la tretinoína. [Fuente: *Acta Dermato-Venereologica* (Acta Dermatovenereológica), noviembre de 1999, páginas 456–459]. Sin embargo, otros estudios de investigación indican que la irritación sí es un efecto secundario posible.

A diferencia de las tretinoínas, no es común que el ácido azelaico provoque sensibilidad al sol. Definitivamente es un aliado en la batalla contra las erupciones, particularmente si su cutis es naturalmente sensible al sol o si la irritación es un problema.

La eficacia del ácido azelaico puede mejorar cuando se usa en combinación con otros medicamentos tópicos como el gel de peróxido de benzoilo al 4%, el gel de clindamicina al 1%, la crema de tretinoína al 0,025% y un gel que combine eritromicina al 3% con peróxido de benzoilo al 5%. Además, otro estudio de investigación ha mostrado que el ácido azelaico combinado con peróxido de benzoilo alcanza una mayor eficacia y calificaciones más altas en satisfacción de los pacientes en cuanto a su conveniencia en comparación con la terapia [única] con gel de eritromicina–peróxido de benzoilo. [Fuente: *Journal of the American Academy of Dermatology* (Revista de la Academia de Dermatología de los Estados Unidos), agosto de 2000, Suplemento, páginas 47–50].

Instrucciones básicas: después de haberse limpiado la cara y aplicado un desinfectante tópico, aplíquese una pequeña cantidad de ácido azelaico. Si va a salir durante el día, es esencial que luego se aplique un filtro solar con protección contra los rayos UVA para proteger su cara de los daños causados por el sol. En la noche se puede aplicar un humectante sobre las áreas secas o alrededor de los ojos.

ANTIBIÓTICOS ORALES

Si los exfoliantes tópicos, los retinoides y los agentes antibacterianos no le brindan resultados satisfactorios, un antibiótico oral recetado por un médico podría ser una alternativa para matar a las bacterias que causan acné. Diversos estudios han mostrado que los antibióticos orales, usados junto con tretinoínas tópicas o exfoliantes tópicos, pueden controlar o disminuir muchas afecciones de acné. [Fuente: *International Journal of Dermatology* (Revista Internacional de Dermatología), enero de 2000, páginas 45–50]. Pero a pesar de su eficacia, los antibióticos orales deben usarse sólo como último recurso y no como primera línea de ataque.

A la larga, los antibióticos orales pueden producir algunos problemas de salud inaceptables. Algunos dermatólogos tienden a ignorar los efectos secundarios de los antibióticos orales y a recetarlos como si no fueran más que dulces para sus pacientes con acné. Los antibióticos orales son todo menos dulces. Matan a las bacterias buenas del organismo junto con las malas y eso puede conducir a la candidiasis vaginal crónica así como a problemas estomacales.

Otro efecto secundario más preocupante es que las bacterias que causan acné se pueden volver inmunes al antibiótico oral. Según un artículo que apareció en la *American Journal of Clinical Dermatology* (Revista de Dermatología Clínica de los Estados Unidos) en el 2001, volumen 2, edición 3, páginas 135–141, "La causa principal de preocupación con respecto al uso de antibióticos sistémicos es la aparición de cepas de *P. acnes* resistentes a los antibióticos". De manera similar, otro trabajo presentado en mayo de 2001 en la Asamblea General de la Sociedad de Microbiología de los Estados Unidos (http://www.asmusa.org/memonly/abstracts/AbstractView.asp?AbstractID=47544) decía que "el tratamiento con antibióticos en pacientes con acné severo causa el desarrollo de resistencia a los antibióticos. (. . .) Se encontró prevalencia de la resistencia a la tetraciclina, eritromicina, clindamicina y trimetoprima-sulfametoxazol al cabo de dos a seis meses (. . .) Cuando se trata con antibióticos a pacientes con acné, se debe tomar en cuenta el riesgo de desarrollar resistencia a los antibióticos. El uso de antibióticos para tratar el acné debe estar restringido y se deben probar otros regímenes".

Esto significa que si usted ha estado tomando un antibiótico oral para tratar su acné durante más de seis meses, el antibiótico puede dejar de ser eficaz. Esta pérdida de eficacia deja a muchas mujeres confundidas, ya que aunque al principio les haya dado resultados maravillosos, el antibiótico que están tomando puede dejar de funcionar.

Un argumento de aún más peso en contra de tomar antibióticos orales se discutió en la *American Journal of Clinical Dermatology* (Revista de Dermatología Clínica de los Estados Unidos), en la edición de julioagosto de 2000, páginas 201–209, donde decía: "En una época en la que existe una preocupación global de que la tasa de resistencia a los antibióticos en organismos bacterianos patógenos comunes pudiera amenazar nuestra capacidad de controlar las infecciones bacterianas en el futuro, las prácticas que promueven la diseminación de bacterias resistentes a los antibióticos deben estar enteramente justificadas".

La decisión de usar antibióticos orales no es una que pueda tomarse a la ligera. El curso de acción que vaya a tomar deberá ser discutido a profundidad y vigilado tanto por usted como por su dermatólogo.

¿PASTILLAS ANTICONCEPTIVAS PARA EL ACNÉ?

Para las mujeres que están buscando alguna manera de disminuir las erupciones, quizá sea una buena idea que hable acerca de sus problemas dermatológicos con su ginecólogo en vez de discutirlos con un dermatólogo. La Dirección de Alimentación y Fármacos (*FDA* por sus siglas en inglés) ha aprobado pastillas anticonceptivas de baja dosis (*Ortho Tri-Cyclen* y norgestimato/etinil estradiol genérico) para su uso en el tratamiento del acné. En Canadá, Diane-35, una combinación de acetato de ciproterona y etinil estradiol ha sido aprobada para el tratamiento del acné. [Fuente: *Skin Therapy Letter* (Circular de Terapias Dermatológicas), 1999, volumen 4, número 4]. Dependiendo de su estilo de vida y antecedentes médicos, usted podría resolver dos problemas con un solo medicamento recetado por su doctor.

¿Cómo funcionan las pastillas anticonceptivas para controlar el acné? La mayor producción de aceite puede estar causada por la producción de andrógenos (hormonas masculinas) en el organismo, las cuales se elevan a su nivel máximo justo antes de que inicie la menstruación. Parece que las pastillas anticonceptivas de baja dosis pueden disminuir la presencia de andrógenos excedentes, reduciendo así las erupciones. Funcionan particularmente bien cuando se usan en combinación con otras terapias como agentes antibacterianos tópicos o tretinoínas. [Fuente: *Skin Therapy Letter* (Circular de Terapias Dermatológicas), febrero de 2001, páginas 1–3]. Pero esto no es una sorpresa para muchas mujeres, ya que muchas han notado una mejoría en su cutis después de haber empezado a tomar pastillas anticonceptivas.

Según un estudio de investigación doble ciego controlado con placebo que se publicó en *Fertility and Sterility* (Fertilidad y Esterilidad) en septiembre de 2001, páginas 461–468, otras "pastillas anticonceptivas de baja dosis pueden ser un tratamiento eficaz y seguro para el acné moderado". En este ensayo clínico doble ciego, controlado con placebo y aleatorio, se encontró que las pastillas anticonceptivas que contienen levonorgestrel (*Alesse*) disminuían la aparición de acné.

Los anticonceptivos orales de baja dosis también dan por resultado una baja ocurrencia de efectos secundarios relacionados con el estrógeno, como náusea, dolores de cabeza y sensibilidad en los senos, además de poco o ningún aumento de peso. [Fuente: Comunicado de prensa de Medscape, 7 de septiembre de 2001].

¿Será lo adecuado para usted tomar pastillas anticonceptivas para controlar el acné? Existen ciertos riesgos vinculados con el uso de pastillas anticonceptivas, los cuales deberá tomar en cuenta antes de tomar una decisión. Estos riesgos incluyen una mayor probabilidad de sufrir un ataque al corazón, derrames cerebrales, coágulos sanguíneos y cáncer de mama (y estos son aun más elevados si usted fuma), por no mencionar otros efectos secundarios posibles, como el sangramiento vaginal, retención de líquidos, melasmas (parches de piel de color café oscuro) y depresión. Es posible que no valga la pena arriesgarse a todo esto sólo por tener un cutis sin imperfecciones. Pero si ya está considerando tomar o tomando pastillas como método de control natal, puede que valga la pena considerar este remedio.

ACCUTANE

Mirando hacia el pasado, de lo único de lo que me arrepiento es de haberme esperado tanto tiempo. Traté. De verdad traté. Pacientemente esperé a que me dejaran de salir erupciones. Gasté una cantidad increíble de dinero en consultas con dermatólogos y seguí sus instrucciones al pie de la letra. Me apliqué diligentemente lociones con antibióticos en mi rostro y tomé antibióticos orales durante años. Me exfolié con bicarbonato de sodio, usé *Retin-A* con religiosidad y me unté mascarillas de azufre. Usé mascarillas de leche de magnesia dos veces por semana y a veces la usaba debajo de mi maquillaje para que absorbiera el aceite durante el día. Durante la mayor parte de ese tiempo, mi piel sí mejoró, pero las erupciones en realidad nunca cesaron y siempre tuve que seguir batallando con un cutis tan grasoso que hasta parecía estar mojado. Además, pese a las mejoras que sí noté al usar antibióticos y los demás tratamientos, no era mi deseo seguirlos tomando para el resto de mi vida. Adaptarme a los antibióticos no era un riesgo que estaba dispuesta a seguir corriendo. ¿Quién sabe cuánto tiempo más me seguirían saliendo erupciones? Habían empezado desde que tenía 11 años y ya para entonces había cumplido 38.

Yo había oído hablar acerca del *Accutane* hace mucho tiempo atrás. Yo sabía que causaba efectos secundarios bastante severos e incluso peligrosos y que la mayoría de los dermatólogos no lo recetaban con mucha frecuencia y cuando sí lo hacían, sólo lo recetaban para casos muy severos de acné. Mi acné y mi cutis grasoso eran un caso severo para mí, pero no eran tan graves como las fotografías que había visto de casos de acné quístico que respondían de manera asombrosa al tratamiento con *Accutane*. Luego, en 1990, una mujer con quien yo trabajaba y dos de sus amigas empezaron a tomar *Accutane*, y no sólo sobrevivieron, sino que su cutis se veía perfecto. O mejor dicho, radiante (al menos en comparación a cómo lucían antes).

"El *Accutane*, considerado como el principal avance en tratamientos farmacológicos para el acné de los últimos 20 años, es el único fármaco que puede resolver el acné severo de manera permanente después de una ronda de tratamiento". [Fuente: revista *FDA Consumer* (Revista del Consumidor de la Dirección de Alimentación y Fármacos), marzo-abril de 2001, http://www.fda.gov].

Yo estaba convencida que tenía que investigar este tema para mi boletín, *Cosmetics Counter Update* (Información Actualizada Acerca de los Productos Cosméticos). ¡Realmente resultó ser la mejor decisión que pude haber tomado! Un dermatólogo sobre el que había escuchado hablar en la cooperativa de médicos a la que yo iba, Group Health en Seattle, Washington, me dijo que era posible y, de hecho, altamente probable que pudiera tener un cutis sin acné durante el resto de mi vida si tomara *Accutane*. Yo le dije que había escuchado cosas controvertidas acerca del *Accutane* y que no estaba segura de querer probar otro fármaco más que se vendiera con receta para tratar mi acné.

Y este fármaco sonaba aún más peligroso que los antibióticos. Él me respondió con un relato fascinante.

El *Accutane* (su nombre genérico es isotretinoína) es un fármaco derivado de la vitamina A que se toma por la vía oral. En esencia, detiene la producción de aceite en las glándulas sebáceas (las estructuras de la piel que producen aceite o sebo) y literalmente las encoge hasta que quedan del tamaño de las glándulas de un bebé. Esto impide que la secreción sebácea (aceite) tape el folículo piloso, mezclándose con las células muertas de la piel, rompiendo la pared del folículo y creando granos o quistes. La producción normal de aceite se reanuda al completarse el tratamiento y conforme las glándulas sebáceas empiezan a crecer nuevamente, pero nunca (o al menos, rara vez) llegan a ser tan grandes como lo eran antes del tratamiento.

"Debido a que su acción inicia relativamente rápido y a su elevada eficacia al reducir más del 90 por ciento de las lesiones inflamatorias más severas, el *Accutane* desempeña un papel como un tratamiento eficaz en

pacientes con acné severo recalcitrante a otras terapias". [Fuente: *Journal of the American Academy of Dermatology* (Revista de la Academia de Dermatología de los Estados Unidos), noviembre de 2001, Suplemento, páginas 188–194].

En un gran porcentaje de pacientes que completan un tratamiento de cuatro a seis meses de *Accutane*, el acné deja de considerarse como clínicamente significativo. En otras palabras, para todos fines y propósitos, ¡*se cura el acné*! ¿Significa esto que nunca volverá a tener una erupción? Puede que sí le salgan erupciones de vez en cuando, pero un granito ocasional aquí o allá generalmente no constituye lo que definiríamos como acné, especialmente aquellas que diariamente hemos batallado con numerosas erupciones, muchas espinillas y cutis grasoso durante gran parte de nuestra vida.

El porcentaje restante de los pacientes que toman *Accutane* sí presentan recurrencias. En este caso, cuando regresan las erupciones, generalmente de tres a seis meses después del tratamiento, a menudo son más leves y más fáciles de tratar y ocasionalmente se pueden curar con un segundo o tercer tratamiento de *Accutane*. Por supuesto, existe otro porcentaje de personas que no se ven beneficiadas de forma alguna al tomar *Accutane*, sin importar la cantidad de tratamientos que completen.

Por cierto, la dosis y la duración dependen de la severidad del acné de cada paciente, pero los tratamientos generalmente duran 16 semanas. Si se requiere un segundo tratamiento, se debe dejar pasar un período de reposo de ocho semanas entre cada tratamiento. Es interesante notar que el acné sigue mejorando incluso después de que se ha completado una ronda de tratamiento, aunque los doctores no saben exactamente por qué ocurre esto.

[*Accutane*] es el tratamiento de elección para el acné noduloquístico severo. Representa el único agente que trata eficazmente todos los factores patofisiológicos que intervienen en la producción de acné". [Fuente: *Seminars in Cutaneous Medical Surgery* (Seminarios de Cirugía Médica Cutánea), septiembre de 2001, páginas 162–165].

Entonces, ¿cuál es la desventaja de este fármaco "milagroso" y por qué los doctores no se lo recetan a todo el mundo? El *Accutane* es un medicamento controvertido por muchas razones, pero principalmente por su efecto secundario más insidioso: se ha comprobado que causa defectos de nacimiento severos en el 90 por ciento de los bebés de madres que toman el fármaco durante el embarazo. Antes de que los médicos estuvieran enterados de este peligro, cuando primero se recetó en Francia durante los años 70, antes de que se hubieran realizado suficientes estudios de investigación para establecer su eficacia, más de 800 bebés de cada 1.000 nacimientos nacieron con deformidades severas. La única manera de evitar este riesgo es abstenerse de tener relaciones sexuales durante el tratamiento o, según la información provista con cada receta médica, usar un mínimo de dos métodos de control natal. Si está tomando pastillas anticonceptivas, todavía tendrá que usar un condón o diafragma. Además, tendrá que preguntarle a su médico cuánto tiempo más necesitará seguir usando un método adicional de control natal después de haber terminado de tomar *Accutane*. En general, los efectos del *Accutane* no duran mucho tiempo una vez que deja de tomarlo.

Y si *no* está embarazada, ¿aún hay riesgos? Absolutamente. Los efectos secundarios comúnmente reportados (aunque temporales) del *Accutane* incluyen piel y labios secos, hemorragia nasal leve (la nariz se le puede resecar muchísimo durante los primeros días de uso), pérdida del cabello (a mí se me cayó un poco de cabello pero me volvió a crecer después de que completé los cuatro meses de tratamiento), achaques y dolores, comezón, sarpullido, piel frágil, mayor sensibilidad al sol, dolores de cabeza (leves a severos; los que me daban eran bastante leves) y despellejamiento de las palmas y el dorso de las manos.

En un estudio de investigación publicado en la *Journal of Cutaneous Medical Surgery* (Revista de Cirugía Médica Cutánea) en abril de 2000, páginas 66–70, se les dio seguimiento a 124 personas a lo largo de su tratamiento con *Accutane*. "La mayoría de los pacientes experimentaron resequedad de labios persistente. La resequedad de ojos afectó al 40 por ciento de los pacientes y continuó a lo largo del tratamiento en un 25 por ciento de ellos. Los pacientes que usaban lentes de contacto presentaron una mayor probabilidad de contraer conjuntivitis. Alrededor del 30 por ciento de los pacientes reportaron dolor en la espalda inferior al principio del tratamiento y menos del 10 por ciento de los pacientes lo desarrollaron más adelante durante el tratamiento. El 16,5 por ciento de los pacientes reportaron dolor en las articulaciones en la primera consulta y se reportaron pocos cambios al seguir con el tratamiento. La pérdida de cabello fue reportada en un porcentaje bajo de los pacientes, pero rara vez fue reportada en más de una ocasión. Los dolores de cabeza se presentaron en menos del 10 por ciento y ocasionalmente fueron severos, siendo, con más frecuencia, intermitentes y reportados en una sola consulta. Se observó depresión en un 4 por ciento de los pacientes y esta tendió a persistir durante todo el tratamiento. Todos estos pacientes completaron una ronda completa de tratamiento". En este estudio de investigación, se concluyó que "los pacientes tratados con [*Accutane*] experimentaron una serie de efectos secundarios predecibles. Algunos efectos se presentaron de manera temporal, pero varios persistieron durante todo el tratamiento".

Otros efectos secundarios más graves, aunque mucho menos comunes, incluyen dolores de cabeza severos, náuseas, vómitos, visión borrosa, cambios de humor, depresión (que se discute a mayor profundidad en este capítulo), dolor de estómago severo, diarrea, disminución en la visión nocturna, problemas intestinales, resequedad de ojos persistente, depósitos de calcio en los tendones (los doctores aún no saben si esto es significativo), un aumento en los niveles de colesterol y amarillamiento de la piel.

Como es de comprenderse, muchas personas, incluyendo a los doctores, les huyen a estos efectos secundarios, que van más allá del riesgo que este fármaco conlleva para mujeres embarazadas. Por esta razón es que los dermatólogos recomiendan *Accutane* sólo para pacientes con acné crónico (granos o quistes grandes y recurrentes que pueden distorsionar permanentemente la forma y apariencia del cutis), o a veces a personas con acné menos severo que no han respondido con éxito a otros tratamientos. Muchos doctores incluso se rehusan por completo a recetar *Accutane*.

Aunque el riesgo elevado de defectos de nacimiento y otros efectos secundarios sí se debe tomar en serio, me parece una lástima que el *Accutane* se haya mantenido fuera del alcance de muchos pacientes con acné. Es el fármaco de corto plazo más eficaz para el acné que está disponible en la actualidad. Todos los demás tratamientos para el acné requieren de una adherencia estricta y continua al programa y no ofrecen una cura. El público en general está mal informado acerca de los daños potenciales —así como de los beneficios potenciales— del *Accutane*. Muchos doctores creen que si no fuera porque su riesgo comprobado de causar defectos de nacimiento, el *Accutane* se recetaría casi con la misma frecuencia que los antibióticos. Un hecho que no me sorprende es que el *Accutane* se receta con mucha más frecuencia a los hombres.

En vista de lo que he descubierto, ¡cómo desearía que alguien me hubiera hablado del *Accutane* hace 20 años! Me hubiera ahorrado mucho tiempo, dinero y pesadumbre. Aunque los antibióticos orales y tópicos, los exfoliantes, la limpieza delicada, evitar los productos que agravan las erupciones y usar leche de magnesia para absorber el aceite excedente sí pueden funcionar con éxito en muchos casos, en muchos otros la pregunta sigue siendo, "¿Cuándo dejaré de tener acné y cuánto tiempo más tendré que seguir batallando con las erupciones?" Tristemente, no hay manera de saber si *algún día* va a dejar de tener acné. El panorama para las personas que siempre siguen con acné independientemente de su edad (como es el caso de muchas mujeres), es uno de años y años de aplicarse soluciones tópicas y tomar antibióticos orales que a veces funcionan bien y a veces no.

SE SIGUEN IGNORANDO LAS ADVERTENCIAS ACERCA DEL USO DE *ACCUTANE* DURANTE EL EMBARAZO

Pese a las advertencias y la información que se han difundido acerca del efecto perjudicial del *Accutane* en los fetos, las mujeres se siguen embarazando mientras están tomando este medicamento. Según un comunicado de prensa emitido por la FDA el 17 de agosto de 2001, los Centros para el Control y la Prevención de Enfermedades (*CDC* por sus siglas en inglés) reportó que "pese a los esfuerzos preventivos, algunas mujeres que toman *Accutane*, un medicamento que se vende con receta para tratar el acné severo y con respecto al cual se ha comprobado que causa defectos congénitos, se siguen embarazando mientras están tomando este medicamento". Los CDC también reportaron que comúnmente se malinterpreta el símbolo que supuestamente sirve para recordar a las mujeres que no se deben embarazar mientras toman estos medicamentos. Los dos estudios, "Continued Occurrence of Accutane-Exposed Pregnancies" (Ocurrencia Continua de Embarazos Expuestos al Accutane) "Interpretations of a Teratogen Warning Symbol" (Interpretaciones del Símbolo Que Se Usa para Advertir de Efectos Teratogénicos) fueron publicados en *Teratology* (Teratología) en el 2001, volumen 64, edición 3, páginas 142–147 y 148–153. (Teratogénico se refiere a una sustancia o proceso que causa malformaciones de desarrollo y defectos congénitos). Ambos estudios indican que hay serios problemas debido a que las mujeres no comprenden o no se les informa adecuadamente acerca de los riesgos de embarazarse mientras están tomando *Accutane*.

Más adelante en este mismo comunicado de prensa dice que "desde 1988, los CDC y la FDA han trabajado conjuntamente para ayudar a educar a los profesionales de la salud y a las mujeres en edad fértil a quienes les podrían recetar *Accutane*. Los devastadores defectos de nacimiento causados por *Accutane* incluyen: defectos cerebrales, defectos del corazón y faciales, como bebés que nacen sin oídos". Las mujeres que quieren tomar *Accutane* supuestamente deben tener dos pruebas de embarazo negativas antes de empezar a tomar el medicamento, usar dos métodos eficaces de control natal durante el tratamiento y hacerse pruebas de embarazo cada mes mientras estén tomando el medicamento. Pero resulta que muchas mujeres no siguen estas recomendaciones. Además, muchos doctores no informan a sus pacientes de estos requerimientos, a pesar del hecho de que muchas más mujeres están tomando *Accutane* para tratar su acné que nunca antes.

En respuesta a esto, la FDA ha establecido nuevas restricciones diseñadas para evitar que las mujeres se embaracen mientras están tomando *Accutane*. Según la FDA, los nuevos requerimientos para que a una paciente se le permita tomar *Accutane*, o para que a un doctor se le permita recetar el fármaco, incluirán pruebas mensuales de embarazo obligatorias. Los farmacéuticos sólo podrán vender la cantidad de medicamento que sea suficiente para un mes a la vez y requerirán a la paciente la presentación de una prueba de embarazo negativa. Los médicos tendrán que colocar una "Etiqueta de derecho para tomar *Accutane*" en sus recetas para confirmar que la paciente se ha hecho una prueba de embarazo y que dicha prueba salió negativa.

Usted puede encontrar más información acerca del trabajo que han realizado los CDC con respecto al *Accutane* y los defectos congénitos en http://www.cdc.gov/ncbddd/bd/accutane.htm. Para más información acerca de la revisión que ha hecho la FDA del *Accutane* y los defectos congénitos, vea http://www.fda.gov/cder/fármaco/infopage/accutane/default.htm.

DEPRESIÓN CAUSADA POR EL *ACCUTANE*

Según un artículo que apareció en la *Journal of the American Academy of Dermatology* (Revista de la Academia de Dermatología de los Estados Unidos) en octubre de 2001, páginas 515–519, "La Dirección de Alimentación y Fármacos ha recibido reportes de depresión y suicidio en pacientes tratados con [*Accutane*]. (. . .) De 1982 a mayo de 2000, la FDA recibió reportes de 37 pacientes estadounidenses tratados con [*Accutane*] que se suicidaron, 110 que fueron hospitalizados por depresión, pensamientos suicidas o intentos de suicidio y 284 con depresión pero que no fueron internados en un hospital, lo que suma un total de 431 pacientes. Los factores que sugieren que podría existir una posible relación entre el [*Accutane*] y la depresión incluyen un vínculo [temporal] entre el uso del fármaco y la depresión. (. . .) En comparación con todos los fármacos que se encuentran incluidos en la base de datos del Sistema de Reporte de Eventos Adversos de la FDA a junio de 2000, el [*Accutane*] quedó entre los primeros 10 lugares por el número de reportes de depresión e intentos de suicidio".

En contraste con este reporte, un trabajo presentado en la 59° Asamblea Anual de la Academia de Dermatología de los Estados Unidos (el 27 de marzo de 2001 en Washington, DC) decía que "a la fecha actual, se ha documentado una tasa de 12 suicidios por cada 8 millones de pacientes tratados con isotretinoína. La mitad de estos pacientes estaban siendo tratados de manera concomitante con [otros] medicamentos. Un número pequeño de pacientes ha reportado que la depresión desapareció cuando se suspendió el uso de isotretinoína y volvió a ocurrir al reanudar el tratamiento. En los Estados Unidos, ocurrieron 64 suicidios de 1991 a 1999 en pacientes que en algún momento de su vida tomaron isotretinoína. Treinta suicidios ocurrieron durante el tratamiento, 24 suicidios después de que se había suspendido el tratamiento (6 meses–10 años) y 10 suicidios ocurrieron en pacientes para quienes se desconocía el estatus de su tratamiento.

Estas cifras se deben comparar con las estadísticas generales de suicidio en los Estados Unidos. En total, ocurren 30.000 suicidios al año (en la población general, la tasa es de 11,4 suicidios por cada 100.000 personas). El 80 por ciento de las personas que se suicidan son hombres. El suicidio es la tercera causa de muerte en el grupo de personas de 15 a 24 años de edad (6.000 al año). Por lo tanto, al observar a pacientes que han tomado isotretinoína, el total de 64 suicidios se debe comparar con una tasa esperada de suicidio que es más de 10 veces mayor (670). Estos datos sugieren que, en estos pacientes, los suicidios probablemente se debieron a factores distintos al tratamiento con isotretinoína. La tasa de suicidio en pacientes que toman isotretinoína de 1,8 por cada 100.000 es muy inferior a la de la población general, como se señaló anteriormente. Además, en los pacientes tratados con isotretinoína, no se presentó alteración alguna en el patrón típico de suicidios para la población estadounidense en términos de distribución por sexo, relación con la depresión, trastornos siquiátricos subyacentes o falta de señales de advertencia (que son típicas en los suicidios de personas jóvenes)".

Pese a esta controversia, Hoffman-La Roche, el fabricante de *Accutane*, ha agregado una advertencia acerca de la depresión en el inserto de información del producto. Hoffman-La Roche también está eliminando el texto en sus anuncios publicitarios que sugiere que el *Accutane* puede aliviar el "trauma sicológico" y el "sufrimiento emocional" relacionados con el acné. El inserto con información extensa acerca del *Accutane* sí incluía advertencias en cuanto a la depresión pero no acerca de la posibilidad de suicidio o sicosis.

Al igual que con cualquier medicamento, se deben considerar todas las ventajas y desventajas del mismo antes de empezar el tratamiento. Si usted o el adolescente por quien usted es responsable ya tiene antecedentes de depresión, entonces deberá tomar en cuenta y discutir con su médico la posibilidad de que dicha depresión se empeore.

CÓMO LIDIAR CON LOS EFECTOS SECUNDARIOS DEL *ACCUTANE*

¿Cómo puede lidiar con algunos de los efectos secundarios del *Accutane*? Es útil estar preparada. ¡Si toma *Accutane*, no se exponga al sol! Este fármaco hace que la piel se vuelva fotosensible incluso aunque esté usando un filtro solar (y debe usar un filtro solar). La exposición prolongada al sol puede causar enrojecimiento severo y fiebre. Trate las áreas secas del rostro con un humectante. Si se le reseca la nariz, aplíquese una capa fina de vaselina dentro de las fosas nasales y hágalo con frecuencia. Eso marcará un mundo de diferencia. No use productos para el cuidado del cutis que puedan causar irritación o resequedad. Evite los jabones en barra, las toallitas para la cara, los productos con AHA o BHA, los limpiadores granulares, el agua caliente y las mascarillas faciales. Si está usando tretinoína, *Differin*, ácido azelaico o antibióticos tópicos, yo le sugiero que deje de tomarlos a menos que su doctor le recomiende lo contrario. La resequedad de ojos se puede tratar con lágrimas artificiales; no use productos como *Visine* que simplemente constriñen el flujo de sangre y que en realidad pueden resecar los ojos aún más. Los dolores de cabeza y de cuerpo se alivian bastante bien con ibuprofén. Asegúrese de tomar mucha agua. Si tiene cualquier inquietud, discútala de inmediato con su médico.

Preste atención a su estado de ánimo. Si se encuentra excesivamente deprimida, hostil, enojada o pensando, aunque sea por un solo momento, en suicidarse, hable con su doctor de inmediato. También es esencial que su doctor le vigile la sangre. El colesterol puede elevarse a niveles peligrosos y es indispensable que le vigile su funcionamiento hepático. Es sumamente importante que se mantenga en constante comunicación con su médico durante todo el tiempo que esté tomando *Accutane*.

¿BLOQUEADORES HORMONALES PARA TRATAR EL ACNÉ?

El uso de un fármaco que bloquea la testosterona para disminuir los niveles de las hormonas que son responsables de activar la producción de aceite sigue siendo un tema de controversia; también es un método para tratar el acné y el cutis grasoso que aún no se ha investigado muy bien. El bloqueador hormonal que se receta con mayor frecuencia se conoce como espironolactona (nombre comercial: *Aldactone*). Sin embargo, esta es una opción que sólo les está disponible a las mujeres, porque sin testosterona, los hombres empiezan a desarrollar características femeninas como crecimiento de los senos y piel más tersa. Pero debido a que la testosterona puede ser una de las principales causas del acné, disminuir su presencia en el organismo puede producir resultados positivos, como la eliminación del acné y una menor producción de aceite.

¿Qué tipo de resultados puede esperar? En un estudio de investigación descrito en la *Journal of the American Academy of Dermatology* (Revista de la Academia de Dermatología de los Estados Unidos) en septiembre de 2000, páginas 498–502, se estudió a "85 mujeres con acné tratadas consecutivamente con espironolactona. (. . .) Resultados: el acné desapareció en el 33 por ciento de las pacientes tratadas con dosis bajas de espironolactona; el 33 por ciento presentaron una mejoría notoria, el 27,4 por ciento mostraron una mejoría parcial y el 7 por ciento no mostraron mejoría alguna. El régimen de tratamiento fue bien tolerado, dado que el 57,5 por ciento de las pacientes no reportan efectos adversos". Otro estudio de investigación reportado en los *Archives of Dermatology* (Archivos de Dermatología) en septiembre de 1998, volumen 134, número 9, revisó a "38 pacientes: 4 con acné severo (con lesiones quísticas), 32 con acné moderado y 2 con acné leve. La mejoría en el acné, definida como una menor severidad en la clasificación del acné, se observó en 32 (97 por ciento) de las 33 pacientes que continuaron con el seguimiento mientras estuvieron recibiendo la terapia. De las 32 pacientes que sí presentaron una mejora en su acné, las 4 pacientes con acné severo mejoraron a acné moderado, 26 de 27 pacientes con acné moderado mejoraron a acné leve y en 2 de ellas, el acné desapareció, y ambas pacientes con acné leve presentaron una resolución completa. Una paciente no presentó mejora alguna en su acné".

Si bien es cierto que estas estadísticas no son emocionantes, quizá sean de interés para aquellas mujeres que no han respondido bien a otros tratamientos. Pero los efectos secundarios del *Aldactone* son tan aterradores como los del *Accutane*. La lista de efectos adversos incluye retortijones (cólicos) abdominales, náusea, diarrea, dolor de cabeza, disminución en el impulso sexual (libido), resequedad de boca, sed excesiva, cansancio inusual, debilidad muscular inusual, sarpullido en la piel, engrosamiento de la voz, menstruaciones irregulares o amenorrea y frecuencia cardíaca más lenta, además de crecimiento de senos en los hombres y sensibilidad en los senos en las mujeres.

Además, los bloqueadores hormonales se deben usar a largo plazo para tratar eficazmente el acné. Cuando los deja de tomar, la testosterona regresa y también puede regresar el acné. Debido a que los bloqueadores hormonales requieren de uso repetitivo y continuo, al menos para tratar el acné, mi sugerencia es que pruebe el *Accutane* antes de probar los bloqueadores hormonales. Aunque los efectos secundarios del *Accutane* pueden ser más graves que los de los bloqueadores hormonales, el *Accutane* sólo se tiene que usar a corto plazo, o sea, durante unos cuantos meses, y puede ser una cura permanente.

ACERCA DE LOS SUPLEMENTOS ORALES PARA EL ACNÉ

Existe muy poca investigación (si es que alguna) que indique que las vitaminas, hierbas o minerales de cualquier tipo o en cualquier combinación tengan un efecto en las erupciones. La poca investigación que sí se ha hecho muestra que el cinc puede ser una opción válida a considerar. Unos cuantos estudios han comparado los antibióticos orales con el cinc y han demostrado que el cinc sí brinda cierto beneficio. Un estudio de investigación reportado en *Dermatology* (Dermatología) en el 2001, volumen, 203, edición 2, página 40, evaluó "el lugar del gluconato de cinc con relación a los antibióticos en el tratamiento del acné vulgaris. El cinc se comparó con la minociclina [un antibiótico] en un ensayo doble ciego, aleatorio y multicéntrico. En este estudio, 332 pacientes recibieron ya sea 30 miligramos de cinc elemental o 100 miligramos de minociclina durante un período de tres meses. El punto final primario se definió como el porcentaje de la tasa de éxito clínico al día 90". Los investigadores concluyeron que "tanto la minociclina como el gluconato de cinc son eficaces en el tratamiento del acné inflamatorio, pero que la minociclina tiene un efecto superior, evaluado en 17 por ciento en nuestro estudio de investigación".

En conjunto con otros tratamientos, el cinc podría producir mejores resultados. Pero el cinc no es un suplemento benigno. A dosis elevadas, el cinc puede ser tóxico. Evite tomar más de 100 mg de cinc al día en forma de suplemento (fuente: http://www.drweil.com). También se recomienda que tome un multivitamínico diario porque al elevar los niveles de cinc, su cuerpo necesitará más cobre y manganeso.

Por supuesto, el cinc no es "la cura mágica" del acné y probablemente funciona mejor cuando se usa junto con otros agentes tópicos.

Se ha dicho que el ácido pantoténico (vitamina B_5) es eficaz para el acné. Sin embargo, sólo existe un estudio de investigación que apoya esta aseveración y data de principios de los años 80. [Fuente: *International Journal of Dermatology* (Revista Internacional de Dermatología), 1981, volumen 20, páginas 278–285]. No existen estudios recientes que demuestren que el ácido pantoténico pueda ser un tratamiento eficaz.

La vitamina A es otro suplemento oral que se cree que podría ser útil para el acné. En un estudio de investigación en el que se mostró que sí tiene un impacto positivo, se les administraron 300.000 UI al día a los participantes. Considerando que la cantidad recomendada de vitamina A es de 10.000 UI al día, la dosis de 300.000 UI es lo suficientemente elevada como para posiblemente ser tóxica y por lo tanto, no se recomienda.

En la actualidad, no existen estudios de investigación confiables que indiquen que algún suplemento oral, salvo el cinc, pudiera ser útil en el tratamiento del acné.

MASCARILLAS FACIALES PARA EL ACNÉ

Algunas mascarillas faciales, particularmente aquellas que forman parte de una rutina para el tratamiento del acné, contienen azufre, el cual puede brindar cierto beneficio debido a que actúa como desinfectante. Sin embargo, el azufre es una sustancia innecesaria (en comparación con otras alternativas) y bastante fuerte para desinfectar la piel, especialmente si se la aplica en forma de una mascarilla que debe dejarse sobre el cutis durante cierto tiempo. Hay maneras más delicadas de desinfectar el cutis. El uso del azufre para el tratamiento de las erupciones casi se abandonó por completo desde los años 80, debido a que ya existen otras opciones tópicas exitosas y menos irritantes en la actualidad.

De cualquier modo, las mascarillas son una mala opción para lidiar con el acné, porque cuando las erupciones son el problema, las bacterias que las causan se deben matar diariamente o incluso dos veces al día, dependiendo de la severidad del problema. Las mascarillas de azufre generalmente se aplican esporádicamente, lo que las hace ineficaces en la prevención de erupciones.

Para el cutis grasoso, yo recomiendo una mascarilla de leche de magnesia simple (por favor, que no sea con sabor a menta o cereza), del tipo que compra en la farmacia para aliviar el malestar estomacal. La leche de magnesia es simplemente magnesio líquido. El magnesio, al igual que el barro, es un mineral de la tierra, pero, a diferencia del barro, el magnesio tiene ciertas propiedades desinfectantes y antiinflamatorias y puede absorber más aceite por su peso molecular que el barro. Las mascarillas de barro son una opción siempre y cuando no contengan ingredientes adicionales que puedan causar irritación.

REMOCIÓN DE LAS IMPERFECCIONES

Este no es un tema agradable, pero todas sabemos que, por naturaleza humana, es casi imposible dejar en paz un grano o una espinilla. Por fortuna, la remoción delicada de una espinilla o grano exprimiéndolo suavemente en realidad puede ser benéfico para el cutis. Al sacar lo que hay adentro de una espinilla y especialmente lo que hay adentro de un grano alivia la presión y evita que su piel sufra más daño. Sí, es cierto que exprimirse los granos y las espinillas puede ser perjudicial para el cutis, pero lo que determina los daños es la forma en que se los exprima. Si usted exprime demasiado, pellizca la piel, se rasguña la piel con las uñas o presiona con demasiada fuerza, ciertamente se estará haciendo más daño que beneficio. La clave es ser "delicada" y, si lo hace bien, exprimir haciendo un mínimo de presión es la mejor (si no es que la única) manera de limpiar una espinilla o grano.

Aunque nunca recomiendo vaporizarse la cara (el calor puede sobreestimular la producción de sebo, causar la aparición de arañas vasculares y crear irritación), una compresa tibia a ligeramente caliente aplicada sobre el rostro puede ayudar a suavizar la espinilla o grano, facilitando su remoción. Primero, lávese la cara con un limpiador hidrosoluble, séquesela dándose golpecitos ligeros con la toalla y luego colóquese un trapo húmedo ligeramente caliente sobre la cara durante aproximadamente 10 a 15 minutos. Luego, séquese el cutis otra vez dándose golpecitos ligeros con la toalla. Envuélvase cada dedo con un pañuelo desechable para que no se le resbalen los dedos y se rasgue el cutis, y aplique presión de manera suave y uniforme a los lados del grano o espinilla, presionando suavemente hacia abajo y luego hacia arriba alrededor de la lesión. Haga esto sólo una o dos veces. Si no pasa nada, entonces esto significa que ese grano aún no va a salir y si continúa, lo único que va a lograr es lastimarse el cutis, arriesgarse a que empeore la infección o la lesión y provocar que le quede una cicatriz. De nuevo, sólo use presión suave, protéjase el cutis envolviéndose los dedos con un pañuelo desechable y no exprima demasiado.

Asegúrese de usar una solución de peróxido de benzoilo al 2,5% cuando haya terminado, y si quiere, puede terminar con una mascarilla facial de leche de magnesia simple para aliviar el cutis y reducir la inflamación. No se exprima las espinillas o los granos más de una o dos veces por semana, porque podría causarse demasiada irritación si lo hace.

¿SIRVEN LAS TIRAS LIMPIAPOROS?

Todos los diferentes tipos de tiras limpiaporos se usan para remover espinillas. Usted se pone en la cara una tira de tela que ya trae una sustancia pegajosa, se espera a que seque y luego se la arranca. Se supone que las espinillas (junto con algo de piel) se deben quedar pegadas a la tira y salirse de los poros de la nariz sin mayor problema. Pero la verdad es que estos productos no tienen nada de milagrosos ni funcionan muy bien. El ingrediente de estas tiras es un ingrediente similar al que se usa en los fijadores (lacas) para el cabello. Si se siguen cuidadosamente las instrucciones, es probable que logre remover la parte superficial de las espinillas. De hecho, es probable que la primera vez que las use quede sorprendida de ver lo que le sale de la nariz.

Por desgracia, esto deja la raíz del problema muy adentro del poro. Lo que más me preocupa de las tiras limpiaporos es que van acompañadas de una fuerte advertencia que dice que no se deben usar más que en las áreas para las cuales fueron diseñadas (nariz, barbilla y frente) y que tampoco se deben usar en la piel inflamada, hinchada, quemada por el sol o excesivamente seca. También dice que si le duele mucho al tratar de desprenderse la tira, que debe mojarla y luego desprenderla cuidadosamente. ¡Vaya advertencia!

Además, pese a la advertencia que viene impresa en el empaque, sospecho que la mayoría de las mujeres van a probar estas tiras en cualquier lugar donde les salgan erupciones. Si yo no supiera lo que sé acerca de estas tiras, sé que yo sí lo haría. Por la forma en que estas tiras se adhieren, pueden lastimar o rasgar el cutis. Son particularmente inseguras si ha estado usando *Retin-A*, *Renova*, *Differin*, AHA o BHA; si le han estado haciendo *peels* faciales; si ha estado tomando *Accutane* o si tiene un cutis naturalmente fino o si sufre de cualquier trastorno de la piel, como rosácea, psoriasis o seborrea.

SIGUE SIENDO NECESARIO USAR UN FILTRO SOLAR

No hay escapatoria. Aunque esté batallando con el acné, todavía necesita minimizar los daños causados por el sol usando un filtro solar eficaz. De hecho, es especialmente importante porque, como parte de esta batalla, usted se debería estar exfoliando la piel, lo cual la puede hacer más susceptible a los rayos del Sol.

Por desgracia, lo último que necesita alguien con cutis grasoso es otro producto encima del mismo. La mayoría de los filtros solares, incluso aquellos que dicen ser "libres de aceite", contienen ingredientes que pueden causar la aparición de granos y espinillas. Los pocos filtros solares que efectivamente son más ligeros tienden a estar formulados a base de alcohol, lo cual provoca otros problemas porque el alcohol puede ser irritante. Además, los ingredientes de los filtros solares en sí pueden causar erupciones, particularmente los llamados filtros solares no químicos que contienen dióxido de titanio u óxido de cinc. Aunque el dióxido de titanio y el óxido de cinc son muy buenos filtros solares dado que funcionan con un riesgo mínimo o nulo de causar irritación, sí son sustancias oclusivas que pueden tapar los poros. Otros tipos de ingredientes sintéticos que contienen los filtros solares pueden causar irritación y también resultan en erupciones. Entonces, usted está entre la espada y la pared. Pero sigue necesitando usar un filtro solar. En mi opinión, la mejor opción en esta situación es usar una base que tenga un factor de protección solar (*SPF* por sus siglas en inglés) adecuado (de preferencia un SPF de 15) y que también contenga avobenzona (*avobenzone*), dióxido de titanio (*titanium dioxide*) u óxido de cinc (*zinc oxide*) como uno de sus ingredientes activos.

Una base que contiene un filtro solar no es tan problemática como los humectantes cuando se trata de causar erupciones, independientemente de los ingredientes que contenga. Las bases están diseñadas para quedarse en la superficie de la piel en lugar de ser absorbidas. Además, esto significa que sólo tendría que usar un producto en vez de dos, suponiendo que de cualquier modo fuera a usar una base. Entre menos productos se aplique en el cutis, mejor, y esto es especialmente cierto para alguien que tiene que batallar con erupciones o cutis grasoso. Y por favor, si opta por usar una base que contenga un filtro solar, no olvide que las otras partes de su cuerpo que están expuestas al sol durante el día también necesitan filtro solar.

En resumen: encontrar un filtro solar adecuado para cualquier tipo de cutis requiere de experimentación y diligencia, pero esto es particularmente importante en el caso de personas que tienen el cutis grasoso y una tendencia a presentar erupciones.

ESTRATEGIAS PARA COMBATIR EL ACNÉ

Las siguientes estrategias se presentan en orden, empezando con los productos más comúnmente disponibles que presentan el menor riesgo de causar efectos secundarios como irritación, y terminando con productos más fuertes, algunos de los cuales sólo se venden con receta médica. Quizá lo único que necesite para su cutis sea el primer plan de batalla. A medida que vaya viendo la manera en que responde su cutis, puede experimentar con las diversas opciones de cada categoría. **El factor más importante de todos estas estrategias para el cuidado de su cutis es la consistencia. Usted tardará un mínimo de tres semanas a seis meses en ver una mejoría consistente en su cutis.** Recuerde que no sirve de nada tratarse sólo las imperfecciones que ya le han salido. Tiene que ser consistente con la limpieza delicada, exfoliación, desinfección y disminución de la producción de sebo para cambiar la manera en que se comporta su piel.

Si presenta irritación o sensibilidad en el cutis, quizá necesite disminuir el uso del exfoliante, desinfectante y/o mascarilla facial que esté usando. Esto no significa que la rutina para el cuidado del cutis no le esté funcionando (o que no vaya a funcionar eventualmente), sino que quizá este no puede manejar la frecuencia de las aplicaciones, por lo menos no desde el inicio. En este caso, quizá tenga que disminuir la frecuencia con la que se aplique el producto con AHA, *Retin-A* o *Differin* de dos veces al día a una vez al día o cada tercer día, y lo mismo aplica en el caso de su desinfectante y mascarilla facial.

Nota: Las siguientes estrategias incluyen los tipos de productos que necesita para limpiar delicadamente (sin tapar más los poros ni incrementar la presencia de bacterias), exfoliar y luego desinfectar su cutis. (Los productos no se presentan en el orden en que se los debe aplicar).

Estrategia A. Limpiador suave; ácido salicílico (*salicylic acid*) al 1% ó 2% como exfoliante; peróxido de benzoilo (*benzoyl peroxide*) al 2,5%, 5% ó 10% como desinfectante; leche de magnesia como mascarilla facial.

Estrategia B. Limpiador suave; AHA al 8% ó 10% si no puede usar ácido salicílico para la exfoliación; peróxido de benzoilo al 2,5% ó 5% como desinfectante; leche de magnesia como mascarilla facial.

Estrategia C. Limpiador suave; ácido salicílico al 1% ó 2% como exfoliante; tretinoína (*Retin-A*, *Tazorac* o *Avita*) o *Differin* en la noche; peróxido de benzoilo al 2,5%, 5% ó 10% como desinfectante, en la mañana (no se lo aplique al mismo tiempo en que se aplique *Retin-A*, *Tazorac* o *Avita*); leche de magnesia como mascarilla facial.

Estrategia D. Limpiador suave; ácido azelaico, un agente antibacteriano y exfoliante; mascarilla facial de leche de magnesia.

Estrategia E. Limpiador suave; tretinoína (*Retin-A*, *Tazorac*, *Avita*), *Differin* o ácido azelaico; un antibacteriano tópico que se venda con receta; mascarilla facial de leche de magnesia.

Estrategia F. Limpiador suave; tretinoína (*Retin-A*, *Tazorac*, *Avita*), *Differin* o ácido azelaico; antibacteriano tópico que se venda con receta; antibiótico oral; mascarilla facial de leche de magnesia. (**Nota:** Los antibióticos orales eventualmente pueden dar por resultado la aparición de bacterias que causan acné que son resistentes a los antibióticos y, por lo tanto, es mejor considerarlos sólo como un tratamiento de corto plazo).

Estrategia G. Cuando todo lo demás falla, *Accutane*.

COMBATA LAS ESPINILLAS Y LOS POROS GRANDES

Yo comprendo lo frustrante que puede ser la batalla contra las espinillas. Insidiosas y aparentes, las espinillas pueden hacer que el cutis se vea moteado y sucio. Es difícil aceptar la verdad acerca de las espinillas (que generalmente van acompañadas de cutis grasoso) y los granos (que generalmente van acompañados de piel seca). ¿Cuál es la verdad? La verdad es que difícil deshacerse de ellos. ¡Es difícil ganar la batalla contra los poros tapados! Sin embargo, debido a que sólo hay unas cuantas opciones para lidiar con esta peste epidérmica, es relativamente sencillo explicarla.

Los poros que funcionan normalmente producen una cantidad normal de secreción sebácea (aceite) y distribuyen fácilmente el aceite a la superficie del cutis. Las hormonas son prácticamente las únicas responsables de regular la cantidad de secreción sebácea que se produce. Cuando se produce una cantidad normal de aceite, el aceite viaja sin esfuerzo a través del poro y hacia la superficie del cutis, donde se funde con una película imperceptible que forma una barrera protectora encima de la cara.

Las hormonas pueden causar que se produzca demasiado aceite o las células de la piel pueden bloquearle la salida al aceite o, cuando los poros tienen malformaciones, los poros se pueden tapar y entonces se forman espinillas o granos. Estos problemas se pueden ver empeorados por la acumulación de productos para el cuidado del cutis o maquillaje en el interior del poro, mezclados con células de la piel que se pueden quedar atrapadas en la secreción sebácea pegajosa que permanece adentro del poro. Cuando la secreción sebácea y las células de la piel se quedan atrapadas en un poro que no está tapado por piel, quedan expuestas al aire, lo cual provoca que se oxiden y adquieran un color negro. Si la secreción sebácea y las células de la piel se quedan atrapadas en un poro que sí está cubierto de piel, entonces no quedan expuestas al aire y conservan su color blanco, formando un grano blanco debajo de esta.

Detrás de todo esto está, en primer lugar, una predisposición genética, acompañada de las condiciones antes mencionadas, las cuales ocurren de manera aleatoria en cualquiera de los miles de poros que tenemos en el rostro, por no mencionar las reacciones desconocidas a los más de 50.000 ingredientes cosméticos con los que podemos entrar en contacto al usar estos productos.

Para aclarar la confusión, a continuación le doy unas estrategias contra las espinillas y los granos, porque sí se pueden reducir con un poco de esfuerzo y, dependiendo de la manera en que responda su cutis, incluso se pueden reducir por mucho.

Además de evitar productos demasiados emolientes (es decir, las cremas espesas o grasosas) y no usar humectantes cuando no los necesita, en realidad sólo debe seguir cuatro pasos básicos para lidiar con los granos y las espinillas.

1. **Limpiador hidrosoluble suave** (*water soluble cleanser*) (y evitar el jabón en barra). Los ingredientes que hacen que un jabón conserve su forma de barra pueden tapar los poros y la irritación puede provocar que las células de la piel se desprendan antes de tiempo y se acumulen

en el poro. En realidad, cada vez es más difícil encontrar un limpiador que no sea suave. Tenga cuidado con los limpiadores que son demasiado emolientes y dejan una película grasosa sobre el cutis, ya que estos pueden causar problemas adicionales.

2. **Exfoliantes suaves** que puedan tanto eliminar las células excedentes de la superficie del rostro (para que no se acumulen en los poros) como exfoliar el interior del poro (para que mejore la forma del poro y así pueda fluir de manera más uniforme el aceite a través del mismo). Tenga presente que la estructura interna del poro está revestida de células que se pueden acumular, creando una luz estrecha que no permite el flujo natural del aceite. Pero tenga cuidado de no exfoliarse demasiado la piel. Remover demasiadas células de la piel (exfoliación excesiva) puede causar problemas y lastimar su cutis. La exfoliación es esencial tanto para el cutis grasoso como para el cutis seco cuando está tratando de deshacerse de espinillas o granos. La única diferencia es que, para alguien con cutis seco, es preferible usar un exfoliante que tenga una base más humectante. La mejor opción para exfoliar tanto el interior del poro como la superficie de la piel es una loción, gel o solución de ácido salicílico (BHA o *beta-hydroxy acid*) El ácido salicílico puede penetrar el poro para ayudar a mejorar la forma del revestimiento, permitiendo que el aceite fluya libremente hacia afuera del mismo.

3. **Absorber el aceite excedente.** Este paso es más para quienes tienen el cutis grasoso. Realmente no es una opción para quienes sufren de acné miliar (puntos blancos) y cutis seco porque en este caso, el problema se debe al aceite atrapado más que al aceite excedente. Para quienes tienen el cutis grasoso, ya saben que prefiero la leche de magnesia (algunas compañías, incluyendo la mía, tienen versiones cosméticas de la leche de magnesia). Las mascarillas de barro también son otra opción, siempre y cuando no contengan otros ingredientes irritantes. Los pocos productos hechos a base de silicona para absorber el aceite y que se deben usar debajo del maquillaje, fabricados por compañías como *Lancôme* y *Clinique*, han recibido reseñas tanto favorables como desfavorables de las mujeres, pero yo creo que vale la pena probarlas.

4. **Mejorar la producción de células** puede ayudar a que los poros funcionen de manera más normal. Las opciones eficaces para todo tipo de cutis son las tretinoínas (*Retin-A, Tazorac, Avita, Renova*), *Differin* y el ácido azelaico. Estas se pueden usar por sí solas o con un producto que contenga BHA. Los estudios de investigación definitivamente han

establecido que *Retin-A*, *Renova* y *Differin* tienen efectos positivos en el funcionamiento de los poros y estos productos se deben considerar para casos muy difíciles o aquellos en que las espinillas van acompañadas de erupciones.

Para quienes sufren de cutis grasoso, ciertas pastillas anticonceptivas de baja dosis pueden ser una alternativa para bajar los niveles de las hormonas que provocan la producción excesiva de aceite que está causando el problema. Y, si nada funciona, se puede considerar el uso de *Accutane*. Tenga presente que muchos doctores se niegan a recetar *Accutane* para tratar "simplemente" el cutis grasoso y las espinillas. Pero la verdad es que quienes sufren este problema no sienten que es "simple" en lo más mínimo y el *Accutane* puede ser una cura.

Las espinillas pueden parecer menos notorias con el uso de tiras limpiaporos, pero sólo cuando se siguen al pie de la letra las instrucciones que aparecen en el empaque y no se usan demasiado. Las tiras limpiaporos no afectan el funcionamiento de los poros.

Para todos los tipos de piel, los *peels* con AHA, la microdermabrasión y la ablación de la piel con láser (en inglés, *laser resurfacing*) pueden afectar significativamente la apariencia de espinillas y granos; sin embargo, no necesariamente mejoran el funcionamiento de los poros (depende de cuán profundo sea el tratamiento); en vez, se deshacen temporalmente del problema superficial, haciendo que su cutis luzca mejor.

Los desinfectantes tópicos (como el peróxido de benzoilo) o los antibióticos tópicos que se venden con receta no están indicados y sólo se malgastarían en el tratamiento de espinillas y puntos blancos (acné miliar) porque en estos casos, no intervienen las bacterias.

¿QUÉ SE PUEDE HACER CON LOS POROS GRANDES Y VACÍOS?

Una vez que se ha sacado la espinilla y que el poro se vacía, puede tardar algo de tiempo en sanarse y cerrarse, pero usted puede acelerar este proceso si mantiene el régimen de limpieza suave, exfoliación y absorción de aceite. Si su piel puede tolerar la aplicación de *Retin-A*, *Renova* o *Differin*, estos productos pueden promover la curación al mejorar la producción celular en el poro. Sin embargo, incluso después de todo esto, usted puede terminar con un poro vacío, abierto, permanentemente dañado y poco atractivo. Si usted pacientemente ha seguido todos los pasos "correctos", hay muy poco que pueda hacer para revertir el daño. El tiempo le dirá si los efectos de mejorar el funcionamiento de los poros pueden encoger el poro, pero sí lleva tiempo y no todas las personas lograrán los mismos resultados. La microdermabrasión, los *peels* con AHA o BHA y la ablación de la piel con láser pueden mejorar la apariencia de los poros, pero estas técnicas se consideran como soluciones temporales y no son reconocidas por su capacidad de cambiar o corregir el problema. Lo más probable es que las mejorías que producen sean causadas por la hinchazón del cutis, lo cual hace que los poros luzcan más pequeños. De nuevo, es difícil determinar la tasa de éxito porque no tenemos resultados de estudios a largo plazo disponibles.

La lucha por cubrir los poros grandes es poco menos que enloquecedora. La misma naturaleza de una hendidura en el cutis hace que sea difícil, sino es que imposible, lograr que no se note. Especialmente si su cutis sigue siendo grasoso o incluso si usa una base extremadamente mate, como *Skin Mattifying Makeup* o *ColorStay* normal de *Revlon*, *Teint Idole* de *Lancôme* o *Double Wear* o *Double Matte* de *Estée Lauder*, el aceite puede causar que la base se mueva de su lugar, haciendo que la base se "encharque" en el poro.

Siento mucho no poderle dar más esperanzas, pero cuando hay limitaciones en la piel y en el mundo del maquillaje, buscar mejores opciones o alternativas puede convertirse en un malgasto de dinero y sólo la llevará a sentir una mayor frustración. Aquí le doy un plan táctico para atacar el problema. Este plan no es a prueba de errores y no les funcionará a todas las personas, pero estas son las mejores opciones que están disponibles.

1. Evite aplicarse humectante sobre las áreas del rostro donde tenga poros abiertos antes de aplicarse el maquillaje, incluso aunque tenga el cutis seco. Cualquier sustancia adicionalmente que haga que el cutis le quede aunque sea un poco más "resbaloso" hará que el maquillaje se encharque en el poro. Si su cutis está seco y escamoso, sea más diligente con sus tratamientos nocturnos. Luego, en la mañana use una loción tonificante con agentes hidratantes que le ayuden a calmar y a disminuir cualquier sensación de resequedad, pero sin agregarle algo que haga que su cutis quede resbaloso. Esto significa que es esencial que su base contenga un filtro solar, porque aplicarse un filtro solar adicional debajo de la base casi invariablemente hará que su cutis quede **resbaloso**.

2. Use una base mate o ultramate. Incluso aunque tenga el cutis seco, estas bases se quedan en su lugar mucho mejor que otro tipo de bases, no se ven tan afectadas por la producción de aceite y, por lo tanto, evitan que la base se deslice hasta el poro.

3. Considere usar un poco de leche de magnesia debajo de su base en el área donde tenga los poros abiertos. Esto es casi como aplicarse una capa de *spackle*) que no se mueve casi nada y que al mismo tiempo puede absorber el aceite. Así, la base se desliza sobre la leche de magnesia, creando una superficie uniforme. Esto funciona mejor debajo de bases mate que de bases ultramate.

4. Para problemas más difíciles, retóquese el maquillaje varias veces al día con papel absorbente. Luego, aplíquese un polvo compacto que haya sido diseñado para ser usado como base. Las bases de polvo compacto aplican una capa ligeramente más gruesa que los polvos compactos normales y pueden ser mejores para ocultar los poros. Pero sólo hágalo con una brocha; nunca use una esponja o almohadilla para aplicarse el polvo porque le puede quedar demasiado producto en el rostro, haciendo que luzca pastoso y grueso.

capítulo 8
CONTRAARRESTE
CICATRICES Y HERIDAS

CÓMO SE SANA LA PIEL

Ya sea una cortada con papel, un rasguño, una llaga, una lesión o una herida muy profunda que requiera suturas, uno de los aspectos más asombrosos de la piel es su capacidad de sanarse. La piel dañada se regenera y se repara por sí misma. Sólo bajo ciertas circunstancias, que generalmente son el resultado de alguna enfermedad como la diabetes, esto no sucede. Cuando la piel se lesiona, sucede un gran número de reacciones multifacéticas y complejas. Muchos factores afectan el tiempo que tarda una herida en sanar y la manera en que sana una herida afecta la apariencia final de la piel, es decir, el tipo de cicatriz que se formará. Pero con esto no quiero decir que una cicatriz sea algo malo, sino sólo que es una señal de que el sistema de reparación del organismo ha empezado a funcionar para que la fisura que hay en su piel, sea grande o sea pequeña, se cierre y repare.

En esencia, la reparación de la piel consiste en tres pasos fundamentales. Durante la primera etapa, se forma una costra, la cual casi siempre va acompañada de hinchazón, enrojecimiento y cierta sensibilidad o incluso dolor. Durante la etapa siguiente, se forma un nuevo tejido de piel debajo de la costra. En la última etapa, se reconstruyen y se vuelven a formar las capas externa e interna de la piel. Cada una de estas etapas en el proceso de reparación de la piel necesita diferentes tipos de ayuda para que se lleve a cabo este proceso de curación. Lo que usted hace durante los primeros días después de sufrir una herida, cuando se ha formado la costra o cuando la costra se cae, son factores que determinarán la apariencia final de la piel.

Etapa 1: inflamación. Tan pronto como ocurre una cortada o rasguño en la piel, el organismo empieza su trabajo de prevenir lesiones adicionales. Se envían señales para que la sangre empiece a coagularse y para que las células de la piel empiecen a proteger el área dañada. Mientras la piel está llevando a cabo su respuesta de reparación inicial, el sistema inmunitario se ocupa en tratar de remover cualquier material extraño o bacterias que hayan invadido la lesión.

Etapa 2: crecimiento. Ahora el organismo está ocupado produciendo colágeno y volviendo a formar las sustancias que constituyen la matriz intercelular. Esta intensa producción de colágeno y el estiramiento del tejido circundante son las razones por las que vemos un borde alrededor de una herida mientras se está formando la costra.

Etapa 3: renovación. Cuando ya se ha calmado la reacción inflamatoria y después de que se ha producido tejido nuevo en la forma de costra y luego de cicatriz durante la etapa de crecimiento, entonces la piel empieza a enfocarse en volver a la normalidad. A medida que pase el tiempo, la cicatriz se va volviendo menos notoria, disminuye el enrojecimiento y la textura de la piel se normaliza.

Aunque la manera en que su organismo lleva a cabo este proceso está genéticamente determinada, hay ciertos factores externos que también pueden afectar la manera en que su piel responde a las lesiones.

CÓMO TRATAR LAS LESIONES

¿Sirve el áloe vera (sábila, acíbar), la vitamina E o toda una variedad de plantas marinas, como las algas, para ayudar a curar heridas, prevenir cicatrices o disminuir las cicatrices que ya tiene? No existe una sola sustancia o producto que pueda dar atención a todos los aspectos del complejo proceso de curación de heridas y cicatrización, pero sí hay una estrategia que puede servir para minimizar la cicatrización lo más posible. Aunque el áloe vera y las algas no le harán daño a una cicatriz e incluso pueden ser útiles, lo que es más importante es la manera general en que trate una herida desde el principio, cuando la piel se lesiona, hasta el final, cuando ya se ha formado una cicatriz.

La respuesta única —pero desfavorable— de la piel ante una lesión es la cicatrización. Sin embargo, casi milagrosamente la piel también se regenera con rapidez, esencialmente renovándose en dos a cuatro semanas. Dependiendo de su conformación genética y la profundidad de la lesión, la apariencia de una cicatriz puede variar entre una decoloración ligeramente enrojecida hasta una marca gruesa y elevada de color rojo u oscuro (lo que se conoce como cicatriz hipertrófica o queloide), o sea, una desfiguración severa. Aun así, la manera en que inicialmente cuida de una herida puede marcar toda la diferencia del mundo.

Sea por acné, por una cortada o por una operación, cuando la piel se daña, inicialmente lo que debe hacer es dejarla "respirar" lo más posible. No atasque el área de cremas, lociones o cápsulas de vitamina E. Untarse cremas y lociones en una herida puede dañar la piel frágil durante las primeras etapas de curación. Mantenga la piel dañada limpia pero no la limpie en exceso; la mejor manera de hacer esto es con un limpiador suave. Si usted sospecha que hay riesgo de infección, considere usar algún producto antibacteriano que se venda sin receta, como *Bacitracin*.

Durante esta etapa, puede usar sin problemas un poco de gel puro de áloe vera o algún gel humectante muy ligero, pero lo importante aquí es que use *poco*. Al principio, no exponga el área lesionada a la luz del Sol en lo absoluto para que no tenga que aplicarse filtro solar. Las cremas espesas sofocarán la piel e impedirán que se cure. Una vez que la herida haya sanado, trate de exponerla lo menos posible a la luz del Sol, pero cuando esto no le sea posible, recuerde que es esencial proteger el área con un filtro solar. El sol daña la piel y no promueve su curación. El tabaquismo también la destruye e impedirá que las heridas puedan sanar de manera saludable.

He aquí lo que tiene que hacer cuando tenga una herida.

1. Las heridas o lesiones que no requieren atención médica inmediata (es decir, heridas que no requieren suturas o que no son úlceras crónicas que no sanan) no se deben ocluir completa ni pesadamente al inicio. [Fuente: *Archives of Dermatological Research* (Archivos de Investigación Dermatológica), noviembre de 2001, páginas 491–499]. Después de limpiar la herida, lo mejor es cubrirla con una venda

fina y ligera. En otras palabras, evite usar vendas gruesas, cremas, ungüentos o aceites que puedan afectar el proceso inicial de curación de la piel. Dependiendo del área donde esté la herida o lesión, puede ser aceptable usar una venda ligera durante el día o humectantes muy ligeros para proteger la piel y evitar que se vuelva a lesionar, pero si no tiene vendajes ligeros, por la noche quítese cualquier apósito que se haya puesto o bien aplíquese una loción que permita que le llegue aire a la herida.

2. Deje que se la haga una costra y nunca se la arranque o se la toque. Cualquier manipulación o remoción de la costra obstaculizará seriamente el proceso de curación que está ocurriendo debajo de la misma y puede dejar una cicatriz que de otro modo no hubiera aparecido.

3. No remoje la lesión en agua. Al saturarla excesivamente de agua, impedirá que la herida sane.

4. Es importante mantener limpia la herida para prevenir las infecciones. Es esencial usar un limpiador suave. El *Bacitracin* tópico es una buena opción si sospecha que hay riesgo de infección, pero sólo use cantidades mínimas de este producto porque es muy espeso y oclusivo y puede impedir que le llegue aire a la herida.

5. ¡No irrite la piel! La principal reacción natural de la piel ante una herida es la inflamación, lo cual hace que la sangre fluya hacia el área para ayudar en el proceso de curación. Sin embargo, la inflamación se debe mantener a un mínimo y no se debe empeorar porque puede dañar aún más la piel. Cualquier cosa que haga para irritar la piel sólo empeorará las cosas. Esto significa que está prohibido usar jabones (resecan demasiado la piel), productos con mucha fragancia (los extractos de plantas fragantes y las fragancias sintéticas son irritantes) y, como siempre, alcohol, hierbabuena, mentol, cítricos, eucalipto, clavo de olor, alcanfor o menta.

6. ¡Protéjase del sol! Exponer una herida al sol sin protección impide el proceso de curación de la piel y causa daños adicionales a la misma.

7. Si se quiere aplicar algo que le calme la piel, use una loción humectante muy ligera o gel puro de áloe vera. Los beneficios que el áloe vera le puede brindar en cuanto a la curación de heridas son mayoritariamente anecdóticos; sin embargo, debido a que el áloe vera deja que la piel respire y puede ser calmante, sigue siendo una gran opción en las etapas iniciales de curación. Un humectante con antioxidantes es lo mejor para ayudar a que la herida siga sanando.

DESPUÉS DE QUE LA HERIDA HAYA SANADO

Después de que la herida haya sanado, puede usar productos ligeramente más emolientes con antioxidantes para minimizar los daños causados por los radicales libres. Los filtros solares que vienen en una base ligera humectante son esenciales no sólo para mantener la piel humectada, sino que también para permitir que la piel siga sanando. Existen algunas pruebas, aunque sacadas de estudios que usaron muestras pequeñas, que los alfa-hidroxiácidos (AHA) y las tretinoínas (como *Retin-A*, *Renova*, *Tazorac*, *Avita* y la tretinoína genérica) pueden reducir significativamente la apariencia de una cicatriz al exfoliar la superficie la piel (si se utiliza los AHA) y al estimular la producción normal de células (si se utiliza tretinoína). La exfoliación puede reducir la apariencia gruesa y decolorada del tejido cicatrizado. Con el tiempo, las tretinoínas *pueden* ayudar a provocar una mayor producción de colágeno, posiblemente ayudando a recuperar parte del que se perdió con la herida.

La exfoliación, los antioxidantes y los filtros solares pueden ayudar a minimizar la cicatrización después de que ha sanado la piel. Ninguno de estos eliminará una cicatriz, pero tampoco podemos ignorar la posibilidad de disminuir su apariencia. En esencia, no hay ingredientes ni productos milagrosos para curar la piel o disminuir la apariencia de cicatrices. En vez, tenemos que seguir las buenas prácticas de cuidado de la piel: no sobremanipularla, protegerla del sol, mantener el área desinfectada, no usar emolientes pesados y, en la medida de lo posible, dejar que la piel lleve a cabo su propio proceso de curación.

En cuanto a los aspectos nutricionales, algunos de estos definitivamente desempeñan un papel en la curación de heridas y cicatrices. En el sitio de Internet http://www.drweil.com se muestra una lista y una descripción de suplementos orales (es decir, tratamientos sistémicos) que han mostrado ser de ayuda en la curación de heridas y cicatrices.

La lista siguiente describe los factores tópicos que ayudan a curar heridas y cicatrices. Lo más importante de todo, tanto para curar heridas como para tratar de mejorar la apariencia de una cicatriz, es la paciencia. Puede llevarle hasta dos años —a veces más— dependiendo de la profundidad de la lesión o herida, y también puede depender de lo diligente que usted sea en seguir estos pasos para cuidar su piel.

1. Una vez que la piel ha sanado completamente y que la costra ha desaparecido, puede usar aceites vegetales sin fragancia o un humectante

ligero para mantenerla humectada. La meta es mantener la piel flexible y suave para ayudar al proceso de curación (la piel seca se puede fisurar y rasgar, causando daños adicionales). No se ha demostrado que la aplicación tópica de vitamina E sea especialmente útil para la curación de heridas o cicatrices e incluso podría empeorar las cosas.

2. Ya que la piel ha sanado, es útil remover las capas superficiales donde se podría estar formando tejido cicatrizado. También es útil mejorar la producción de células de la piel, ya que esta puede haber sufrido daños a raíz de la herida (lo cual depende completamente de la profundidad de la lesión, es decir, del número de capas que hayan sido afectadas y de lo obediente que usted haya sido en dejarse la costra en paz). Para remover delicadamente las capas superficiales de la piel, considere usar un producto eficaz de ácido salicílico (es preferible usar el beta-hidroxiácido en vez de alfa-hidroxiácidos porque el primero está compuesto de ácido salicílico, el cual tiene propiedades antiinflamatorias, y disminuir o prevenir la inflamación es esencial en el proceso de curación) así como tretinoína (*Retin-A, Renova, Tazorac, Avita*) para mejorar la producción de células.

3. Una vez que la herida o lesión haya sanado por completo (esto puede tardar desde varios meses hasta dos años), hay diversas opciones para manejar la cicatriz que queda. La microdermabrasión es una buena opción para tratar las decoloraciones superficiales y las irregularidades menores. Los *peels* con ácidos (incluyendo los *peels* con AHA o con ácido tricloroacético), así como la ablación de la piel con láser (*laser resurfacing*), también son opciones importantes para disminuir o eliminar las cicatrices.

4. Para las cicatrices gruesas y levantadas, las láminas de silicona siguen siendo la mejor opción. Se cree que tanto la silicona como la presión que ejercen estas láminas promueven la hidratación, suavización y compresión de la cicatriz. Tenga presente que, a veces, las láminas de silicona se deben usar durante períodos prolongados para lograr los mejores resultados y también los resultados más duraderos. Para una explicación más detallada, remítase a la sección "Láminas de gel de silicona para la cicatrización queloide" más adelante en este capítulo.

¿VITAMINA E PARA LAS CICATRICES?

La respuesta sencilla a esta pregunta es: "probablemente no". En el reporte de una investigación publicada en *Dermatologic Surgery* (Cirugía

Dermatológica) en abril de 1999, páginas 311–315, en un artículo titulado *"The Effects of Topical Vitamin E on the Cosmetic Appearance of Scars"* (Los efectos de la vitamina E tópica en la apariencia cosmética de las cicatrices) se concluye que "el estudio de investigación ha mostrado que no se produce beneficio alguno en el resultado cosmético de las cicatrices por la aplicación de vitamina E después de la cirugía de piel y que la aplicación de vitamina E tópica en realidad puede ser perjudicial a la apariencia cosmética de una cicatriz. En el 90 por ciento de los casos que intervinieron en este estudio de investigación, la vitamina E tópica no tuvo efecto alguno, o bien, empeoró la apariencia cosmética de las cicatrices. De los pacientes estudiados, el 33 por ciento desarrollaron dermatitis por contacto con la vitamina E. Por lo tanto, se concluye que se debe desalentar el uso de vitamina E tópica en heridas quirúrgicas". Este estudio de investigación doble ciego se realizó "con pacientes a quienes se les dieron dos ungüentos rotulados A y B. El ungüento A era *Aquaphor*, un emoliente normal y el ungüento B era *Aquaphor* mezclado con vitamina E. Las cicatrices se dividieron aleatoriamente en partes A y B. A los pacientes se les pidió que se aplicaran el ungüento A en la parte A y el ungüento B en la parte B dos veces al día durante cuatro semanas". Los antioxidantes definitivamente son una opción para la piel, pero para prevenir cicatrices, la aplicación directa de vitamina E sobre la piel no parece ser una de ellas.

LÁMINAS DE GEL DE SILICONA PARA LA CICATRIZACIÓN QUELOIDE

Aunque haga todo lo que se puede hacer para ayudar a que su piel sane, puede terminar con cicatrices gruesas y levantadas, conocidas como cicatrices queloides. Una manera de tratar este tipo de cicatrización es con una lámina plegable de silicona. Algunos ejemplos de láminas de silicona son *ReJuveness* (de $39.50 a $95 dólares, dependiendo del tamaño), *Syprex Scar Sheet* (de $20 a $40 dólares, dependiendo del tamaño) y *Curad Scar Therapy Cosmetic Pads* ($16.99). Aún no queda claro cómo funcionan estas láminas de aceite de silicona. Puede que aumenten la cantidad de agua en la cicatriz y que la rehidratación continua de las cicatrices suavice el tejido, haciéndolas más elásticas y flexibles y promoviendo así el proceso de aplanamiento. [Fuente: *European Journal of Dermatology* (Revista Europea de Dermatología), diciembre de 1998, páginas 591–595]. Pero sí funcionan y con bastante éxito (aunque yo uso la palabra "éxito" con mucha precaución).

Las láminas de silicona parecen ser lo más eficaz que hay para la cicatrización hipertrófica o queloide. Pero aunque suenan maravillosas, sí tienen sus desventajas. Los usuarios compran una lámina de silicona relativamente barata que usan una y otra vez. La lámina debe mantenerse limpia, lo cual hace necesario que se le dedique algo de tiempo a su cuidado y mantenimiento. Además, estas láminas se deben usar sobre la cicatriz durante períodos prolongados, por lo que quizá no querrá usarlas en su cara u otra parte expuesta de su cuerpo, por lo menos no durante el día. También se pueden pegar a la piel y también pueden causarle reacciones como sarpullidos o irritación.

Como mencioné, las láminas se deben usar durante períodos prolongados, es decir, durante varias horas a la vez a lo largo de dos a nueve meses, para que empiece a notar una diferencia. Pero la paciencia sí tiene sus recompensas. Entre más tiempo la use, mayor será la probabilidad de que la cicatriz se disipe hasta cierto punto. Por supuesto, estas láminas funcionan mejor en cicatrices nuevas, pero también pueden producir mejoría en cicatrices más antiguas. Incluso las cicatrices del acné —las cicatrices gruesas y elevadas, no los hoyuelos— se pueden reducir si dichas cicatrices han estado presentes durante menos de dieciséis años. Pero aunque al leer esto su corazón se llene de esperanza, esté consciente de que la palabra "reducir" es imprecisa. No pruebe estas láminas si está esperando lograr resultados extraordinarios, como los que aparecen en los anuncios de publicidad. La Dra. Loren Engrav, directora adjunta y Jefa de Cirugía Estética de la unidad de quemaduras de la Universidad de Washington en el Centro Médico Harborview, explica que "las tiras de silicona son un tratamiento estándar para ayudar a disipar las cicatrices y aunque pueden producir resultados buenos, definitivamente no son milagrosas".

Algunas mujeres compran láminas de silicona para usarlas sobre sus estrías, pero no existen pruebas clínicas que demuestren que este producto tendrá efecto alguno en las estrías. Estas láminas generan un proceso de aplanamiento, mientras que las estrías requieren un proceso de elevación.

RAYOS LÁSER PARA REPARAR CICATRICES

"Diversos rayos láser se pueden usar para tratar cicatrices y estrías con eficacia. Es de suma importancia que se clasifique correctamente el tipo de cicatriz durante el examen inicial para que se pueda elegir el método de tratamiento más apropiado. Esta clasificación también permite que el cirujano discuta con el paciente la respuesta al tratamiento que puede esperar. El láser de colorante pulsado (*PDL* por sus siglas en inglés) de 585 nm es el sistema más adecuado para tratar (. . .) queloides, cicatrices [rojas] y estrías. El PDL conlleva un bajo riesgo de causar efectos secundarios y complicaciones cuando se opera a los parámetros de tratamiento e intervalos de tiempo apropiados. El mejor tratamiento para las cicatrices atróficas se logra con los láseres ablativos de CO_2 y Er:YAG; sin embargo, las cicatrices queloides [que están creciendo o empeorando] y las cicatrices [que se están deteriorando] no se deben vaporizar debido al elevado riesgo de recurrencia o progresión de las mismas. La elección y uso apropiados de rayos láser puede mejorar significativamente la mayoría de las cicatrices. A medida que continúe la investigación de la interacción entre los rayos láser y la piel, los refinamientos posteriores en la tecnología del láser combinados con la adición de procedimientos alternativos de tratamiento permitirán que se logre una mayor eficacia clínica y resultados más predecibles". [Fuente: *Dermatologic Clinics* (Clínicas Dermatológicas), enero de 2002, páginas 55–65].

OTRAS OPCIONES PARA LAS MUJERES CON CICATRIZACIÓN QUELOIDE

La mejor manera de abordar el tratamiento de la cicatrización queloide es mediante un enfoque multiterapéutico. El uso de un solo método no produce resultados tan exitosos como cuando se combinan dos o más opciones.

La crioterapia o criocirugía usa frío extremo en la forma de nitrógeno líquido para eliminar el tejido indeseable. Este método no causa sangramiento ni cicatrización pero sí puede dejar una marca blanca que a menudo no recobra su color normal. Funciona mejor en algunas cicatrices elevadas, pero puede ser menos exitosa en las cicatrices queloides. El tratamiento ultrasónico usa ondas sonoras de alto pulso para disminuir la acumulación de colágeno.

El masaje de cicatrices no se recomienda. Si bien puede desintegrar el material de la piel que está creando la cicatriz elevada, el masaje también puede estimular la producción de colágeno, que es lo que causó la cicatriz en primer lugar. También se pueden inyectar corticosteroides en la cicatriz elevada para inhibir la producción de aquellas células que son responsables de generar el tejido cicatrizado. Se sabe también que los interferones disminuyen la producción de los principales factores de crecimiento que forman cicatrices. [Fuente: *Rehab Management* (Manejo de la Rehabilitación), agosto-septiembre de 2001, http://www.rehabpub.com/features/892001/3.asp].

El hidrocloruro de verapamilo tópico (*topical verapamil hydrochloride*) es una opción relativamente nueva para la prevención y el tratamiento de la cicatrización queloide. En un estudio de investigación se observó que "las cicatrices queloides se curaron en un 54 por ciento de los casos en el primer grupo (. . .) [y] en el 36 por ciento restante de los pacientes del primer grupo en quienes se presentó una recurrencia de las cicatrices queloides, sí se observó una mejoría en el tamaño y, sobre todo, en la consistencia". [Fuente: *Dermatology* (Dermatología), 2002, volumen 204, edición 1, páginas 60–62].

ESTRÍAS

Sean causadas por el embarazo o por bajar de peso, las estrías que aparecen en la piel pueden ser una fuente de gran frustración para las mujeres. Un tratamiento que parece muy prometedor para mejorar la apariencia de estrías es el uso de tretinoína (*trentinoin*) tópica, especialmente si se aplica tan pronto como se detecta la alteración en la piel. [Fuentes: *Archives of Dermatology* (Archivos de Dermatología), mayo de 1996, páginas 519–526; *Advances in Therapy* (Avances en Terapia), julio-agosto de 2001, páginas 181–186]. Si bien estos estudios parecen ser prometedores en cuanto a mejorar la apariencia de las estrías, también es cierto que necesitamos definir el término "mejorar" con más exactitud. Estos estudios se hicieron en una muestra pequeña de mujeres y la mejoría se calificó como buena, pero las estrías no desaparecieron. Lo que sí parece ser realmente prometedor para reducir o incluso eliminar la apariencia de estrías es la ablación de la piel con láser (*laser resurfacing*) o los *peels* con sustancias químicas.

Nota: Algunos tipos de ablación de la piel con láser se consideran problemáticos para las mujeres con un color de piel más oscuro.

MEDERMA

En un artículo titulado "Snake Oil for the 21st Century" (Estafas antiguas empleadas en el siglo XXI) que apareció en *Archives of Dermatology* (Archivos de Dermatología) en diciembre de 1998, páginas 1512–1514, publicado por el Departamento de Dermatología de la Facultad de Medicina de Harvard, decía que "con la actual promulgación de 'productos' para la piel y su promoción y venta por parte de dermatólogos, y el uso de tratamientos cuya eficacia no ha sido comprobada, esta relación entre la dermatología y la charlatanería debería continuar durante gran parte del siglo XXI. La lista de tratamientos inútiles incluye las láminas de gel de silicona y la crema de extracto de cebolla (*Mederma*) para las cicatrices queloides".

En otro estudio de investigación [fuente: *Cosmetic Dermatology* (Dermatología Cosmética), marzo de 1999, páginas 19–26] se concluyó que no se podían observar diferencias discernibles entre la piel tratada con *Mederma* y la piel tratada con un placebo. No obstante, los anuncios publicitarios de *Mederma* dicen que este producto es capaz de eliminar las cicatrices.

Mederma, que usa el extracto de cebolla como ingrediente para cambiar la apariencia de cicatrices, contiene agua, agentes espesantes, extracto de cebolla, fragancia y conservantes. No existe estudio alguno que demuestre que el extracto de cebolla sea un ingrediente eficaz para el cuidado de la piel. Un representante de atención al cliente de la compañía que fabrica *Mederma* me dijo que el extracto de cebolla "evita la liberación de histaminas que causan la cicatrización". Sin embargo, aun si la cebolla pudiera impedir la liberación de histaminas, la verdad es que las histaminas tienen todo que ver con las reacciones alérgicas pero nada que ver, en lo absoluto, con la cicatrización. El organismo produce histaminas en respuesta a una reacción alérgica, enviando estas para que combatan al alergeno que causa enrojecimiento, hinchazón y comezón. Aunque las histaminas sí pueden provocar que la piel reaccione, dicha reacción no tiene relación alguna con la descomposición de colágeno y elastina que causa cicatrización. En todo caso, debido a que las cebollas liberan una mezcla compleja de aceites que contienen azufre junto con aldehídos libres de azufre y amoniaco, todos los cuales son más o menos volátiles (y que son los que hacen que le lloren y le ardan los ojos cuando las corta), las cebollas pueden ser un irritante potente para la piel.

¿Y LAS CICATRICES QUE DEJA EL ACNÉ?

El acné severo e incluso el acné leve a menudo puede dejar cicatrices. Una cicatriz permanente es un defecto de la piel causado por una lesión en el área, por ejemplo, una lesión de acné. La palabra a la que hay que prestarle atención es "permanente". La mayoría de las lesiones de acné que las personas llaman cicatrices en realidad no son cicatrices, sino un enrojecimiento post-inflamatorio, o sea, las manchas rojas que quedan después de que se cura un grano (barro). Lo que es frustrante de este enrojecimiento es que tarda tiempo (de seis a doce meses) en desaparecer, dependiendo de la profundidad y los cuidados que le haya dado a la lesión original. Sin embargo, sí hay manera de facilitar la curación. Al seguir los lineamientos para tratar heridas que se presentaron en las secciones previas de este capítulo, usted puede marcar una enorme diferencia en la manera en que le sana la piel.

Las cicatrices permanentes se desarrollan a medida que el cutis trata de sanarse rodeando la lesión de acné con piel nueva. La epidermis (la capa externa de la piel) crece desde los lados hacia el centro y por debajo de la glándula sebácea. Cuando el acné finalmente se cura, puede permanecer un hoyuelo hundido en la piel. La cicatrización es impredecible, ya que es imposible saber qué tantas cicatrices (en su caso) le saldrán a una persona en particular. El tratamiento temprano de las lesiones es la mejor manera de prevenir las cicatrices del acné.

La mejor manera de prevenir las cicatrices es evitar cualquier acción o medida que empeore las cosas. El acné que no se trata o que se trata incorrectamente es el que peores cicatrices puede dejar porque el problema nunca se mitiga y la piel nunca tiene la oportunidad de sanar. Atacar el acné con productos demasiado fuertes y crear costras y llagas profundas que tardan mucho tiempo en sanar es un método infalible para garantizar la aparición de cicatrices permanentes. Usar productos faciales espesos o irritantes también obstaculizará el proceso de curación. Además, debido a que muchas mujeres no saben cómo tratar el acné, usan desinfectantes tópicos y exfoliantes ineficaces, lo cual también puede menguar la capacidad de la piel de autorepararse. La exposición al sol sin protección también puede empeorar la cicatrización. No obstante, si usted se porta bien y no anda rascando ni exprimiendo demasiado fuerte los granos desde un principio, podrá disminuir la cicatrización en gran medida. Aun así, aunque siga la rutina más meticulosa y vanguardista para tratar su acné, todavía existe la posibilidad de que le queden cicatrices. La mayoría de las cicatrices que deja el acné sí se desvanecen con el tiempo, pero ese tiempo puede parecerle una eternidad cuando las cicatrices están en su rostro.

Una vez que se ha reducido o eliminado el acné y las erupciones, las decoloraciones color café, rosado o violeta que dejan las lesiones de acné pueden desvanecerse en gran medida a lo largo de los seis a doce meses siguientes, dependiendo del color de su piel. Usted puede acelerar este proceso si sigue usando un producto con AHA, BHA o tretinoína (todos los cuales de cualquier modo son útiles en el tratamiento del acné y las erupciones).

Una vez que ha sanado el acné, las pequeñas áreas con cicatrices poco profundas o tipo hoyuelo se pueden inyectar con rellenos dérmicos (*fillers*), que son diversas sustancias que se usan para levantar o llenar la depresión, pero los resultados no son permanentes y requieren tratamientos repetidos.

Los *peels* con sustancias químicas como ácido salicílico (beta-hidroxiácido o BHA), alfa-hidroxiácidos (AHA) y ácido tricloroacético pueden mejorar la apariencia de la cicatrización superficial. (Pero estos *peels* no están indicados para tratar la cicatrización si el acné sigue activo). Simplemente no espere que un *peel* con AHA o BHA mejore la apariencia de cicatrices profundas. Para áreas más extensas del rostro, la ablación de la piel con láser (en inglés, *laser resurfacing*) definitivamente es el tratamiento de elección. [Fuentes: *Facial and Plastic Surgery* (Cirugía Facial y Estética), noviembre de 2001, páginas 253–262; *Aesthetic Plastic Surgery* (Cirugía Plástica Estética), enero-febrero de 2001, páginas 46–51].

La microdermabrasión puede mejorar la textura y el color de la piel, pero se requieren tratamientos más profundos de microdermabrasión para lograr una mejoría visible en las cicatrices causadas por el acné. [Fuente: *Dermatologic Surgery* (Cirugía Dermatológica), junio de 2001, páginas 524–530].

Las lociones aclaradoras con hidroquinona u otros ingredientes que aclaran la piel no funcionan bien (o mejor dicho, no funcionan en lo absoluto) en las cicatrices causadas por el acné. Estas lociones impiden la producción de melanina, por lo que no tienen mucho efecto sobre aquello que les confiere su color a las cicatrices del acné.

tercera parte
SOLUCIONES DE BELLEZA

capítulo 9
DEPILACIÓN

LAS ALTERNATIVAS

Desde que entramos a la adolescencia, el deseo de deshacernos del vello corporal indeseable se convierte casi en una obsesión cotidiana. Independientemente de que nuestro problema sea rasurarnos las piernas o las axilas, batallar con el vello oscuro en el bigote o la barbilla o eliminar el crecimiento denso de vello en nuestros brazos, encontrar una forma de lidiar de manera eficaz y efectiva con este asunto es un problema recurrente. La mayoría de nosotras ya sabemos que cuando existe un problema de belleza, muchas compañías de productos cosméticos están más que dispuestas a fabricar productos que prometen resolverlo. Sin embargo, la mayoría de estos productos siempre suenan mucho más eficaces de lo que realmente son. Los infomerciales y anuncios que aparecen en las revistas de moda parecen tener la respuesta a su ferviente deseo de deshacerse del vello, pero lo cierto es que estos productos no cumplen con lo que prometen, o bien, sólo son los depiladores o ceras estándares que no ofrecen mucho más de los que ya han existido durante años. Créame cuando le digo que me encantaría encontrar una manera fácil de lograr una línea de bikini perfecta o un bigote sin vello sin molestia alguna, pero la depilación del vello indeseable simplemente no es tan sencilla. Aquí le doy una descripción de todas las opciones que están disponibles, cada una con sus pros y sus contras. Dependiendo de cuál sea su presupuesto, cuánto tiempo tenga disponible y el área del cuerpo de la que quiera eliminar el vello, puede revisar estas alternativas y decidir cuál es la que mejor le funcionará a usted.

DEPILADORES

Los depiladores literalmente derriten y disuelven el vello con ingredientes potentes como hidróxido de calcio y tioglicolato de sodio o de calcio. Hay muchas razones por las cuales estos productos no son adecuados para todo el mundo; la más importante es que pueden causar irritación severa o, en casos extremos, hasta quemaduras en la piel y los ojos. Como medida de precaución, es esencial que primero pruebe un depilador en su brazo para protegerse de reacciones alérgicas o sensibilidad en la piel. Como el vello y la piel tienen una composición similar, las sustancias químicas que destruyen el vello también pueden destruir la piel.

Al igual que las máquinas de afeitar (rastrillos), los depiladores remueven el vello sólo en la superficie, lo que significa que el vello volverá a aparecer al cabo de unos pocos días. Para lograr los mejores resultados con su depilador, primero apliquese compresas tibias o calientes (pero no demasiado calientes), ya que estas ayudan a suavizar el vello y a abrir los poros (de donde crece el vello), permitiendo que el depilador se absorba mejor. Luego apliquese una capa muy gruesa y generosa de depilador, cubriendo completamente toda la longitud del vello desde su base y déjeselo durante el tiempo recomendado, pero no más de 4 a 15 minutos, dependiendo de lo fino o grueso que sea el vello que desea remover. Debido a que los depiladores disuelven el vello, la aplicación de presión puede ayudar a remover más del eje del vello. En vez de enjuagarse el depilador, use una toallita para la cara para quitárselo, frotándose el área hacia atrás y hacia adelante con firmeza.

Nunca se deben usar depiladores en las cejas ni en otras áreas alrededor de los ojos, ni en piel inflamada o abierta.

La Dirección de Alimentación y Fármacos (*FDA* por sus siglas en inglés) ordenó el 13 de septiembre de 1997 que se retirara del mercado una crema depiladora llamada *The Art of Beauty Epil-Stop Hair Removal Cream* ($49.95 dólares por 4 onzas/120 ml), fabricada por la International Chemical Corporation en Amherst, Nueva York. Unos días antes, el 4 de septiembre de 1997, la Agencia de Control de Venenos de California había emitido un comunicado de prensa en el que advertía que *Epil-Stop* "está adulterado porque tiene un pH elevado que puede causar irritación y quemaduras en la piel". Para mayor información, visite la página de inicio de la FDA en http://www.fda.gov.

El *Epil-Stop* (que no debe confundirse con el *EpilLight*, un dispositivo de rayo láser de luz pulsada) se anunciaba en televisión, revistas y en la Internet, diciendo que removía el vello e impedía el crecimiento del vello de manera natural e indolora. Resulta que *Epil-Stop* funcionaba como cualquier otro depilador que se puede comprar en una farmacia, es decir, al disolver el vello con una base de ingredientes de pH elevado. Sin embargo, a diferencia de los otros productos que se venden en las farmacias, *Epil-Stop* tenía un nivel de pH aún mayor, de modo que no sólo disolvía el vello, sino también la piel.

PRODUCTOS QUE INHIBEN EL CRECIMIENTO DEL VELLO

Ultimate Hairaway ($39.95 dólares por 2 onzas/60 ml) es un excelente ejemplo de la falta de honestidad que hay en la información que nos da la industria de los productos cosméticos. Este producto se comercializa como un producto que supuestamente inhibe el crecimiento del vello y que es 100 por ciento natural; no obstante, la lista de ingredientes no tiene nada de natural. Contiene agua, derivados extraíbles de frutas (quién sabe qué quiera decir eso), polipropilenglicol, glicerol, disacáridos, urea, ditiotreitol, ácido etilendiaminotetracético, metilparabeno y propilparabeno. ¿Cuál es el ingrediente de este producto que podría inhibir el crecimiento del vello? Seguramente no son los derivados de frutas que suenan a algo "natural". Probablemente es el ditiotreitol, que es un compuesto que guarda cierta relación con los compuestos tioglicólicos, los cuales son ingredientes estándares y altamente alcalinos que pueden disolver el vello y que potencialmente pueden irritar la piel, de manera similar a cualquier otro depilador.

Si usted tiene un irónico sentido del humor, quizá hasta le parezca gracioso que los fabricantes de *Ultimate Hairaway* le sugieran que "primero remueva el vello desde la raíz, usando, por ejemplo, ceras, azúcares, pinzas o electrólisis" antes de aplicarse su producto. Ellos dicen que *Ultimate Hairaway* no es un producto depilador, razón por la cual debe remover el vello primero. En vez, este producto supuestamente inhibe el crecimiento del vello, permitiendo que eventualmente ya pueda prescindir de cualquier procedimiento para remover el vello. Dado el ciclo variable de crecimiento del vello y el hecho de que tiene que usar otro método para remover el vello, tendría que pasar mucho tiempo para que usted se diera cuenta que este producto no funciona. El uso de pinzas o ceras en sí hacen que parezca más lento el crecimiento del vello porque cuando el vello se remueve desde la raíz, tiene que crecer más para poder llegar de nuevo a la superficie. Además, se sabe desde hace mucho tiempo que la electrólisis es un método de depilación de vello que detiene el crecimiento del vello por el impacto que causa este tratamiento en el folículo piloso, pero esto es algo que no mencionan los fabricantes de *Ultimate Hairaway*.

Otra cosa que los fabricantes de *Ultimate Hairaway* dicen de su producto es que funciona como "la calvicie de patrón masculino, inhibiendo el crecimiento del vello". Este es un comentario simplista, dado que la descripción que aparece en el folleto es mucho más complicada y difícil de entender. Según el folleto, "la parte superior de una papila saludable ['papila' es un término que se refiere a la bolita o abultamiento donde crece el vello] se cornifica naturalmente (. . .) ['cornificar' significa que las células de la piel se convierten en un material queratinizado, como vello o uñas]. Cuando el vello se remueve, los lados de la papila quedan expuestos y susceptibles al tratamiento. [Esto podría ser cierto, aunque lo dudo; pero independientemente de esto, la papila no es desde donde crece el vello] (. . .) La calvicie de patrón masculino es causada por glándulas apócrinas renegadas, que se desarrollan y se conectan al conducto de la glándula sebácea e introducen secreciones naturales al folículo piloso. La abertura de los folículos pilosos en la superficie de la piel a menudo se tapa con champú, acondicionador, gel, fijador (laca), sudor, aceites, secreción sebácea, etc. Este bloqueo impide que estas secreciones naturales salgan al exterior. Estas secreciones ácidas, como no tienen adonde ir, se van infiltrando a la base del folículo piloso y lentamente cornifican los lados de la papila, impidiendo la penetración de células del vello. *Ultimate Hairaway* puede duplicar la causa de la calvicie en el área deseada". ¡Guau!

Ahora déjeme tratar de interpretar toda esta palabrería. En primer lugar, la calvicie de patrón masculino es causada por una hormona llamada dihidroxitestosterona (*DHT* por sus siglas en inglés), la cual se liga a la base de los folículos pilosos y hace que se encojan y se deterioren. "Glándulas apócrinas" se refiere a cualquier secreción glandular, en cualquier parte del cuerpo. No tengo idea de qué tenga que ver esto con el eje del vello porque no es así como funciona el folículo piloso (a menos que se estén refiriendo a la DHT, pero no dicen eso). Luego empiezan a hablar de la manera en que algunos productos para el cuidado del cabello pueden tapar el folículo piloso y, supongo, cortar el suministro de sangre hacia el mismo y disminuir el crecimiento del cabello. Aunque esto sí es cierto, esto difícilmente es algo que querríamos fomentar, porque también estaríamos tapando los poros al mismo tiempo. El resto de lo que dice simplemente no lo puedo descifrar. Nunca he escuchado algo acerca de esa secreción ácida que cornifica el folículo piloso en sí. Me suena a que el producto supuestamente debe de bloquear la unidad pilosebácea (la cual se encuentra conformada por el folículo piloso y la glándula sebácea) para detener el crecimiento de vello indeseado. ¿Acaso están sugiriendo que artificialmente se pueden crear secreciones ácidas (de las cuales nunca he visto prueba alguna) en el folículo piloso para detener el crecimiento del vello? ¿Significa esto que los alfa-hidroxiácidos (AHA), los cuales son muy ácidos, pueden detener el crecimiento del vello?

Nada de esto se encuentra fundamentado en un solo estudio de investigación publicado y ninguno de los dermatólogos con quienes hablé lo confirmaron o siquiera entendieron lo que dice el folleto de esta compañía.

Quizá lo más chistoso de todo sea la última oración que aparece en el folleto de *Ultimate Hairaway*: "Si prefiere rasurarse para controlar el vello corporal indeseado, simplemente aplíquese [*Ultimate Hairaway*] dos veces al día durante una semana y luego una vez al día hasta que logre los resultados deseados. Rasúrese según sea necesario". Como seguramente habrá notado, en medio de toda esta palabrería estaban hablando de la depilación mecánica del vello con una máquina de afeitar (o cualquier otro método); sólo que se tardaron mucho en decirlo.

Hay muchos más productos que también presumen de poseer la capacidad de inhibir el crecimiento del vello, como *Derma Nude Advanced Moisturizing Spray ($39.95 dólares por 4 onzas/120 ml)* y *Hair No More Advanced Hair Growth Inhibitor Soothing Gel ($29.95 dólares por 2 onzas/60 ml)*. Estos dos productos son representativos de muchos de los que yo he visto. Si bien no parecen contener nada que cause irritación o dolor, las afirmaciones que dicen que son 100 por ciento puros y naturales son mentiras. Ambos productos contienen agua, propilenglicol, glicerina, áloe vera (sábila, acíbar), extracto de té verde, extractos enzimáticos de origen vegetal, ácido etilendiaminotetracético y DMDM hidantoína. La DMDM hidantoína es una forma de formaldehído [fuente: *Contact Dermatitis* (Dermatitis por Contacto), abril de 1988, páginas 197–201] y el propilenglicol también es un ingrediente sintético. Además, "extractos enzimáticos de origen vegetal" no es un nombre descriptivo aprobado o legal. La FDA requiere que todas las listas de ingredientes cosméticos cumplan con las reglas de la Asociación de Fragancias para Productos Cosméticos y Artículos de Baño o con los nombres de la Nomenclatura Internacional de Ingredientes Cosméticos. Con términos vagos como este, no hay manera de que los consumidores realmente puedan saber qué es lo que se están poniendo en la piel. Como el término "enzimático" suena a algo natural, entonces los consumidores suponen que el ingrediente debe ser algo suave, pero ese es un acto de fe que quizá quiera reconsiderar antes de creerse toda esta ensarta de información engañosa y carente de validez.

CERAS

Las ceras son una manera excelente y barata de lidiar con la depilación de vello en el cuerpo o el rostro. Las ceras dejan el área más tersa que los rastrillos porque arrancan el vello por debajo de la capa superior de la piel, lo cual hace que vuelva a crecer con mayor lentitud y de manera menos uniforme. Usted puede usar ceras en su propia casa y puede conseguir todos los artículos que necesita, desde ceras hasta espátulas, tiras de algodón y lociones antiinflamatorias, en las tiendas de artículos de belleza. Incluso se venden estuches de depilación que contienen tiras de cera o ingredientes similares que simplemente tiene que desprender, colocárselas sobre la piel y luego arrancárselas, sin calentar ni mezclar nada. Estos son, por mucho, la manera más conveniente y fácil de quitarse el vello en áreas extensas como las piernas, la línea del bikini y los brazos. Para áreas más pequeñas como el bigote, puede lograr un mejor control usando cera que se derrite en el horno de microondas (en vez del tipo que se debe calentar en la estufa) y se aplica con una espátula pequeña.

Con la cera caliente, se aplica una capa fina de cera calentada en el sentido que crece el vello. El vello se incrusta en la cera a medida que esta se va enfriando y endureciendo. Luego, la cera se arranca rápidamente en el sentido opuesto al crecimiento del vello, llevándose el vello al arrancarlo desde la raíz. Las ceras frías funcionan de manera similar. En este caso, unas tiras cubiertas de cera o una sustancia fría hecha a base de azúcar se presionan contra la piel en el sentido en que crece el vello y luego se arrancan hacia el sentido opuesto.

Antes de que considere hacer esto usted misma, consulte a una cosmetóloga que tenga experiencia con este método de depilación. Es un poco difícil llegar a dominar la técnica y si se equivoca, terminará regando un montón de cera pegajosa en su cuerpo, en su cocina y por todo su baño. También arde un poco cuando se arranca el vello. Además, no puede volver a usar la cera sino hasta que el vello crezca hasta una longitud notoria.

DEPILACIÓN CON AZÚCAR

El mejor método de depilación con azúcar es *Nad's Gel Hair Removal* ($29.95 dólares por un estuche). Gracias a sus apariciones incansables en los infomerciales que pasan por televisión a altas horas de la noche y temprano por la mañana, este es un producto con el que ya se han familiarizado muchas mujeres. Lo que hace que este método de depilación sea diferente es que literalmente emplea azúcar en lugar de cera. Dada su consistencia espesa similar al caramelo, funciona de manera idéntica que una cera, sólo que en lugar de untarse una sustancia cerosa sobre la piel, se está untando una especie de caramelo.

Tengo que admitir que este es uno de los primeros productos con los que me he encontrado que en realidad sí son 100 por ciento naturales y orgánicos. Los ingredientes de *Nad's Gel Hair Removal* son miel, melaza, fructosa, vinagre, jugo de limón, agua, alcohol y colorantes para alimentos, todos bastante naturales. ¿Pero el hecho de que sea natural hace que sea mejor que la cera, según afirma la compañía que fabrica el producto? En primer lugar, el uso de cera como método de depilación no es algo "artificial"; después de todo, la cera es una sustancia natural. Y en lo que concierne a la depilación de vello, el efecto es idéntico. Usted se unta el caramelo *Nad's* sobre el vello que desea eliminar (el vello necesita tener cierta longitud, ya que, de otro modo, no se adherirá al caramelo). Luego, se lo arranca con todo y vello, igual que cuando usa una cera.

Sin embargo, la depilación con azúcar si presenta dos ventajas importantes en comparación con la depilación con cera. En primer lugar, es fácil quitarse el azúcar con agua, mientras que la cera se tiene que pelar o raspar (y eso no es fácil). Además, en la depilación con azúcar, no es necesario calentar el producto, mientras que la cera casi siempre se tiene que calentar y el calor es mucho más dañino para la piel. Su limpieza fácil y su aplicación relativamente más sencilla (sin riesgo alguno de quemaduras) son los increíbles beneficios de la depilación con azúcar.

Pero antes de que corra a comprar el sistema de depilación de *Nad's* o cualquier otro sistema de depilación con azúcar, es importante que sepa unos cuantos detalles más acerca de las "promesas" que acompañan a este método de depilación, dado que algunas no son ciertas. La publicidad del producto dice que, "cuando usted usa *Nad's*, el vello se extrae con todo y raíces, por lo que el vello que vuelve a crecer es más suave y fina y también crece más lento". Eso no es cierto. Las hormonas y la genética, y no el método de depilación, son los factores que determinan el crecimiento y el grosor del vello. Lo que sí ocurre cuando se arranca el vello con pinzas es que, debido a que se lo arranca desde un lugar más cercano a la raíz, el vello nuevo tarda más tiempo en volver a crecer hasta la superficie de la piel, a diferencia de lo que pasa cuando se rasura, donde el vello se corta al nivel de la superficie, por lo que el vello nuevo aparece con más rapidez. Además, debido a que cada folículo piloso presenta una tasa de crecimiento distinta, habrá menos del mismo conforme el vello vaya creciendo que cuando se depiló por primera vez con cera o con azúcar, haciendo que el vello parezca más suave.

También han afirmado que la depilación con azúcar previene la aparición de vellos encarnados. Los vellos encarnados no tienen nada que ver con el método de depilación que se use. Los vellos encarnados se presentan cuando un vello que se ha removido desde debajo de la superficie de la piel tiene problemas para encontrar nuevamente una manera de salir a la superficie. Esto aplica a cualquier método de depilación de vello en general, sin importar que sea con máquina de afeitar, pinzas, azúcar o cera.

Otra afirmación publicitaria: "Debido a las sustancias naturales que contiene *Nad's*, hay poca probabilidad de que se presente irritación. Es normal que presente enrojecimiento durante un período breve, pero esto depende de lo sensible que sea su piel". Sea natural o no, arrancarse el vello es algo que duele y para algunos tipos de piel, puede ser un problema. Sin embargo, lo que sí es mejor de la depilación con azúcar es que no necesita calentar el producto y, como resultado, es menos irritante, pero eso no se debe a que el producto sea natural.

DEPILACIÓN CON PINZAS

Depilarse con pinzas no sólo duele mucho, sino que también es un método que le lleva mucho tiempo. Es un buen método para quitarse uno que otro vellito extraviado o para depilarse áreas muy pequeñas, pero no es el mejor método para áreas extensas o áreas con un crecimiento denso de vello. La depilación con pinzas funciona virtualmente de la misma manera que la depilación con cera, es decir, arrancando el vello desde la raíz. Esto significa que sus efectos duran mucho más que con el rasurado. Algunas mujeres tienen miedo de que depilarse con pinzas hará que les crezca más vello o que la textura del vello se haga más gruesa, pero esto no ocurre. Si la depilación con pinzas (o depilación con cera y rasurarnos) alterara el crecimiento del vello, ¡todas tendríamos cejas pobladas! En realidad, arrancarse el vello eventualmente puede causar que el folículo piloso deje de funcionar al causar lesiones y traumatismos repetidos, pero esto sucede a lo largo de muchísimo tiempo. En principio, cualquier cambio en la textura del vello es el resultado de la fase inicial en la que vuelve a crecer el vello para volver a emerger del poro.

DECOLORACIÓN DEL VELLO

La decoloración del vello es una alternativa excelente y barata cuando el problema no es la densidad del vello sino su color oscuro. Este método es particularmente eficaz para el bigote y otras partes del rostro, el cuello y los brazos. Hay muchos productos faciales para blanquear el vello a la venta en las farmacias o en la Internet. Uno de las mejores sitios de Internet donde se puede comprar toda una gama de productos baratos es http://www.folica.com. Por favor tenga presente que este sitio también vende muchos productos que hacen promesas exageradas o que simplemente dan información engañosa en cuanto a lo que realmente pueden hacer por su piel.

ELECTRÓLISIS

La electrólisis es el único método de depilación permanente, cuando menos hasta ahora, pero requiere de tratamientos repetidos durante hasta un año y puede ser costosa, especialmente si consideramos el tiempo que le tendrá que invertir. El mayor obstáculo es encontrar un técnico altamente capacitado para lograr resultados satisfactorios. Antes de consultar a alguien, hable con otras clientas que hayan tenido un éxito permanente con este método de depilación complicado pero eficaz.

Existen dos tipos de dispositivos que utilizan corriente eléctrica para remover el vello: el depilador de aguja y el depilador de pinzas. (Los depiladores de pinzas se describen en la página siguiente). Los depiladores de aguja introducen un alambre muy fino debajo de la piel y hacia el interior del folículo piloso. Luego, se conduce una corriente eléctrica a través del alambre para destruir la raíz del vello que se encuentra en la parte inferior del folículo. Luego, el vello aflojado se retira con una pinzas normales. Cada vello se trata de manera individual. Los depiladores de aguja se usan en la electrólisis porque esta técnica destruye el folículo piloso. Por lo tanto, se considera como un método de depilación permanente. Sin embargo, la raíz del vello puede persistir si la aguja no da en el lugar exacto o si no se usa suficiente energía eléctrica para destruirlo. Sin embargo, el estímulo que hace que el vello crezca no se puede eliminar permanentemente. Por ejemplo, no podemos controlar los cambios hormonales que pueden llegar a causar que crezca vello nuevo. [Fuente: *FDA Consumer Magazine* (Revista del Consumidor de la Dirección de Alimentación y Fármacos), septiembre de 1996].

Los principales riesgos de la electrólisis son: choques eléctricos que pueden ocurrir si la aguja no está correctamente aislada; infecciones por usar agujas no estériles y aparición de cicatrices por el uso de una técnica inapropiada. Además, no existen normas uniformes con las que tengan que cumplir las personas que hacen electrólisis para obtener una licencia. Sólo en 31 estados se requiere que estas personas tengan una licencia para ejercer su profesión y los requerimientos para obtener dicha licencia varían de 120 a 1.100 horas, lo que significa que para empezar su negocio, muchos electrólogos sólo necesitan una máquina y poco más.

La Asociación de Electrología de los Estados Unidos y la Sociedad de Electrólogos Clínicos y Médicos cuentan con programas de certificación que se basan en un examen escrito. Usted puede conseguir una lista de electrólogos con licencia y certificados poniéndose en contacto con el International Guild of Professional Electrologists (Gremio Internacional de Electrólogos Profesionales), 202 Boulevard Street, Suite B, High Point, NC 27262; (800) 830-3247.

APARATOS CASEROS DE ELECTRÓLISIS

Hablando estrictamente, estos dispositivos funcionan del mismo modo que los aparatos que usan los profesionales (también conllevan los mismo riesgos). Sin embargo, los riesgos de los aparatos caseros no son tan elevados debido a que su voltaje y corriente no son muy altos, lo que también significa que no son tan eficaces. Yo sé que todas hemos visto esos pequeños aparatos que podemos comprar por correo (por alrededor de $100 dólares) que dicen remover el vello sin dolor y de manera permanente. Los han anunciado durante años y años. Yo incluso recuerdo haberlos vista desde que era niña. La probabilidad de que una misma puede operar uno de estos aparatos con éxito es, en el mejor de los casos, muy baja. Lo más probable es que sólo termine depilándose con las pinzas en lugar de quemar la raíz con corriente eléctrica porque es muy difícil lograr que el dispositivo funcione correctamente, por no hablar de la gran cantidad de tiempo que le tendrá que invertir. Dado que el vello tarda en volver a crecer, podrían pasar meses antes de que se diera cuenta si en realidad le está funcionando. [Fuente: *FDA Consumer Magazine* (Revista del Consumidor de la Dirección de Alimentación y Fármacos), septiembre de 1996].

Quizá el producto casero que más se ha publicitado es *IGIA's Hair Removal System* ($119 dólares). Supuestamente, este aparato es un "sistema casero de electrólisis sin dolor que le ayuda a evitar que el vello vuelva a crecer. A diferencia de los dispositivos comunes [pinzas] y depiladores que pueden irritar la piel, este sistema usa pulsos de radiofrecuencia baja que son absolutamente seguros y que se transmiten a través de pinzas para remover el vello sin tocar la piel". Bueno, gran parte de eso es verdad. Esta máquina, que cuesta mucho más de lo que vale, transmite ondas de radio de bajo voltaje a través del eje del vello. ¿Será suficiente esto para matar el folículo piloso? No existe estudio de investigación alguno que indique que estas máquinas hagan otra cosa más que remover el vello al jalarlo con las pinzas. El bajo voltaje hace que estos aparatos conlleven un riesgo muy bajo, pero lo cierto es que también son ineficaces. ¡Qué desperdicio! No obstante, en comparación con otros productos de la marca *IGIA*, este es el más seguro de todos. Tenga presente que aunque este tipo de aparatos de electrólisis se han publicitado durante años, sí hay otras opciones verdaderamente eficaces que puede probar.

RASURADORAS

Rasurarse no es una mala opción, pero todas conocemos los problemas que puede causar. El uso del rastrillo es el método que casi todas escogemos para las piernas y la línea del bikini, pero el vello vuelve a crecer muy aprisa y la aparición de vello corto cerdoso o enrojecimiento que puede causar en el muslo y en la ingle son muy molestos. Sí hay maneras de evitar el enrojecimiento, como rasurarse con una buena loción tópica, por ejemplo, un acondicionador de cabello o gel limpiador para el cuerpo y luego aplicarse un humectante sin fragancia. Asimismo, una de las mejores opciones para evitar los granitos rojos es aplicarse aspirina tópicamente sobre la piel. La aspirina posee propiedades antiinflamatorias potentes, incluso cuando se aplica sobre la superficie de la piel. Simplemente disuelva una o dos aspirinas en alrededor de ¼ de taza de agua y luego aplíquese la solución con una bolita de algodón sobre el área que se acaba de rasurar. Esto funciona en cualquier parte del cuerpo que se rasure. Quedará impresionada con los resultados.

En las piernas, el uso de un limpiador granular suave hecho de bicarbonato de sodio mezclado con *Cetaphil Gentle Skin Cleanser* puede ayudar a que no se le descame tanto la piel, lo cual le permitirá lograr un rasurado más perfecto. La piel nunca se debe rasurar en seco; el vello mojado es suave, flexible y más fácil de cortar. Contrario a lo que mucha gente cree, rasurarse no cambia la textura, el color ni la velocidad de crecimiento del vello. La genética y las hormonas son los factores que determinan la densidad del vello; no tiene nada que ver con lo que le haga tópicamente a la piel (a menos que el folículo piloso sufra un traumatismo por medio de lesiones o quemaduras).

DEPILACIÓN CON LÁSER

Desde el advenimiento del primer sistema de depilación con láser aprobado por la FDA en 1995, la popularidad que ha adquirido ha convertido a la depilación con láser en la principal fuente de ingresos de muchos dermatólogos y cirujanos estéticos. La primera máquina de depilación con láser fue *The Soft Light Hair Removal System*, desarrollada por Thermolase Corporation. Desde entonces, la creciente popularidad y demanda de este tratamiento por parte de consumidores ávidos que leían anuncios y artículos en las revistas de moda ha llevado a muchos fabricantes de dispositivos de láser a tratar de conseguir la autorización de la FDA para sus máquinas de depilación con láser. El mercado está creciendo con tanta rapidez que la FDA ni siquiera puede mantener una lista actualizada de todos los fabricantes de láser cuyos dispositivos han sido aprobados para la depilación, dado que esta lista cambia continuamente. Sin embargo, para saber si un fabricante específico ya ha sido aprobado por la FDA, puede visitar el sitio de Internet de la FDA en http://www.fda.gov/cdrh/databases.html, aunque sí necesitará conocer el nombre del fabricante o del aparato de láser. También puede llamar al Center for Devices and Radiological Health, Consumer Staff (Centro de Dispositivos y Salud Radiológica, Atención a Consumidores de la FDA), al 1-888-INFO-FDA o (301) 827-3990, o enviar su solicitud al (301) 443-9535. [Fuente: FDA Center for Devices and Radiological Health, *Laser Facts* (Información acerca de los aparatos de láser), mayo de 2001, en línea en http://www.fda.gov/ cdrh/consumer/laserfacts.html].

Una de las normas más importantes de la FDA con respecto a todas las compañías que promueven sistemas de depilación con láser aprobados es que "los fabricantes no pueden decir que la depilación con láser es indolora o permanente. (. . .) Lo único que sí pueden decir es que el aparato 'está destinado a efectuar una reducción estable, duradera o permanente'. (. . .) La reducción permanente de vello se define como la reducción estable a largo plazo en el número de vellos que vuelven a crecer después de un régimen de tratamiento, lo cual puede incluir varias sesiones. El número de vellos que vuelven a crecer debe permanecer estable a lo largo del tiempo y debe ser mayor que la duración del ciclo completo de crecimiento de los folículos pilosos, el cual puede variar de cuatro a doce meses según su ubicación en el cuerpo. La reducción permanente de vello no necesariamente implica la eliminación de todos los vellos en el área tratada". Esta es una manera muy elaborada de decir que la depilación con láser no es permanente y que no existen estudios de investigación que demuestren que lo sea incluso después de varios tratamientos. Sin embargo, a los consumidores generalmente no se les informa de esta norma de la FDA.

Cuando primero apareció la depilación con láser, se hicieron muchas afirmaciones exageradas y, en gran medida, no fundamentadas, acerca de su eficacia, riesgos, efectos secundarios y efectos a largo plazo. [Fuente: *Journal of Cutaneous Laser Therapy* (Revista de Terapia Cutánea con láser), marzo de 2000, páginas 49–50]. Desde entonces, se han hecho muchos estudios de investigación, por lo que ahora existen más datos claros y precisos con respecto al análisis estadístico de su desempeño y de resultados adversos. Por ejemplo, en un estudio de investigación reportado en *Dermatologic Surgery* (Cirugía Dermatológica) en la edición de noviembre de 2001, páginas 920–924, se usó un 755 láser de alejandrita [en nanómetros] equipado con enfriamiento criogénico. (. . .) Ochenta y nueve pacientes sin broncear (. . .) que participaron en el estudio de investigación se sometieron a un mínimo de tres sesiones de tratamiento espaciadas de 4 a 6 semanas entre sí [cada paciente tuvo 5 tratamientos en promedio]. (. . .) Los sitios de tratamiento incluyeron la [axila], la línea del bikini, las extremidades, el rostro y el tronco. RESULTADOS: los pacientes presentaron una reducción media de vello del 74 por ciento. (. . .) Los mejores resultados se logran en pacientes no bronceados. . ." Diversos estudios han examinado varios otros sistemas de láser, incluyendo algunos que han mostrado ser más prometedores para personas con un tono de piel más oscuro. [Fuente: *Annals of Plastic Surgery* (Anales de Cirugía Estética), octubre de 2001, páginas 404–411].

Los riesgos de la depilación con láser pueden incluir decoloración de la piel (ya sea oscurecimiento o aclaramiento de la piel), hinchazón, inflamación y folículos pilosos infectados. La depilación con láser es particularmente problemática para las personas bronceadas o de piel más oscura. [Fuente: *Cosmetic Dermatology* (Dermatología Cosmética), noviembre de 2001, páginas 45–50]. Debido a que potencialmente pueden causar complicaciones y al gran número de aparatos depiladores disponibles, es esencial que este procedimiento lo lleve a cabo un médico que esté familiarizado con los estudios de investigación que se han hecho y que sea capaz de elegir el procedimiento más adecuado a su caso particular.

VANIQA

Vaniqa ($37.50 dólares por 1,05 onzas/31,5 ml), un producto fabricado por Bristol-Meyers Squibb, ha sido aprobado por la Dirección de Alimentación y Fármacos como una crema tópica que sólo se vende con receta para reducir e inhibir el crecimiento de vello facial indeseable (no se han estudiado sus efectos en el vello de otras partes del cuerpo). A primera vista, *Vaniqa* podría parecer un producto depilador común (esos productos que se venden sin receta en las farmacias que tópicamente "se comen" el vello), pero el efecto que tiene *Vaniqa* en el vello y la piel no tiene relación alguna con la manera en que funciona un depilador.

El principio activo de *Vaniqa* es el hidrocloruro de eflornitina, el cual se ha empleado como medicamento oral para tratar ciertos tipos de cáncer y la enfermedad africana del sueño. Este fármaco se relaciona con muchos efectos secundarios desconcertantes que van desde la anemia hasta la diarrea, el vómito y la pérdida de cabello. Es probable que la noción de que la aplicación tópica de hidrocloruro de eflornitina también pudiera causar la pérdida de cabello haya surgido del efecto secundario (pérdida de cabello) que causa cuando se toma por la vía oral. Sin embargo, el prospecto de información del producto que viene con este medicamento dice que, cuando se aplica tópicamente, "no se ha visto que el hidrocloruro de eflornitina se metabolice, sino que se excreta principalmente sin cambios a través de la orina, sin causar efectos secundarios sistémicos adversos".

El prospecto informativo de *Vaniqa* explica que el hidrocloruro de eflornitina afecta la piel porque "interfiere con una enzima que se encuentra en el folículo piloso de la piel que es necesaria para el crecimiento del vello. Esto resulta en un crecimiento más lento del vello. (. . .) [Sin embargo] *Vaniqa* no remueve permanentemente el vello ni 'cura' el vello facial indeseable. (. . .) Su programa de tratamiento debe incluir la continuación de cualquier técnica de depilación que esté usando actualmente. (. . .) La mejoría [adicional] en el estado ocurre de manera gradual. No se desaliente si no observa una mejoría inmediata. Se pueden observar mejoras incluso desde las primeras cuatro a ocho semanas de tratamiento (. . .) [y] puede tardar más tiempo en algunos individuos. Si no se observa mejoría alguna al cabo de seis meses de uso, suspenda su uso. Los estudios clínicos muestran que al cabo de aproximadamente ocho semanas después de suspender el tratamiento con *Vaniqa*, el vello recobrará el estado que tenía antes de comenzar el tratamiento".

En la información que acompaña esta crema sí se incluyen advertencias y aún quedan estudios de investigación por hacer. Note que el prospecto advierte que, "No debe usar *Vaniqa* si es menor de 12 años de edad". Además, se han hecho estudios en animales que definitivamente demuestran problemas fetales. Esto significa que las mujeres embarazadas no deben usar este fármaco y que probablemente tampoco debe usarse durante la lactancia, aunque no se han hecho estudios de investigación acerca de este riesgo. Además, "*Vaniqa* puede causar enrojecimiento, picazón, ardor, cosquilleo o sarpullidos temporales en las áreas de la piel en las que se aplica. También puede ocurrir foliculitis", así como acné.

Entonces, ¿debe considerar usar *Vaniqa*? Bueno, eso depende de la manera que mire las estadísticas, porque es claro que para algunas mujeres, sí puede funcionar bien para reducir la cantidad de vello facial. Adicionalmente, debe considerar la frecuencia con la que tenga que usar otros métodos de depilación, por ejemplo, con pinzas, rastrillos o cera. Y sin lugar a dudas es más económico que los tratamientos de depilación con láser.

¿Pero qué podemos decir con respecto a las estadísticas? *Vaniqa* no le funciona a todo el mundo. "En dos estudios doble ciego aleatorios en los que participaron 594 mujeres, aproximadamente el 32 por ciento de las pacientes mostraron una mejoría marcada o algún otro resultado superior a este después de 24 semanas de tratamiento en comparación con sólo 8 por ciento [de las que tomaron un placebo]". Es importante destacar que del 42 al 66 por ciento de las mujeres que participaron en el estudio de investigación no mostraron mejoría alguna o creyeron que su estado empeoró. Si usted cree que vale la pena averiguar si es una de las personas que podrían usar *Vaniqa* con éxito, quizá valga la pena que tome el riesgo. Sólo recuerde que este no es un medicamento infalible. Más de la mitad de las personas que lo usen no quedarán satisfechas con los resultados.

NO SE DEJE ENGAÑAR

Un artículo que apareció en la edición del 25 de octubre de 1999 de *The Rose Sheet* (La Hoja Rosa) reportó que la División Nacional de Publicidad (*NAD* por sus siglas en inglés) de la Agencia para la Protección de Actividades Comerciales (en inglés, *Better Business Bureau* o *BBB*) estaba tomando medidas en contra de afirmaciones no fundamentadas que se estaban haciendo con respecto a los productos para hacer crecer el cabello que vendía el Dr. Adam Lewenberg. Anuncios de plana completa que aparecían en el periódico *The New York Times* proclamaban resultados sorprendentes y una "tasa de éxito del 90 por ciento" por usar los productos de Lewenberg, los cuales se venden a alrededor de $70 dólares por 2 onzas (60 ml). "La NAD encontró que el estudio de investigación que utilizó Lewenberg no era adecuado para hacer tales afirmaciones. No era un estudio de investigación clínico controlado, sino los informes anecdóticos de las observaciones personales del anunciante". ¡Lo que es particularmente decepcionante es que la fórmula de Lewenberg simplemente contiene minoxidil con tretinoína! Ambos se pueden conseguir fácilmente, ya sea sin receta (en el caso del minoxidil) o a través de un dermatólogo (en el caso de la tretinoína, que es el principio activo de *Retin-A* y *Renova*). La tretinoína y el minoxidil efectivamente son opciones para hacer crecer el cabello, pero han exagerado mucho las estadísticas. No obstante, si quiere probar estos productos, no necesita usar los productos Lewenberg y así gastará muchos menos dinero.

ADVERTENCIAS QUE DEBERÁ OBSERVAR SI SE QUIERE DEPILAR

Todos los tratamientos de depilación están contraindicados después de cualquier *peel* facial o procedimiento con láser. La piel puede tardar de seis a ocho semanas en sanar completamente después de un *peel*. Cualquier traumatismo que sufra la piel durante el período de recuperación puede causar decoloración o incluso cicatrización.

La depilación también es extremadamente problemática si está usando alfa-hidroxiácidos (AHA), beta-hidroxiácido (BHA), retinoides tópicos, ácido azelaico o si está tomando *Accutane*. Estos tratamientos pueden hacer que la piel se vuelva más susceptible a sufrir rasgaduras, heridas e irritación. Todo esto puede causar daños y molestias.

capítulo 10

CUIDADO DE MANOS Y UÑAS

MANOS EXTREMADAMENTE SECAS

La batalla contra las manos resecas puede ser difícil de librar. Aunque sea diligente en protegerlas mientras está haciendo los quehaceres domésticos o trabajando en el jardín y se aplique sin fallar un humectante cada vez que se le presenta la oportunidad, todavía es posible que sufra de manos resecas y agrietadas. Claramente, es esencial que proteja sus manos del detergente para trastes, el detergente para ropa, lavárselas en exceso (los médicos tienen dificultades con esto) y los ingredientes irritantes, y también cuando está realizando trabajos manuales potencialmente irritantes. Es sumamente importante que use guantes para evitar el contacto con productos e ingredientes irritantes. Sin embargo, un número significativo de mujeres son alérgicas a los guantes de látex. Alrededor del 10 por ciento de la población presenta reacciones negativas de leves a severas cuando entran en contacto con el látex. Si el látex le causa problemas, pregúntele a su médico o farmacéutico dónde puede conseguir guantes que no sean de látex.

Entre más rápido pueda aplicarse un humectante emoliente en las manos después de lavarse y entre más tiempo pueda dejárselo puesto, mejor. Ayuda tener pequeños tubos o frascos de humectante emoliente por toda la casa, por ejemplo, cerca del lavamanos, en el baño, junto a su cama y en el garaje. También tenga humectante en su carro, cartera

239

(bolsa), portafolios (maletín) y el cajón de su escritorio. Así, siempre tendrá humectante al alcance de sus manos para aplicárselo rápidamente. Los mejores humectantes para usar durante el día son los filtros solares humectantes que contienen avobenzona (*avobenzone*), dióxido de titanio (*titanium dioxide*) u óxido de cinc (*zinc oxide*) como principios activos. El dióxido de titanio y el óxido de cinc forman una barrera oclusiva que puede actuar como capa protectora que retiene la humedad en la piel y al mismo impide el paso de los rayos del Sol hacia la misma. (Recuerde que las "manchas de sol" cafés que nos salen en el dorso de las manos y en los brazos son el resultado directo de exponernos diaria e incansablemente al sol sin protección).

Los humectantes como *Palmer's Cocoa Butter Formula, Eucerin Dry Skin Therapy Plus Intensive Repair Cream or Lotion, Curel Extreme Care Body Lotion, Jergens Advanced Therapy Lotion* y muchos otros son excelentes para usarlos en la noche. Lo mejor es aplicarse humectante cada vez que tenga la oportunidad de hacerlo. También es increíblemente útil comprar una crema de cortisona que se venda sin receta como *Lanacort* o *Cortaid* para tratar las grietas y fisuras que se le presenten, pero las cremas de cortisona sólo se deben usar de manera intermitente y no con regularidad.

¿SE PUEDEN ENDURECER LAS UÑAS?

Mientras que algunas mujeres tienen uñas naturalmente maravillosas, otras pasan toda la vida buscando cualquier cosa que les ayude a tener uñas duras, gruesas (pero no demasiado gruesas) y largas (a veces demasiado largas). Por desgracia, no podemos engañar a la Madre Naturaleza. No se puede transformar permanentemente lo que ya está genéticamente predeterminado. Si usted ha corrido con la suerte de tener uñas duras, que le crecen rápido y que tienen una forma perfecta con cutículas suaves y uniforme, lo único que haría que cambiara la salud y la apariencia de sus uñas sería un traumatismo y daños a la matriz de la uña. Si usted tiene uñas naturalmente quebradizas y suaves y cutículas gruesas, no hay manera de alterar lo que ha heredado. Sí hay muchas cosas que puede hacer para hacer que sus uñas luzcan y se sientan mejor (también hay muchas cosas que puede hacer para empeorar las cosas), pero cambiar la forma en que sus uñas crecen naturalmente es tan imposible como cambiar la manera en que le crece el cabello.

Yo sé que hay cientos de productos para las uñas fabricados por

Revlon, Sally Hansen, Barielle, Orly y Cutex, además de todos los productos nuevos que se lanzan al mercado cada mes, todos los cuales afirman que pueden reparar lo irreparable. ¿Será que ninguno de estos productos funciona? Si funcionaran, todas tendríamos uñas largas y hermosas. Pero lo cierto es que millones de mujeres han batallado con uñas débiles, quebradizas y suaves, probando una variedad interminable de productos para endurecer, alargar y fortalecer las uñas, sólo para terminar por darse por vencidas por la frustración. Es casi imposible para una mujer que quiere mejorar la apariencia de sus uñas cortas y frágiles no preguntarse si funcionarán todos los productos que dicen alimentar uñas, colmarlas de vitaminas o reconstruirlas desde afuera. **Me encantaría poder decir que todas estas promesas son legítimas y hablarles acerca de los productos que mejor funcionan, pero todas estas promesas son falsas; no se puede cambiar la forma en que crece una uña mediante la aplicación tópica de producto alguno. Además, tampoco existen estudios de investigación que muestren que los suplementos vitamínicos como la biotina puedan cambiar la forma en que crecen las uñas.**

Desde un punto de vista fisiológico, la uña es tan sólo una cubierta protectora compuesta de células muertas llenas de una proteína espesa llamada queratina, por lo que, en esencia, es bastante similar al cabello. Aunque la parte de la uña que se puede ver está muerta, la matriz (la parte de la uña que está debajo de la piel) sí tiene vida. El área blanca en forma de media luna se conoce como la lúnula y forma parte de la matriz. La uña crece hacia afuera desde la matriz y las células nuevas que están creciendo se van acumulando y muriendo, impulsando a las otras hacia adelante hasta que salen a la superficie. La cutícula es la capa de piel que sirve para proteger la matriz del medio ambiente. Mantener la cutícula intacta es quizá el factor más importante para conservar la salud de la uña.

Pese a los atributos básicos de la uña, siguen circulando mitos muy antiguos acerca de cómo lograr tener las uñas de sus sueños. Tal vez haya escuchado alguna de estas alucinaciones antes, como la que dice que golpetear una superficie dura con las uñas le ayudará a hacer que estas crezcan y se fortalezcan. Esto no es cierto en lo más mínimo. Las uñas no se pueden fortalecer con ejercicios, ya que las uñas no se pueden "entrenar" como si fueran músculos. En cualquier caso, golpetear las uñas contra una superficie dura sólo le permitirá lograr exactamente lo opuesto. La presión o esfuerzo repetitivo sobre una uña hará que se rompa y quiebre. Otro cuento inaudito de ficción acerca de las uñas es la noción de que comer gelatina le hará tener uñas más saludables. Es probable que la gelatina haya adquirido su reputación como fortalecedor de uñas debido a su contenido de proteína. Al igual que sus uñas y su cabello, la gelatina contiene proteína, pero ningún tipo de alimento pasa directamente a las uñas o al cabello para ayudarlo a crecer. No existen estudios de investigación ni datos que demuestren que la ingestión de gelatina mejora la condición de algo. Seguir una dieta equilibrada, baja en grasa y nutritiva (lo que significa comer cantidades abundantes de frutas y verduras frescas y cereales integrales) ciertamente es factor importante para la buena salud en general, pero "darles de comer" directamente a las uñas simplemente no es factible.

Fluoruro

Diversos fabricantes de productos para el cuidado de las uñas quieren hacerle creer que "lo que es bueno para sus dientes, es maravilloso para sus uñas" para que usted pueda "aprovechar el poder del fluoruro en fortalecedores, esmaltes de base y brillos y productos para el cuidado de la cutícula". ¡Si tan sólo eso fuese posible! Sería un sueño hecho realidad tener un producto que pudiera hacer que las uñas fueran tan fuertes como los dientes o siquiera relativamente igual de fuertes. Por lo tanto, a menos que haya nacido con uñas naturalmente duras, el fluoruro no le va a ayudar a sus uñas de la manera en que les ayuda a sus dientes.

En primer lugar, los dientes no guardan similitud alguna con las uñas. Los dientes están hechos de una sustancia similar al hueso que está compuesta de diversos minerales, principalmente fosfato de calcio. Las uñas no contienen mineral alguno, sino que están compuestas de queratina endurecida, que en esencia, es la misma sustancia que contiene la piel y el cabello. Además, el fluoruro no "fortalece" a los dientes, sino que, según la Asociación Dental de los Estados Unidos, ejerce distintas influencias que trabajan junto con la saliva y el crecimiento de los dientes que se están desarrollando para prevenir su descomposición. Una función del fluoruro es disminuir la reacción que constantemente tiene lugar entre la superficie del diente, la saliva y las bacterias que viven en la boca. Cuando consumimos azúcar o alimentos que contienen mucho almidón, las bacterias aumentan de número causando que la saliva se vuelva más ácida y esto, a su vez, va desmineralizando lentamente la superficie del diente con el paso del tiempo. A medida que va cediendo la acidez de la saliva, la superficie del diente se vuelve a mineralizar. El fluoruro disminuye la presencia de bacterias en la boca, lo que reduce la acidez de la saliva y, a su vez, reduce o elimina la descomposición de los dientes. Absolutamente nada de esto tiene algo que ver con el crecimiento de las uñas o con los problemas que se pueden presentar en las uñas.

Una nota más: dado que casi todas nosotras bebemos y nos lavamos con agua fluorada, nuestras uñas están constantemente expuestas al fluoruro. Si el fluoruro fuera importante para la salud de las uñas —y no lo es—, la cantidad de fluoruro que obtenemos al consumir agua potable sería más que suficiente.

La industria de los productos para el cuidado de las uñas ha tratado de inventarse muchos ingredientes en un esfuerzo por convencernos de que sí podemos lograr tener uñas más fuertes. Durante años, las proteínas eran uno de los ingredientes principales de los productos para el cuidado de las uñas, aunque las proteínas no pueden alimentar la piel o las uñas desde afuera. La aplicación diligente de la mayoría de los productos para el cuidado de las uñas sí ayuda, pero ayuda porque estos productos forman una capa protectora encima de las uñas, no porque contengan ingredientes especiales que suenan maravillosos pero que no sirven de nada.

Calcio

Quizá el mito más ridículo que existe acerca de las uñas es que la aplicación de calcio hará que se fortalezcan las uñas. El calcio, junto con muchos otros minerales y vitaminas, aparece como ingrediente en muchos productos para el cuidado de las uñas por la creencia de que se puede alimentar una uña desde afuera. No se puede alimentar directamente a las uñas, y aunque se pudiera, es poco probable que el calcio y otros minerales sirvieran para este propósito. El calcio y los minerales pueden ayudarle a formar huesos fuertes (los huesos están compuestos principalmente de calcio), pero esto no tiene nada que ver con el contenido de las uñas. La noción de tener uñas tan fuertes como huesos sí hace que el calcio suene atractivo. Sin embargo, el calcio ni siquiera puede hacer crecer el hueso por sí mismo; el cuerpo necesita otros minerales para usarlo. Además, prácticamente no hay calcio en las uñas; estas están hechas casi exclusivamente de queratina.

CÓMO CUIDAR SUS CUTÍCULAS

Aunque tratar de afectar la matriz y cambiar la manera inherente en que crece una uña con productos para el cuidado de las uñas es un desperdicio de tiempo y dinero, sí hay muchas cosas que puede hacer para mejorar sus uñas. Sin duda alguna, el factor más importante es prestarle atención a la piel que rodea a la uña, o sea, a la cutícula. **La mejor manera que puede mantener unas uñas saludables, enteras y tan libres de problemas como le sea posible, es impulsar sus cutículas hacia atrás lo menos que pueda. Entre menos manipule y se corte la cutícula, mejor estarán sus uñas.** Sin considerar los problemas heredados y los traumatismos físicos (los martillazos o los machucones pueden alterar de manera permanente los atributos físicos de una uña), los daños causados por impulsar o cortar demasiado la cutícula son la principal causa de los problemas en las uñas. Yo sé que leer esto quizá la haya dejado boquiabierta y sea contrario a mucho de lo que ha escuchado, pero definitivamente está prohibido impulsarse la cutícula hacia atrás o cortársela demasiado. Remover demasiada cutícula puede dañar la uña.

Si corta demasiado la cutícula, se puede destruir la integridad de la matriz, la cual es la fuente de donde crece una uña saludable. No hay de otra. La cutícula es lo que protege el área que está entre la parte expuesta de uña muerta y la matriz viviente desde donde crece la uña. Cualquier cosa que dañe este sello pone en riesgo a la uña.

Si usted se corta demasiado la cutícula, puede terminar con uñas frágiles, quebradizas, onduladas, dentadas, descarapeladas o que no crecen de manera uniforme (dado que una parte de la misma uña crece a una velocidad diferente), y una vez que se presentan estos problemas, no desaparecerán hasta que la parte defectuosa crezca y eso puede tardar de tres meses a un año. Los palitos de naranjo y los instrumentos de metal para la cutícula, aún cuando se acolchonan con algodón en la punta como hacen la mayoría de las manicuristas, pueden causar daños a la uña si no se usan con cuidado.

Casi todos los dermatólogos a quienes entrevisté estuvieron de acuerdo con que los daños a la cutícula afectan negativamente al crecimiento de la uña. Usted puede comprobarlo por sí misma. Deje de manipular, impulsar o cortar en exceso sus cutículas. Durante los próximos seis meses, sólo cuide la forma de su uña (esto lo explicaré con mayor detalle más adelante en este capítulo) y sólo corte lo menos que pueda los padrastros y la piel excedente alrededor de la uña. No manipule la cutícula de manera alguna. Dentro de un período relativamente corto, es probable que observe un cambio radical en el crecimiento de la uña. Yo sé que le será difícil acostumbrarse a no hacerse nada en las cutículas pero verá las recompensas a la larga.

Otra cosa que puede hacer por sus cutículas es humectarlas con la mayor frecuencia posible y, durante el día, asegúrese de usar un filtro solar humectante con avobenzona, dióxido de titanio y/u óxido de cinc. No tiene que ser un humectante especial para uñas o manos con filtro solar, siempre y cuando tenga un factor de protección solar (*SPF* por sus siglas en inglés) de 15 o mayor y contenga los principios activos que he estado mencionando. Si la cutícula se reseca o empieza a descamar (o sufre daños por el sol), se destruirá la barrera protectora de la matriz, lo cual definitivamente afectará el crecimiento de la uña con mucha rapidez. A veces es casi imposible mantener la cutícula húmeda y saludable. Piense en la frecuencia con la que se lava las manos y qué tanto las usa cada día para hacer todo, desde el trabajo de oficina hasta los quehaceres domésticos o los deportes. Además, las manos están constantemente expuestas al sol y es difícil mantenerlas constantemente protegidas con un filtro solar. Pero es esencial que lo haga. **En resumen, no corte demasiado sus cutículas, mantenga las uñas protegidas del sol y use un humectante para evitar la resequedad.**

MANICURAS Y PEDICURAS

Mientras que dejarse la cutícula en paz es lo mejor que puede hacer para el crecimiento de la uña, dejar la longitud de la uña en paz también es una parte importante del cuidado de las uñas. La parte de la uña que se extiende más allá del dedo ya lleva mucho tiempo de estar muerta y es vulnerable a los daños. Limarse demasiado las uñas puede causar que se rasgue la estructura de las mismas y eso no se puede remplazar. Una vez que el material fibroso de la uña se rasga o se empieza levantar por limarlo, puede dar inicio a un ciclo que es difícil romper. Las uñas se suavizan con el agua y las uñas suaves son más susceptibles a sufrir daños y rasgaduras. Déles forma a sus uñas sólo cuando estén completamente secas. También es esencial que evite usar las limas de metal o muy ásperas. Use las limas más suaves haciendo muy poca presión para lograr la forma que desee. Tendrá que usar más limas que antes pero tendrá uñas más fuertes como resultado del gasto y tiempo adicional que le invierta. Probablemente ha escuchado que debe limarse las uñas en un solo sentido. Esto es completamente innecesario. Independientemente del sentido en el que se lima las uñas, si no lo hace con delicadeza, se las dañará.

Cuando se tome el tiempo de consentirse con una manicura o pedicura completa, es esencial que **no complique las cosas.**

El siguiente es un sistema excelente para realizar la manicura o la pedicura perfecta.

- Primero, remueva todo el esmalte de uñas que se haya aplicado anteriormente. **Da lo mismo que use un quitaesmalte con —o sin— acetona. También da lo mismo que el quitaesmalte contenga —o no contenga— ingredientes humectantes. Para que un quitaesmalte pueda remover el esmalte de uñas, tiene que contener ingredientes fuertes, pero ese es el precio que tenemos que pagar por tener uñas bien pintaditas.** Use la menor cantidad posible de quitaesmalte. ¡Nunca remoje una uña en quitaesmalte! El quitaesmalte reseca y daña toda la uña, especialmente la cutícula. Mantener un mínimo de contacto con el quitaesmalte es crucial para el bienestar de la uña y de la cutícula.
- Límese las uñas con delicadeza hasta que adquieran la forma que desea, usando la lima menos abrasiva que pueda encontrar. **Evite darles forma de garra o dejarlas demasiado cuadradas o puntiagudas.**
- Sólo es necesario suavizar la cutícula alrededor de la uña si planea cortar sólo un poquito de la cutícula excedente. Remoje las uñas en agua simple tibia durante no más de tres minutos. **Remojarlas demasiado tiempo es dañino para la uña y para la cutícula. Evite usar agua con jabón o detergente, ya que estos resecan la piel y dañan la cutícula.** Si las manos o pies están sucios, lávelos primero y listo. ¡El menor contacto posible con limpiadores es lo mejor para cualquier parte de su cuerpo, incluyendo las uñas!
- **Recorte sólo un poco de la cutícula excedente y evite impulsarla hacia atrás lo más que pueda, teniendo extremo cuidado de no jalarla, levantarla, rasgarla, romperla, forzarla ni cortársela.**
- **Recorte las uñas con cuidado, usando tijeras de manicura filosas o un cortaúñas.** Definitivamente es más fácil recortar las uñas después del baño o después de haberlas remojado. Es importante que las uñas tengan un borde ligeramente redondeado para proteger el crecimiento de las mismas; las uñas de los dedos de los pies se deben cortar en línea recta, ligeramente por encima de donde todavía están pegadas a la carne viva. Evite dejarse las uñas demasiado cortas porque esto aumenta la probabilidad de que se le encarnen.
- **Humecte la cutícula con un humectante emoliente.** Casi cualquier humectante para piel seca le servirá. No es necesario comprar cremas especiales para la cutícula: estas no contienen absolutamente nada especial para la uña o la cutícula.

- Antes de pintarse las uñas, es esencial que les quite el humectante. **Los ingredientes humectantes impiden que el esmalte se adhiera a la uña.** Use quitaesmalte sólo sobre la superficie de la uña para eliminar el humectante que haya quedado. Evite que el quitaesmalte entre en contacto con la cutícula; esa es el área en la que sí debe quedar el humectante.
- Píntese las uñas por capas, dejando que cada capa seque completamente antes de aplicarse la siguiente. Lo estándar es aplicarse un mínimo de tres capas. **Si tiene uñas frágiles o quebradizas, aplíquese una o dos capas de esmalte para rellenar hendiduras (*ridge-filling nail polish*) como base.** Esta es la mejor manera de preparar la uña. Luego, siga con dos capas del esmalte de color y termine con una capa de barniz transparente (*top coat*) para darle brillo y lustre.
- **Deje pasar suficiente tiempo para que se seque el esmalte.** Los esmaltes y algunos barnices transparentes de secado rápido a menudo contienen alcohol, lo cual hace que el esmalte se descascare o despostille con más facilidad, entonces lo mejor es evitar estos productos. El uso de un aceite o aerosol de secado rápido al terminar de pintarse las uñas es excelente para evitar que se estropee el esmalte, pero estos productos no previenen que se despostille o hagan hendiduras en el esmalte, así que tenga cuidado.
- **No se seque las uñas con una secadora de cabello o alguna otra fuente de calor.** El calor hace que el esmalte se expanda y se desprenda de la uña.
- **Retocarse el esmalte cada tercer día con una capa de barniz transparente puede ayudar a que le dure más tiempo la manicura.** Siempre lleve en su cartera (bolsa) un frasco de barniz transparente y cuando tenga un momento para hacerlo, aplíquese rápidamente una capa ligera. Una sola capa seca rápidamente y marca toda la diferencia en la apariencia de las uñas.

¿EXISTE UN ESMALTE DE UÑAS QUE DURE MÁS?

Después de gastar cantidades excesivas de dinero en productos para el cuidado de las uñas y esmaltes de uñas, muchas mujeres se quejan porque, considerando el dinero que han gastado, opinan que sus uñas deberían estar diez veces más fuertes y el esmalte debería durar diez veces más tiempo. Tienen razón, pero este no es el caso. El precio de un esmalte no tiene relación alguna con el tiempo que dura. Los esmaltes de uñas son producidos sólo por unos cuantos fabricantes, entonces no hay secretos y las formulaciones varían muy poco porque sólo unos cuantos ingredientes se quedan en la uña.

Muchas mujeres se quejan de que mantener la apariencia perfecta de sus uñas es prácticamente un trabajo de tiempo completo y que no las deja vivir la vida como una persona normal. Yo misma he pasado mucho tiempo andando como si fuera una cirujana para asegurar que mis uñas no entren en contacto con superficie alguna. Aunque no es necesario gastar dinero para mejorar la apariencia de sus uñas, sí necesita ser diligente y cuidadosa. Estas son dos cosas que no puede evitar. Por desgracia, algunos esmaltes tienden a despostillarse más que otros (pero lo que determina esto es la formulación del esmalte, no su costo). Quisiera poderle dar información acerca de cuáles son las formulaciones que mejor funcionan, pero a pesar de todas las encuestas que he hecho y de la gran cantidad de químicos cosméticos que he entrevistado, no he podido encontrar un consenso acerca de cuáles son los productos que duran más. En la mayoría de los casos, la longevidad del esmalte tiene que ver con el proceso de aplicar las capas en el orden correcto, incluyendo una capa de base (de preferencia un producto que sirva para rellenar hendiduras), esmalte de color y barniz transparente. También tiene que ver con la aplicación de capas que sean lo suficientemente gruesas (pero no demasiado), con darle a cada capa el tiempo suficiente para que se seque completamente y con tratar las uñas con cuidado (usar guantes, evitar el agua, mantener el contacto con jabones o limpiadores a un mínimo y no usar las uñas como si fueran herramientas).

Los fabricantes a menudo les dan nombres como *Super Weave Base Coat, Color Lock No-Chip Sealer, Strong Wear Nail Strengthener Polish, Extra Life Top Coat, Nail Building Base Coat, Color Shield, Fortifier Hydrating Base* o *Nail Protector* a los esmaltes que venden. Todos estos son nombres maravillosos que prometen hacer cosas milagrosas que definitivamente no pueden lograr hacer. Hablemos, por ejemplo, de *Markron's Five Minute Nail Miracle*. Este producto no es ni siquiera un pequeño milagro. Contiene los ingredientes estándares de cualquier esmalte de uñas, cantidades diminutas de proteína y aminoácidos y formaldehído. Las uñas están muertas y toda la proteína y los aminoácidos del mundo no las van a hacer revivir. El formaldehído puede endurecer las uñas, pero también las puede secar y puede dañar la cutícula. ¿Qué clase de milagro es ese?

Ojalá pudiera encontrar una línea de esmaltes de uña que sí dura, pero no existe. Son muchísimos los factores que afectan la duración del esmalte. Por ejemplo, ¿usa guantes cuando hace los quehaceres domésticos? ¿Qué tipo de trabajo hace diariamente con las manos? ¿Sus uñas están libres de aceites y cremas antes de que empiece a pintárselas? Yo también me frustro cuando trato de detectar diferencias entre un producto y otro, porque la verdad es que tienen mucho en común. Las resinas, las lacas y los productos básicos son esencialmente iguales. A la mayoría de las mujeres les dura el mismo tiempo (alrededor de uno a tres días), independientemente del producto que usen. Todos los esmaltes se empiezan a despostillar a los tres o cuatro días de habérselo aplicado, sin importar lo que el producto diga en la etiqueta (pero usted ya sabía eso, ¿no es cierto?). Aplicarse una nueva capa de barniz transparente cada día y evitar los esmaltes de secado rápido aumentarán la probabilidad de que su esmalte le dure más. No es fácil tener la disciplina necesaria para hacerlo, pero sí es la manera más económica y más confiable de hacer que una manicura le dure hasta el final de la semana.

Por cierto, es completamente innecesario e incluso una mala idea guardar esmalte de uñas en el refrigerador. La condensación y el frío afectan negativamente al esmalte porque lo hacen demasiado espeso como para que pueda aplicárselo de la manera correcta.

FTALATO DE DIBUTILO

El ftalato de dibutilo (*dibutyl phthalate* o *DBP* por sus siglas en inglés) es un ingrediente común que se encuentra en casi todos los esmaltes de uñas que se venden en el mercado. Esta sustancia se usa como plastificante y es el componente clave que le confiere al esmalte de uñas sus propiedades únicas. Pero muchas mujeres están revisando nuevamente sus esmaltes de uñas desde que los Centros para el Control y la Prevención de Enfermedades (*CDC* por sus siglas en inglés, http://www.cdc.gov) publicaron el *National Report on Human Exposure to Environmental Chemicals—Results for Mono-butyl phthalate* [which is] (*metabolized from Dibutyl phthalate*) [Informe Nacional acerca de la Exposición Humana a Sustancias Químicas Ambientales: Resultados para el ftalato de monobutilo [que] (se metaboliza a partir del ftalato de dibutilo)]. En esencia, los CDC encontraron niveles mensurables de ftalato en la orina de las personas que participaron en un estudio de investigación de los ftalatos. Sin embargo, los CDC dijeron que, "Encontrar una cantidad mensurable de uno o más metabolitos de ftalatos en la orina no significa que el nivel de uno o más ftalatos cause un efecto adverso en la salud. Aún no se sabe si los ftalatos a los niveles de metabolitos reportados aquí representan un riesgo a la salud; se necesitan hacer más estudios de investigación". [Fuentes: CDC, http://www.cdc.gov/nceh/dls/report/resultados/Mono-butylPhthalate.htm; *Environmental Health Perspectives* (Perspectivas de salud ambiental), diciembre de 2000, volumen 108, edición 12].

En pruebas en animales, el ftalato de dibutilo sí ha mostrado tener efectos perjudiciales. El Grupo de Trabajo Ambiental (*Environmental Working Group* o *EWG*, http://www.ewg.org), una organización no lucrativa que se dedica a la investigación ambiental, encontró que "el DBP es una toxina para el desarrollo y la reproducción que en animales de laboratorio causa una amplia gama de defectos congénitos y afectación reproductora vitalicia en machos [cuando] se exponen a esta sustancia en el útero y poco después de su nacimiento. El DBP daña los testículos, la glándula prostática, el epidídimo, el pene y las vesículas seminales. Estos efectos persisten a lo largo de la vida del animal".

No hay estudios similares que demuestren que esto también se aplique a los humanos. En 1985, el consejo para la Revisión de Ingredientes Cosméticos (*CIR* por sus siglas en inglés, http://www.cir-safety.org/) consideró que el ftalato de dibutilo es seguro para su uso en productos cosméticos. A fechas más recientes, en un comunicado de prensa emitido el 30 de noviembre de 2001, titulado *"Statement by the Phthalate Esters Panel of the American Chemistry Council on the Cosmetic Ingredient Review Expert Panel Assessment of Phthalate Esters"* (Declaración del Panel de Ésteres de Ftalato del Consejo de Química de los Estados Unidos acerca de la evaluación de ésteres de ftalato realizada por el Panel de Expertos en Revisión de Ingredientes Cosméticos) se indicó que "El Panel de Expertos para la Revisión de Ingredientes Cosméticos (*CIR*) está revisando el uso de tres ésteres de ftalato (también conocidos como ftalatos) en los productos cosméticos. Se espera que el panel de expertos complete su revisión durante el primer semestre del año siguiente".

A la fecha que se fue a impresión este libro, los ftalatos en general siguen bajo investigación y aún no se ha tomado una decisión en cuanto a si los ftalatos realmente son dañinos cuando se usan en los productos cosméticos. Después de revisar todas las líneas de esmalte de uñas que he visto en mi vida, desde *Dior* y *Hard Candy* hasta *Lancôme* y *Chanel*, sigo sin encontrar un esmalte que no lo contenga, de modo que, a menos que quiera dejar de usar esmalte de uñas, no hay manera de evitar este ingrediente. Ojalá pudiera darle una recomendación más definitiva, pero por lo pronto, seguiré vigilando los resultados de los estudios de investigación que se vayan haciendo disponibles y escribiré reportajes acerca de la información que se publique en mi boletín bimestral impreso y en línea *Cosmetics Counter Update* (Información Actualizada Acerca de los Productos Cosméticos) y en mi reportaje quincenal en línea *Beauty Bulletin* (Boletín de Belleza).

LAS UÑAS POSTIZAS SON UN VERDADERO PROBLEMA

La verdad acerca de las uñas postizas es que su aplicación conlleva riesgos. No voy a hablar del aspecto estético aquí, aunque sigue siendo un misterio para mí por qué las mujeres consideran que las uñas postizas son algo en lo que vale la pena gastar el dinero que tanto trabajo les cuesta ganar o cómo pueden creer que alguien realmente pueda pensar que son reales. . . pero ese es otro tema. Lo que sí me preocupa es el número de mujeres que cada año consultan al médico debido a trastornos en las uñas que se relacionan directamente con la aplicación de uñas postizas. Los problemas más comunes son las hendiduras horizontales que se desarrollan en la uña muy cerca de la cutícula. Esta anormalidad, según un artículo de la Dra. Zoe Draelos que se publicó en la edición de enero de 1998 de *Cosmetic Dermatology* (Dermatología Cosmética), se observa en pacientes de quimioterapia y mujeres que usan uñas postizas. En los casos en los que no tienen que ver con la quimioterapia, estos daños probablemente son el resultado de la lijadora mecánica que usa la manicurista para desprender la uña de acrílico o para darle una textura más áspera a la uña verdadera con el fin de lograr que la uña postiza se adhiera mejor. Es mucho menos dañino usar una lima para uñas para limarlas, pero en los salones de belleza se está usando esta nueva herramienta para acelerar un procedimiento que de otro modo lleva mucho tiempo.

Otro problema que ocurre es que se afina la placa de la uña, especialmente cuando se quitan las uñas de acrílico. Para tratar de solucionar este problema, las manicuristas típicamente recomiendan aceites, vitaminas u otros tratamientos que van desde el calcio hasta las infusiones de oxígeno, ninguno de los cuales mejora la apariencia de la uña. La parte debilitada y frágil de la uña ya lleva mucho tiempo muerta y no se puede hacer nada para cambiar el daño que se produjo al aplicar la uña postiza y el daño repetido que se ocasiona con cada nueva aplicación. La única opción es dejar pasar suficiente tiempo como para que la uña vuelva a crecer, siempre y cuando no haga nada que les cause más daño a sus uñas o cutículas.

La inflamación del área de la uña es casi siempre un resultado directo de las sustancias químicas que se usan para aplicar las uñas postizas, pero también puede deberse a una reacción alérgica al material acrílico. Sin embargo, si la inflamación persiste o se presenta acompañada de hinchazón, es esencial que use algún desinfectante tópico como *Bacitracin* (una marca de ungüento antibiótico disponible en las farmacias). Si la hinchazón continúa o empieza a dolerle más, es imperativo que consulte a un médico que pueda tratar una posible infección.

Otro problema típico y aún más doloroso es algo que se llama onicólisis, que es la separación o desprendimiento de una uña de su lecho ungueal. Lo que hace que las uñas de acrílico frecuentemente sean más asombrosas que sus propias uñas es que, según la Dra. Draelos, "la adhesión que existe entre la uña postiza y la placa natural es más fuerte que la adhesión que existe entre la placa natural de la uña y el lecho de la misma". Si usted trata de desprenderse una uña, es mucho más fácil que su propia uña se desprenda de la piel que una uña postiza se desprenda de su uña natural. Esto significa que necesita evitar usarlas incorrectamente (y no pensar que la uña postiza es capaz de soportar presión alguna). Es crucial que preste atención a cualquier grado de desprendimiento de su propia uña y que tenga cuidado al usar las uñas postizas. Debido a que la uña postiza puede ser más fuerte que su propia uña, su uña natural puede correr un riesgo muy elevado.

Otro problema que pueden presentar las mujeres que usan uñas postizas es la infección. Si usted nota una decoloración amarillenta o verdosa, puede intentar tratarla usted misma con *Bacitracin*. Pero si con esto no mejora, entonces tendrá que consultar a su doctor.

FORTALECEDORES DE UÑAS

¡Si tan sólo existiera algún producto que pudiera fortalecer las uñas! ¡Cuánto daría por eso! Y créame, los he probado todos. Lo cierto es que muchos de los productos que prometen fortalecer las uñas contienen ingredientes extremadamente secantes como formaldehído o tolueno, que sí endurecen las uñas temporalmente, pero también las hacen más quebradizas. El formaldehído aparece bajo otros nombres en las listas de ingredientes, entonces tenga cuidado con los productos que contengan sustancias como tolueno (*toluene*), sulfonamida de tolueno (*tolulene sulfonamide*) y ácido sulfónico de tolueno (*tolulene sulfonic acid*). El tolueno e ingredientes similares al mismo son ilegales en el estado de California debido a que conllevan riesgos serios a la salud, incluyendo cáncer y problemas respiratorios.

Algunos fortalecedores de uñas sin formaldehído sólo recubren la uña, al igual que los productos para rellenar hendiduras. Las llamadas cremas fortalecedoras contienen ingredientes espesos y cerosos, como la lanolina, que dejan una capa uniforme sobre la uña y son difíciles de quitar. Si usted se aplica estas cremas varias veces al día (sin esmalte, por supuesto, porque no pueden penetrar el esmalte), es posible que vea un cambio en sus uñas porque ayudan a proteger la cutícula y a prevenir que la uña se seque, pero tendrá que tener mucha disciplina. Recuerde que no puede usar esmalte de uñas sobre tipo alguno de producto humectante porque el esmalte no se adherirá a una superficie humectada y lubricada. Sí se puede aplicar estos productos encima del esmalte, pero entonces no le servirán de nada a sus uñas, aunque todavía humectarán la cutícula.

LO QUE DEBE (Y NO DEBE) HACER CON SUS UÑAS

Para la sorpresa de muchas, son más cosas las que no debe hacer que las que sí debe hacer para cuidar sus uñas. La mayoría de los dermatólogos le dirán que, para tener uñas fuertes y saludables, lo que no les hace es mucho más importante que lo que sí les hace. Esta lista resume algunas de las cosas que he mencionado con anterioridad, pero es información que vale la pena repetir, dada la cantidad de información engañosa y el número de productos para las uñas que se anuncian y venden en el mundo de los productos cosméticos.

- **Sí recubra la superficie de las uñas con un esmalte de uñas o algún producto para rellenar hendiduras** (*ridge filler*), ya que esto ayuda a protegerlas y evitar que se rompan o partan, al menos mientras le dure la manicura.
- **Sí humecte el área de la cutícula** para evitar que se agriete y descascare, ya que esto puede dañar la matriz.
- **Sí use guantes** para proteger sus uñas y cutículas al hacer quehaceres domésticos, trabajos en el jardín y lavar los trastes.
- **Sí tenga cuidado cuando esté trabajando en la oficina.** Las uñas y las cutículas pueden dañarse al archivar, abrir cartas (use un abrecartas),

escribir a máquina (use la parte plana de las puntas de los dedos para teclear en lugar de usar la punta de sus uñas) y coger papeles.

- **Sí aplíquese una crema para manos con frecuencia,** especialmente después de lavárselas, y preste atención al área de la cutícula.

- **Sí use un filtro solar** durante el día en las manos y las cutículas para evitar los daños causados por el sol, ya que la luz solar puede lastimar las uñas. Además, es importante que vuelva a aplicarse filtro solar cada vez que se lave las manos.

- **Sí limpie meticulosamente todos los instrumentos que use para cuidarse las uñas** y cambie sus limas de uñas con frecuencia. Los instrumentos de manicura pueden transferir bacterias y otros microbios, causando infecciones o dañando la matriz.

- **Sí desinfecte cualquier rasgadura o cortada que sufra en la cutícula y trate las uñas encarnadas lo antes posible.** Las infecciones de uña no sólo son poco atractivas, sino que pueden causar daños duraderos a las uñas. Cualquier ungüento antibacteriano que se venda en las farmacias, como *Polysporin*, *Neosporin* o *Bacitracin*, funcionará.

- **No use productos para las uñas que contengan formaldehído** (*formaldehyde*) **o tolueno** (*tolulene*). Estas sustancias conllevan riesgos a la salud no sólo de sus uñas, sino también de todo su cuerpo.

- **No use sus uñas como si fueran herramientas** para abrir cosas.

- **No use los dedos como abrecartas.** Eso destruye las cutículas, lo cual destruye la matriz de la uña y afecta su crecimiento y fuerza.

- **No remoje las uñas durante períodos prolongados y nunca use jabón o detergente cuando se las esté remojando.** Las uñas y las cutículas se debilitan cuando se saturan de agua y entre más tiempo esté en contacto el jabón o detergente con la piel y las uñas (pese a lo que dicen los anuncios del detergente para trastes *Palmolive*), mayor será la probabilidad de que se dañe la estructura de la uña y de la cutícula.

- **No haga un uso excesivo de tipo alguno de quitaesmalte.** Use una cantidad mínima sobre la uña y evite, en la medida de lo posible, que el quitaesmalte entre en contacto con la cutícula y la piel.

- **No impulse demasiado la cutícula hacia atrás.** Trate de dejarse las cutículas en paz lo más que pueda. Sólo recorte la parte de la cutícula que ya se haya empezado a levantar de la uña.

- **No permita que una manicurista le toque las manos con utensilios que no hayan sido correctamente esterilizados.** Esto es sumamente importante. No vale la pena poner en riesgo su salud y su bienestar por una manicura y eso es justo lo que estará haciendo si deja que se lo hagan con instrumentos atiborrados de bacterias.

- **No se jale ni se arranque los padrastros.** Siempre córtelos con cuidado, haciendo lo posible por dejar la cutícula intacta.
- **No ignore una inflamación de la uña o de la cutícula.** Desinfecte la piel lo antes posible con un agente antibacteriano o antifúngico. Cualquier cambio en la apariencia de la uña (vea la sección siguiente) necesita ser examinada por un dermatólogo.

QUÉ HACER CUANDO LAS UÑAS SE ENFERMAN

Hay ocasiones en que el cuidado de las uñas hará necesario que consulte a un dermatólogo. Las uñas de las manos y de los pies son extremadamente vulnerables a las infecciones y las lesiones. Si ha tenido cuidado de dejarse en paz las cutículas, ha evitado todo lo que no debe hacer y ha hecho gran parte de lo que sí debe hacer de acuerdo con la lista anterior y sigue teniendo problemas con sus uñas, haga una cita con su dermatólogo. Las uñas quebradizas, decoloradas, opacas, anormalmente gruesas, distorsionadas, que se desmoronan o que están flojas o están sujetas a una cantidad inusual de suciedad debajo de la uña constituyen un problema médico, no un problema cosmético.

Es normal que la piel sirva de huésped a toda una diversidad de microorganismos, incluyendo bacterias y hongos. Algunos son útiles para el organismo. Otros se pueden multiplicar con rapidez y causar infecciones. Específicamente, las infecciones por hongos son causadas por vegetales microscópicos (hongos) que se alimentan del tejido muerto de las uñas y las capas externas de la piel, particularmente la cutícula.

Las infecciones de uñas causadas por hongos se ven con mayor frecuencia en adultos, pueden ser difíciles de tratar y a menudo recurren. Las uñas de los pies se ven afectadas con mayor frecuencia que las uñas de las manos. Las personas que frecuentan las piscinas (albercas), gimnasios o baños públicos; las personas que sudan mucho y las personas que usan zapatos apretados y oclusivos presentan una mayor probabilidad de contraer infecciones en las uñas de los pies porque los hongos prosperan en áreas calientes y húmedas. La exposición prolongada a la humedad en la piel, las lesiones menores en las uñas y los daños al área de la cutícula también pueden aumentar la susceptibilidad a las infecciones por hongos. Por favor esté consciente de que las infecciones por hongos y bacterias son extremadamente contagiosas y pueden transmitirse a través del contacto directo con otra persona que sufra de este problema e incluso a través del contacto con toallas, superficies de baños y piscinas (albercas) e instrumentos para uñas contaminados, como cortadores de cutícula, cortaúñas, palitos de naranjo y empujadores de cutícula.

Las infecciones de uñas se pueden resolver con el uso persistente de una crema o loción antifúngica o antibacteriana que se venda con receta. Debido a que las uñas crecen lentamente, el tratamiento se debe continuar durante tres a seis meses para las uñas de las manos y de seis a doce meses para las uñas de los pies (el tiempo que tarda en crecer una uña nueva). También hay medicamentos orales para tratar estos problemas, pero lo mejor es que hable de estas alternativas con su doctor.

En cuanto a prevenir problemas en los pies, lo más importante es mantenerlos limpios y secos. Cámbiese los zapatos y los calcetines (medias) con frecuencia. Séquese muy bien los pies y las manos después de bañarse. Los talcos para los pies o el talco para bebés también pueden ayudar a mantener secos los pies. Por supuesto, también es sumamente importante que evite dañarse las uñas de los pies y las manos.

Para minimizar el riesgo de lastimarse las uñas, siempre mantenga los bordes lisos y las uñas bien recortadas. Córtese las uñas de las manos cada semana. Las uñas de los pies crecen con más lentitud y se pueden cortar según sea necesario, más o menos cada mes. Cualquier tipo de quitaesmalte puede debilitar y resecar las uñas. El esmalte de uñas puede recubrir y proteger ligeramente las uñas, pero si usted elige usar esmalte, recuerde que todos los esmaltes son esencialmente idénticos, pese a que los anuncios publicitarios digan lo contrario. Los fortalecedores de uñas también pueden decolorar, romper o dañar las uñas. Las uñas postizas pueden producir reacciones alérgicas debajo de la uña y pueden crear el ambiente perfecto para que ahí crezcan hongos o bacterias.

UÑAS ENTERRADAS

Las uñas enterradas o encarnadas son otro problema típico pero poco elegante de las uñas. Con frecuencia son el resultado de cortar la uña al ras o de limarla demasiado, ya que esto crea las condiciones necesarias para que crezca de manera anormal. Cuando el borde de una uña crece hacia la piel circundante, el resultado puede ser dolor, hinchazón, infección y supuración. A muchas mujeres les encanta usar zapatos que les apretujan los dedos de los pies de tal modo que quedan en posiciones no naturales y esto también puede interferir con el crecimiento de la uña e impedir que se lleve a cabo el proceso normal de curación.

¿Cómo puede prevenir las uñas encarnadas? Déles mucho espacio a las uñas de sus pies. Para lograrlo, use estilos de zapatos que no hagan que su pie adquiera una forma poco natural. Asimismo, cuando se corte las uñas de las manos y de los pies, es esencial que evite cambiar radicalmente la forma natural de la uña al limarla demasiado o cortarla por debajo de la punta del dedo. Tampoco se corte ni se empuje las cutículas hacia atrás; los daños que sufra la cutícula pueden afectar considerablemente el crecimiento de la uña.

Si una uña encarnada se le infecta, limpie bien el área y sin excederse, trate de cortar y sacar la parte de la uña que está enterrada en la piel. Si corta demasiado, sólo recreará el problema, entonces tenga cuidado. Desinfecte el área con algún ungüento antibacteriano que se venda sin receta como *Polysporin*, *Neosporin* o *Bacitracin*. Si el problema no mejora, quizá sea necesario que busque atención médica.

cuarta parte

SECRETOS DEL MAQUILLAJE

capítulo 11
UNA GUÍA PARA MAQUILLARSE PASO A PASO

MAQUILLAJE: UN ENFOQUE FILOSÓFICO

Un documental producido por la British Broadcasting Corporation hizo un análisis detallado y entretenido de este tema. *The Human Face* (El rostro humano) fue escrito y dirigido por el cómico legendario John Cleese y estelariza algunos comentarios bastante cándidos de un dermatólogo, el Dr. Vail Reese, acerca de cómo percibimos los defectos del cutis mientras vemos películas y cómo presuponemos cosas acerca de los personajes con base en la asimetría facial o las cicatrices que tienen los actores. Según el Dr. Reese, "el actor que tiene un cutis perfecto siempre es el héroe, mientras que aquellos con cualquier defecto en el cutis son usados por los cineastas para decirle a la audiencia: 'Cuidado con este'. De tal modo, el cutis se convierte en un reflejo no sólo de salud, sino de contenido moral. Es cierto que las personas que tienen un cutis feo no son malvadas. Sabemos eso racionalmente. Pero los estudios de investigación han mostrado que al interactuar con personas con un buen cutis y luego con personas con cicatrices faciales, los sujetos de los estudios mostraron más vacilación, más incertidumbre y más miedo relacionado con las personas que no tenían un buen cutis". En términos de la ornamentación cosmética, el Dr. Reese comentó que "el maquillaje se usa para minimizar cualquier decoloración del cutis, cualquier contorno irregular y luego para que la atención se enfoque en ciertos rasgos como los ojos o la boca, que nosotros, como humanos, queremos acentuar". [Fuente: http://www.skinema.com *Skinterview* (Entrevistas con dermatólogos), marzo de 2001].

Siempre he creído que la belleza no es solamente superficial y que la belleza física tiene poco significado en comparación con la importancia de la contribución positiva que cada individuo hace al mundo en que vivimos. La capacidad de ser una persona compasiva, amable, creativa y respetuosa con los demás, con el medio ambiente y con todas las criaturas vivientes es infinitamente más importante que nuestra apariencia. No obstante, sería tonto ignorar el hecho de que nuestra apariencia personal tiene enormes consecuencias en nuestra vida. Independientemente de que se pueda o se deba juzgar a alguien por su apariencia, en gran medida, casi todo el mundo lo hace. Yo no sé si Brad Pitt, Jennifer Aniston, Tom Cruise o Julia Roberts son buenas personas, pero sin dudas sí son deslumbrantes. Vernos hermosas es algo que nos da poder en nuestra sociedad y a menudo también es algo que determina la manera en que las personas se relacionan entre sí. Ignorar el significado de este impacto puede ser un acto de virtud, pero indudablemente es poco realista.

Una mujer puede aplicarse maquillaje para verse y sentirse más hermosa y también puede ser algo emocionante y divertido. Cuando una mujer se maquilla bien, también puede transmitir un gran poder y donaire personal. En las páginas siguientes, le explicaré cómo aplicarse el maquillaje con estilo y sofisticación para que pueda, si así lo decide, agregar o mejorar este concepto de belleza en su vida. En lo personal, yo siento que, cuando se trata de maquillaje, menos es mejor, pero yo sé que las elecciones y los gustos de las mujeres van desde cero maquillaje hasta la mayor cantidad de maquillaje que una sola persona pueda usar. Cualquiera que sea su elección, si decide usar maquillaje, la aplicación habilidosa del mismo puede marcar la diferencia entre lucir atractiva y lucir fuera de época, fuera de lugar o simplemente poco atractiva.

A lo largo de este capítulo, trataré de guiarla a través de un laberinto de opciones y ayudarla a crear un *look* hermoso que la haga sentir cómoda y le quede como anillo al dedo. **Si bien es cierto que las tendencias de la moda se pueden llevar al extremo —desde seguir los caprichos de todas las revistas de moda o de sus celebridades favoritas, hasta aferrarse a un *look* que hace mucho tiempo pasó de moda— también es cierto que es un error ignorar dichas tendencias por completo. La opción más lógica y hermosa es encontrar su propio equilibrio entre moda, confort y estilo personal.**

EQUILIBRAR LA MODA CON SU PROPIO *LOOK*

Desde muchos aspectos distintos, la aplicación del maquillaje es infinitamente menos complicada que el cuidado del cutis, ya que este último implica tener que resolver problemas complejos de carácter técnico, médico y fisiológico, mientras que el maquillaje es un cierto tipo de arte más subjetivo e introspectivo. El maquillaje tiene poco que ver con hechos contundentes y todo que ver con habilidad y moda. La esencia de la aplicación del maquillaje está en descubrir sus preferencias personales y dominar la técnica de aplicación. **En gran medida, la aplicación del maquillaje es algo que se llega a dominar mediante la experimentación y la autodeterminación, porque, en esencia, no existen cosas que se deben (o no se deben) hacer, ni cosas absolutamente correctas o incorrectas.** Para ilustrar lo anterior, usted puede decidir que la sombra de ojos azul, un lápiz labial de color café oscuro, una base blanca y unas pestañas postizas son lo mejor para lograr el *look* que usted desea, mientras que yo inequívocamente recomiendo que evite hacer cualquiera de estas cosas. Sin embargo, usar esa combinación de maquillaje no le hará ningún daño. Puede impedir que la tomen en serio o que le den el trabajo que quiere, pero eso depende de lo que usted quiere en la vida o de la profesión que haya elegido.

Cuando hablamos del tema de la moda, existen suficientes opiniones y puntos de vista como para llenar miles y miles de páginas en cientos de revistas para mujeres cada mes, año tras año. Con tal oleada de posibilidades con las que nos bombardean desde las páginas de *Vogue*, *Glamour*, *In Style* y todas las demás revistas que existen, podría parecer imposible elegir el camino correcto. Una modelo puede aparecer usando una pasada ligera de rubor café claro bronceado en sus pómulos, un toque de lápiz labial, una sombra de ojos gris oscuro con un ligero tinte pardo tanto en el párpado como en el pliegue y una capa ligera de rímel. Otra modelo puede aparecer con una mezcla elaborada de sombras para contornear el rostro y encima de eso, un rubor de color oscuro; sombras de ojos en toda una gama de colores; un delineador dramático y grueso a lo largo de las pestañas superiores y otra línea gruesa de delineador a lo largo de las pestañas inferiores y grandes cantidades de rímel. Las variaciones son interminables. Por si esto no fuera lo suficientemente confuso, cada mes se anuncian cosas nuevas que dejan de estar de moda o que pasan de moda. Un mes, el último grito de la moda es el lápiz labial rojo y al siguiente mes, es el lápiz labial color malva y luego el rosa y luego usted lee que la sombra de ojos azul se está volviendo a poner de moda y que ahora tiene que usar sólo un toque de rubor. Tratar de seguir todos estos mandatos puede ser realmente enloquecedor, por no decir costoso y quizá inapropiado para usted.

¿Entonces qué es lo que usted tiene que hacer? No existen reglas estrictas ni absolutas, aunque yo sé que algo que a todas nos gustaría escuchar es que existe un camino claro que nos indica exactamente qué tenemos que usar para vernos perfectas. A la larga, usted será quien tome la decisión final entre toda un variedad de opciones. **Yo le enseñaré a hacerse un maquillaje básico y clásico, uno que casi todos, sino es que todos los maquilladores usan repetidamente de una u otra manera.** Una vez que aprenda estos pasos básicos —cómo elegir y aplicarse el corrector, la base, el polvo, el contorno (si quiere), el rubor, la sombra de ojos (una es más que suficiente, pero puede elegir más), el delineador (opcional), el color para las cejas (en caso que lo necesite o lo desee), el rímel, el delineador para labios (opcional) y el lápiz labial— la cantidad de color que vaya a usar o el número de pasos que vaya a seguir es una decisión absolutamente personal. Con esto no quiero decir que no le estaré dando mis opiniones en cuanto a lo que creo que funciona y se ve mejor. Si usted usa un delineador para labios que se corre, sombras de ojos que dejan rayas o que no se quedan en su lugar, un rímel que se apelmaza, un rubor que no se aplica de manera uniforme, un delineador que se corre o un corrector que se aglomera en las arrugas alrededor de los ojos y la boca, usted y su maquillaje no se verán hermosos en lo más mínimo y la meta es verse y sentirse más hermosa.

Cuando esté viendo revistas y leyendo estudio de investigación acerca de las diversas maneras de aplicar maquillaje y los distintos estilos e imágenes que estos maquillajes proyectan, decida cuáles le ayudarán en su vida profesional o cualquier otro aspecto de su vida que le sea importante. El mundo ya es lo suficientemente complicado como para que tengamos que desperdiciar tiempo en preguntarnos qué usar cada temporada. Es mucho más poderoso y hermoso seguir con un *look* clásico que facilite y mejore su capacidad de manejarse bien durante entrevistas de trabajo, de avanzar en su vida profesional, de criar a una familia y de concentrarse en las finanzas que perseguir cada grito de la moda que se le cruce por el camino. Quizá le parezcan hermosos los titulares y las fotos de las revistas de moda, pero si no encajan con su estilo de vida ni sus metas, deje que sean hermosos para otra persona que tenga bastante tiempo y dinero.

Las fotos que aparecen en este capítulo ilustran una aplicación completa de maquillaje y van describiendo una progresión de colores —un tono neutro que recorre los cachetes y los ojos pasando gradualmente de claro a oscuro— que le queda bien a casi cualquier rostro. Los profesionales del maquillaje alrededor del mundo usan este patrón vez tras vez y usted lo puede ver en las portadas de la mayoría de las revistas de moda y en los reporteros, personajes de la televisión y celebridades. Este patrón se puede ajustar de modo que se incluya una gran variedad de colores e intensidades hasta lograr el *look* que desea. Esta manera de aplicar el maquillaje ha existido durante más de 25 años. Fue establecida a principios de los años 70 por el extraordinario maquillador Way Bandy, quien fue mi gurú cuando recién empecé en el mundo cosmético. Y en la actualidad sigue siendo utilizada por la mayoría de los maquilladores profesionales, incluyendo el ya fallecido Kevyn Aucoin, quien no sólo citaba a Bandy como su principal influencia sino que a menudo usaba el estilo de Bandy como guía para hacer sus propios maquillajes.

¿EL MAQUILLAJE DEBE CAMBIAR CON LA EDAD?

Independientemente de que elija o no cambiar la manera en que se maquilla según su edad dependen enteramente de lo que esté haciendo en el momento y de cómo la hace sentir. El solo hecho de que cada vez le tenga que poner más velitas a su pastel (bizcocho, torta, *cake*) de cumpleaños no significa que tenga que ir corriendo al mostrador de productos cosméticos más cercano para que le hagan un maquillaje completamente diferente. Si ha llegado a un punto en la que se siente verdaderamente cómoda y segura de sí misma, entonces su manera de "adornarse" debe reflejar esto. Para la mayoría de las mujeres, esto significa usar una base translúcida que sea exactamente del mismo tono que su cutis, un corrector neutro que no se aglomere ni resalte las arrugas, una polveada ligera con un polvo translúcido y no brillantes, sombras de ojos suaves y mates en una diversidad de tonos neutros, cejas ligeramente definidas y contorneadas, un gran rímel que le saque el mayor provecho a sus pestañas, un rubor suavemente difuminado que le agregue vitalidad y color a sus cachetes y un color de lápiz labial que parezca "el color exacto" sin importar qué otro maquillaje use. Quedarse con un maquillaje bien escogido, habilidosamente aplicado y difuminado en tonos que le favorezcan le dará un *look* atemporal que podrá obrar maravillas hasta con los rasgos más ordinarios.

Sin embargo, si de adolescente y joven adulta usted escogía su maquillaje por capricho o disfrutaba de usar sombras de ojos audaces y brillantes, rubores de color oscuro, lápices labiales muy grasosos o brillantes, bases espesas o de un color diferente al tono de su cutis y capas demasiado gruesas de corrector, así como una gama caleidoscópica de sombras y delineadores de ojos que "pasaban de moda" tan pronto como usted se enteraba que "estaban de moda", entonces definitivamente necesita considerar hacerle algunos ajustes a su rutina. Lo mismo cabe decir si usted siente que ha sido esclava de las últimas tendencias o estilos de maquillaje, sin importar que sea un *look retro* a la Marilyn Monroe con ojos adormilados delineados con delineador líquido y labios rojos fruncidos o las sombras de ojos de colores parecidos a los crayones marca *Crayola* y el rímel espigado que se ve en un sinfín de anuncios de sephora.com, un sitio *web* de productos de belleza. Quizá descubra que el cambio a un maquillaje clásico y bien difuminado donde ningún aspecto de su maquillaje sea más importante que otra es un estilo refrescante y liberador que podrá adoptar como propio. Yo estoy completamente a favor de la autoexpresión —y cuando una es más joven, está justificado probar para ver hasta dónde están los límites de dicha autoexpresión— pero ya de adulta, si su meta es que la tomen en serio y darse a respetar, ¿por qué no debería pensarlo dos veces antes de ir a la oficina o al supermercado usando una sombra de ojos amarilla, rímel aglomerado y lápiz labial azul?

Tener una cierta edad —sea 30, 40, 50 o más años— no significa que tenga que exagerar u olvidarse del maquillaje. Sin importar cuántos años haya cumplido, necesita encontrar un estilo que la haga verse y sentirse hermosa y eso significa que tendrá que encontrar colores que mejoren su apariencia y que también tendrá que practicar técnicas de difuminación que haga que su maquillaje luzca natural y uniforme en lugar de artificial y pintado.

POR DÓNDE EMPEZAR

Tres de los aspectos más difíciles del maquillaje son elegir los colores correctos, discernir las diferencias que existen entre los productos y aprender las técnicas de aplicación correctas. Aunque sí necesitamos hablar de estos tres temas principales, lo cierto es que sólo son una parte del todo. Preguntarse dónde se debe colocar el rubor o cómo difuminar la base antes de saber qué tipo de base o cuál color de rubor debe usar es como poner la carretilla enfrente del caballo. Antes de que elija colores específicos de maquillaje, discrimine entre productos o lidie con su aplicación, es importante que tenga una idea clara del *look* y el estilo de maquillaje que quiere crear. Tal como escoge ropa que es apropiada al lugar adonde va —no se va a poner ropa deportiva para ir a una cena formal ni va a usar un vestido largo para ir al supermercado— también tiene que seleccionar el maquillaje apropiado.

El color, el estilo y la moda son elementos esenciales de la vestimenta y también son esenciales para lograr un maquillaje fabuloso. Algo que pasa con demasiada frecuencia es que las mujeres compran o se aplican maquillaje considerando sólo uno de estos elementos. Es un error ir a comprar un lápiz labial o un color de sombra de ojos sin tomar en cuenta los demás artículos de su "guardarropa" de maquillaje. En vez, decida qué tipo de "guardarropa" quiere crear y luego dése a la tarea de elegir colores, productos y técnicas de aplicaciones compatibles que se adecuen a ese concepto. Haga una lista de los productos imprescindibles, como rímel negro, un rubor de color saludable, sombra de ojos gris oscuro con un ligero tinte pardo o café claro y un lápiz labial rojo que sea adecuado. Comparándolo con su verdadero guardarropa, estos artículos son el equivalente de prendas como una blusa blanca, unos pantalones de mezclilla (mahones, pitusa, *jeans*) azules o un vestido negro, porque siempre estarán de moda y le darán un *look* clásico.

La forma en que se ve a sí misma, la forma en que quiere que la vean los demás, lo que hace para ganarse la vida, lo que hace en su tiempo libre, los colores que predominan en su guardarropa, el estilo de ropa con la que se siente cómoda y cuánto tiempo está dispuesta a invertir en crear un *look* particular afectarán la manera en que elija y use el maquillaje. Estos elementos deben servirle de pauta para elegir los colores y productos indicados. Entonces, vamos a reflexionar un poco en la imagen que usted quiere crear.

ELIJA EL MAQUILLAJE QUE SE ADAPTE A SU IMAGEN

La primera parte de este autoanálisis de maquillaje es hacerse una introspección. ¿Cómo quiere que la vean los demás? ¿Qué hace para ganarse la vida? ¿Qué ocupa la mayor parte de su tiempo durante el día? La imagen externa que quiere proyectar en su vida profesional y personal es justo lo que una trata de lograr al usar maquillaje. Con demasiada frecuencia, vestimos nuestro rostro sin pensar en cómo se ve afectada nuestra imagen. Mi ejemplo favorito de esto aparece en la película *Armas de mujer* (*Working Girl*), estelarizada por Melanie Griffith, Sigourney Weaver y Harrison Ford (si no la ha visto, es una gran película para rentar). La apariencia de Griffith cambia drásticamente a medida que su personaje decide volverse más "profesional" para poder hacer realidad sus aspiraciones profesionales. Además de cambiar su guardarropa, ella cambia su manera de maquillarse y de arreglarse el cabello. Para lucir más refinada y elegante, ella *suaviza* su maquillaje. Griffith pasa de usar mucha sombra de ojos de colores pastel a poca sombra de colores neutros, pardos y cafés. También deja de usar una línea gruesa de delineador negro en el párpado y a lo largo de las pestañas inferiores y, en vez, empieza a aplicarse un tono más sutil de color café oscuro. Su lápiz labial cambia de rojo intenso a uno de color coral tostado neutro y también sustituye su rubor audazmente aplicado por uno de tono neutro más suave. La diferencia asombrosa en su apariencia es un ejemplo maravilloso de la manera en que el maquillaje puede afectar la imagen que usted proyecta y la manera en que los demás la perciben.

En lugar de seleccionar un lápiz labial al azar, deténgase un momento y considere no sólo si es del color indicado para su tono de cutis, sino también si es demasiado suave, demasiado translúcido, demasiado notorio, demasiado *sexy*, no lo suficientemente *sexy* o si tiene la suficiente elegancia o sutileza para apoyar la imagen que usted quiere proyectar. **Los problemas que tienen que ver con la manera en que se aplica el maquillaje se pueden resolver con la técnica adecuada, pero para entender la manera en que usted quiere que los demás la perciban, primero necesita saber cuál es su propósito y qué es lo que quiere de la vida.**

ANTES DE EMPEZAR

Debido a que es difícil aplicarse maquillaje sobre un cutis que no está perfectamente limpio y terso, el primer paso para lograr un maquillaje hermoso es empezar con una cara limpia. Seguir las recomendaciones para el cuidado del cutis que se describieron anteriormente en este libro le ayudará a acercarlo más al estado en que debe estar. Las mujeres con cutis seco también deben usar un humectante debajo de su base (de preferencia un humectante que tenga un buen factor de protección solar o *SPF* si es que la base no lo contiene ya). Las mujeres con cutis normal a grasoso deben evitar usar un humectante debajo de su base. Dado que el uso de cualquier tipo de humectante sólo contribuye al flujo activo de aceite, el cutis se verá todavía más grasoso. (Sin embargo, es completamente aceptable usar una cantidad mínima de humectante sobre las áreas resecas, por ejemplo, debajo de los ojos o en los cachetes).

La única razón por la que debe usar un humectante es para suavizar y lubricar el cutis seco o las áreas resecas. Pese a lo que le digan los vendedores de productos cosméticos, los humectantes no protegen su cutis de los efectos de una base y también cabe mencionar que dicha protección no es necesaria. Es un buen truco para vender, pero no tiene nada de cierto. Las bases no contienen nada "malo" de lo que tenga que protegerse. Los humectantes se absorben en el cutis y una vez que se absorben desaparecen y no pueden evitar que cualquier otra cosa que se ponga en la cara vaya a donde quiera ir. Además, lo más probable es que cualquier protección que usted crea que se está aplicando cuando se pone un humectante desaparecerá cuando se aplique la base (incluyendo el filtro solar, el cual debe ser lo último que se aplique sobre el rostro).

Yo sé que al decir en voz alta que sólo se debe usar un humectante cuando se tiene el cutis seco corro el riesgo de que me acusen de hereje, pero a la larga es lo que tiene más sentido para su cutis, especialmente si usa una base de agua o emoliente. Lo que quizá usted no sepa es que la mayoría de las bases de agua (y definitivamente las bases emolientes) contienen muchos de los mismos ingredientes que contiene su humectante, por lo que no es necesario usar ambos productos. Si está usando un humectante (con o sin SPF de 15) y una base de agua al mismo tiempo, su cutis se puede tornar resbaladizo y el resto de su maquillaje se le habrá deslizado en todas direcciones para cuando llegue la hora del almuerzo.

Si usted opina que el humectante sí facilita la aplicación de su base, es posible que el problema sea otro, por ejemplo, la manera en que se aplica la base, el tipo de base que está usando o su rutina para el cuidado de la piel, la cual podría estarle resecando el cutis y dejándolo con una sensación de aspereza en lugar de una sensación de tersura. Antes de que saque su humectante del cajón, asegúrese que no sea otro producto que esté usando el que esté afectando la aplicación de la base. Y recuerde, quizá no sea un solo producto sino una combinación de productos la que está contribuyendo a crear una superficie áspera en su cutis.

Una buena manera de determinar si su cutis necesita un humectante durante el día es observar cuánto tiempo se siente seco su cutis después de haberse lavado la cara. Es normal sentir un poco de resequedad inmediatamente después de lavársela. Sin embargo, si esta sensación le dura más de 15 ó 20 minutos, entonces debe usar un humectante ligero debajo de la base. Si su cutis tiende a sentirse extremadamente seco después de lavarse la cara con un limpiador hidrosoluble suave, use un humectante más emoliente debajo de la base. Si su cutis tiende a resecarse más conforme va avanzando el día, entonces esta también es una buena razón para usar un humectante.

Nota: El humectante que use durante el día o su base deben tener un factor de protección solar (*SPF* por sus siglas en inglés) de 15 y contener ingredientes que la protejan de los rayos UVA como avobenzona (*avobenzone*), dióxido de titanio (*titanium dioxide*) u óxido de cinc (*zinc oxide*). No hay razón para usar dos productos (un filtro solar y también un humectante) cuando existen tantos productos que combinan ambos muy bien. La excepción sería si usted elige usar una base con un filtro solar eficaz y tiene intenciones de aplicárselo sólo en ciertas áreas o usarla en cantidades muy pequeñas, ya que en este caso sí es esencial que use un filtro solar que le ofrezca protección adecuada contra los rayos UV además de la base.

Ahora sí se puede empezar a aplicar su maquillaje.

¡MENOS ES MEJOR!

Nunca use más de lo que necesite, ni en términos de la intensidad de los colores que elija ni en términos del número de productos que vaya a utilizar. Muchos pasos en la aplicación del maquillaje se pueden consolidar o eliminar sin afectar de manera alguna su *look* general.

Los vendedores de productos cosméticos a menudo insisten en que necesita un número absurdo de productos para maquillarse de la manera adecuada y para que quede luciendo atractiva. No obstante, seguir un proceso más complicado no significa que terminará luciendo mejor. En todo caso, una rutina compleja para aplicarse el maquillaje aumenta la probabilidad de error, lo cual puede dar por resultado que termine luciendo demasiado maquillada y haciéndole gastar su valioso tiempo y dinero.

Y ahora que hemos tocado el tema de hacer demasiado, los llamados "preparadores" (*primers*) para la base, las bases para sombra de ojos, los correctores para cubrir impurezas y los correctores de color— por nombrar sólo unos cuántos— son, salvo raras excepciones, completamente innecesarios. Estos complican el proceso de aplicación del maquillaje al requerir una difuminación adicional y permitir que demasiados colores y productos interactúen con el cutis al mismo tiempo; el resultado pringoso y espeso a veces hasta deja colores contrastantes sobre el rostro. Una base con SPF de 15 (o una base aplicada encima de un filtro solar/humectante con un SPF de 15) y/o corrector pueden lograr con bastante eficacia todas las funciones para las que estos productos adicionales supuestamente han sido diseñados, sin complicaciones ni gastos adicionales.

Los preparadores de base se ven en muchas de las nuevas líneas artísticas de maquillaje, como *Laura Mercier, Vincent Longo* y *NARS*. En esencia, estos "preparadores" no son nada más que humectantes ligeros hechos a base de silicona. La silicona permite que el producto se esparza fácilmente sobre el cutis y, hasta cierto grado, puede ayudar a suavizar la textura de este y remediar parches ligeramente secos que podrían causar problemas al aplicarse casi cualquier tipo de base. Estos preparadores también tienden a producir un terminado mate suave una vez que se secan y eso puede hacer que su base sea un poco más fácil de controlar y difuminar porque el cutis no le quedará tan resbaloso como si se hubiera aplicado un humectante emoliente. No obstante, los preparadores son verdaderamente opcionales y sus ventajas no justifican el paso y el gasto adicionales. La única razón por la cual debería considerar usarlos es si tiene un cutis normal a grasoso y necesita la tersura adicional que estos productos le pueden brindar para hacer que su base luzca lo mejor posible. Lo mejor es probar muestras gratuitas de estos productos antes de invertir en un tubo completo para que pueda asegurarse de que la razón por la que lo está comprando es porque le gusta lo que hace para su cutis y no porque la han enganchado con los trucos de mercadotecnia que los hacen sonar como productos absolutamente indispensables para la piel.

Las bases para sombras de ojos se venden a los consumidores para ayudar a que las sombras se queden más tiempo en su lugar. El área de los ojos efectivamente es un lugar donde es un poco difícil lograr que el color dure, pero sí hay maneras de hacer que las sombras se queden en su lugar sin usar productos especializados. Además, la mayoría de las bases para sombra de ojos son muy similares a los correctores o bases de crema a polvo. La aplicación de una base mate o semimate para el rostro sobre el párpado, seguida de un poco de polvo suelto funciona igual de bien. Asimismo, si su sombra de ojos tiende a correrse o a deslizarse hacia el pliegue del párpado, puede disminuir en gran medida este problema al dejar de ponerse humectante o una base grasosa sobre el párpado.

Los correctores para cubrir imperfecciones se venden a los consumidores exclusivamente para sacar provecho de algo que llamo "la ansiedad del acné". La promesa que queda entredicha en las palabras "para cubrir" es que estos productos realmente son capaces de esconder los granos (barros) y otras imperfecciones, pero nada podría estar más alejado de la realidad. La mayoría de los productos para cubrir imperfecciones son más espesos que las bases y se ven gruesos y aparentes cuando se aplican sobre un grano o una espinilla. Y si el producto para cubrir imperfecciones no tiene exactamente el mismo tono que su base (lo que ocurre en la mayoría de los casos), se verá como una capa distinta de color (generalmente de tono durazno o cenizo) aplicado encima de la imperfección, haciendo más notorio el problema que está tratando de ocultar. Incluso aunque el producto para cubrir imperfecciones sea del mismo color que su base, probablemente aplicará demasiado maquillaje extra sobre la imperfección. Su base en sí es más que suficiente para cubrir el área enrojecida sin hacer que destaque más. Yo entiendo completamente su deseo de que mágicamente desaparezcan las imperfecciones de su rostro. Por desgracia, es poco lo que puede hacer para cubrir una imperfección sin hacerla más evidente por aplicarse demasiado maquillaje.

Algo que es especialmente problemático es aplicarse corrector sólo encima de las imperfecciones y sin aplicarse una base encima del corrector. El color y la textura naturales de su cutis simplemente no se asemejan a los de la mayoría de las bases o correctores. Aplicarse corrector sólo en estos puntos hace que su cara se vea moteada. Esto no sirve en lo más mínimo para ocultar las imperfecciones y se puede ver muy extraño a la luz del día.

Algunos correctores y productos para cubrir imperfecciones dicen estar "medicados" y supuestamente cubren y curan el acné, pero no sirven para este propósito. Nunca he visto alguno que contenga ingredientes que puedan desinfectar, exfoliar o absorber el aceite, todos los cuales son componentes críticos para controlar las erupciones. Además, este tipo de productos no cubren mejor que los correctores normales.

Los correctores de color son esos frasquitos de líquido color rosa, malva, durazno, verde o amarillo que supuestamente se deben usar debajo de la base para alterar el color del cutis. Afortunadamente, cada vez hay menos de estos productos poco prácticos e inservibles en el mercado, aunque algunas líneas de productos cosméticos insisten en hacerle creer que los necesita. La noción es que si su cutis tiene un color rosado o rojizo, entonces necesita aclarar o contrarrestar su tono natural con un corrector de color amarillo. Si su cutis es de color olivo o amarillento, entonces lo cambiaría con un corrector de color rosado o malva. Es un concepto interesante, pero también es una pérdida de tiempo.

Las listas de ingredientes de la mayoría de los correctores de color son muy similares a las de los humectantes, lo que significa que se absorben fácilmente en la piel. Una vez que se absorben, le queda un ligero tinte de color rosado, verde, malva o amarillo en el rostro. Esto supuestamente significa que ha logrado mejorar el tono de su cutis. De hecho, una vez que el líquido se ha absorbido, el resultado a menudo es tan imperceptible que el producto no produce un cambio real en el tono del cutis. Pero supongamos que usted usa uno de estos productos y sí nota un cambio. El tinte del corrector de color se mezclaría con su base y usted terminaría con un tono de base bastante extraño. Una buena base en un tono neutro o ligeramente amarillo debe ser suficiente para corregir y emparejar el tono de su cutis sin tener que agregarle otra capa de maquillaje a su cara.

EL ROSTRO CLÁSICO

El maquillaje clásico comprende todos los elementos siguientes: corrector, base, polvo, contorno (opcional), rubor, sombra de ojos, delineador, lápiz para cejas (de ser necesario), delineador para labios (opcional) y lápiz labial. Para cada uno de estos pasos, usted tendrá que encontrar un producto correspondiente que sea mejor para su tipo de cutis y para la cobertura o el *look* que quiera lograr. Cada paso también requiere alguna herramienta o instrumento para su aplicación y difuminación para que pueda lograr una apariencia uniforme y perfecta. **A lo largo del camino, podrá ir eliminando pasos que le parezcan excesivos o demasiado complicados y podrá ir decidiendo cuánto maquillaje quiere usar y cuáles son los colores que mejor se adaptan a sus necesidades.**

Los primeros dos pasos para aplicarse un maquillaje completo son disminuir las ojeras y aplicarse una base para emparejar el tono del cutis. Si hacemos una analogía con los pasos que debe seguir para vestirse, estos dos pasos son como ponerse unos calzones (blúmeres, bragas) y un sostén. Una vez que haya hecho esto, entonces las sombras de ojos y los rubores pueden difuminarse bien sobre un cutis uniforme en lugar de hacerlo sobre una variedad de texturas y colores de piel. Empezar por aplicarse el corrector o la base depende más de sus preferencias personales que de cualquier otra cosa, aunque el color del corrector es otro factor que debe tomar en cuenta. Por cuestiones de organización, empezaré con el corrector.

CORRECTOR

En general, un corrector se considera como un producto que cubre las imperfecciones faciales, así como las ojeras. También se puede usar el corrector para resaltar ciertas áreas del rostro, especialmente si el corrector tiene una textura más ligera y un color más claro. Los correctores de consistencia más espesa son mejores para cubrir las áreas problemáticas como las ojeras o las áreas extremadamente enrojecidas en los cachetes o la nariz. Los correctores de consistencia más ligera o menos espesa son mejores para lograr una cobertura mínima y para resaltar las áreas del rostro que quiera acentuar. Al hablar de correctores a lo largo del resto de este libro, me estaré refiriendo a todos los productos que brindan una mayor cobertura (por encima de lo que pueden hacer las bases) o que aclaran ciertas áreas del rostro.

El propósito principal de los correctores es compensar las sombras naturales que tenemos debajo de los ojos y, en aplicaciones de maquillaje más elaboradas, resaltar ciertas áreas del rostro como el centro de la nariz, la frente, la parte superior de los pómulos o el centro de la barbilla. Principalmente, el área que está debajo de los ojos es la que más corrector necesita porque el ojo, al estar dentro de su cuenca, yace en una sombra creada por la estructura ósea circundante. Además, la piel que rodea a los ojos tiende a ser más fina que en el resto de la cara, por lo que las decoloraciones de pigmento y las venas superficiales tienden a salir a la superficie con más facilidad, haciendo que el área debajo de los ojos luzca oscura y opaca. Así pues, lo primero que necesita es un corrector ligero de color piel que sea uno o dos tonos más claro que el tono de su base (vea la fotografía en la página 337).

Sin embargo, si usted no tiene ojeras, no necesita un corrector. Si su base es lo suficientemente opaca para emparejar el tono de la piel que está debajo de sus ojos, entonces no necesita un producto adicional para esa área.

La razón por la cual debe usar un corrector color piel más claro es la misma regla básica que aprendió en su primera clase de arte: cuando necesita aclarar una pintura, tiene que agregarle un color más claro. Si usara cualquier otro color o el mismo color o un color más oscuro, entonces no lograría aclarar el color de la pintura. Los tonos azulados, amarillentos o iguales al del color de su base no aclararán el área que está debajo de los ojos. Los tonos estándares pueden cubrir las decoloraciones, lo cual está bien, pero la única manera de corregir las sombras que se hacen debajo de los ojos es usando un corrector de tono más claro. Asimismo, al aplicarse un corrector ligeramente más claro debajo de los ojos, su rostro lucirá más radiante y despierto. **Es posible que lo único que necesite sea una base para emparejar decoloraciones mínimas debajo de los ojos, en los cachetes o en la nariz o para corregir decoloraciones faciales menores.**

Cuando salga a comprar un corrector, es de vital importancia que elija uno que sea del mismo tono básico y natural que su corrector, aunque uno o dos tonos más claro. De este modo podrá asegurarse de que la base y el corrector se mezclen bien debajo del ojo. Si elige un corrector de color muy diferente al de su base, simplemente terminará con un tercer color en las áreas donde se traslapen e intersecten.

El único caso en que no debe usarse un corrector más claro es cuando el área debajo de los ojos es naturalmente más clara o del mismo color que el resto de la cara. En este caso, puede aplicarse la base sin corrector. De hecho, a veces es necesaria la aplicación de un corrector ligeramente más oscuro que la base para disminuir el efecto de círculos blanquecinos alrededor de los ojos.

Yo prefiero aplicar el corrector primero y luego la base. Si está usando una base ultramate, la aplicación previa del corrector evita las rayas y manchas. (Es difícil difuminar algo sobre una base ultramate). Puede aplicarse el corrector dibujando un pequeño arco alrededor de la esquina interna del ojo o, para una aplicación de maquillaje más elaborada, puede aplicárselo debajo del todo el ojo y hacia afuera sobre la parte superior del pómulo. Difumínelo bien, teniendo cuidado de no llevarlo a otras áreas donde no lo necesite. Asegúrese de difuminarlo dando pequeños golpecitos con la punta del dedo, ya que con esto logrará que el corrector cubra las áreas que supuestamente debe cubrir y que no se lo quite al frotarlo. Luego debe aplicarse una capa ligera de base sobre esta área y difuminarla hacia el resto de la cara. También puede probar aplicarse la base primero y luego aplicarse un poco de corrector sobre el área debajo de los ojos si sigue viéndose oscura. El truco está en asegurarse que los bordes de la base y del corrector se fundan imperceptiblemente sobre el cutis.

Con respecto al corrector, el problema más común es aplicarlo de manera uniforme sobre el área debajo de los ojos sin que esta área se vea demasiado blanca. Siempre es importante difuminar el borde del corrector en sentido contrario al ojo hasta que desaparezca. Asimismo, trate de concentrar el corrector a lo largo de la esquina interna del ojo y hacia abajo, en lugar de concentrarlo hacia afuera. Entre menos corrector se ponga en la esquina posterior del ojo (a menos que esta área esté oscura), menor será la probabilidad de que termine luciendo como si estuviera usando un antifaz blanco encima de los ojos.

En esas ocasiones en que quiera usar poco maquillaje, pruebe usar una cantidad mínima de corrector que sea muy parecido al tono natural de su piel en lugar del corrector que normalmente usa. O pruebe una base de algún tono más claro al que normalmente usa y aplíqueselo sólo debajo de los ojos. Esto puede marcar un mundo de diferencia, ya que la hará lucir descansada y aliñada, pero no maquillada. De nuevo, el truco está en difuminarlo muy bien para que no quede un borde discernible entre el área donde se aplicó el corrector y la parte del rostro donde no hay maquillaje.

En el pasado, era casi imposible encontrar correctores en una buena gama de colores que no se acumularan en los pliegues alrededor de los ojos. Ahora han cambiado las cosas y muchas líneas de productos cosméticos tienen correctores excelentes en diversos tonos y texturas para escoger. Cuando vaya a comprar un corrector, los factores principales que debe considerar son (1) un tono neutro color piel que sea uno o dos tonos más claros que su base, pero no tan claro que se vea obvio cuando se difumine sobre el área debajo de los ojos, (2) una textura suave para que se pueda difuminar con facilidad, (3) una cobertura que se adapte a sus necesidades y (4) la capacidad de quedarse puesto en el lugar donde se lo aplique, para que no se acumule en los pliegues alrededor de los ojos.

Tipos de correctores

Los correctores se venden en seis formas diferentes: correctores en lápiz, correctores líquidos cremosos, correctores en crema, correctores líquidos de acabado mate, correctores de crema a polvo de acabado mate y, por último, correctores líquidos ultramate que se aplican de manera uniforme y cremosa y se secan rápidamente para formar una capa inamovible.

Correctores en lápiz: Los correctores en lápiz vienen en un tubo con rosca a la que hay que darle vueltas para que suba el corrector, igual que los lápices labiales.

Ejemplos: *Cover Girl CG Smoothers Concealer* ($5.69 dólares), *NARS Concealer* ($16 dólares).

Aplicación: El corrector en lápiz se aplica en el área debajo de los ojos de forma similar a la manera en que se aplica el lápiz labial en la boca. Se pueden aplicar encima o debajo de la base, dependiendo de cuánto quiera cubrir el área, ya que aplicárselo debajo de la base le cubrirá menos y encima de la base le cubrirá más. Aplíquese puntos de corrector sobre el área y luego difumínelo con los dedos limpios o con una brocha para corrector. Evite dibujar una línea opaca continua con el lápiz, ya que así se tiende a acumular demasiado maquillaje y también jala la piel alrededor de los ojos, haciendo que se cuelgue. Si la piel del área debajo de los ojos está seca o arrugada, sí ayuda aplicarse primero un humectante ligero y luego aplicarse el corrector. Para asegurar que el corrector no se deslice y acumule en las arrugas faciales, tenga cuidado de que el humectante no sea demasiado grasoso y también de no aplicarse demasiado. Si se aplica demasiado humectante, use un pañuelo desechable para eliminar el exceso antes de aplicarse el corrector.

Ventajas: Dependiendo de su consistencia, los correctores en lápiz pueden cubrir de manera completa y brindar un mayor control para las ojeras muy oscuras. Su aplicación tiende a ser gruesa y no se esparcen con facilidad, lo que significa que es más fácil controlar su aplicación.

Desventajas: La textura de muchos correctores en lápiz es bastante seca y espesa, lo que dificulta su difuminación sin jalar demasiado la piel debajo de los ojos. Dejan una capa espesa al aplicarlos y esto puede crear un *look* demasiado maquillado. Otros correctores en lápiz son bastante grasosos; permiten lograr una apariencia menos obvia porque se difuminan con facilidad, pero su textura a menudo hace que se deslice hacia el interior de las arrugas que están alrededor de los ojos. Por estas razones, este es el tipo menos común de corrector que encontrará.

Correctores líquidos cremosos: Los correctores líquidos cremosos generalmente vienen en un pequeño tubito que se puede exprimir o en tubos largos y delgados con aplicadores de esponja.

Ejemplos: *Prescriptives Camouflage Cream* ($16.50 dólares), *Lancôme Effacernes* ($21 dólares).

Aplicación: Use su dedo o el aplicador de esponja para aplicarse pequeños puntitos de corrector líquido, o bien, aplíquese una capa fina de color en el área debajo de los ojos. Difumínelo suavemente a lo largo de esta área usando su dedo o el aplicador de esponja, concentrando la mayor cantidad de corrector sobre las áreas más oscuras. Si la piel del área debajo de los ojos está seca o arrugada, sí ayuda aplicarse primero un humectante ligero y luego aplicarse el corrector. Tenga cuidado de que el humectante no sea demasiado grasoso y también de no aplicarse demasiado, ya que de otro modo, el corrector seguramente se deslizará hacia el interior de las arrugas faciales.

Ventajas: Dependiendo de su consistencia, los correctores líquidos cremosos brindan una cobertura muy ligera y uniforme y tienen la menor tendencia a acumularse en las pequeñas arrugas y pliegues de los ojos. Se pueden aplicar fácilmente por capas si se requiere una mayor cobertura y no tienden a formar una capa aterronada sobre el cutis.

Desventajas: Dependiendo de su consistencia, los correctores líquidos cremosos pueden tener demasiado movimiento y por lo tanto, pueden ser difíciles de controlar. Al aplicarse un corrector en el área debajo de los ojos, es importante que el color y la cobertura se queden en su lugar. Si el corrector es demasiado grasoso o está muy aguado, puede esparcirse con demasiada facilidad, resaltando partes del rostro que no conviene resaltar. Al aplicarlos, algunos correctores líquidos forman una capa demasiado fina, ofreciendo poca cobertura, pero si usted no necesita cobertura o si no le molesta aplicarse varias capas para conseguir la cobertura que quiere, entonces este tipo de corrector es el adecuado para usted.

Correctores en crema: Los correctores en crema generalmente vienen en botes pequeños y comúnmente tienen una textura suave y cremosa, aunque ocasionalmente pueden tener una textura seca y espesa.

Ejemplos: *M.A.C. Studio Finish Concealer SPF 15* ($12.50 dólares), *Stila Eye Concealer* ($16 dólares).

Aplicación: Dependiendo de su consistencia, los correctores en crema se pueden aplicar fácilmente con las yemas de los dedos, una brocha para corrector o una esponja, aplicando puntos de color en el área debajo de los ojos. Luego, deberá difuminar el corrector hacia fuera del área debajo de los ojos, concentrando la aplicación sobre las áreas más oscuras. Si el corrector en crema tiene una textura seca y espesa, será difícil difuminarlo y puede lucir pesado y evidente sobre el rostro. Si la piel del área debajo de los ojos está seca o arrugada, sí ayuda aplicarse primero un humectante ligero y luego aplicarse el corrector. Si el corrector en crema es muy emoliente, póngase muy poco humectante debajo de los ojos y elimine el exceso con toques suaves. La mayoría de los humectantes pueden hacer que los correctores en crema se deslicen con aún mayor facilidad hacia el interior de las arrugas faciales. Los correctores en crema emolientes se deben fijar con polvo suelto inmediatamente después de haberlos difuminado para ayudar a que no se acumulen en los pliegues y arrugas.

Ventajas: Los correctores en crema pueden tener una consistencia cremosa y humectante muy agradable, pero también pueden ser bastantes espesos. Dependiendo de su consistencia, pueden ser fáciles de aplicar y también pueden brindar una cobertura uniforme, a menudo opaca. Son particularmente adecuados para las mujeres con el cutis extremadamente seco que desean una cobertura adicional. Los correctores en crema también se pueden usar fácilmente como bases.

Desventajas: Si el corrector en crema es demasiado espeso o grasoso, se acumulará en las arrugas y pliegues de su cara. Si es seco y espeso, es probable que se le dificulte difuminarlo bien, además de que también se acumulará fácilmente en los pliegues y arrugas de su rostro. Este tipo de corrector no es adecuado para cubrir imperfecciones.

<u>**Correctores líquidos de acabado mate:**</u> Los correctores líquidos de acabado mate comúnmente vienen en un tubo exprimible o en un tubo con un aplicador de esponja.

Ejemplos: *Paula's Select No Slip Concealer* ($7.95 dólares), *Elizabeth Arden Flawless Finish Concealer* ($14 dólares).

Aplicación: Use su dedo o el aplicador de esponja para aplicarse pequeños puntos de corrector líquido sobre el área debajo de los ojos, luego difumínelo rápidamente usando toques suaves. Si la piel debajo de los ojos área esta seca o arrugada, sí ayuda aplicarse primero una pequeña cantidad de algún humectante ligero y luego aplicarse el corrector. Aunque la aplicación de estos correctores no es tan difícil como la de los correctores ultramate, sí es necesario que aprenda a difuminarlos con gran habilidad para que logre los mejores resultados.

Ventajas: Dependiendo de su consistencia, los correctores mate pueden brindar una cobertura que puede ir de ligera a completa. Generalmente no se acumulan en los pliegues ni se deslizan y tienden a durar más que los correctores en crema y de crema a polvo. También funcionan bien como base para la sombra de ojos cuando las sombras de ojos se desvanecen o se acumulan en los pliegues. Los correctores de acabado mate también funcionan bien para cubrir los granos.

Desventajas: Si usted tiene arrugas prominentes alrededor y debajo de los ojos, los correctores de acabado mate pueden hacer que las arrugas se vean más pronunciadas. Algunos correctores de acabado mate dejan una capa gruesa y seca, es difícil difuminarlos bien o se secan con demasiada rapidez.

<u>**Correctores de crema a polvo de acabado mate:**</u> Los correctores de crema a polvo de acabado mate generalmente vienen en forma de compacto y a menudo parecen una versión pequeña de las bases de crema a polvo.

Ejemplos: *Clinique City Base Compact Concealer SPF 15* ($13.50 dólares), *Lancôme Photogenic Concealer SPF 15* ($20 dólares).

Aplicación: Use su dedo, una brocha para corrector o una esponja para aplicarse toques suaves de corrector en el área debajo de los ojos o encima de otras decoloraciones.

Ventajas: Este tipo de corrector es muy fácil de aplicar. Se desliza y difumina igual que un corrector en crema, pero además le dura tanto como un corrector de acabado mate. Los correctores como este funcionan muy bien en cualquier parte del rostro, especialmente si se necesita cubrir un área más extensa. Algunas versiones contienen filtros solares eficaces.

Desventajas: Pese a su acabado mate inicial, los ingredientes que les dan a estos correctores su textura cremosa tienden a causar que eventualmente se acumulen (y se sigan acumulando) en los pliegues y arrugas del rostro. El acabado de polvo puede hacer que las arrugas se vean más pronunciadas y este tipo de corrector no es el mejor para cubrir manchas o para usar sobre un cutis seco y escamoso.

Correctores líquidos ultramate: Los correctores líquidos ultramate generalmente vienen en tubos delgados con aplicadores de esponja. Aunque hace tiempo era fácil encontrarlos, muchos de ellos ya no atraen a las consumidoras porque es muy difícil utilizarlos y porque pueden hacer que las arrugas debajo de los ojos se vean más pronunciadas; sin embargo, casi nunca (por no decir jamás) se acumulan en los pliegues y arrugas.

Ejemplos: *Revlon ColorStay Concealer* ($9.49 dólares), *Maybelline Great Wear Concealer* ($4.69 dólares).

Aplicación: Use su dedo o el aplicador de esponja para aplicarse pequeños puntos de corrector líquido de modo que se aplique una capa fina de color en el área debajo de los ojos. Debe difuminar este tipo de correctores con mucha rapidez y precisión porque se seca en segundos. Una vez que estos correctores ultramate se secan, no hay manera de moverlos de su lugar y tampoco hay manera de ajustar el difuminado, por lo que podría terminar con rayas o parches de color. Una vez que los correctores ultramate se secan, hacen lo que dicen hacer. ¡Pero en serio! Si la piel debajo de los ojos área está seca o arrugada, sí ayuda aplicarse primero un humectante ligero y luego aplicarse el corrector. Los correctores como este siempre se deben aplicar antes que la base, ya que si los aplica encima de la base, le aseguro que se verá en problemas. Sin embargo, si usa una base ultramate, generalmente no será necesario que use un corrector ultramate, ya que la base ultramate normalmente le brindará la suficiente cobertura opaca como para cubrir prácticamente lo que sea.

Ventajas: Dependiendo de su consistencia, los correctores ultramate brindan una cobertura de ligera a mediana y uniforme y, si se difuminan correctamente, es una garantía que no se acumularán en los pliegues y arrugas alrededor de los ojos. Son maravillosos para aquellas mujeres a quienes se les corre o se les desliza el maquillaje durante el día. También son bases para sombras de ojos excelentes y duraderas que evitan que las sombras se desvanezcan o se acumulen en los pliegues a lo largo del día.

Desventajas: Debido a que los correctores ultramate se quedan perfectamente en su lugar y dejan un acabado sumamente mate, pueden hacer más notorias las arrugas debajo de los ojos. No siempre ayuda aplicarse un humectante debajo de estos correctores porque a veces pueden hacer que queden rayas y manchas. Al aplicarse este tipo de correctores debajo de los ojos, es importante que sólo se aplique el color donde lo necesite y que lo difumine rápidamente.

Técnicas para difuminar el corrector

Independientemente del tipo de corrector que use, la manera de aplicarlo es esencialmente la misma. Aplíquese toques suaves de corrector con las yemas de los dedos, el aplicador de esponja o el tubito de corrector en sí, dibujando una media luna de media pulgada desde la esquina interna del ojo hasta aproximadamente una tercera parte del área debajo de los ojos. Aplíquese corrector sólo en las áreas oscuras. Si toda el área debajo de los ojos es oscura, entonces ahí es donde debe aplicarse el corrector. Si tiene los párpados oscuros, también puede aplicarse corrector ahí para aclararlos. A menos que esté usando un corrector de acabado mate o ultramate, fije el corrector con una ligera capa de polvo suelto o compacto. Esto le permitirá lograr un acabado uniforme y hará que el corrector le dure más (pero tengo cuidado de no aplicarse demasiado polvo en el área debajo de los ojos porque esto también puede hacer que las arrugas se vean más pronunciadas).

Si quiere hacerse un maquillaje más elaborado, puede aplicarse un poco de corrector a lo largo de la parte plana del caballete de la nariz, a lo largo de las líneas de la sonrisa, a lo largo de toda el área debajo de los ojos, en la parte superior de los pómulos y en el centro de la frente y de la barbilla para acentuar y resaltar estas áreas. Estas opciones a menudo son complicadas y llevan mucho tiempo, incluso para las mujeres que tienen una gran habilidad para maquillarse, y usted puede lograr casi los mismos resultados aplicándose correctamente el resto del maquillaje. Como podrá ver en mi foto, que sale en este libro, yo nunca he usado estas técnicas para maquillarme, y a pesar de esto, todas estas áreas aparecen resaltadas por la manera en que me aplico el resto del maquillaje. Si elige resaltar estas áreas, apliquese puntos de iluminador encima o debajo de la base en estas áreas y difumínelo bien, controlando el color para que no le quede "iluminado" todo el resto. Si desea probar este paso adicional, la meta es que se limite el color a sólo ciertas áreas (vea la fotografía en la página 337).

Independientemente de que se aplique el corrector primero y luego la base o que se aplique primero la base y luego el corrector, difumine cuidadosamente el corrector hacia afuera y abajo de los ojos con toques suaves con el dedo, una brocha para corrector o una esponja (yo siempre prefiero usar una esponja), asegurándose de que no se pueda ver dónde termina el corrector y dónde empieza la base. El truco está en difuminar el corrector sólo sobre el área donde lo necesita. Si usted se ha preguntado si realmente es necesario usar una brocha para corrector, entonces lo más probable es que no lo sea.

Evite los errores con el corrector

1. Si tiene arrugas notorias alrededor de los ojos, no use un corrector demasiado espeso o seco; estos correctores pueden aterronarse debajo de los ojos y exagerar las arrugas.
2. Considere mis recomendaciones de los correctores específicos que no se acumulan en los pliegues y arrugas alrededor de los ojos o asegúrese de probar el corrector antes, usándolo debajo de los ojos durante un rato para asegurarse que no se acumule en los pliegues y arrugas y para ver cómo funciona con su base y su tono de piel.
3. Si el corrector se nota demasiado, esto quiere decir que ha elegido el tono incorrecto, que se ha aplicado demasiado corrector o que no lo ha difuminado bien de modo que se traslape con su base.
4. No use correctores de color durazno, anaranjado, verde, rosa o ceniza.
5. Si su cutis está seco, apliquese un humectante ligero debajo de los ojos para evitar que el corrector se vea aterronado o que haga que las arrugas se vuelvan más aparentes. Un humectante demasiado espeso o emoliente puede hacer que casi cualquier corrector se deslice hacia el interior de los pliegues y arrugas alrededor de los ojos. Tenga cuidado al usar un humectante con un corrector ultramate porque le pueden quedar rayas o manchas de corrector si el humectante es demasiado espeso o si se aplica demasiado humectante.
6. No olvide difuminar la base y el corrector para que no se le note dónde termina uno y empieza el otro. La manera más fácil de lograr esto es con una esponja para maquillaje.

BASE

En lo personal, nunca me ha encantado la idea de embadurnarme una base en toda o parte de mi cara. Entiendo perfectamente a las mujeres que se quejan porque se sienten "artificiales" cuando usan una base. ¿Entonces por qué recomiendo que la usen? Porque las bases le permiten crear una capa perfecta y pareja sobre su rostro. Si el cutis tiene un color, textura y apariencia uniformes, el rubor y las sombras de ojos que se aplique se verán parejas en lugar de entrecortadas. Sin embargo, el truco está en lo siguiente: **en la medida de lo posible, el rostro nunca se debe ver como si trajera una capa de base encima.**

Aunque usted sea una de esas mujeres afortunadas que tienen un cutis terso y perfecto, es importante que considere usar una base por la manera en que ayuda a que las sombras de ojos y los rubores se apliquen de manera más uniforme. Si usted trata de difuminar rubores y sombras de ojos sin haberse aplicado una base, lo más probable es que los colores no se vean parejos o que se vayan desgastando de manera dispareja a lo largo del día. La base hace que los colores en polvo se queden en su lugar. La piel en sí no posee propiedades adhesivas (¡imagine lo que se adheriría a la misma si las tuviera!). Por lo tanto, la base le da al resto del maquillaje algo a lo cual adherirse uniformemente. Por sí solos, los rubores y las sombras de ojos sí tienen cierta capacidad de quedarse en su lugar, pero no mucha. Además, las bases que se venden actualmente ofrecen algunas opciones increíbles para crear la ilusión de un cutis terso y perfecto sin que parezca maquillaje y muchas de las mejores bases también contienen un filtro solar eficaz.

Cómo encontrar el tono perfecto

Tome nota porque lo que le voy a decir es vital: el tono de su cutis y el tono de su base deben ser exactamente iguales. Si usted tiene un cutis pálido, no hay problema. Acepte el hecho de que es pálido y compre una base de tono claro que sea exactamente igual al tono de su cutis. **Independientemente de que tenga el cabello rojizo y piel muy blanca o el cabello negro y piel morena, el color de la base debe ser exactamente al color de la piel sobre la cual se va a aplicar. No compre una base que haga que su rostro se vea incluso uno o dos tonos más oscura o más clara ni una base que cambie el color de su cutis de forma alguna.** Aun si la diferencia sea muy sutil, usted correrá el riesgo de verse mucho más maquillada de lo que desea, particularmente para los maquillajes de día.

Encuentre una base que sea exactamente igual a su color de cutis y que sea fácil de aplicar de manera uniforme.

Cuando le digo que es importante que el color de su base sea exactamente igual al color de su cutis, quizá usted se pregunte, "¿Y cuál es exactamente este color?"

Tradicionalmente, el color del cutis se ha definido por el tono básico subyacente. Así, el cutis se considera de tono olivo cuando parece tener un tono cenizo o verde, de tono amarillento cuando tiene un tono amarillo o dorado y de tono rojizo cuando tiene reflejos de color rosa o rojo. Estas categorías son aplicables a todas las mujeres, incluyendo las mujeres de color; el color subyacente de su piel siempre guardará una relación con alguno de estos tonos de piel. Quizá le hayan dicho que usted es de alguna "estación" en particular y que su guardarropa y su color de base deben tener un matiz específico, ya sea frío (tono azulado) o cálido (tono amarillento). Por desgracia, toda esa información acerca del tono de la piel puede ser engañosa al momento de escoger el color de la base.

Si le han dicho que su rostro tiene matices fríos, es decir, matices azulados, ¿significa esto que debe usar una base de tono azulado? Por supuesto que no. Si su cutis tiene un color cenizo, elegir una base de color cenizo sólo la hará lucir más verde. Si su piel es rosada o roja, aplicarse una base de color rosa sobre todo el rostro la hará verse como si se hubiera puesto una mascarilla rosa. Si tiene un tono de piel amarillento, aplicarse una base de color amarillo la hará verse más amarilla. Ninguna de estas opciones se vería natural y perfecta (como debería verse una base) y ninguna igualaría en lo más mínimo el color básico subyacente de su cutis.

¿Entonces qué debe hacer? Cuando esté comprando una base, es importante que identifique su color exacto de su cutis y que encuentre una base que iguale este color, sin importar cuál sea el tono subyacente de este. **En la mayoría de los casos, independientemente de su raza, nacionalidad o edad, su base debe ser de algún tono marfil neutro, beige neutro, tostado, café oscuro, café claro bronceado o ébano, con un ligero —y repito— un muy ligero matiz amarillo, y nada de anaranjado, rosa, verde o azul. No hay personas de piel anaranjada, rosa, verde o azul, entonces comprar bases de estos colores es absurdo.**

¿Por qué es necesario que tenga un matiz ligeramente amarillo? Porque el color del cutis, en casi todos los casos, tiene un matiz amarillento, debido a que el color natural de la melanina (el pigmento de la piel) tiende a ser amarillento. Hay unas cuantas excepciones a esta regla. Las indias norteamericanas y sudamericanas, un pequeño porcentaje de mujeres afroamericanas y algunas mujeres polinesias sí tienen una sombra rojiza en el cutis y, en estos casos, se debe ignorar esta información acerca de las bases neutras. Debido a que su cutis tiene un matiz ligeramente rojizo, estas mujeres necesitan buscar bases que tengan un tinte ligeramente rojizo, pero esto se refiere a una base que tenga un "toque" de color café rojizo y no una base de color cobre, anaranjado o durazno.

Unas cuantas líneas de maquillaje han sido específicamente diseñadas para mujeres asiáticas. Estas líneas presumen tener "una colección única de bases con tonos amarillos" apropiadas para todo tipo de cutis, pero más específicamente, para las mujeres asiáticas. Yo concuerdo en que la mayoría de los tipos de cutis, incluyendo los de las mujeres asiáticas, lucen mejor con bases y polvos de color amarillo/neutro. Sin embargo, muchas líneas de maquillaje tienen bases maravillosas de colores amarillo/neutro. El mismo principio aplica en el caso de las mujeres afroamericanas. Hay muchas líneas que dicen cumplir con las necesidades específicas de las mujeres con un color más oscuro de piel, pero estas líneas a menudo tienen una gama muy deficiente de colores o tipos inadecuados de bases (la excepción son los colores de bases de la línea *Iman*, http://www.i-iman.com). Lo mejor es encontrar un tipo y color de base que le funcione para su propio cutis en lugar de limitarse a comprar sólo la base de una línea especial que promete satisfacer los requerimientos de un color específico de cutis.

Pregunta: ¿Si todas las revistas de moda y los expertos de maquillaje hablan acerca de que las bases deben ser translúcidas y deben igualar exactamente el color del cutis, entonces por qué hay tantas mujeres de todas las edades que usan bases pesadas que se ven poco naturales? Quizá sea por la confusión que existe con respecto al tono del cutis y el color de la base, tal vez porque no verifican cómo luce su base a la luz del día o, en algunos casos, probablemente tenga algo que ver con el hecho de que muchas mujeres odian su cutis y piensan que una capa gruesa de base se ve mejor que lo que la naturaleza les dio. En lugar de hablar de las implicaciones emocionales de odiar su cutis, sólo diré que cubrir su rostro con una capa evidente de base sólo empeora las cosas. **Lo que es esencial para cualquier aplicación atractiva de maquillaje es empezar con una buena base de textura ligera que se difumine impecablemente; de otro modo, parecerá que trae el maquillaje pegado con pegamento.** Aunque sienta la necesidad de usar una base que le cubra bien las imperfecciones, la cobertura *obvia* es un error monumental y puede afectar todo su maquillaje. Por supuesto, el propósito de usar una base es para cubrir las imperfecciones, pero también sirve el propósito de mejorar —y no enmascarar— su cutis.

Una excepción a la regla de igualar el color del cutis

Aunque al elegir una base es importante que trate de igualar exactamente el color de su cutis, en algunos casos es más importante que trate de igualar la base con el color de su cuello. Si la piel de su rostro es más oscura que la piel de su cuello y el color de la base es igual al color de su cara, entonces parecerá que trae una máscara por la diferencia de color. Lo opuesto también aplica. Si su rostro es de un color más claro que su cuello y usted se aplica una base que es igual al color de su rostro, seguirá pareciendo que trae una máscara por la diferencia de color. En situaciones como esta, trate de igualar el color de la base con el color del cuello o elija un color intermedio entre el color del cuello y de la cara.

En el caso de mujeres que tienen decoloraciones faciales o cicatrices severas, puede ser difícil ignorar el hecho de que necesitan una aplicación gruesa de base que les brinde una cobertura completa y opaca. Por desgracia, la única manera de lograr este efecto es usando una base pesada o espesa. Los fabricantes que dicen vender bases que prometen brindar una cobertura superior y al mismo tiempo brindar una apariencia natural simplemente no le están diciendo la verdad. Nadie puede cubrirse la cara de base y camuflajear las imperfecciones sin que se le vea lo que le está cubriendo la cara. Pero esto no significa que no deba considerar usar una base más pesada; sólo tenga presente que, en esencia, estará reemplazando un problema por otro. La ventaja es que tiene dos opciones a elegir, y aunque esto también le represente un dilema, usted sigue teniendo el poder de tomar la decisión final con respecto a qué es lo que le funciona y la hace sentir mejor.

La decisión final

Una vez que haya seleccionado un color de base, hay sólo una manera de estar absolutamente segura de que es el color indicado para usted: aplíquese la base por toda la cara y vea cómo se le ve a la luz del día. Véala desde todos los ángulos y decida si es exactamente igual al color de su cutis. Si se la aplicó con cuidado pero hay líneas de demarcación en el área de la quijada o si se le ve demasiado gruesa o grasosa, o le da un tinte anaranjado, rosa claro, rosa oscuro o cenizo o si se ve pesada y opaca en lugar de translúcida y ligera, pida más muestras. De hecho, es probable que necesite probar varios tipos de base antes de encontrar la correcta.

Una guía práctica para descartar alternativas es probarse muchos colores distintos a la vez. Empiece con varios colores que parezcan ser opciones posibles y aplíquese una raya de cada color sobre el área de los cachetes. La mejor alternativa será una que se combine casi perfectamente con el color de su cutis. Las opciones inadecuadas serán obvias, dejando bordes aparentes que no se desvanecen en el cutis. Esta técnica es un método confiable para eliminar algunas opciones, pero también he visto, más veces de las que podría contar, que puede producir resultados desastrosos por no llevarlo completamente a cabo. Use este método sólo como un proceso de eliminación, ya que no sustituye la necesidad de ver cómo le luce el color sobre el rostro a la luz del día ni la necesidad de aplicarse un mismo tono de base sobre un área más extensa de la cara.

Siga probándose bases hasta que encuentre la mejor. **Una vez que haya elegido una base con la que se sienta cómoda, espere al menos dos horas y vuelva a verse el rostro a la luz del día, ya que la única manera de evaluar el tiempo que le durará la base, si cambia o no de color o si se vuelve muy grasosa o reseca conforme va transcurriendo el día es dejándosela puesta durante un rato.** Una vez que haya evaluado todos estos detalles a la luz del día, entonces puede decidir si la base que eligió es del color correcto o del tipo indicado para usted. Por favor tómese el tiempo necesario para realizar todo este procedimiento. Este consejo la guiará por el camino correcto y, en última instancia, es la única manera en que podrá asegurarse de encontrar la base indicada. Si usted se confía sólo de lo que le dice el vendedor y de la iluminación que hay en el mostrador de productos cosméticos, si elige el color indicado será por pura suerte. Y si escoge la base equivocada, independientemente de la perfección con la que elija y se aplique todo el resto de su maquillaje, entonces todo eso se le verá mal también.

Las mejores tiendas

Aunque hay muchas opciones maravillosas de bases disponibles en las farmacias, la falta casi universal de probadores es increíblemente frustrante. Si usted es una consumidora ahorrativa que está buscando una base a un precio razonable, comprar una base en una farmacia puede ser todo un reto, ya que casi siempre la dejarán ahí parada en el pasillo (bajo una luz horrenda y sin un solo espejo a kilómetros a la redonda) para que adivine cuál tono de base es mejor para usted. Por esta razón, yo la aliento a que inicie su búsqueda en alguna tienda departamental o *boutique* (como Sephora) donde los probadores de productos son la regla, no la excepción. Terminará gastando más en una base, pero bien lo vale por la conveniencia de poder probárselos, vérselos en un espejo, llevarse muestras y recibir la guía (en todo momento) de un profesional. Una vez que adquiera más práctica y sepa cuáles son los tonos que le sirven y cuáles no, entonces podrá aventurarse de vuelta a la farmacia para probar otra vez. Puede serle útil llevar consigo la base que esté usando actualmente —siempre y cuando el color de la base sea exactamente igual al color de su cutis— y compararla contra las opciones que están disponibles en la farmacia. Por último, debido a que no podrá verse el color sobre su cutis sino hasta que compre la base y se la pruebe en casa, asegúrese de comprar bases sólo en las farmacias o tiendas de mercancías masivas que le permitan devolver productos que ya han sido abiertos. En este aspecto, las mejores tiendas son Rite Aid y Walgreens.

Tipos de base

Ahora que sabe qué hacer para encontrar una base del color indicado, el obstáculo que sigue es averiguar qué tipo de base es la más adecuada para su tipo de cutis. En la actualidad, los mostradores de productos cosméticos venden una variedad apabullante de bases, incluyendo bases libres de aceite y bases de acabado mate, bases de agua, bases de aceite (aunque estas no son muy comunes), bases de polvo compacto, bases de crema a polvo, bases de líquido a polvo, bases en lápiz, las llamadas bases autoajustables y las bases con brillo. Dada esta gama de opciones, puede ser difícil elegir sólo unas cuantas opciones para luego poder tomar una decisión final.

Nota: Muchos de los siguientes tipos de base cuentan con un filtro solar eficaz con un factor de protección solar (*SPF* por sus siglas en inglés) de 15 o mayor e ingredientes que la protegen de los rayos UVA como avobenzona, dióxido de titanio u óxido de cinc. Esto significa que puede confiar en estos productos para que la protejan del sol si se los aplica en cantidades generosas y de manera uniforme sobre todo el rostro. Si usted prefiere usar una capa translúcida y fina de base o simplemente no desea usar una base en lo absoluto, entonces deberá aplicarse primero un humectante con filtro solar. Para asegurarse de que su base con filtro solar la proteja todo el día, considere fijar su maquillaje o retocarlo durante el día con un polvo compacto que contenga filtro solar.

Bases líquidas libres de aceite y de acabado mate: La mayoría de estas bases contienen aceites (aunque por su nombre parezca que no) o ingredientes que actúan o se sienten como aceites, como las siliconas. Estos aceites e ingredientes similares a los aceites no son necesariamente malos para cualquier tipo de cutis, pero su presencia demuestra que el término *"oil-free"* (libre de aceite) es otra jugarreta de la industria de los productos cosméticos que no necesariamente le ayudará a encontrar el mejor producto para su tipo de cutis. Es importante que recuerde que lo que tienen en común la mayoría de estas es que, cuando están bien formuladas, dejan un acabado mate al secarse, sin dejarle el cutis con una apariencia brillante o "húmeda". Una vez aplicadas, las bases "libres de aceite" y mate se ven muy parecidas a las bases líquidas tradicionales, aunque a menudo tienen una apariencia más gruesa y no tienen brillo alguno.

Ejemplos: *Clinique Stay-True Makeup Oil-Free Formula* ($16.50 dólares), *Almay Wake Up Call! Energizing Makeup SPF 15* ($9.99 dólares).

Aplicación: Vea la sección de "Técnicas para difuminar la base" en la página 297.

Ventajas: Estas bases son la mejor opción para las mujeres que quieren una cobertura equilibrada sin brillo y que quieren lograr un *look* mate y terso. Duran mucho más tiempo en el cutis grasoso y en las áreas grasosas del rostro que la mayoría de las demás bases (exceptuando las bases ultramate), lo cual es un efecto altamente deseable, tal vez esencial, para algunas mujeres.

Desventajas: Usar este tipo de bases no tiene muchas desventajas. Algunos pueden hacer que el cutis se vea o se sienta reseco y escamoso, pero por lo general esto ocurre sólo con las que contienen talco u otros ingredientes absorbentes.

Bases ultramate: Estas bases son productos asombrosos que de verdad se quedan en su lugar. La mayoría tienen una consistencia muy líquida y se aplican al igual que cualquier otra base, pero la clave con estas bases es difuminarlas con precisión. Tendrá que tener mucho cuidado de usar un humectante debajo de las bases ultramate. Pero si usa demasiado humectante, si su humectante es demasiado grasoso o si no deja que se le absorba bien, puede hacer que la base quede sucia o que forme rayas más oscuras sobre su cutis.

La principal desventaja de estas bases solía ser que se secaban a velocidad de rayo, lo que significaba que se tenían que aplicar con absoluta perfección desde el primer intento para no terminar con una aplicación rayada y dispareja. Las bases ultramate modernas son menos tenaces que sus antecesoras, pero también son mucho más fáciles de difuminar y saben perdonar los errores. El precio a pagar por esta ventaja adicional es que no duran tanto tiempo como solían hacerlo, pero la mayoría de las mujeres aprecian poder "jugar" un poco más con las fórmulas ultramate actuales.

Ejemplos: *Maybelline EverFresh Makeup* ($8.75 dólares), *Estée Lauder Double Wear Stay in Place Makeup SPF 10* ($28.50 dólares), *Revlon ColorStay Stay Natural Makeup SPF 15* ($10.95 dólares).

Aplicación: Vea la sección de "Técnicas para difuminar la base" en la página 297.

Ventajas: Estas bases son una excelente alternativa si su cutis es extremadamente grasoso, si su maquillaje se desliza o desaparece a medida que transcurre el día, si vive en climas húmedos, si hace ejercicio pero quiere que su maquillaje se quede en su lugar o si le agrada un acabado completamente mate. Las bases ultramate duran más que cualquier otro tipo de base y no se deslizan ni se mueven. Si su cutis es muy grasoso, definitivamente debe probar una de estas bases.

Desventajas: Por desgracia, el uso de bases mate libres de aceite sí tiene muchas desventajas. El principal problema es que la mayoría dejan una capa gruesa y producen una apariencia de "máscara", haciendo que el cutis se sienta reseco y estirado. Para aplicarse este maquillaje de manera uniforme, debe difuminarlo con mucha rapidez, ya que, de otro modo, se secará en su lugar antes de que se dé cuenta y será muy difícil difuminarlo más. Este tipo de base también puede dificultar la aplicación de sombras de ojos y rubores en crema. Las bases ultramate tienen menos movimiento que las bases más emolientes, por lo que las sombras de ojos y los rubores tenderán a adherirse a estas bases. Esto puede hacer que difuminarlos y corregir los errores sea difícil, pero no imposible.

Las mujeres de color deben tener cuidado al elegir una base ultramate, porque sin importar que sean del color correcto, estas bases pueden tender a lucir grisáceas o cenizas después de que se aplican sobre un cutis de tono más oscuro. En general, un cutis que no tiene brillo y que no refleja nada de luz tiende a verse opaco y grisáceo con este tipo de base y este efecto es aún más pronunciado en las mujeres de color.

Las bases ultramate también son las más difíciles de remover. La cantidad de bases ultramate distintas que están disponibles en la actualidad es cada vez menor, ya que las mujeres indudablemente han tenido problemas con ellas. Esto es una lástima porque estas formulaciones ingeniosas pueden funcionar de maravilla en el cutis verdaderamente grasoso.

Bases líquidas estándares y a base de agua: "A base de agua" no significa libre de aceite, aunque lo diga en la etiqueta; lo que generalmente significa es que el principal ingrediente es agua y que el segundo o tercer ingrediente es algún tipo de aceite o agente emoliente. Estas bases son un líquido espeso que se puede verter lenta pero fácilmente del frasco. Son perfectas para mujeres de cutis normal a seco y existe una cantidad prácticamente incontable de bases que encajan con esta descripción y que presentan un desempeño similar.

Ejemplos: *Laura Mercier Moisturizing Foundation* ($38 dólares), *L'Oréal Visible Lift Line-Minimizing Makeup SPF 12* ($9.99 dólares).

Aplicación: Vea la sección de "Técnicas para difuminar la base" en la página 297.

Ventajas: La mayor parte de las bases de agua son el mejor tipo de base para las mujeres con un cutis normal a seco. Son perfectas para estos tipos de cutis y pueden usarse con o sin un humectante o con un humectante que contenga un factor de protección solar (*SPF* por sus siglas en inglés). Los ingredientes aceitosos o emolientes de estas bases les permiten tener un buen movimiento, lo que facilita su difuminación y permite que el rubor y las sombras de ojos se puedan difuminar sin esfuerzo y de manera uniforme sobre el rostro. Cualquier error se puede borrar fácilmente con una esponja.

Desventajas: Si tiene el cutis grasoso o combinado, este tipo de base no es adecuado para usted. Incluso la poca cantidad de ingredientes aceitosos o emolientes que contienen estas bases brillan casi de inmediato cuando se aplican sobre un cutis grasoso. Las mujeres que no tienen el cutis grasoso pero que le tienen terror a cualquier chispita diminuta de brillo en la cara tampoco quedarán complacidas con los efectos de estas bases, mientras que para aquellas que son propensas a las erupciones, las pequeñas cantidades de aceite o emolientes que contienen estos productos cosméticos pueden preocuparlas. En general, yo personalmente no creo que el uso de bases de agua tenga desventajas, por lo que las recomiendo ampliamente. Este tipo de base también es fabuloso para las mujeres de color. La pequeña cantidad de ingredientes emolientes que contiene ayuda a darle un brillo muy placentero al cutis, evitando que el cutis de tono más oscuro luzca opaco o cenizo. Este mismo brillo también es muy atractivo para las mujeres de cutis seco.

Si no le agrada la pequeña cantidad de brillo que estas bases le dejan en el cutis, pruebe aplicarse una ligera capa de polvo suelto. Después de que haya difuminado la base, puede aplicarse el polvo en todo el rostro para disminuir el brillo.

<u>**Bases a base de aceite:**</u> Las bases de aceite son aquellas en que algún aceite aparece como el primer ingrediente de la lista y el agua aparece generalmente como el segundo o tercer ingrediente de la lista. Estas bases se sienten, lucen y son de aplicación grasosa y espesa, pero se pueden difuminar bastante hasta dejar una capa fina y tersa. Usted puede difuminar una base de aceite hasta dejarse una capa muy fina y sutil de maquillaje.

Ejemplos: *Alexandra de Markoff Countess Isserlyn Cream Makeup* ($47.50 dólares), *NARS Balanced Foundation* ($38 dólares).

Aplicación: Vea la sección de "Técnicas para difuminar la base" en la página 297.

Ventajas: Las bases de aceite pueden ser muy buenas para las mujeres con un cutis extremadamente seco o arrugado. Los ingredientes emolientes ayudan a que el cutis luzca fresco y humectado, lo cual puede disminuir la apariencia de las arrugas.

Desventajas: Las bases de aceite tienden a ser muy grasosas y espesas y pueden terminar luciendo así en su cutis a menos que tenga una gran habilidad para difuminarlas. También tienden a tornarse de color anaranjado después de su aplicación porque el aceite adicional que contienen afecta a los pigmentos de estas bases. Esto también puede ocurrir en las mujeres de color y explica por qué estas bases pueden verse anaranjadas después de usarlas un rato. La recomendación típica para aplicarse una de estas bases es humedecer la esponja para que se pueda aplicar una capa más fina y más parecida a la que deja una base de agua. Sin embargo, puede ser difícil saber qué tanto debe humedecer la esponja y si se equivoca, puede terminar con rayas por toda la cara. ¿No sería más fácil usar una base de agua para empezar y saltarse las desventajas de la base de aceite? Eso es lo que yo recomendaría. Además, si usa un polvo facial encima de este tipo de base, el aceite absorbe el talco y la cara puede terminar viéndose "recubierta" y muy maquillada incluso aunque se haya aplicado y difuminado una capa muy fina de base. Lo mismo aplica en el caso de los rubores y las sombras de ojos, ya que terminarán viéndose pesados por la mayor cantidad de aceite que está en la piel y también adquirirán un tono más oscuro después de que se los haya aplicado. Los rubores tradicionales en crema tienden a funcionar mejor encima de este tipo de bases.

<u>**Bases de polvo compacto:**</u> Estas bases vienen en un compacto, dejan una apariencia y tienen un desempeño muy similares a las de cualquier polvo compacto, porque eso es lo que en realidad son, sólo que las bases

brindan un poco más de cobertura y se quedan mejor en su lugar. Casi todas tienen una consistencia cremosa y sedosa, pero cuando se aplican en el cutis, se difuminan con tanta facilidad y ligereza como cualquier polvo compacto.

Ejemplos: *Laura Mercier Foundation Powder* ($38 dólares), *Chanel Double Perfection Makeup SPF 8* ($45 dólares), *M.A.C. Studiofix Powder Plus Foundation* ($22 dólares).

Aplicación: Usted se puede aplicar estas bases con una esponja o una brocha sobre todo el rostro, incluyendo los párpados. Esta es la manera más fácil de lograr una aplicación uniforme, ligera y rápida. Si tiene el cutis seco, quizá le sea un poco difícil lograr una aplicación uniforme, pero estas bases de polvo sí quedan parejas en todos los demás tipos de cutis, brindando una cobertura que oscila entre extremadamente translúcida a intermedia. Para detalles más específicos acerca de las técnicas de difuminación, vea la sección de "Técnicas para difuminar la base" en la página 297.

Ventajas: Las bases de polvo son maravillosas para las mujeres con cutis normal a grasoso o cutis combinado. Se difuminan fácil y rápidamente, duran todo el día, generalmente no cambian de color y se sienten excepcionalmente ligeras sobre el rostro. Son lo mejor para quienes quieran que su base se sienta y se note lo menos posible. También funcionan bien encima de filtros solares y pueden ayudar a disminuir el brillo que dejan en el cutis algunos ingredientes de los filtros solares (incluso los que contienen las bases mate).

Desventajas: Las mujeres que tienen el cutis seco no deben usar una base de polvo. Estas bases tampoco son una buena opción para las mujeres de piel escamosa, sin importar su tipo de cutis. El polvo que contienen hace que estas bases sean demasiado secantes para el cutis seco y la manera en que se aplica puede hacer que el cutis luzca aún más reseco y escamoso. Asimismo, quizá sería una buena idea que las mujeres con un cutis muy grasoso tengan cuidado con las bases de polvo, ya que estas bases pueden adquirir una apariencia gruesa y "encharcada" conforme el aceite natural de su piel vaya saliendo a la superficie a lo largo del día.

Bases de crema a polvo: Estas bases son una mezcla interesante de una base líquida y cremosa y un polvo compacto. Vienen en un compacto y tienen una apariencia muy cremosa, casi grasosa. Cuando se las aplica, la parte cremosa desaparece y le queda un acabado polvoso ligeramente mate. Las bases de crema a polvo brindan una cobertura muy superior a la de las bases de polvo compacto.

Ejemplo: Clinique City Base Compact Foundation SPF 15 ($21).

Aplicación: La mejor manera de aplicarse una base de crema a polvo es con una esponja. Algunas mujeres pueden hacerlo con una brocha, pero yo opino que esta técnica es difícil de dominar y no da un buen resultado. Vea la sección de "Técnicas para difuminar la base" en la página 297.

Ventajas: Las bases de crema a polvo se difuminan fácil y rápidamente y dan una cobertura media, semimate y suave. Funcionan de maravilla para las mujeres de cutis normal a ligeramente seco o cutis ligeramente combinado. Por su consistencia, no es necesario que se aplique polvo encima de la base. Si desea usar polvo, asegúrese de aplicarse la capa más ligera posible para evitar que su maquillaje luzca aterronado y pesado.

Desventajas: Al aplicarlas, las bases de crema a polvo pueden dejar una capa algo gruesa, dejándola con un *look* muy maquillado en lugar de una apariencia translúcida y natural. No funcionan bien para las personas que tienen el cutis grasoso porque algunos de sus componentes pueden ser demasiado cremosos, haciendo que el cutis se vea grasoso. Tampoco funcionan bien para las mujeres que tienen el cutis seco porque el polvo que contienen puede darles un efecto demasiado "empolvado" y causar más resequedad. En esencia, son mejores para el cutis normal.

Bases de líquido a polvo: Estos polvos líquidos —que tienen una textura húmeda similar a la de un gel— se aplican con facilidad y al secarse, dejan un acabado sedoso, translúcido y ligeramente mate. Generalmente, su ingrediente principal es el agua, seguida de algún agente resbaloso como la glicerina. A diferencia de las bases de crema a polvo, las bases de líquido a polvo se sienten significativamente más ligeras sobre el rostro. También tienden a durar más sobre el cutis grasoso o combinado porque contiene muy pocos o ningún ingrediente cremoso o ceroso.

Ejemplos: *Vincent Longo Water Canvas* ($45 dólares), *Aveda Cooling Calming Cover Sheer Face Tint* ($18 dólares), *Cover Girl Aqua Smooth Makeup SPF 15* ($8.50 dólares).

Aplicación: La mejor manera de aplicarse una base de crema a polvo es con una esponja. Algunas mujeres pueden hacerlo con una brocha, pero yo opino que esta técnica es difícil y da malos resultados. Vea la sección de "Técnicas para difuminar la base" en la página 297.

Ventajas: Las bases de líquido a polvo se aplican rápidamente y con relativa facilidad y dejan un acabado semimate a mate con una cobertura ligera a mediana. Funcionan muy bien en las mujeres de cutis normal a grasoso o ligeramente combinado. Por su consistencia, no es necesario aplicarse un polvo encima de la base. Si desea usar polvo, asegúrese de aplicarse la capa más ligera posible para evitar que su maquillaje luzca aterronado y pesado.

Desventajas: Las bases de líquido a polvo se secan rápidamente y, por lo tanto, a veces es difícil lograr una aplicación uniforme. Este tipo de base no funciona bien en un cutis seco porque el agua que contiene tiende a adherirse a las áreas resecas de este, dejando un acabado de polvo que no se elimina fácilmente. Si usted tiene el cutis seco y desea probar este tipo de base, aplíquese un humectante o filtro solar emoliente antes de aplicarse la base. El producto en sí se tiene que mantener bien cerrado porque el agua se evaporará si se deja expuesto al aire durante períodos prolongados. Algunos de los maquillajes de líquido a polvo que vienen en compactos se pueden despostillar o romper si no tiene cuidado al frotar la esponja sobre el maquillaje.

Bases en lápiz: En esencia, las bases en lápiz son bases de crema a polvo en forma de lápiz, por lo que su aplicación, ventajas y desventajas son las mismas que se mencionaron en esa sección. La diferencia principal entre una base en lápiz y una base de crema a polvo es el número de diferentes niveles de cobertura que ofrecen las bases en lápiz. Mientras que las bases de crema a polvo generalmente proporcionan una cobertura mediana, las bases en lápiz se venden en fórmulas que brindan una cobertura que va de translúcida a total con una textura mate o cremosa. Muchas bases en lápiz también contienen filtros solares eficaces, convirtiéndolas en una muy buen opción "todo en uno". Además, también se pueden usar como corrector y la mayoría de las líneas de productos ofrecen una amplia variedad de tonos.

Ejemplos: *Elizabeth Arden Flawless Finish Stick Makeup SPF 15* ($18 dólares) y *Trish McEvoy Foundation Stick* ($38 dólares).

Aplicación: Las bases en lápiz se pueden aplicar sobre el cutis y luego se pueden difuminar con una esponja, los dedos o, si está lista a enfrentar un reto, con una brocha para base.

Ventajas y desventajas: Remítase a la sección de bases de crema a polvo en la página 293.

Bases con brillo: Una tendencia definitiva que se ha dado en el mundo del maquillaje es darle brillo a todo el rostro, ya sea con un preparador de maquillaje que brille, una base que tenga brillo o un polvo que brille. El brillo resplandeciente (al contrario del brillo naturalmente producido) parece estar "de moda" y tengo que admitir que se ve muy bien en las fotografías. En la vida real (y especialmente bajo la luz del Sol) tiende a verse centelleante o extremadamente artificial y si usted tiene un cutis normal a grasoso, luce como el mismo aceite del que se está tratando de deshacer. Pruébelo y véaselo a la luz del día antes de gastar su dinero. Funciona mejor para un maquillaje de noche que para un *look* clásico de día.

Ejemplos: *Revlon Skinlights Diffusing Tint SPF 15* ($11.99 dólares), *M.A.C. Hyper Real Foundation* ($24 dólares).

Aplicación: El método de aplicación varía dependiendo del tipo de base que se trate, ya sea en lápiz, de crema a polvo, líquida, en crema o en polvo (para mayor información acerca de su desempeño y textura, remítase a las secciones correspondientes que empiezan en la página 289). En general, puede usar una esponja para aplicarse todos estos tipos de bases. También se puede usar una brocha si la intención es resaltar áreas específicas del rostro.

Ventajas: Para el cutis opaco y sin vida, la mejor de las bases con brillo efectivamente puede hacer que la cara luzca sutilmente más radiante, pero si se aplica mucho producto, el brillo se vuelve evidente y centelleante o incluso puede lucir algo grasoso.

Desventajas: En pocas palabras: el brillo. Hay mucha variación en la cantidad de brillo visible que obtendrá de estos productos, entonces elija el producto de acuerdo con el brillo que desee lograr, ya sea sutil o de alto voltaje.

Bases autoajustables: Estas bases supuestamente pueden absorber el aceite, detener la producción de aceite y también prevenir la pérdida de humedad. Aún no he encontrado ninguna que cumpla con estas promesas, ¡aunque sería fantástico que alguien inventara una que sí pudiera!

Bases personalizadas: Si una base ha sido mezclada para usted y sólo para usted, ¿significa esto que podrá tener el mejor tono de base para su cutis? Este método para vender maquillaje es muy atractivo. La atención al cliente es asombrosa. Supuestamente, le mezclan una base para que iguale exactamente su color de cutis y sus necesidades. La premisa es que sólo hay un número finito de tonos ya hechos y que quizá le vendría mejor que le mezclaran una base "personalizada". Por desgracia, el concepto es mejor que la realidad. El principal problema con los productos cosméticos personalizados es que el éxito que se logre depende de la habilidad del vendedor y esa es una variable en la que sí hay enormes diferencias.

Pese a lo maravillosas que suenan, la formulación de las bases personalizadas no es necesariamente mejor (o incluso igual de buena) que la de los productos estándares. La base puede ser demasiado grasosa o demasiado seca y puede tornarse de color rosa o durazno conforme van transcurriendo las horas. Con tantos productos ya preparados en tantos colores excelentes que están disponibles, las mezclas personalizadas resultan ser, más que nada, sólo un truco mercadotécnico costoso.

¿Cuándo debe probar un producto personalizado, en especial una base personalizada? Cuando ya ha probado muchas bases estándares y sigue frustrada con el color de su base.

Técnicas para difuminar la base

Cuando quiera difuminar una base sobre su rostro, repita este mantra una y otra vez: difuminar, difuminar, difuminar y difuminar otra vez y luego, asegúrese de difuminar una vez más. Todos los demás detalles son sólo eso, detalles, y no son, ni por mucho, tan importantes como quitarse la base excedente y suavizar los bordes para asegurarse de terminar con la capa más fina posible de base sobre su cutis (vea las fotografías a partir de la página 337).

Una excepción a la regla: si está usando una base que contiene un filtro solar eficaz, una aplicación fina o translúcida no la protegerá adecuadamente del sol. Para asegurarse de obtener el factor de protección solar (*SPF* por sus siglas en inglés), que dice en la etiqueta, es esencial que se aplique la base generosamente y en una capa uniforme sobre todo el rostro. Si prefiere aplicársela en una capa fina o sólo en ciertas áreas de la cara, entonces tendrá que usar un filtro solar por separado debajo de la base o considerar usar un humectante con tinte que también contenga filtro solar, o bien, un polvo compacto que contenga filtro solar.

Recuerde que el propósito de usar una base es crear la ilusión de un cutis más terso, no una máscara visible de color. Por supuesto, el mejor lugar para examinar su técnica de difuminación es bajo la luz plena del Sol. Por desgracia, la mayoría de nosotros nos aplicamos la base bajo la luz del baño, con una exposición mínima a la luz del Sol. Una vez que sale a la luz del día, incluso en un día nublado, las áreas que le hayan faltado, particularmente junto a los oídos, la boca, la línea de la quijada, los lados de la nariz y las sienes, a menudo se verán rayadas, mostrarán una línea de demarcación (aunque el color de la base sea exactamente igual al color de su cutis) o aparecerán manchadas o corridas. ¡Estos no son los efectos que usted está tratando de lograr! Para lograr un cutis terso, necesita ser diligente y revisar su técnica a la luz del día o la mejor iluminación que pueda crear en su casa, en el lugar donde se aplique el maquillaje. ¡Pero siempre que le sea posible, revise su base a la luz del día antes de mostrarle su cara maquillada al mundo entero!

Yo nunca recomiendo difuminar la base con los dedos. En vez, use una esponja. **Si pintara una pared con los dedos, la pared quedaría toda rayada y dispareja y pasaría lo mismo cuando se estuviera aplicando base sobre el rostro.** Usar la superficie plana y suave de una esponja es la mejor manera de lograr aplicársela en una capa uniforme. La mejor herramienta es una esponja plana, cuadrada o redonda, de ¼ de pulgada (0.625 cm) de grosor que no tenga hoyos y que no esté hecha de hule espuma sintético. La forma y la densidad de este tipo de esponja le permitirán lograr la aplicación más uniforme posible. Yo sé que muchos maquilladores profesionales, desde Kevyn Aucoin hasta Bobbi Brown, están a favor de aplicarse la base con los dedos. Su razonamiento es que el calor de los dedos ayuda a que la base se integre a la piel para darle un *look* más natural. Si usted se siente más cómoda aplicándose la base con los dedos que usando una esponja, hágalo. Pero hágame caso y asegúrese de usar una esponja para difuminar los bordes de la base que se haya aplicado con los dedos. Yo creo que usted encontrará que valdrá la pena el resultado.

Limpie o cambie frecuentemente sus esponjas, particularmente si tiende a tener erupciones o si padece rosácea, psoriasis, seborrea o eczema. Aunque las esponjas son unas herramientas maravillosas para difuminar, también es cierto que les encanta quedarse con bacterias, hongos y levaduras que pueden agravar estas afecciones.

Las esponjas que frecuentemente se venden o se usan en la mayoría de los mostradores de productos cosméticos son gruesas, en forma de cuña y son de hule espuma. Son compactas, pero jalan el cutis y eso dificulta la difuminación. Además, debido a que son tan gruesas, gran parte de la base se absorbe hasta el interior de la esponja y así terminará por desperdiciar mucho producto. Las esponjas en forma de cuña se usan para el maquillaje teatral tradicional. Estas esponjas son fabulosas para aplicarse lápices de grasa o las bases tipo *pancake*, que requieren que los "jale" más sobre el rostro para aplicárselos de manera uniforme, pero esto es lo último que necesita cuando está usando una base ligera. Las líneas *Shiseido, Sephora Collection* y *Paula's Select* hacen unas excelentes esponjas para maquillaje que se pueden lavar repetidamente sin que se deshagan.

Para lograr una aplicación uniforme con su esponja delgada, plana, circular o cuadrada, ponga un poco de base directamente del frasco en la esponja, luego transfiera la base a su rostro y alrededor de los ojos dándose toques suaves con la esponja sobre la piel. También puede usar sus dedos para transferir la base desde el frasco, pintándose puntos de base sobre el rostro y luego usando la esponja para difuminar los puntos. Empiece por aplicarse una cantidad generosa de base sobre el área central de la cara, incluida el área que rodea a los ojos pero evitando los lados del rostro cerca de la línea del cabello, la quijada y la barbilla. Puede aplicarse la base en parches grandes o en puntos pequeños sobre la nariz, los párpados, los cachetes y la frente, pero sólo en esta área central. Evite ponerse base sobre todo el rostro a menos que quiera hacerse una aplicación completa de maquillaje o que esté usando una base que contenga filtro solar como su única fuente de protección contra el sol. Al concentrar la base sobre el área central de la cara, a medida que la vaya difuminando hacia abajo y hacia los lados desde el centro, habrá menos base en la quijada y en la línea del cabello. Cuando se esté aplicando una base con filtro solar, aplíquese una capa uniforme sobre todo el rostro y use el lado limpio de la esponja para difuminar suavemente los bordes del maquillaje en la quijada y en la línea del cabello. El objetivo es suavizar la base sin quitársela.

Una vez que ya se haya puesto base en la cara, empiece a usar su esponja para difuminarla hasta que quede uniforme. **Sostenga la esponja entre sus dedos y su pulgar y esparza la base hacia abajo y hacia afuera sobre todo su rostro, como si se estuviera frotando la cara y sacándose brillo, en el sentido en que le crece el vello.** (Si se difumina la base en sentido contrario al crecimiento del vello facial, el vello quedará recubierto con demasiada base). La idea es difuminar el color de la base hacia afuera desde el centro del rostro, donde inicialmente se lo aplicó, hasta el perímetro de la cara, sin dejar líneas de demarcación en la quijada o en la línea del cabello. Use el borde de la esponja que *no* tenga base (o voltee la esponja para usar el lado limpio) para quitarse con toques suaves cualquier excedente que tienda a quedarse debajo de los ojos o alrededor de la nariz. También puede usar la esponja para eliminar cualquier excedente que se vaya recolectando a lo largo de la quijada o de la línea del cabello. Cuando esté difuminando la base, no trate de forzar las cosas para que se quede sobre su cutis, porque puede acabar por quitársela. En vez, difumine una capa fina sobre su cara, esparciéndola con la esponja a medida que vaya avanzando. Si usa esta técnica, puede ir aumentando el nivel de cobertura tanto como quiera. A estas alturas, su esponja no debe estar llena de base; si lo está, entonces esto significa que ha usado demasiada.

Si no se aplicó corrector antes de ponerse base, puede aplicárselo ahora y difuminarlo en el lugar donde se lo haya aplicado. Aplíquese el corrector, el cual deberá ser uno o dos tonos más claros que la base, sobre el área debajo de los ojos y otras áreas que quiera resaltar y luego difumínelo con toques suaves usando el dedo o la esponja.

Tenga cuidado con la quijada y el cuello. Esto es muy importante. **Jamás y nunca póngase maquillaje de tipo alguno en el cuello, porque si lo hace, terminará con maquillaje en el cuello de su blusa.** Siempre verifique dos veces qué tan bien se ha difuminado la base. Los lugares de la cara en los que es más probable cometer errores incluyen las esquinas de la nariz, la punta de la nariz, las esquinas de los ojos (especialmente encima del corrector) y el borde que corre a lo largo de las pestañas inferiores. Asimismo, también puede pasar que termine poniéndose base en algunos lugares donde no debe hacer, como los oídos, la línea de la quijada y la línea del cabello, especialmente si tiene el cabello rubio. Tenga cuidado de quitarse la base de estas áreas en caso de que se haya "pasado de la raya". En ambos casos, podría terminar con un maquillaje que luce descuidado.

Su esponja es una herramienta excepcional para difuminar que deberá tener a la mano en todo momento. Cuando necesite suavizar los bordes de su rubor o sombra de ojos, puede difuminarlos con el lado de la esponja que haya usado para esparcirse la base sobre el rostro. Al usar el lado de la esponja que tiene base en lugar de usar el lado limpio permite que la esponja se deslice fácilmente sobre el rubor o la sombra de ojos sin dejar rayas ni removerlos.

Hágase una "miniaplicación" de base

Si a usted le desagrada la sensación de traer base sobre el cutis o si quiere usar la menor cantidad posible de base, pero sí le agradan los beneficios de usar una base, (principalmente que ayuda a que el rubor y las sombras de ojos se puedan aplicar de manera más uniforme), tiene una alternativa. La cosa que más les desagrada a la mayoría de las mujeres de usar una base es cómo se siente cuando se la aplican sobre todo la cara. Una manera de resolver este problema es evitando aplicarse base sobre todo el rostro, en esencia porque no es necesario hacerlo. (Por supuesto, si su base es el único producto que está usando con filtro solar, entonces sí se tendrá que aplicar una capa uniforme de la misma sobre todo el rostro). El punto clave a recordar, aparte del asunto relativo a la protección del filtro solar, es que la base se necesita principalmente para que el rubor y las sombras de ojos tengan algo a que adherirse y para que el tono del cutis luzca más parejo. Esto significa que si el color de su base es exactamente igual al color de su cutis —y después de que termine de leer esta sección, lo será— entonces se puede hacer una "miniaplicación" de base sólo sobre las áreas del rostro en las que se vaya a aplicar rubor y sombras de ojos. De este modo, no se sentirá muy maquillada y podrá aplicarse el rubor y las sombras de ojos de manera uniforme.

Para hacerse una "miniaplicación", póngase base sólo sobre la máscara imaginaria que está entre los ojos y la boca, incluyendo la nariz y los cachetes. No necesita cubrir las áreas de la barbilla, la frente o la quijada. Asegúrese de difuminar los bordes cuidadosamente con su esponja. Aplíquese el corrector de la misma manera en que lo haría si se estuviera haciendo una aplicación completa de maquillaje. Si sólo quiere un toque de color y una cobertura mínima, quizá también sería una buena idea que considerara usar un humectante con tinte. Las líneas de *Lancôme*, *Aveda*, *Neutrogena* y *Bobbi Brown* tienen unos humectantes con tinte excelentes.

Difumine la base sobre esas pequeñas arrugas finas

Si ha empezado a notar que la base o el corrector se le está metiendo a esas pequeñas arrugas que tiene en el rostro, especialmente las líneas de la sonrisa, las arrugas debajo de los ojos o las patas de gallo (¡sinceramente no le guardo respeto alguno a la persona que inventó el término "patas de gallo" para describir las arrugas que corren hacia afuera desde la esquina externa de los ojos!), entonces tendrá que ser aún más meticulosa al difuminar la base en estas áreas. En este sentido, menos es mejor. Difumine, difumine y vuelva a difuminar, asegurándose de eliminar el excedente en estas áreas con el lado limpio de la esponja. Siga difuminando intermitentemente mientras se aplica su lápiz labial, el rubor, y/o la sombra de ojos para asegurarse de haber eliminado el excedente.

Use lo menos que pueda de humectante sobre las áreas donde tenga arrugas y use una base o un corrector que no sea grasoso ni demasiado emoliente. Cualquier producto que se mueva y se deslice le abrirá el camino a la base para que llegue al interior de las arrugas.

En cuanto a los correctores y las bases que dicen desviar, reflejar o de alguna manera mejorar la apariencia de arrugas: son mentiras. Y los preparadores de base que venden algunas líneas de productos cosméticos, que generalmente son poco más que humectantes con agentes adicionales que forman una película (similares a los ingredientes que contienen los productos para estilizar el cabello), tampoco funcionan muy bien, además de que sólo agregan otra capa de producto al rostro, lo cual hace que aumente la probabilidad de que se le tapen los poros, se le empeoran las erupciones o termine con un cutis opaco. **La verdad es que un rostro sin base siempre se ve menos arrugado. No estoy segura de por qué es así, pero lo es. Puede comprobarlo por sí misma.** Vaya al mostrador de productos cosméticos, encuentre la base más cara que le prometa hacer las cosas más elaboradas en cuanto hacer que su cutis luzca menos arrugado, aplíquese una muestra de la base sobre un lado de su cara y sólo aplíquese un poco de humectante sobre las áreas resecas del otro lado de su cara. Luego, salga a luz del día y véase la cara. Quedará sorprendida al ver lo mucho que se le notan las arrugas en el lado del rostro en que se aplicó la base. Por supuesto, el lado donde se aplicó la base se verá más uniforme y tendrá un tono más parejo, no tendrá áreas enrojecidas ni manchas y los poros se habrán vuelto casi invisibles. Pero las arrugas se le notarán más que del lado de la cara en que no se haya aplicado la base. ¡Esa es la agonía y el éxtasis de usar una base!

Evite estos errores comunes en la aplicación de la base

1. No compre una base sin antes probársela y vérsela a la luz del día.
2. No use una base a menos que su color sea igual al de su cutis.
3. No use una base que sea de tono más claro que su cutis, porque si lo hace, se verá pálida o lucirá como si se hubiera pintado la cara con un gis.
4. No use bases de color rosa, durazno, rosa oscuro, anaranjado o cenizo.
5. No use bases de aceite a menos que tenga un cutis muy, pero muy seco. Estas bases le pueden dar una apariencia grasosa y más anaranjada o rosada que otros tipos de bases.
6. No use bases libres de aceite o bases ultramate a menos que tenga el cutis muy grasoso. Estas bases pueden verse muy gruesas y mate y también pueden hacer que las arrugas del rostro se noten más.
7. Las bases de crema a polvo sirven mejor para el cutis normal. La parte cremosa puede ser demasiado grasosa para el cutis grasoso y la parte de polvo puede ser demasiado seca para el cutis seco.
8. Use las bases con brillo para una maquillaje de noche especial.
9. No se aplique una capa gruesa de base; lo importante es que se aplique una capa "fina y translúcida", a menos que esté usando una base con filtro solar, en cuyo caso será esencial que se la aplique en cantidades generosas y de manera uniforme sobre todo el rostro.

10. No use sus dedos para difuminar la base sobre el rostro a menos que esté dispuesta a darse los toques finales con una esponja.

BROCHAS

Antes de pasar a los polvos, las sombras de ojos y los rubores, es crucial que hablemos de las mejores herramientas que puede usar para difuminar el maquillaje (además de la esponja que usará para difuminar su base): las brochas. Las brochas son los mejores accesorios para aplicarse casi cualquier tipo de maquillaje y le aseguro que le sería muy difícil encontrar a un maquillador que no esté de acuerdo con esto. Después de años de batallar con esos diminutos aplicadores de esponja para las sombras de ojos y las brochas para rubor que parecían hechos a la medida de una muñeca, ahora contamos como toda una variedad de brochas para elegir. Sin importar que sean de la marca *M.A.C.*, *Prescriptives*, *Bobbi Brown*, *Trish McEvoy*, *Stila*, *Maybelline*, *Aveda*, *Lorac*, *BeneFit*, *Paula's Select* u otras, actualmente están disponibles muy buenas brochas en una gama impresionante de formas, tamaños y texturas sensuales que facilitan la aplicación del maquillaje para lograr un maquillaje artístico sin esfuerzo. Sin embargo, al igual que todo lo relacionado con los productos cosméticos, un precio elevado no siempre es sinónimo de un mejor desempeño. Y tener muchas brochas no significa que podrá aplicarse su maquillaje mejor.

Su elección personal de brochas está estrictamente determinada por la manera en que usted prefiere aplicarse su maquillaje. Si su maquillaje es elaborado y/o matizado, para el cual usa varias sombras de ojos, contorno e iluminadores, entonces necesitará varias brochas. Si su maquillaje es básico y poco complicado, entonces necesitará menos. Es así de simple. (La razón por la cual los maquilladores siempre cargan con todo un arsenal de brochas es porque tienen que maquillar ojos y rostros de todo tipo de tamaños). Lo único que necesita es un conjunto de brochas que correspondan a las distintas áreas de su rostro y a los tipos y colores de maquillaje que se aplique. En las páginas 308 y 309 se muestra una fotografía de una buena colección básica de brochas que yo recomiendo.

Como regla general, lo mejor es no comprar un estuche de brochas a menos que sepa que las usará todas y que sus formas y tamaños específicos satisfarán sus necesidades.

La regla general que debemos seguir cuando estemos considerando qué tamaño de brocha comprar es: **¿El tamaño de la brocha corresponde** al tamaño del área que va a maquillar con el mismo? Si es demasiado pequeña, le llevará más tiempo aplicarse su maquillaje y también existirá la posibilidad de que termine con un maquillaje "rayado". Si es demasiado grande, entonces podría terminar con una aplicación poco cuidadosa. Para cubrir el párpado, lo mejor es una brocha pequeña y fina con pocas cerdas que no raspen ni estén rígidas. Si va a rellenar las cejas, lo mejor es usar una pequeña brocha angular que sí tenga cierta rigidez para que pueda controlar el color. (Debe ser lo suficientemente pequeña y rígida como para caber a través de los espacios entre las cejas y para que pueda seguir el borde de la ceja con el mismo control que tendría si estuviera usando un lápiz). Para el párpado, elija un tamaño de brocha que se ajuste a la curva del párpado, aplicando este mismo principio a la brocha que vaya a usar para el área del pliegue. Ambas deben estar determinadas por el tamaño de su ojo y existe un sinfín de brochas para sombras de ojos entre las cuales podrá elegir. Para resaltar el área que está debajo de la ceja, lo mejor es una brocha suave y pequeña en forma de cuña (no tan rígida como la brocha para las cejas) que tenga el tamaño exacto de esa área. Trate de no usar la mismo brocha para aplicarse sombras claras y oscuras.

¿Cuántas brochas necesita? Un maquillaje completo puede requerir tres brochas básicas para sombras de ojos, una brocha delineadora (para aplicarse el delineador y pintarse las cejas), una brocha para rubor, una brocha para contorno, una brocha grande para polvo, una brocha de pestañas (un aplicador de rímel viejo y limpio le funcionará bien), una brocha para cejas (los cepillos de dientes funcionan muy bien para cepillar las cejas) y una brocha para labios.

El grupo básico de brochas que yo recomiendo incluye lo siguiente: **dos o tres brochas para sombras de ojos,** incluyendo una para sombras más claras y otra para el pliegue. Si quiere ahorrar tiempo y dinero, puede usar el borde (lado) de la brocha que usa para aplicarse sombras en el párpado para aplicarse un color claro debajo de las cejas. Pero si quiere la herramienta perfecta para esta área, lo mejor es usar una **brocha en forma de cuña pequeña y suave.** Si se va a sombrear la esquina externa del ojo con una sombra de ojos oscura, quizá sea una buena idea que use una **brocha para sombra de ojos más pequeña** que la que usa para el párpado o el pliegue. De nuevo, la forma de su ojo determinará el tamaño de la brocha que deberá elegir.

Si no usa un lápiz, lo mejor que puede usar para pintarse una línea gruesa o fina a lo largo de las pestañas superiores e inferiores es una

brocha delineadora pequeña y fina (*eyeliner brush*). Aunque algunos maquilladores usan brochas más gruesas cuadradas o en forma de cuña para este propósito, yo pienso que son más difíciles de controlar (sirven para hacer líneas gruesas, pero es muy difícil lograr hacer líneas finas con ellas, mientras que una brocha fina le sirve para hacerse cualquiera de ambas). Si no está segura, experimente con ambos tipos y vea cuál prefiere. Puede usar una **brocha para cejas en forma de cuña** sólo para aplicarse sombras de ojos en polvo en las cejas o para difuminar la línea de un lápiz de cejas. En lo personal, yo uso una pequeña brocha para rellenar las cejas, dándoles un sombreado suave con trazos finísimos. Un **cepillo de dientes** usado sigue siendo la mejor herramienta para "peinarse" las cejas. Para peinarse las pestañas, recomiendo ampliamente el uso de un **aplicador de rímel viejo** y denso que pueda lavar, como los que vienen en los rímeles *L'Oréal Voluminous*, *Maybelline Illegal Lengths* y *Lancôme Definicils*. La mayoría de las brochas para pestañas que se venden por separado tienen las cerdas demasiado separadas como para que le ayuden a despegar y separar las pestañas. Evite los peines metálicos para pestañas, ya que si accidentalmente se corta el ojo con uno de estos, puede lesionárselo seriamente, por no hablar del intenso dolor que sentirá.

Tanto la **brocha para rubor** (*blush brush*) como la **brocha para polvo** (*powder brush*) deben tener una textura suave y firme y no abrirse demasiado al presionarles contra el cutis o el rubor o polvo (ninguna brocha debe abrirse demasiado cuando se usa sobre el rostro o el producto). También se deben sentir suaves y sedosas al mismo tiempo que mantienen su forma. Si una brocha se bambolea, se le dificultará controlar el color. Yo a menudo recomiendo comprar dos buenas brochas para rubor del mismo tamaño y usar una para aplicarse el polvo y otra para aplicarse el rubor (no es una buena idea espolvorearse toda la cara con rubor). Muchas brochas para polvo, aunque se sientan increíblemente suaves y lujosas, son demasiado grandes, estorbosas y difíciles de controlar. Es casi imposible maniobrar algunas de estas brochas gigantescas debajo de los ojos, por las esquinas de la nariz o a lo largo de los cachetes sin llegar a otras áreas de la cara que quizá no necesiten mucho polvo. Además, con estas brochas es muy probable que termine por aplicarse demasiado polvo.

Si está buscando una **brocha para contorno** (*contour brush*) para sombrearse las sienes, la mandíbula o los pómulos, una buena alternativa es usar una brocha para rubor más pequeña. Las brochas que han sido especialmente diseñadas para esta área se venden en varios tamaños, pero su borde plano, aunque sí tiene una apariencia impresionante, puede crear eso mismo, un borde demarcado que le costará trabajo difuminar. Simplemente use una versión más pequeña de ½ pulgada (1,25 cm) de su brocha para rubor; la idea es que esta brocha para contorno/rubor quepa en el hueco del pómulo.

Yo no me cuento entre las mujeres que diligentemente se aplican el lápiz labial con una **brocha para labios** (*lipstick brush*). Sencillamente no tengo tiempo para hacerlo. En general, reservo esta precisión sólo para ocasiones especiales o cuando quiero usar hasta lo último de mi lápiz labial favorito. Pero si usted es partidaria de esta opción, busque una brocha de cerdas fuertes y ligeramente rígidas. Presione la brocha contra una superficie y asegúrese que las cerdas no se muevan ni tantito. Busque una brocha que sea del tamaño de sus labios. Si compra una demasiado pequeña, tardará años en pintarse los labios; si compra una muy grande, terminará pintándose toda la cara con lápiz labial. ¿Ha visto esas brochas metálicas retráctiles que se venden casi por todas partes y a precios que van desde muy económicos hasta exorbitantes? ¡Todas son iguales y son excelentes! Las cerdas retráctiles son mucho más prácticas que tratar de mantener la pequeña envoltura plástica sobre las cerdas de las brochas de mango de madera (¡nunca se quedan puestas y su bolsa y estuche de maquillaje terminarán manchados de lápiz labial!).

Quizá haya notado que algunos estuches de brochas incluyen una brocha blanca, fina y ligeramente rígida que se vende como **brocha para corrector o iluminador** (*concealer brush* o *highlighter brush*). Si usted usa un corrector de tono más claro para las líneas de la sonrisa, el área debajo de los ojos, las esquinas de la nariz, el centro de la barbilla, un puntito a la mitad de los labios encima del lápiz labial o para cubrir alguna imperfección, entonces debería considerar comprarse esta brocha. Muchos maquilladores usan este tipo de brocha para hacer cosas que la mayoría de las personas (entre ellas, yo) hacen con el dedo o con la esponja para base. La brocha supuestamente facilita la difuminación sin jalar tanto la piel. Definitivamente sí le ayudará a usar menos producto y también le permite llegar fácilmente a esos lugares difíciles de alcanzar, como la línea inferior de las pestañas, las esquinas de la nariz y el borde de los labios. Una cosa en la que no ayuda para nada es para evitar que el corrector o iluminador se acumule en los pliegues o arrugas, pese a lo que vendedor le haya dicho para convencerla de comprarla.

Yo no soy partidaria de usar brochas para aplicar la base, a pesar del hecho que muchas líneas de productos cosméticos ahora las ofrecen como parte de su colección. En pocas palabras, tardará más en aplicarse la base con una brocha que con una esponja (o con los dedos, si ese es el método que prefiere) y también necesitan más mantenimiento entre cada uso. Dependiendo del tipo de base que se esté usando, estas brochas pueden dejar una apariencia "rayada". Si está tentada a probarlas, experimente con ellas antes de comprar una para que pueda asegurarse primero de que le vaya a gustar el resultado final con la base que use.

Calidad y cuidado de las brochas

Cuando esté comparando las distintas líneas de brochas, lo primero de lo que le hablarán los vendedores es de la supuesta calidad de las cerdas, ya que ellos usan este argumento para justificar su costo. Dependiendo de la línea, escuchará que las cerdas están hechas de pelo de ardilla, marta, poni, cabra y varios otros animales que seguramente no donaron voluntariamente su pelaje. Las brochas de cerdas 100 por ciento sintéticas son una opción para las vegetarianas estrictas. Sin embargo, estas brochas no son la mejor opción para aplicarse otra cosa que no sea la base y el corrector. Las brochas sintéticas más confiables son las de las marcas *Origins*, *Paula Dorf* y *Shu Uemura*.

Aunque las cerdas naturales definitivamente son más suaves (y a menudo más costosas) que las sintéticas, una brocha no necesariamente tiene que estar hecha con pelo de marta para que sea perfecta, ya que las brochas con cerdas mixtas pueden ser más fuertes y flexibles, al mismo tiempo que conservan mejor su forma. Las cerdas naturales tienden a suavizarse con el tiempo, lo que significa que una brocha firme con un buen control eventualmente se puede volver demasiado blanda. Los vendedores que quieren alentarla a comprar brochas caras le dirán que las cerdas sintéticas se hacen más ásperas y rígidas o que terminan por caerse al cabo de uno o dos años de uso, pero esto no es cierto. Las brochas de cerdas sintéticas duran tan bien, sino es que mejor, que las brochas de cerdas naturales.

Ignore lo que le digan acerca de la calidad de las cerdas y confíe en sus propias pruebas de tacto y sensación. Pásese la brocha por la nuca y pregúntese lo siguiente: ¿Es suave? ¿Mantienen su forma las cerdas? ¿Se siente demasiado suelta, demasiado rígida o demasiado suave? ¿Se siente densa o rala? Una vez que decida cuál es la sensación que prefiere, entonces podrá determinar con cuáles brochas quiere trabajar.

(continúa en la página 310)

BROCHAS ESENCIALES PARA SU ESTUCHE

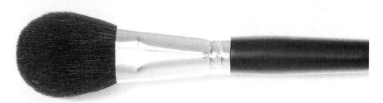

1 BROCHA PARA POLVO: No compre una que sea demasiado grande, porque si lo hace, terminará aplicándose demasiado polvo sobre el rostro o sobre áreas que no se debe empolvar.

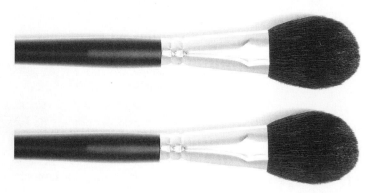

2 BROCHAS PARA RUBOR: Una para el rubor y otra para el contorno.

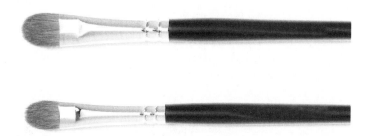

2 BROCHAS PARA SOMBRAS DE OJOS: Una brocha pequeña redondeada para el pliegue y la esquina externa del ojo y otra brocha grande redondeada para el párpado y el área debajo de las cejas.

1 BROCHA ANGULAR: Para darles forma a las cejas.

1 BROCHA PARA DELINEADOR: Para delinear los ojos o darles forma a las cejas.

1 CEPILLO DE DIENTES: Para peinar las cejas y las pestañas.

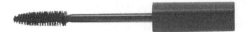

1 APLICADOR DE RÍMEL LIMPIO: Para peinar las cejas y las pestañas.

1 BROCHA DE LABIOS RETRACTIL o CON TAPA

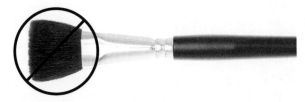

EVITE LAS BROCHAS PARA CONTORNO QUE TENGAN ÁNGULOS MUY PRONUNCIADOS: Pueden dejar rayas.

Ahora que ya probó como se sienten las brochas, haga una prueba de tacto para determinar su firmeza. Simplemente jale las cerdas en sentido contrario al mango de la brocha y vea si dan de sí. ¿Se le salen las cerdas? Si usted siente que las cerdas se mueven, entonces la brocha no está bien hecha. Algunas brochas no tienen las cerdas bien fijadas y pegadas a la base. Por ejemplo, las brochas increíblemente económicas de la marca *Maybelline* pasan la prueba de sensación (son maravillosamente suaves y firmes), pero reprueban la de tacto (las cerdas se salen al jalarlas). En el corto plazo, son una gran compra, pero no le durarán mucho tiempo.

Algunas líneas de productos cosméticos todavía venden brochas de mango de bambú con cerdas blancas; a menudo son las más ralas y no están bien hechas. Son un buen ejemplo del tipo de calidad que deberá evitar. Cabe admitir que lucen atractivas, pero la realidad es que son un malgasto de dinero. En este mismo sentido, entre más elaborados sean los adornos que trae una brocha, mayor será la probabilidad de que se le rompa. Busque brochas con un diseño sencillo, sólido y lineal.

Con respecto a la **forma de la brocha**, generalmente es mejor evitar las brochas romas y las que tienen las cerdas planas con bordes demasiado rectos. En el caso de las brochas delineadoras y las brochas para labios, sombra de ojos, rubor y polvo, busque las que tengan la punta en forma de domo, ya que además de ser más suaves, también permiten una aplicación más suave y con bordes menos rectos, que casi siempre es lo que queremos lograr. La única excepción es la brocha en forma de cuña para las cejas o para el área debajo de las cejas.

Cuando yo me maquillo para mis presentaciones ante los medios de comunicación o cuando maquillo a otra persona, en lo personal prefiero las brochas con mangos de madera largos y elegantemente ahusados. Pero cuando trato de meter estas bellezas de tallo largo en el estuche para maquillaje pequeño que uso para viajar o que llevo en mi portafolios (maletín), me doy cuenta de lo mucho que pueden estorbar. Para quienes sólo quieren invertir en un conjunto de brochas, los mangos cortos no sólo son más prácticos, sino también esenciales.

En cuanto al **cuidado de las brochas**, algunas personas afirman que hay que lavarlas con frecuencia. Si usted es una maquilladora que maquilla a muchas personas, entonces debe lavar sus brochas todos los días. Pero para quienes sólo nos maquillamos a nosotras mismas y no cambiamos los colores cada día, lavarlas una vez al mes será suficiente (y no la voy a acusar si no lo hace con tanta frecuencia). Especialmente en el caso de las brochas de cerdas naturales, las lavadas frecuentes pueden destruir el eje del pelo y eso ocasiona que se rompan las cerdas. Asimismo, lavar las brochas con demasiada frecuencia puede aflojar el pegamento del mango que hace que las cerdas se mantengan juntas y en su lugar. Cuando limpie sus brochas, concentre sus esfuerzos en las cerdas y no en el mango.

Es mejor usar un champú normal en vez de una solución especial para limpiar brochas (la cual también es un champú). El champú no deberá contener agentes acondicionadores, los cuales se pueden acumular y dejar residuos en las cerdas de la brocha al igual que lo hacen en el cabello. *L'Oréal Colorvive Gentle Shampoo* y *Paula's Choice All Over Hair and Body Shampoo* son dos opciones buenas y económicas. No es necesario usar un acondicionador para cuidar sus brochas, ya que las cerdas están saludables porque no han sido dañadas por tintes, permanentes, secadoras de cabello, cepillos y todo lo demás que las personas usan en su cabello que hace necesario el uso de acondicionadores. Cuando lave sus brochas, siga cuidadosamente estos pasos.

- Con delicadeza, lave bien la brocha en agua tibia.
- Enjuáguela meticulosamente.
- Exprima cuidadosamente el agua excedente y dé toques suaves con la brocha sobre una toalla para secarla.
- Arregle las cerdas para que vuelvan a adquirir su forma original.
- Coloque la brocha sobre una toalla y déjela secar al aire, sin ayuda de una secadora de cabello, ya que esta puede dañar las cerdas.

Técnicas para el uso de brochas

Aunque las brochas se pueden convertir en accesorios infalibles para aplicarse el maquillaje, definitivamente es posible usarlas incorrectamente. Yo he visto a tantas mujeres frotándose o "limpiándose" el rostro con brochas que sé la frecuencia con la que esto puede ocurrir. Muchas mujeres se golpean la cara con las brochas en un intento por aplicarse el rubor y las sombras de ojos. Verdaderamente existe un método más sencillo y eficaz. Cuando usted golpea, frota o se pasa la brocha por su rostro, lo más probable es que se esté quitando lo que se acaba de poner, por no mencionar la base que ya se aplicó, haciéndola terminar con un maquillaje rayado y disparejo. La mejor técnica es hacer movimientos cortos, ligeros y dirigidos para que la brocha se deslice sobre el cutis.

Si le queda una raya marcada en el lugar por dónde se pasó la brocha o si siente la necesidad de usar su dedo para difuminar lo que se acaba de aplicar, lo más probable es que no esté usando la brocha de la manera correcta o que su brocha esté demasiado rígida como para permitir una aplicación suave. (También es posible que se haya aplicado una capa demasiado gruesa de base o que haya usado una base demasiado grasosa, o bien, que el color de rubor que ha elegido esté demasiado pigmentado para su color de cutis). Debe evitar difuminar el maquillaje con los dedos; mejor use su brocha o la esponja plana, delgada y cuadrada que generalmente emplee para aplicarse la base. Recuerde, use su esponja para aplicarse la base y para suavizar los bordes de su rubor, contorno y sombras de ojos.

Otro factor crucial para lograr usar las brochas con eficacia —aunque le parezca poco importante en un principio— es la forma en que aplica el polvo a la brocha antes de aplicárselo en el rostro. **Nunca estrelle o frote la brocha en el polvo. En cambio, coloque delicadamente la brocha en el polvo sin mover las cerdas.** No es bueno que las cerdas de la brocha se doblen o abran. Siempre pase la brocha suave y uniformemente a través del polvo y siempre déle golpecitos en el mango para sacudirle el polvo excedente antes de pasársela por el rostro. Esto le ayuda a evitar ponerse demasiado color en el primer punto en que la brocha entra en contacto con la piel. Cuando se trata de maquillaje, ¡siempre es más fácil agregar que quitar!

Evite estos errores comunes al usar brochas

1. No use brochas duras o rígidas.
2. No use una brocha que sea demasiado grande o demasiado pequeña para el área en que esté aplicando el maquillaje.
3. No use brochas demasiado suaves o ralas; no le durarán mucho tiempo.
4. No olvide darle pequeños golpecitos al mango de la brocha para sacudirle el polvo excedente antes de aplicarse el color en el rostro.
5. No restriega ni frote la brocha contra el cutis; en vez, pásesela delicadamente haciendo movimientos cortos y parejos.
6. No olvide usar su esponja para difuminar los bordes marcados y suavizar su aplicación de color.
7. No olvide lavar delicadamente sus brochas más o menos cada mes, a menos que las esté usando para maquillar a varias personas, en cuyo caso deberá lavarlas o desinfectarlas todos los días.

POLVO

Para hacerse un maquillaje clásico, es necesario aplicarse polvo encima de la base, pero esto no funciona con todos los tipos de base. La aplicación de polvo funciona mejor con bases de agua, bases de aceite o bases mate que no dejan un acabado demasiado mate. Es innecesario o problemático aplicarse polvo encima de bases libres de aceite o bases mate, todas las bases ultramate o cualquiera de las bases de polvo compacto, de crema a polvo o de líquido a polvo. Las bases en lápiz que dejan un acabado polvoso al secarse no necesitan una aplicación adicional de polvo, pero las que dejan una textura cremosa sí la necesitan.

Si usted usa una base de agua o de aceite, quizá se deba aplicar polvo para absorber el exceso de ingredientes humectantes o emolientes que pueden hacer que su cara se vea como si la hubiera rociado con agua. Sin embargo, entre menos polvo se aplique sobre el rostro, menos maquillada se verá. El exceso de polvo hace que la cara se vea opaca y reseca, particularmente si tiene el cutis seco o un tono de piel más oscuro. Un poco de brillo y humedad naturales se ve atractivo. **En mi opinión, ya es obsoleta la idea de que la cara no debe brillar en lo absoluto y que las mujeres necesitan polvearse constantemente la cara para disminuir el brillo (y luego aplicarse sombras de ojos, rubores, lápices labiales o polvos brillantes para que el cutis brille, aunque artificialmente).** Después de aplicarse la base, el brillo sutil que queda (salvo con las bases libres de aceite, mate, ultramate y de polvo compacto) hace que el rostro luzca radiante. El polvo es maravilloso para retocarse el maquillaje a lo largo del día y eliminar el brillo excesivo (vea las fotografías en la página 337); sólo evite polvearse demasiado.

Tipos de polvo

Polvo suelto y polvo compacto: El polvo suelto es exactamente eso: polvo suelto. Este tipo de polvo tiende a brindar una aplicación más translúcida y ligera y puede ser mejor para mujeres de cutis normal a grasoso. El polvo compacto es igual que el polvo suelto, sólo que también le agregan ceras o ingredientes emolientes para que se quede en estado sólido. Aunque el polvo compacto es más pesado, sí es más práctico y se riega menos. Tanto el polvo suelto como el compacto son buenas opciones y la elección entre ambos sólo depende de su preferencia personal. Lo que sí es esencial es que elija un polvo que sea del mismo color que su base. Si el polvo es más claro que la base, su cara se verá pastosa y pálida; si el polvo es más oscuro que la base, parecerá que está usando una máscara.

Polvo compacto con filtro solar: Unas cuantas líneas de productos cosméticos, como *Paula's Select*, *Jane Iredale* y *Neutrogena*, tienen polvos compactos que contienen filtros solares eficaces. Estos polvos son casi idénticos a los polvos compactos normales salvo que tienen una textura ligeramente más espesa y brindan una mayor cobertura, además de que tienen un factor de protección solar (*SPF* por sus siglas en inglés) de 15 o mayor y algún ingrediente que la protege de los rayos UVA como avobenzona, dióxido de titanio u óxido de cinc. Debido a que es necesario aplicarse generosamente los filtros solares para asegurar que la protejan del sol, yo generalmente no recomiendo usar polvos compactos con filtro solar como la única fuente de protección contra la radiación UV. La mayoría de las mujeres sencillamente no usarían suficiente polvo como para obtener el SPF designado y el polvo, cuando se usa en exceso, no luce atractivo. Por lo tanto, los polvos compactos con filtros solares eficaces son una excelente manera de agregar un poco más de protección contra la radiación UV a la que ya tiene con su filtro solar o base con filtro solar, particularmente para aquellas que tienen el cutis grasoso. Para cuando vaya a pasar más tiempo bajo el sol o para aquellas ocasiones en que no le sea posible volverse a maquillar para mantenerse protegida del sol, los polvos compactos con filtro solar pueden ser muy convenientes y prácticos.

El principal ingrediente de casi todos los polvos sueltos y compactos es el talco, pero algunos fabricantes usan mica (que confiere un acabado brillante), maicena o almidón de arroz (ambos almidones se sienten ligeros pero muy secos). Tenga presente que usar polvos hechos de maíz (*corn*) o arroz (*rice*) no es la mejor opción para las mujeres que son propensas a las erupciones. Las bacterias que causan el acné proliferan con ingredientes alimenticios como estos, entonces es mejor no darles a estas bacterias lo que necesitan para crecer.

Aplicación: Aplíquese el polvo con una brocha grande (pero no demasiado grande), rechoncha y redonda. Evite usar una esponja o una mota para polvo, ya que estos accesorios facilitan la aplicación de cantidades excesivas de polvo sobre el rostro. Levante un poco de polvo con las cerdas de la brocha, déle golpecitos al mango para sacudir el polvo excedente y aplíquese el polvo moviendo la brocha de la misma forma y en el mismo sentido en que se haya aplicado la base. Aplíquese todo en el mismo sentido para que termine con una apariencia más tersa y uniforme.

Cuando más adelante se vaya a retocar el maquillaje, antes de aplicarse polvo use su esponja, un pañuelo facial desechable o un papel especial que absorba grasa para retirar el aceite excedente de su cutis. Luego aplíquese el polvo.

Algunos maquilladores usan una mota para polvo para "pegar" el polvo al cutis y lograr un acabado muy plano y mate. Aunque este es un toque muy profesional, es mejor sólo usarlo para cuando le vayan a tomar fotografías. Las motas para polvo dejan demasiado polvo en el rostro, el cual puede hacer que su maquillaje luzca grueso y pesado en la vida real. Lo mismo ocurre cuando se usa una esponja para maquillaje, aunque los poros de la esponja permiten lograr un acabado ligeramente menos mate. Sin embargo, las esponjas también pueden dejar demasiado polvo sobre el cutis.

Ventajas: Si quiere disminuir el brillo o la humedad en el rostro, la aplicación de polvo es la manera más rápida y fácil de lograrlo. Sin base, el polvo puede darle un *look* pulido y sofisticado al cutis.

Desventajas: En realidad, usar polvo no tiene mayores desventajas, siempre y cuando no use demasiado, no use uno del color equivocado y no permita que se vaya acumulando demasiado sobre su rostro a lo largo del día. También hay algunos polvos que tienen destellos o brillo. Considerando que usamos polvo para disminuir el brillo que producen las glándulas sebáceas, la base o el humectante, entonces sería un error gigantesco tratar de hacer esto con un polvo con brillo, pues sólo lograríamos exactamente lo contrario. Si quiere usar un polvo para darle más brillo a su rostro, vea la siguiente sección en la que hablo acerca del polvo que brilla. Fuera de eso, la aplicación de polvo es un paso básico para casi todos los tipos de cutis que ayuda a que el maquillaje siga luciendo fresco a lo largo del día.

Polvo que brilla: Si quiere que su cutis luzca luminiscente y brillante, una de las mejores maneras de lograrlo es con un polvo que tenga brillo. Después de ponerse la base y el polvo normal, aplíqueselo sólo en las áreas que quiera que brillen, como en los cachetes, la barbilla, el centro de la frente, los hombros, el cuello y el escote. La mayoría de las líneas de maquillaje ofrecen al menos un polvo con brillo y algunas ofrecen varios. Si quiere probar un polvo brillante, asegúrese de revisar el acabado a la luz del día para que pueda ver realmente cuánto brillo tiene y así decidir si ese es el *look* que verdaderamente estaba buscando.

¿Es bueno o malo que contengan talco?

El talco a menudo es considerado como un ingrediente cosmético terrible que deberíamos evitar a toda costa, pero yo no concuerdo en lo más mínimo con esto cuando se trata de productos de maquillaje. La inquietud que se tiene con respecto al talco no tiene que ver con cómo se usa en el maquillaje, sino con el talco en polvo puro que se usa a concentraciones elevadas. Parte de esta historia data de mediados de los años 90, cuando se publicaron varios estudios en los que se encontró un aumento significativo en la incidencia de cáncer de los ovarios por la aplicación de talco en polvo en el área vaginal (perineal). [Fuentes: *American Journal of Epidemiology* (Revista de Epidemiología de los Estados Unidos), marzo de 1997, páginas 459–465; *International Journal of Cancer* (Revista internacional del Cáncer), mayo de 1999, páginas 351–356; *Seminars in Oncology* (Seminarios de Oncología), junio de 1998, páginas 255–264; *Cancer* (Cáncer), junio de 1997, páginas 2396–2401].

Sin embargo, estudios subsecuentes y concurrentes han puesto en tela de juicio la metodología seguida y las conclusiones a las que se llegaron en estos estudios. [Fuentes: *Journal of the National Cancer Institute* (Revista del Instituto Nacional de Cáncer), febrero de 2000, páginas 249–252; *American Journal of Obstetrics and Gynecology* (Revista de Ginecología y Obstetricia de los Estados Unidos), marzo de 2000, páginas 720–724; *Obstetrics and Gynecology* (Ginecología y Obstetricia), marzo de 1999, páginas 372–376].

Aunque se están realizando más estudios de investigación sobre el tema para aclarar la confusión, ninguno de estos estudios acerca del uso del talco se relaciona de manera alguna con la forma en que las mujeres lo usan en el maquillaje. No hay indicación alguna, en ninguna parte, que sugiera que la cara esté en riesgo por usar productos que contengan talco. Esto significa que no necesita evitar usar sombras de ojos, rubores o polvos faciales que contengan talco. Pero sí significa, sin lugar a dudas, que debe considerar evitar aplicar talco en polvo a sus hijos o al área vaginal. Si de cualquier modo prefiere evitar usar productos para maquillarse que contengan talco, lo único que tendrá que hacer es revisar la lista de ingredientes.

Evite estos errores comunes en la aplicación del polvo

1. **Nunca compre un polvo sin antes probarlo encima de su base. Aunque el polvo sea translúcido, siempre tiene un poco de color y ese color y su textura adicional sobre el cutis puede afectar enormemente la apariencia de su base. El color del polvo debe ser exactamente igual al color de su piel (y base) y no debe cambiar el color de su cutis ni el de su base. Nunca use un polvo que sea más claro o más oscuro que su base.**

2. Nunca use polvos de tono blanco, anaranjado, rosa o coral, porque la harán lucir pálida o demasiado maquillada.

3. Para evitar una apariencia aterronada, no olvide quitarse el exceso de aceite del rostro (dándose toques suaves con un pañuelo facial o un papel absorbente especial) antes de aplicarse el polvo para retocarse el maquillaje durante el día.

4. No se aplique más que la capa más fina necesaria para eliminar el brillo excedente; sí hay un límite en la cantidad de polvo que se puede poner antes de que su maquillaje empiece a lucir grueso y pesado.

5. No se empolve más de lo necesario a lo largo del día. Úselo sólo una o dos veces al día para evitar que se acumule demasiado polvo sobre su cutis, incluso aunque esté usando un polvo compacto con filtro solar.

SOMBRA DE OJOS

Durante años, he estado observando y evaluando a otros maquilladores y las técnicas que emplean para aplicar la sombra de ojos. Aunque hay un sinfín de alternativas, el diseño de la sombra de ojos generalmente consiste en una secuencia de aplicaciones que permite crear un flujo de colores en uno, dos, tres o cuatro pasos. Los cuatro pasos consisten en aplicar una sucesión de cualesquiera colores que usted desee, pero si su meta es hacerse un maquillaje clásico, entonces los colores deben ir cambiando gradualmente de claros a oscuros. La técnica básica es aplicarse el tono más claro justo en el párpado o sobre toda el área del área ojo (incluyendo el pliegue y hasta arriba, debajo de la ceja) y luego ir aplicando cada tono progresivamente más oscuro sobre una sección más específica del área del ojo, como el pliegue y/o la esquina externa del ojo (vea las fotografías en la página 337).

Tipos de sombras

Además de las sombras en polvo, también hay sombras líquidas, en lápiz, de crema a polvo y en crema. Aunque puede ser divertido y fácil usar estos tipos de sombras, en general es difícil difuminarlas y controlarlas. Los maquilladores rara vez (o más bien nunca) usan sombras líquidas o en lápiz, pero algunos sí usan ocasionalmente las sombras en crema sólo para variarles a las sombras en polvo. En general, yo no las recomiendo. Reconozco que son divertidas, pero preferiría que funcionaran mejor para crear mezclas más sofisticadas de colores. Casi sin excepción alguna, las sombras en crema se acumulan en los pliegues y se van desvaneciendo y no son el tipo adecuado a elegir si usted tiene problemas para hacer que el rímel o delineador duren; la consistencia emoliente de las sombras en crema puede hacer que estos otros productos se corran.

Cómo usar brochas para aplicar sombra

La sombra sólo se debe aplicar con brochas y lo mejor es usar brochas que hayan sido específicamente diseñadas para aplicar sombras de ojos. Nunca use aplicadores con punta de esponja, pues estos jalan la piel del ojo y tienden a dejar rayas de colores. Una vez que se acostumbre a usar unas buenas brochas, nunca más querrá usar un aplicador de punta de esponja en su vida.

Cuando se esté aplicando la sombra de ojos, use el lado plano de la brocha para pintarse el ojo. Pase suavemente la brocha por la sombra, déle golpecitos en el mango para sacudirle el exceso y aplíquese la sombra con movimientos largos y delicados a lo largo del párpado, en el pliegue o en el área debajo de la ceja. Esta manera de aplicar tiras de color que se traslapan y mezclan entre sí en lugar de pasar la brocha en ambos sentidos es la manera de lograr un diseño uniforme y bien difuminado.

Recuerde que el tamaño de la brocha debe corresponder al tamaño del área del ojo que se esté pintando. Si tiene párpados grandes, use una brocha ancha y rechoncha. Si tiene párpados pequeños, use una brocha más pequeña que sea igual de ancha que su párpado. La misma regla aplica en el caso del área del pliegue (si se va a aplicar un color específico ahí) y del área debajo de la ceja. Para la aplicación eficaz y eficiente de maquillaje, es esencial que use brochas cuyo tamaño corresponda al área que se va a pintar. No compre ni use brochas que tengan cerdas duras o ásperas, porque le dejarán bordes demarcados y mal difuminados y además le irritarán la piel.

DISEÑE SU PROPIO MAQUILLAJE DE OJOS

Los libros de maquillaje y los vendedores de productos cosméticos describen e ilustran todo tipo de diseños de maquillaje de ojos, por ejemplo, un toque de amarillo pastel en el centro del párpado, azul grisáceo a lo largo del pliegue, gris oscuro con un ligero tinte pardo sobre el azul grisáceo, rosa encima del gris oscuro con un ligero tinte pardo y gris en la esquina externa del párpado. En mi opinión, estos diseños no sólo son complicados, sino que nunca, al menos no que recuerde, he visto a una modelo en la portada de una revista de moda usando un diseño multi-color de maquillaje de ojos en tonos pastel.

Las aplicaciones más hermosas de maquillaje, las que vemos y admira-mos en la mayoría de las modelos y actrices, son neutras, no coloridas. Vea cualquier revista de moda. Lo más probable es que no encuentre sombras de ojos en tonos pastel o de colores vívidos en muchos rostros, a menos que el anuncio tenga la intención específica de lograr un foto-montaje excéntrico o raro. Si el diseño incluye demasiados colores pastel o vívidos compitiendo entre sí, se convierte en un diseño demasiado lla-mativo. Los colores pastel y los colores primarios (verde, azul, rojo) son difíciles de mezclar, por lo que tienden a sobresalir. Además, el propósito general de aplicarse sombras de ojos es darle forma al ojo y sombrearlo, no colorearlo. **La única manera de darle forma al ojo es sombreándolo con tonos neutros como gris oscuro con un ligero tinte pardo, café, gris, ceniza, beige, bronce, caoba, secoya, caramelo, gris oscuro, carbón o negro.** Las sombras de ojos se llaman *sombras* por una buena razón: dan forma, movimiento y un aire de misterio porque sombrean, no porque colorean.

La lista de tonos y colores neutros adecuados en realidad es bastante extensa. No obstante, lo mejor es que el color que se aplique sobre el pár-pado sea lo más sutil posible, porque de lo contrario, terminará por crear un maquillaje de ojos más llamativo que sus propios ojos. **Como regla general, los que dan color a la cara en un maquillaje clásico son los labios y los cachetes. Aplicarse más color alrededor de los ojos puede llegar a ser demasiado.**

Tenga cuidado si usted cree que necesita elegir un diseño con el fin de corregir lo que usted percibe como un defecto facial, como ojos muy juntos, muy separados, muy redondos o muy alargados. No hay dimen-siones faciales estándares que definan qué tan atractiva es usted o sus ojos. Usted puede terminar con un *look* inventado en el que el maquillaje termine siendo más llamativo que sus ojos.

La mejor forma de decidirse por un diseño es decidiendo primero cuál es la imagen que desea proyectar. Si usa un sombreado más intenso, el diseño de su maquillaje de ojos será más dramático y formal; si usa un sombreado menos intenso, entonces el diseño será sutil y casual. Otros factores que debe considerar al elegir un diseño de maquillaje de ojos por encima de otro son su propia habilidad para maquillarse, sus preferen-cias personales y la cantidad de tiempo que tenga o que quiera ocupar en maquillarse. Por ejemplo, si usted apenas ha empezado a maquillarse o no acostumbra usar maquillaje, opte por un *look* sencillo hasta que domine las distintas técnicas de aplicación. Haga lo mismo si sólo dispone de unos cuantos minutos en la mañana para maquillarse; lo mejor es simplificar su rutina, ya que si trata de hacer una aplicación completa de maquillaje con demasiada rapidez, puede cometer errores o terminar con un maquillaje poco atractivo.

Aplíquese su diseño

Las opciones que tiene para elaborar un diseño de maquillaje para los ojos son tan numerosas que sería casi imposible listarlas. El concepto básico es sombrear el ojo para acentuar su forma, o bien, cambiar la forma del ojo usando una progresión de colores claros a oscuros a lo largo del ojo, difuminando uno encima del otro para que no se note dónde termina uno y empieza el otro. Aquí le explicaré, paso a paso, cómo puede usar una o varias sombras de ojos para crear un diseño clásico de maquillaje de ojos. Incluso para el diseño más formal, cuatro colores distintos son más que suficiente. Independientemente de que use uno, dos, tres o cuatro sombras diferentes, estas sombras se convierten en un diseño completo cuando se usan con delineador, contorno para las sienes (vea la sección de "Contorneo" en la página 348) y rímel.

Diseño de un solo color: Este diseño emplea un color suave y sutil sobre toda el área del ojo, desde las pestañas hasta justo debajo de la ceja, sin que quede piel sin sombrear. Nunca se debe usar un toque de color sobre el párpado e ignorar el resto del área del ojo.

Aplicación: Cuando se esté aplicando un solo color, aplíquelo primero desde las pestañas hasta el pliegue, asegurándose de no pasarse de la esquina interna del ojo (fuera del área del párpado) ni de la esquina externa hacia la sien. Asimismo, asegúrese de que ninguna parte del párpado quede sin sombrear, incluyendo el área que está cerca de las pestañas. A estas alturas, el párpado entero deberá verse del mismo color.

Luego, aplíquese la sombra desde pliegue hasta la ceja, siguiendo toda la longitud de la ceja desde la nariz hasta el área de la sien. Evite dejar una raya marcada en la esquina externa del ojo donde termina la sombra. Si lo desea, puede desvanecer la sombra de ojos a medida que la vaya difuminando hacia arriba y hacia afuera desde el pliegue. Esto le dará sutileza al diseño e iluminará suavemente el área debajo de la ceja. Debido a que la sombra de ojos para el diseño de un solo color es tan suave y sutil, es bastante fácil difuminarla y aplicarla. Los mejores colores para este diseño son el bronce claro, gris oscuro con un ligero tinte pardo, beige, malva pálido, gris pálido, café dorado claro, camello y castaño rojizo claro. Cualquiera que sea el color que elija, definitivamente no debe ser un color llamativo.

Diseño de dos colores: Este es uno de los diseños más comunes y prácticos para muchas mujeres. Este diseño se puede hacer aplicando el color más claro al párpado y el color más oscuro del pliegue hasta la ceja, o bien, aplicando el color más oscuro al párpado y el más claro del pliegue hasta la ceja. En general, el color que se aplique debajo de las cejas debe ser uno o dos tonos más oscuro que el color del párpado. No es recomendable que sea un color totalmente distinto, sino sólo un tono diferente. El color del párpado puede ser gris oscuro con un ligero tinte pardo, beige, bronce, camello, gris, castaño rojizo claro, café dorado o cualquier tono neutro claro, y el color para debajo de las cejas debe ser un tono más oscuro del mismo color. Las mujeres con un tono de piel más oscuro pueden usar palo de rosa, malva o durazno, siempre y cuando estos colores no se vean muy llamativos y que no hagan que sus ojos parezcan estar irritados. Las sombras llamativas, brillantes o blanquecinas se pueden ver pasadas de moda y hacer que el hueso de la ceja se vea más prominente y pesado.

¿Dónde va cada color y cada sombra? **La regla general es que entre más grande o más prominente sea el área del párpado en comparación con el área debajo de la ceja, más oscuro podrá ser el color del párpado; entre más chica sea el área del párpado en comparación con el área debajo de la ceja, más brillante o claro podrá ser el color del párpado.** La idea es que si el área del párpado es prominente o grande, no es necesario hacer que parezca más grande mediante la aplicación de un color claro sobre el mismo. Si el área del párpado es pequeña, entonces sí es apropiado hacerla más prominente usando un color más claro.

Aplicación: Sea cual sea la manera en que elija aplicarse este diseño, las sombras del párpado y del área debajo de la ceja deben unirse —pero no traslaparse— en el pliegue. Otra opción para aplicarse el diseño de dos colores es usar la sombra clara sobre el párpado y la sombra más oscura desde el pliegue hasta la ceja. Luego, usando una brocha pequeña en forma de cuña, puede usar el color claro de nuevo como iluminador justo por debajo del borde inferior de la ceja. Esto puede causar un efecto dramático al resaltar sutilmente la forma de la ceja y del ojo sin necesidad de usar un color adicional de sombra de ojos. También se puede aplicar el color más claro desde el párpado hasta el área debajo de la ceja y usar el color más oscuro sobre y ligeramente hacia arriba del pliegue.

Luego, tome la brocha y use el color más oscuro para sombrear suavemente la esquina externa del ojo, asegurándose de que este sombreado sea una extensión del color del pliegue. Si quiere lograr efectos más dramáticos, vea los diseños que se describen a continuación.

Diseño de tres colores: Empiece por aplicarse cualquiera de los diseños básicos de uno o dos colores que se describen en la página anterior. Una vez que haya terminado, agregue otro color todavía más oscuro que los dos colores anteriores, aplicándolo en la esquina externa del párpado o sobre el pliegue o en ambos lugares.

En este diseño, los colores del párpado y del área debajo de la ceja son más suaves y menos intensos que el color que se usa en la esquina externa del párpado o en el pliegue. Independientemente del área donde se aplique este tercer color más oscuro, puede usar sombras de color café oscuro, carbón, cedro, caoba, gris oscuro, café rojizo, pizarra, café chocolate, camello, gris oscuro con un ligero tinte pardo o incluso negro.

Aplicación: Si se aplica el tercer color sobre el pliegue, el truco está en no aplicar el color del pliegue sobre el párpado, sino difuminarlo ligeramente hacia el área debajo de la ceja y hacia la sien. Cuando esté difuminando el color del pliegue a lo largo del ojo, asegúrese de no seguir la curva cóncava natural de la forma del ojo. El mejor *look* se logra si difumina el color del pliegue hacia afuera y hacia arriba hasta la esquina externa completa del ojo y luego hacia la parte externa del hueso de la ceja.

Cuando se aplique el color del pliegue, tenga cuidado de usar la brocha en el ángulo correcto mientras esté difuminando el color desde el pliegue hacia afuera y hacia el área debajo de la ceja. Si se aplica la sombra con la brocha a un ángulo de 90 grados, parecerá que se ha pintado alas. Entre menos pronunciado sea el ángulo y más completo sea el movimiento con la brocha, más suave será su apariencia; por lo tanto, asegúrese de difuminar el color hacia *afuera* y ligeramente hacia *arriba* desde el área del párpado hacia el área debajo de la ceja.

Si aplica el tercer color en la esquina externa del ojo, el color debe rodear una sección pequeña del párpado, difuminándose hacia afuera y hacia arriba (es decir, hacia el pliegue y la sien). Este paso se explica con mayor detalle en el diseño de maquillaje para ojos de cuatro colores.

Diseño de cuatro colores: En este diseño, nuevamente debe empezar con un diseño de uno o dos colores, agregar un color más oscuro al pliegue y un color todavía más oscuro como negro o gris muy oscuro en la esquina externa del ojo. El sombreado de la esquina externa del párpado hace necesario que sepa dónde colocar el color y cómo difuminarlo.

Debido a que esta área casi siempre necesita un color oscuro, es esencial que sepa difuminarlo para que luzca suave, sin bordes demarcados.

¿Para qué nos molestamos con un color en el pliegue y más sombreado en la esquina externa del ojo? La mejor parte de este diseño completo para maquillarse los ojos es que sombrea, define y crea movimiento al agregar una sombra en forma de curva fluida siguiendo la forma natural del ojo. La parte difícil de este diseño es difuminar el color del pliegue a lo largo de toda la longitud del ojo sin que se vea llamativo, entrecortado o corrido. La meta es meter el color justo en el área del pliegue que está más cercana a la nariz y lograr que rodee el pliegue hasta llegar a la esquina externa del ojo, desde donde deberá empezar a mover la sombra de ojos hacia arriba y hacia afuera hasta llegar al hueso de la ceja. De nuevo, esta aplicación de color no debe verse como una raya que atraviesa el párpado.

Aplicación: Asegúrese de darle golpecitos a la brocha para sacudir la sombra excedente y aplíquese el color con pinceladas muy pequeñas sólo sobre la esquina externa del párpado. El problema aquí es mantener el color sólo en la parte externa del párpado. Si no sabe cómo manejar la brocha de cuña, con esta brocha puede terminar por aplicarse el color en más de la mitad del párpado (lo que se verá como un error más que como un sombreado cuidadosamente difuminado) o por pintarse una raya a través de la sien.

Como se muestra en la página 322, cuando se aplique el color en el pliegue, tenga cuidado con el ángulo de su brocha mientras esté difuminando el color desde el pliegue hacia afuera y hacia el área debajo de la ceja. Si se pinta con la brocha a un ángulo de 90 grados, parecerá que se ha pintado alas. Entre menos pronunciado sea el ángulo y más completo sea el movimiento con la brocha, más suave será su apariencia; por lo tanto, asegúrese de difuminar el color hacia afuera y ligeramente hacia arriba desde el área del párpado hacia el área debajo de la ceja.

Recuerde, el centro o doblez del área del pliegue siempre es el más oscuro, entonces empiece por pintarse ahí con la brocha y difumine el color en ambos sentidos. Concentre sus esfuerzos dependiendo de qué tanta del área del pliegue quiera sombrear. Puede empezar desde la parte interna del área del ojo hasta debajo del primer tercio de la ceja, luego seguir el pliegue hasta el centro, difuminando ligeramente el color hacia arriba. A medida que se vaya acercando a la esquina externa del ojo, empiece a difuminar la sombra hacia arriba y hacia la sien, como si quisiera llegar hasta la ceja.

Sugerencias para la aplicación de sombras

1. Lo mejor para lograr un diseño de ojos clásico y sofisticado que acentúe la forma y el color de sus ojos son las sombras mate en polvo en toda una gama de tonos neutros de claros a oscuros.
2. A menos que sólo use un color de sombra, use cuando menos dos brochas para aplicarse las sombras.
3. Antes de aplicarse la sombra de ojos, prepare el párpado y el área debajo de la ceja con un corrector, base y/o polvo de acabado mate. Esto ayuda a asegurar una aplicación uniforme y pareja y, si usted es de tez clara a mediana, también neutralizará la coloración rojiza y azulada del párpado.
4. Déle golpecitos a la brocha para sacudirle la sombra de ojos excedente antes de aplicársela. Esto evitará que se aplique demasiada sombra o que se esparza por todos lados.
5. Si verdaderamente quiere resaltar el color de sus ojos, elija un color contrastante en un tono suave y apliqueselo en los párpados. Los ojos azules saltan a la vida con tonos suaves de color durazno o melón, los ojos verdes parecen más profundos con los tonos de color bronce claro o caramelo, los ojos color miel se vuelven más atractivos con las sombras color castaña y café dorado y los ojos cafés se pueden acentuar con casi cualquier tono neutro.

Evite estos errores comunes al diseñar su maquillaje de ojos

1. No coloree demasiado sus ojos; usar demasiados colores vivos puede darle una apariencia llamativa, mas no atractiva.
2. No se deje bordes demarcados; la meta es que no pueda notar dónde termina un color y dónde empieza el siguiente. ¡Practique su técnica de aplicación y difumine todo muy bien!
3. No use sombras de color rosa brillante o fosforescente. Estos colores hacen que los ojos se vean irritados y cansados. Sí puede usar sombras de color palo de rosa o rosa pálido, pero tenga mucho, mucho cuidado. Si estas sombras hacen que sus ojos se vean irritados o "rojos", entonces estos colores no son adecuados para usted.
4. Si le preocupa la apariencia de sus arrugas, no use sombras brillantes de tipo alguno porque exageran las arrugas. Si tiene párpados tersos sin arrugar y le agrada un toque de brillo, apliquese sólo en pequeñas

cantidades y trate de lograr un brillo de bajo voltaje en lugar de un centelleo llamativo.

5. No se aplique lápiz labial ni rubor sobre el área de los ojos; aunque le parezca una manera buena de ahorrar tiempo, si usted es de tez clara, puede terminar luciendo como si hubiera pasado la noche entera llorando. Sin embargo, casi todos los polvos color bronce sí pueden funcionar como sombras de ojos.

6. No se pinte los ojos del mismo color que su ropa o color de ojos. Si tiene ojos azules, la sombra de ojos azul hará que sus ojos se vean opacos. Y esa tendencia de complementar el color de su ropa con el color de su sombra ya pasó de moda. Además, ¿qué va a hacer si decide ponerse un vestido rojo o negro?

7. A menos que su meta sea hacerse un maquillaje de ojos que le dure poco tiempo y se vea desarreglado, evite a toda costa usar abrillantadores de ojos y otras sombras grasosas. Quizá luzcan atractivos en las fotografías, pero en la vida real son más frustrantes que atractivas porque se corren por todos lados en muy poco tiempo.

DELINEADOR DE OJOS

¿Necesita usar delineador de ojos? Al igual que con cualquier otro paso de maquillaje, el delineador de ojos es completamente opcional. Desde un punto de vista artístico, si está usando sombras de ojos, yo casi siempre recomiendo que use delineador de ojos, a menos que sus párpados y pestañas queden opacadas por el área de las cejas. El delineador de ojos es un elemento básico de cualquier diseño de maquillaje de ojos porque les da forma y definición a los ojos y hace que las pestañas se vean más gruesas. Si sólo va a usar rímel y no va a usar sombras o si quiere una apariencia muy suave, entonces no necesita usar un delineador de ojos. Si decide usar solamente un delineador de ojos y rímel (nada de sombras), entonces asegúrese de delinear sus ojos con una sombra de ojos de color muy suave y bien difuminada.

Al igual que con la mayoría de los productos para maquillarse, hay muchos tipos distintos de delineadores de ojos. Hay lápices delineadores (tanto tradicionales como gruesos), delineadores líquidos, delineadores de gel, delineadores en pastilla y delineadores en polvo. En cuanto a los colores, a diferencia de antes cuando sólo podíamos encontrar delineadores color café o negro, ahora se venden en toda una gama impresionante de tonos. Dependiendo del *look* que quiera lograr y de su gusto personal, el color de su delineador de ojos puede ser desde rojo carmesí hasta plateado o dorado, bronce o incluso verde olivo. Aunque yo sí le recomiendo quedarse con los colores probados y comprobados como el negro, el café o el gris oscuro, la decisión final es enteramente suya.

Tipos de delineadores de ojos

Ya que hay tantos estilos diferentes de delineadores de ojos, ahora más que nunca es esencial que sepa cuáles son los que más duran y cuáles haría bien en evitar. ¿Qué tipo de delineador de ojos debe usar? Los lápices de ojos son una alternativa fácil y práctica, pero sí tienen sus problemas; tienden a correrse y, a menos que use un lápiz del tipo que tiene una rosca a la que se le da vuelta para que vaya saliendo la punta, es difícil mantener la punta del lápiz bien afilada.

A lo largo de los años, lo que yo siempre he preferido usar para delinearme los ojos es una brocha delineadora finísima con el color apropiado de sombra de ojos en polvo. Yo recomiendo usar una sombra mate de tono oscuro (casi cualquier color semioscuro a oscuro de sombra de ojos puede funcionar bien) y una brocha pequeña. A menudo humedezco la brocha antes de aplicarle la sombra de ojos para usarla como un delineador "líquido". Así se puede controlar mejor su aplicación, y una vez que seque, tendrá la apariencia suave y la duración de un polvo sin los bordes demarcados que pueden crear los delineadores líquidos. Una brocha delineadora fina y pequeña le permite tener un absoluto control del grosor de la línea que se pinte alrededor de los ojos. Otra ventaja de usar sombras en polvo y una brocha es que puede usar el mismo polvo como sombra de ojos simplemente al seleccionar una brocha de otro tamaño.

<u>Los lápices delineadores</u> a menudo funcionan bien cuando se siguen estas reglas básicas.

- Los lápices que se afilan automáticamente son, por mucho, el producto a elegir. Es difícil sacarles punta a los lápices de ojos normales y puede ser enredoso mantener la punta afilada sin acabarse el lápiz en un dos por tres.
- Recuerde que no todos los lápices automáticos tienen la función que permite bajarles la punta. Esto significa que si le saca demasiada punta, no podrá retraerla y lo más probable es que se le rompa.
- Es más fácil delinearse las pestañas inferiores que el párpado con un lápiz porque las sombras de ojos que ya se ha aplicado sobre el pár-

pado hacen que el lápiz no se adhiera tan bien a la piel. Quizá deba considerar usar un lápiz grasoso para el párpado y un lápiz más firme y menos grasoso para las pestañas inferiores. (Si el lápiz se aplana cuando lo aplasta, podrá difuminarlo con más facilidad, pero también tenderá a correrse más).

- Caliente el lápiz entre sus dedos para aplicarse una línea más suave de color; sólo recuerde que este no es un método infalible para lograr una aplicación suave.
- Para pintarse una línea más precisa, si tiene tiempo, meta el lápiz al congelador durante uno o dos minutos.
- Aplíquese una sombra de ojos de color igual o similar al del lápiz para sacarles más provecho a las ventajas que le ofrecen ambos.

Los delineadores líquidos de ojos, en general, son la opción más dramática y, cuando se aplican correctamente (es decir, en una línea bien controlada, pareja y no entrecortada), definitivamente pueden causar un gran impacto. Sin embargo, lograr aplicárselos bien es más de la mitad de la batalla. Aun aquellos que vienen con brochas bien ahusadas y firmes pero flexibles pueden ser difíciles de controlar y aplicar de manera uniforme en ambos ojos. No obstante, si está decidida a probar un delineador líquido, la manera más fácil (y fíjese que uso este término con muchas reservas) de aplicárselo es después de hacerse su diseño de sombra de ojos y antes de ponerse el rímel. No parpadee mucho ni se toque el ojo hasta que esté segura que el delineador haya secado. Si quiere aplicarse un delineador líquido a lo largo de la línea de las pestañas inferiores (lo cual casi siempre se ve exagerado), coloque la punta de la brocha debajo de las pestañas y dibuje una línea fina ejerciendo una presión ligera pero constante. Pero para obtener los mejores resultados, sólo use el delineador líquido a lo largo de la línea de las pestañas superiores. El delineador de ojos en polvo es una opción más suave para la línea de las pestañas inferiores y así no perderá el impacto que produce el delineador líquido bien aplicado. Asegúrese de que ambas líneas delineadoras se unan en la esquina externa del ojo.

Los delineadores de ojos en polvo se pueden hacer con casi cualquier sombra de ojos que tenga, pero los productos que mejor sirven para esto son las marcas de sombras de ojos *Bobbi Brown, L'Oréal, M.A.C., Trish McEvoy* y *Paula's Select*. Elija una sombra de color oscuro. Siempre delinee los ojos al último, después de que se haya aplicado todas las demás sombras de ojos. Use a una brocha pequeña, fina y ligeramente rígida.

Independientemente de que humedezca el polvo o lo use en seco (ambas opciones son aceptables, pero el polvo en seco deja una apariencia más suave y el polvo humedecido puede darle un *look* más dramático), pase suavemente la brocha sobre la sombra, procurando que las cerdas se mantengan juntas. No golpetee ni frote la brocha sobre la sombra. Mueva la brocha sobre la sombra de ojos en el sentido de las cerdas, asegurándose que la brocha no pierda su forma. Golpetee la brocha para sacudirle el exceso de sombra y luego apliquese el color sobre el párpado junto a las pestañas y debajo de los ojos cerca de las pestañas inferiores.

Los delineadores de ojos en gel son prácticamente idénticos a los delineadores líquidos, excepto que los delineadores en gel tienden a dejar una capa más translúcida y se necesitan aplicar varias capas de los mismos para lograr la misma profundidad de color que se puede obtener instantáneamente con un delineador líquido. Algunos delineadores en gel vienen en frascos pequeños y se pueden aplicar con la brocha que usted elija. Estos tienden a aplicarse como un verdadero delineador líquido y a menudo duran mucho puestos. *Bobbi Brown's Long Wear Gel Eyeliner* ($18 dólares) es un buen ejemplo de este tipo de delineador de ojos.

Los delineadores de ojos en pastilla han existido durante años y la mayoría de nosotras los hemos visto o probado en algún momento de nuestra vida. En comparación con las sombras de ojos en polvo bien pigmentadas o incluso con un delineador líquido estándar, el delineador de ojos en pastilla es una alternativa más anticuada que no presenta ventajas específicas por encima de otros tipos de delineadores. Si usted es una usuaria devota de los delineadores en pastilla y le agradan los resultados, sígalo usando. De otro modo, yo la alentaría a que probara otros tipos de delineadores antes de considerar este para lograr un *look* más suave con una gama más extensa de colores neutros.

Aplicación del delineador de ojos

Siempre y cuando no le tiemble la mano (si le tiembla, siéntese para que pueda estabilizar su brazo al recargar su codo sobre una mesa), coloque la brocha, el lápiz o el aplicador tan cerca como pueda de la línea de las pestañas superiores. Luego, en una sola pincelada fluida, dibuje una línea desde la esquina interna hasta la esquina externa del ojo, siguiendo la curvatura del párpado. No continúe la línea más allá de la esquina externa del ojo ni rodee el área del ojo donde está el conducto lagrimal. Para empezar, procure pintarse la línea más fina que pueda y si desea pintarse una línea más gruesa, repita el proceso a lo largo de todo la línea de las pestañas o sólo en el tercio externo del párpado junto a las pestañas. Usted puede lograr un *look* clásico muy atractivo al pintarse una línea sólida y pareja que empieza por ser fina en el primer tercio del párpado y que se va haciendo ligeramente más gruesa hacia el tercer tercio del mismo.

Si gusta, se puede pintar una línea a lo largo de todo el párpado (desde la esquina interna hasta la esquina externa) o puede dibujarla sólo desde donde empiezan las pestañas hasta donde terminan. A lo largo de las pestañas inferiores, delinéese sólo las dos terceras partes externas del ojo. **Asegúrese que el delineador inferior sea de un color menos intenso que el superior. Asimismo, asegúrese que las dos líneas se unan en la esquina externa del ojo.** Como regla general, evite pintarse una línea a lo largo de toda la línea de las pestañas inferiores. Al dejar un espacio en la esquina interna del ojo donde terminan las pestañas cerca del conducto lagrimal, usted logrará un *look* más suave y menos severo. Además, si pinta un círculo completo alrededor de sus ojos con el delineador, parecerá que trae anteojos (espejuelos) y el delineador podrá terminar por lucir más llamativo que sus propios ojos.

Los maquilladores a veces recomiendan que las mujeres de más de 40 años de edad no se delineen ni la parte superior ni la parte inferior de la esquina interna del ojo. Yo creo que es una buena sugerencia. Una alternativa atractiva es iluminar esta área con algún tono claro de sombra mate.

¿Qué tan gruesa se puede pintar la línea del ojo? Si quiere un *look* clásico, la regla general es que el grosor y la intensidad del delineador de ojos estén determinados por el tamaño del párpado, es decir, si el área del párpado es grande, el delineado deberá ser grueso y suave. Si el área del párpado es pequeña, el delineado deberá ser fino e intenso. Si su párpado no se ve para nada, olvídese de usar delineador.

Quizá haya visto o escuchado muchas otras ideas acerca de cómo aplicarse el delineador de ojos: hasta la mitad del párpado o una tercera o cuarta parte o tres cuartas partes de la línea de las pestañas inferiores, o sólo una tercera o cuarta parte del párpado y así sucesivamente. Usted está en absoluta libertad de experimentar con todas estas aplicaciones, pero yo le recomiendo que primero pruebe la aplicación clásica para ver si le agrada. Debido a que la razón principal de usar delineador de ojos es para darles forma a los ojos y hacer que las pestañas se vean más pobladas y gruesas, yo creo que es importante que se delinee aquellos lugares donde hay pestañas en lugar de delinearse secciones arbitrarias del párpado. Si le preocupa darles demasiada definición a sus ojos, se puede delinear con un color muy suave en vez de pintarse sólo en ciertas secciones del párpado, ya que esto, en mi opinión, no se ve muy natural.

¿Es una buena idea usar un delineador líquido al estilo de los años 60? No es una buena idea hacerse un delineado exagerado con alas que continúan más allá de la esquina externa de los ojos. Dependiendo del efecto que esté tratando de lograr, puede usar un delineado más definido a casi cualquier hora del día. Pero para un *look* más clásico, lo mejor es hacerse un delineado suave con un delineador en polvo, o si lo prefiere, con un lápiz delineador seguido de un poco de delineador en polvo.

¿Es bueno aplicarse delineador de ojos en el borde interno del párpado? Son muchas las razones por las cuales esto no es una buena idea. La primera es que este tipo de aplicación se corre en poco tiempo y forma grumos oscuros en el ojo. Aplicarse cualquier maquillaje que esté destinado a correrse en menos de una o dos horas no es una buena idea. Pintarse el borde interno de los párpados con un lápiz delineador generalmente hace que se irrite el área; después de todo, la verdad es que se está poniendo una sustancia extraña junto a la membrana mucosa del ojo. Otra cosa que me preocupa de esta técnica es la salud del ojo en sí. Si bien no hay estudios de investigación que indiquen que haya riesgos relacionados con la aplicación de un lápiz delineador en el borde interno del párpado, sí me parece peligroso poner ingredientes cosméticos (que incluyen colorantes y conservantes) tan cerca del ojo.

¿Qué color de delineador de ojos debe usar? Para un delineado clásico, elija distintos tonos de sombras de ojos color café oscuro, gris o negro para el párpado superior y un tono más claro de cualquiera de estos colores —bronce, gris oscuro con un ligero tinte pardo, castaño, café claro, gris claro o negro claro— para la línea de las pestañas inferiores. El delineador de ojos sirve para darles profundidad a las pestañas y hacer que se vean más pobladas. Si el delineador es de color llamativo o pastel, la atención se desviará hacia el delineador en vez de centrarse en las pestañas. En cambio, si usa un delineador de color oscuro, el color fluirá de manera más sutil desde las pestañas oscuras hasta el delineador oscuro. Haga la prueba usted misma. Delinéese un ojo con un color vibrante y el otro con un delineador café o negro, y observe en cuál se le ven las pestañas más pobladas. Pero si todos mis intentos por convencerla fallan y sigue prefiriendo usar delineadores de colores vivos o pastel, adelante.

Verifique que no haya cometido errores

Después de usar una sombra de ojos en polvo para delinearse los ojos, revise que no le hayan quedado "chispitas" de sombra debajo de los ojos y en los cachetes. Las "chispitas" son esas pequeñas partículas de polvo que se desprenden de la brocha y aterrizan sobre los cachetes. Golpetear la brocha para sacudir el exceso de sombra sí ayuda a prevenir las "chispitas", pero siempre terminará con unas cuantas en algún lugar donde no deban estar. Lo mejor que puede hacer para quitar estas chispitas es limpiárselas con la esponja, pero después de hacer esto, tendrá que retocarse la base en caso de que se haya corrido o manchado un poco.

Algunos maquilladores recomiendan aplicar una capa más gruesa de polvo suelto debajo de los ojos y sobre el pómulo para que atrapen las "chispitas" que inevitablemente le caerán sobre la cara, para que así se puedan eliminar con una brocha para polvo. Si usted tiene un cutis relativamente terso y sin arrugas, puede probar esto para ver si le funciona. De lo contrario, el área debajo de los ojos lucirá reseca y las líneas y arrugas se verán más aparentes.

Siempre revise la intensidad de su delineador de ojos y difumine y desvanezca cualquier línea gruesa o color que le dé un efecto más dramático del que usted quiere lograr. No se puede difuminar ni corregir errores con los delineadores líquidos, razón por la cual generalmente no los recomiendo.

Si opta por usar un lápiz delineador, revísese el maquillaje a lo largo del día para verificar que no se le haya corrido. Yo sé que es molesto tener que estarse revisando el maquillaje constantemente, pero si no difumina el delineador que se le ha corrido, se le verá mal su maquillaje de ojos, aunque inicialmente se lo haya aplicado muy bien.

Evite estos errores comunes al aplicarse el delineador de ojos

1. No use lápices grasosos o resbaladizos para delinearse las pestañas inferiores; estos delineadores se corren y manchan.
2. No use lápices o sombras de colores vivos para delinearse los ojos, porque desvían la atención y automáticamente la hacen lucir demasiado maquillada. Lo único que se verá es el delineador en vez de que se vea su ojo.

3. No continúe la línea del delineador más allá de la esquina externa del ojo (no se pinte alas).

4. No permita que el delineador de ojos sea la parte más sobresaliente de su diseño de maquillaje de ojos.

5. No se pinte el borde interno de los párpados (el que está entre las pestañas y el ojo en sí); el delineador se corre y mancha fácilmente y puede ser peligroso para la salud de la córnea.

6. Si usa un lápiz para delinearse el ojo, aplique una pequeña cantidad de sombra de ojos encima del lápiz delineador para que se fije y no se corra.

7. Si tiene ojos chicos o muy juntos, no se pinte una línea gruesa.

8. No use sombra de ojos como delineador a menos que tenga la brocha adecuada para hacerlo.

9. No se delinee el ojo con un círculo de color oscuro o brillante. Ambos son demasiado llamativos y la hará verse como si estuviera usando anteojos (espejuelos).

10. Tenga cuidado al difuminar el delineador para que no se pinte la piel que está debajo de las pestañas inferiores; esto puede hacer que las ojeras se vean peor.

RÍMEL

El rímel es un invento maravilloso y se considera como un elemento básico de cualquier maquillaje. Muchos maquilladores, entre ellos yo misma, dicen que si no va a usar ningún otro tipo de maquillaje pero sí quiere usar algo, use rímel. Por otra parte, muchas de nosotras —y también me encuentro en este bando— nos emocionamos demasiado y usamos una cantidad excesiva de rímel.

Las mujeres exageran con el rímel en parte porque la industria de los productos cosméticos nos dice que las pestañas largas y gruesas son el anhelo de cualquier mujer, pero la verdad es que aunque no nos dijeran nada, seguiríamos envidiando a una mujer con pestañas largas y hermosas. Cuando nos estamos poniendo rímel, a veces nos llegan imágenes de pestañas más largas y gruesas y entonces nos dejamos llevar por estas visiones y nos seguimos aplicando más y más rímel. Por desgracia, cuando nos ponemos demasiado rímel, es más probable que se descame, resquebraje o corra y que las pestañas luzcan duras y espigadas. Además, las pestañas sólo pueden soportar un cierto peso y el peso excedente puede ocasionar que se rompan. Las pestañas atiborradas de toneladas de rímel no se ven largas y gruesas, ¡se ven como pestañas atiborradas de toneladas de rímel!

El anhelo de tener pestañas más largas y notorias siempre me hace pensar en ese artefacto tan popular que riza las pestañas para que queden dobladas hacia arriba. El problema de rizarse las pestañas es que las pestañas pueden quedar dobladas a un ángulo tan marcado que simplemente no se ven naturales; y aunque sí las puede hacer más notorias (casi siempre porque se ven muy raras), también las puede romper y arrancar. ¿No es esto exactamente lo contrario de lo que quiere lograr? Si usted sigue decidida a hacerlo, siempre rícese las pestañas antes de aplicarse el rímel, porque si lo hace después de aplicárselo terminará con pestañas rotas y dobladas a un ángulo muy peculiar. Los mejores rizadores de pestañas son los que tienen una esponja protectora en la parte que aprieta las pestañas. Apriete suavemente, ejerciendo una presión uniforme. Mantenga esta posición durante unos cuantos segundos a medida que vaya "recorriendo" el rizador a lo largo de las pestañas y luego suéltelo con suavidad. Algunas revistas de moda recomiendan calentar la almohadilla de hule del rizador dirigiéndole el aire caliente de su secadora de cabello durante unos cuantos segundos. Quizá valga la pena probar esto, pero tenga mucho cuidado de no calentar demasiado el rizador (tóquelo con su dedo para asegurarse) porque, de otro modo, podría terminar friendo sus pestañas o quemándose la piel del párpado.

Tipos de rímel

Hay dos tipos básicos de rímel: el rímel a prueba de agua y el rímel soluble en agua. El rímel no debe correrse, descamarse o apelmazarse y no es su culpa si lo hace. Al igual que para cualquier otro producto cosmético, el precio no es indicativo del desempeño que tendrá un rímel. Los rímeles que se venden en las farmacias pueden ser tan buenos como los de las marcas más caras que venden en las tiendas departamentales y a veces hasta son mejores. **Independientemente del lugar donde compre su rímel, quizá descubra que al abrirlo, ya parece estar seco. Este es un problema recurrente de los productos cosméticos. Regréselo de inmediato a la tienda y pida que le reembolsen su dinero o que le den otro nuevo.**

¿Puede hacer que rímel dure más? Si quiere alargar la vida de su rímel, hay algunas cosas que puede hacer. Primero, no meta y saque el aplicador del envase en un intento por llenar la brocha de rímel. Lo único que realmente logrará es meterle más aire al envase, lo cual hará que el rímel se seque más rápido. Otra solución es evitar los rímeles que traen una brocha de cerdas anchas. Para que quepa la brocha más ancha, el envase tiene que tener una abertura más grande y esto permite que entre más aire al mismo, de nuevo causando que el rímel se seque más rápido. No se deje engañar por la promesa de que las cerdas más anchas harán que sus pestañas se vean más largas. En todo caso, las brochas grandes entorpecen la aplicación del rímel y hacen que sea más difícil llegar a las pestañas de las esquinas sin regar rímel por todo el ojo. Una última cosa que puede probar es rotar el aplicador adentro del tubo. Esto le permitirá usar el rímel que quede pegado al interior del envase y puede ayudar a que el producto le dure un poco más.

Rímeles solubles en agua: El problema con algunos rímeles solubles en agua es que no se quitan fácilmente con agua, aunque deberían. Sin embargo, con un buen rímel soluble en agua, usted puede lograr una aplicación hermosa y también quitárselo con facilidad. De nuevo, hay muchos rímeles excelentes en las farmacias, por lo que este no es un producto en el que necesitará gastar grandes cantidades de dinero.

Rímeles a prueba de agua: Estos pueden causar problemas porque generalmente es necesario jalar y frotar los ojos para quitarlos, y esto puede hacer que se le caigan las pestañas. Yo entiendo el deseo de poder ir a nadar o llorar en una boda sin que el rímel le corra por los cachetes, ¡especialmente si usted es la novia! Ocasionalmente está bien usar un rímel a prueba de agua, pero usarlo a diario le puede causar más dolores de cabeza a la larga. Otra desventaja es que aunque la mayoría de estos rímeles si se quedan en su lugar al entrar en contacto con agua, se pueden descomponer y correrse cuando entran en contacto con el aceite de su piel o los ingredientes emolientes de su humectante o base. No cometa el error de creer que "a prueba de agua" es lo mismo que "a prueba de correrse".

Para aquellas ocasiones en que sí necesite usar un rímel a prueba de agua, la manera más eficaz de quitárselo es con un desmaquillante hecho a base de silicona que no le deje una película grasosa sobre el cutis. Para ser lo más delicada posible, humedezca la almohadilla de algodón con el desmaquillante, presione suavemente la almohadilla sobre las pestañas (asegúrese de cerrar el ojo) y déjela ahí unos cuantos segundos. Esto ayuda a aflojar el rímel. Con muy poca presión, mueva la almohadilla hacia abajo sobre las pestañas y luego de un lado al otro, teniendo cuidado de no jalar la piel. Puede realizar este paso antes o después de lavarse la cara.

Aplicación del rímel

El método más eficiente y rápido para aplicarse rímel en las pestañas superiores es el método tradicional de rotar el aplicador mientras "cepilla" las pestañas desde la base hasta la punta para cubrir todas las pestañas alrededor del ojo. Un consejo clave con respecto a la aplicación de rímel: **guarde un aplicador de rímel viejo y limpio en su estuche de maquillaje para eliminar los grumos que a veces quedan hasta con el mejor rímel y úselo también para separar las pestañas.**

Para aplicarse el rímel en las pestañas inferiores, sostenga el aplicador de modo que quede perpendicular al ojo y paralelo a las pestañas (usando la punta del aplicador). Así evitará pintarse el cachete con rímel y también le permite llegar a las pestañas que están en ambos extremos del ojo con mayor facilidad. Si quiere una aplicación más suave en las pestañas inferiores, limpie el aplicador con un pañuelo desechable y luego aplíquese una capa ligera de rímel.

¿Alguna vez se ha pintado de rímel el párpado o el área debajo de los ojos mientras se lo está aplicando? Espere a que seque completamente y luego despréndalo con un hisopo (escobilla, cotonete) de algodón o con su esponja. Casi todo se desprenderá fácilmente y así no tendrá que hacer "reparaciones" mayores. Siempre revise que no le hayan quedado manchas de rímel para que sus ojos no se vean sucios y no se desvíe la atención hacia las manchas.

Pestañas postizas

Aunque no soy una fanática de las pestañas postizas (principalmente porque siempre una se puede dar cuenta que son postizas), admito que a muchos maquilladores les encanta usarlas, y debido a que ellos la utilizan, muchas mujeres se preguntan si deberían probarlas, ya sea por hacer "lo correcto" o por diversión. En general, las pestañas postizas se venden en tiras o como pestañas individuales. Su aplicación siempre hace necesario el uso de un gel adhesivo (como el de la marca *Duo*) y debe ser precisa para que se vean convincentes. Quitarse las pestañas postizas también puede ser enredoso, por no hablar del peligro que pueden llegar a correr sus verdaderas pestañas. Recuerde, hay muchas marcas de rímeles disponibles que pueden dar un efecto muy parecido al de las pestañas postizas. Por lo tanto, quizá sea una buena idea que usted experimente con estos rímeles (consulte la sección sobre marcas en la página 414 para recomendaciones) antes de considerar usar pestañas postizas.

Evite estos errores comunes al aplicarse el rímel

1. Si lo que quiere es un hacerse un maquillaje clásico de día, no use rímel de colores (por ejemplo, azul, morado o verde).
2. No use rímel que se corra o que se desprenda; no tolere los rímeles que hacen esto, porque hay muchos que no lo hacen.
3. No use un rímel a prueba de agua todos los días; es difícil quitar este tipo de rímel y puede dañar las pestañas frágiles.
4. Aplique una capa uniforme de rímel en las pestañas inferiores.
5. No se aplique demasiado rímel; sus pestañas se verán apelmazadas y sus ojos parecerán ventanas con barrotes gruesos.

¿ES SEGURO EL MAQUILLAJE PARA LOS OJOS?

El rímel, las sombras de ojos y los delineadores son cosas que sirven para hacernos lucir más atractivas. ¡Una cosa que no deben hacer es dañar nuestros ojos! No obstante, cada año muchas mujeres padecen infecciones de ojos por usar productos cosméticos. Al momento de comprarlos, la mayoría de los productos cosméticos para ojos están libres de bacterias que podrían causar infecciones. Los problemas se presentan cuando no se conservan adecuadamente para impedir el crecimiento de microorganismos o cuando no se usan de la manera correcta después de abrirlos. La mala conservación o el mal uso pueden permitir que entren y crezcan bacterias en el producto. Luego, cuando el producto se aplica en el área que rodea al ojo, puede provocar una infección.

La Dirección de Alimentación y Fármacos (*FDA* por sus siglas en inglés) ha tomado muchas medidas para asegurar que los productos cosméticos para ojos les lleguen libres de contaminantes a los consumidores y también para asegurar que contengan conservantes que inhiban el crecimiento de bacterias. Por lo general, la industria de los productos cosméticos fabrica productos que no le causarán daño alguno. No obstante, la FDA la exhorta a seguir las siguientes 11 sugerencias al usar productos para los ojos.

1. Suspenda de inmediato el uso de cualquier producto para los ojos que le cause irritación. Si la irritación persiste, consulte a un médico.
2. Si llegan a los ojos, las bacterias que tiene en las manos pueden causarle infecciones. Lávese las manos antes de aplicarse productos cosméticos en los ojos.

(continúa en la página 341)

UNA GUÍA PARA MAQUILLARSE PASO A PASO (ILUSTRADA)

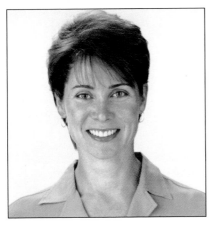

Jonette
Empresaria y modelo
"Antes"

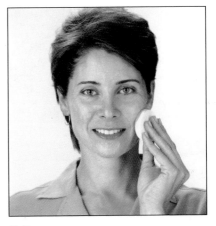

1 Base
Aplicación uniforme usando una esponja fina (vea la página 297)

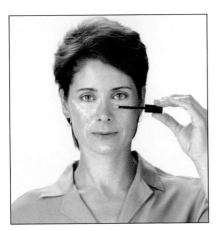

2 Corrector
Aplicado en las ojeras y en las áreas que se van a resaltar (vea la página 274)

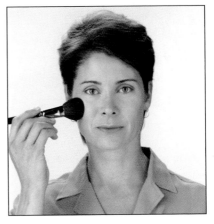

3 Polvo
Una capa uniforme y ligera "fija" el maquillaje y crea una paleta perfecta (vea la página 313)

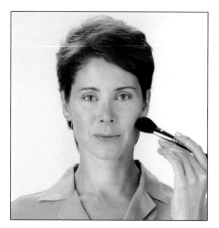

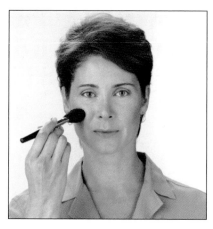

4 Contorneo
Agrega definición y algo de color
(vea la página 348)

5 Rubor
Aplicado ligeramente a lo largo de
toda el área de los cachetes, desde la "manzana" hasta el oído
(vea la página 353)

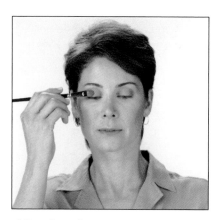

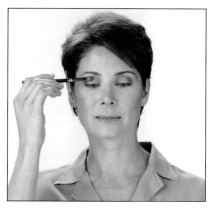

6 Sombra de ojos
Use una brocha del tamaño adecuado para el párpado (vea la
página 317)

7 Sombra de ojos
. . . y una brocha más pequeña
para el pliegue (vea la página 318)

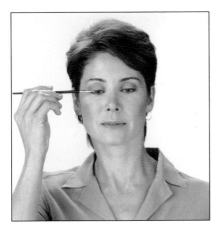

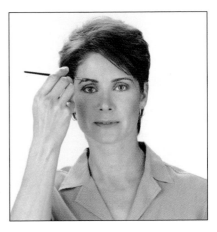

8 Delineador
Aquí usamos una brocha delgada y húmeda para delinear con polvo (vea la página 327)

9 Cejas
Las cejas definidas ayudan a enmarcar la cara (vea la página 341)

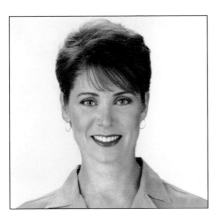

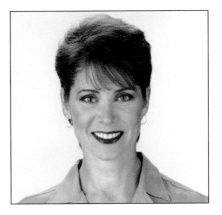

10a *Look* de día
Se acentúa suavemente el rostro con un tono térreo neutro en los ojos y un tono café rosado claro en los cachetes y los labios. Cada rasgo se acentúa, pero ningún rasgo es más prominente que otro. La meta es una gradación perfecta de color sin bordes severos ni abruptos.

10b *Look* de noche
Aquí es más dramático debido a la sombra de un tono café más oscuro en el pliegue y en la esquina externa del párpado. El delineador es más intenso, con una sombra en polvo de color negro suave. El rubor se dejó igual y los labios se acentuaron con un delineador y un lápiz labial rojo clásico, terminando con un toque de brillo.

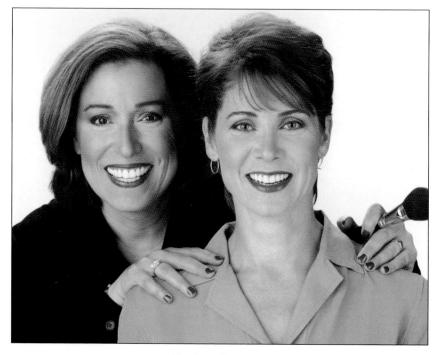

Paula y Jonette

3. Asegúrese de que cualquier instrumento que coloque en el área de los ojos esté limpio.

4. No permita que sus productos cosméticos se cubran de polvo o se contaminen con mugre o tierra. Limpie el contenedor con un trapo húmedo si tiene polvo o suciedad.

5. No use contenedores viejos de productos cosméticos para los ojos. Si no ha usado el producto desde hace varios meses, es mejor que lo deseche y que compre uno nuevo.

6. No les agregue saliva a los productos cosméticos para los ojos. Las bacterias que viven en su boca pueden crecer en el producto y su aplicación posterior en el ojo puede provocarle una infección.

7. No comparta sus productos cosméticos. Las bacterias de otra persona pueden crecer en sus productos y ser peligrosas para usted.

8. No guarde productos cosméticos a temperaturas de más de 85°F (29°C). Por ejemplo, los conservantes de los productos que se guardan durante períodos prolongados en automóviles calientes son más susceptibles al deterioro.

9. Evite usar productos cosméticos para los ojos cuando tenga una infección de ojos o cuando la piel circundante esté inflamada. Espere hasta que el área haya sanado.

10. Tenga especial cuidado al usar productos cosméticos para los ojos si usted sufre de cualquier tipo de alergia.

11. Cuando se esté aplicando o quitando productos para los ojos, tenga cuidado de no rasguñar el globo ocular u otras áreas sensibles.

DELINEADO Y SOMBREADO DE CEJAS

Ningún aspecto del maquillaje parece haber pasado a través de tantos cambios dramáticos como el estilo de las cejas. Las cejas son tan representativas de la moda como es la ropa. Hemos pasado de cejas ultradelgadas y casi absolutamente depiladas a cejas dibujadas con un lápiz grueso y cejas pobladas y naturales, para estabilizarnos en la moda de las cejas muy suaves y naturales, con arcos definitivamente delineados. Lo mejor para las cejas es lograr una apariencia natural, pero sin que se vean demasiado pobladas o gruesas, con un arco bien definido pero no puntiagudo.

Delinee sus cejas

Es más fácil mantener unas cejas llenas y suavemente delineadas, pero debe hacer un equilibro entre depilárselas demasiado y no depilárselas en lo absoluto. Queremos una apariencia natural, no una apariencia primitiva. Cuando se trata de cejas, ¡sí existe un punto medio entre Frida Kahlo y María Félix!

Lo que debe lograr es descubrir la mejor forma de delinear sus cejas sin sacrificar su apariencia natural. El arco, la longitud y el grosor de la ceja enmarcan el ojo. Así como la forma del bigote puede cambiar la apariencia de la cara de un hombre, la forma de las cejas puede afectar la apariencia de los ojos. Por ejemplo, si usted se depila demasiado la parte interna de las cejas (cerca de la nariz), sus ojos se verán más pequeños. Si se depila demasiado en el área inferior de las cejas para aumentar la distancia que hay entre sus ojos y sus cejas, puede parecer que vive permanentemente sorprendida.

Los vellos que decida dejar y los que decida depilar son los que marcan la diferencia entre unas cejas atractivamente delineadas y unas cejas malformadas. Y depílese lentamente, porque por alguna razón, los vellos de las cejas no siempre vuelven a crecer después de que se depilan con pinzas (no se conoce una razón fisiológica por la cual ocurra esto, pero es algo que les pasa a muchas mujeres). Puede usar un lápiz de cejas y el diagrama en la página 344 para ayudarse a cumplir con los siguientes parámetros para delinear sus cejas.

El punto donde inicia la ceja debe estar alineado con el centro de la ventana de la nariz, el arco debe empezar a descender a partir del último tercio del ojo y aunque la ceja debe ser lo más larga posible, no debe continuar hacia el área de la sien (vea el diagrama en la página 344). **La regla básica es que la parte interna de la ceja nunca debe caer más bajo que la parte externa de la ceja.** Si permite que esto ocurra, ya sea al depilarse las cejas con pinzas o al dibujárselas con un lápiz, parecerá que está frunciendo el entrecejo y le dará demasiado énfasis al movimiento descendente de la parte externa del ojo.

¿Cuáles son las mejores herramientas? Las mejores pinzas son las de las marcas *Revlon* o *Tweezerman* con puntas ligeramente redondeadas. Las pinzas muy puntiagudas pueden atravesar la piel; si tienen las puntas demasiado planas pueden pellizcar la piel junto con el vello. Hay muchos tipos de pinzas de todas formas y tamaños o con agarraderas que se traban, pero todas estas son menos confiables y más difíciles de usar.

Pasos para lograr unas cejas perfectamente delineadas

1. **Antes de que empiece a depilarse con pinzas, use un lápiz de labios o de cejas para trazar con una línea gruesa la forma de ceja que quiera**

lograr; usted puede ajustarla conforme va determinando el *look* que quiera.

2. Una vez que haya dibujado la forma de la ceja, depile con pinzas las cejas que no estén dentro de la línea que haya trazado.

3. Luego, cepíllese las cejas hacia arriba con un cepillo de dientes viejo. Córtese los vellos que estén demasiado largos o blandos con unas tijeras pequeñas. Si se saca las cejas largas con unas pinzas, pueden quedarle hoyos "calvos" y una apariencia parchada en las cejas.

Tipos de productos para las cejas y su aplicación

<u>Los colores para ceja o las sombras de ojos en polvo que se usan para rellenar las cejas</u> se deben aplicar usando un polvo de textura suave (ya sea una sombra de ojos o un polvo diseñado para las cejas; ambos funcionan de maravilla) que sea exactamente del mismo color que las cejas y una brocha suave en forma de cuña o una brocha delineadora pequeña (yo prefiero esta última por el control que ofrece). Siga el contorno básico de la ceja, apegándose a los mismos lineamientos para el depilado. Rellénelas sólo al frente o debajo de la ceja o entre las cejas en sí. Evite dibujarse una línea de color encima de la ceja. Para una apariencia más suave, cepíllese las cejas con un cepillo de dientes viejo y limpio.

<u>Lápices de cejas:</u> Estos son una opción perenne pero tenga cuidado al decidir cuál usar. Los lápices de cejas pueden dejarle una apariencia grasosa y rígida y pueden apelmazar el vello de las cejas, haciéndola lucir como si viviera en otra década. Si actualmente se pinta las cejas con un lápiz, considere seriamente empezar a usar algún polvo. Si el lápiz no se le ve absolutamente natural, no lo use. Es mejor no pintarse las cejas en lo absoluto que adornarse la cara con una línea trazada con lápiz encima de su ojo.

Muchos maquilladores usan lápiz y polvo para crear cejas de apariencia natural en mujeres que no tienen o que casi no tienen cejas y esta puede ser una buena alternativa. De esta forma, tendrá el control y el delineado del lápiz, y podrá suavizar y sombrear este efecto con un polvo. Si decide probar esto, busque lápices de cejas que tengan una textura firme pero suave y un acabado ligeramente polvoso. Evite usar cualquier lápiz de cejas que le cause dolor o que le deje una línea demasiado dramática o gruesa.

<u>Aplicación:</u> Para aplicarse un color en polvo o lápiz de cejas, cepille las cejas hacia arriba con un cepillo de dientes viejo y luego aplíquese el color con una brocha en forma de cuña angular, rellenando el contorno de la

CONSEJOS PARA CEJAS

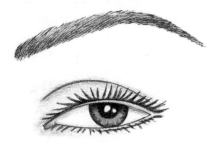

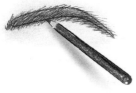

La meta es depilarse las cejas de modo que adquieran una forma suave y natural; las cejas demasiado pobladas o demasiado ralas le restan atención al resto de su cara. Siga estos pasos para crear unas cejas hermosas.

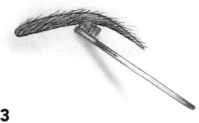

3

Cepíllese las cejas hacia arriba con un cepillo de dientes viejo.

1

Dibuje la forma que le agrade con un lápiz para cejas o un delineador labial, siguiendo lo más que pueda la forma natural de crecimiento de sus cejas. Tómese su tiempo para realizar este paso y repítalo cuantas veces sea necesario hasta que logre el *look* que desea.

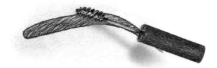

4

Recorte las cejas que estén demasiado largas con unas tijeras pequeñas.

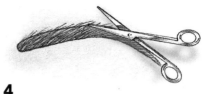

5

Para que las cejas se queden en su lugar, cepíllelas con una brocha de rímel vieja y luego aplíquese gel para cejas o rímel transparente o rocíe un poco de fijador (laca) para el cabello sobre la brocha de rímel y luego úsela para cepillárselas.

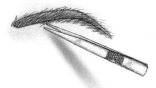

2

Con unas pinzas, depílese las cejas que hayan quedado afuera de la ceja que se dibujó. Use pinzas de punta redonda o de aguja para que pueda depilarse con mayor precisión.

ceja entre los vellos donde sea necesario. Si sus cejas están lejos del área de los ojos y les quiere dar otra forma, apliquese el color directamente debajo de las cejas. Entre más cerca esté la ceja del ojo (es decir, cuando la distancia de la ceja al párpado o a las pestañas es pequeña), tendrá que rellenar la ceja más que sombrear el área que queda justo debajo de la misma. En la medida de lo posible, trabaje sólo con el vello que sí tiene. La idea es sombrear en lugar de dibujarse las cejas. No se aplique el color de las cejas, ya sea que esté usando lápiz o polvo, a una distancia de más de ¼ de pulgada (0.625 cm) del lugar donde ya no le crece naturalmente el vello. ¡Esto se ve artificial y hace que se note más el hecho de que no tiene cejas! La meta es "sugerir" la sombra de una ceja, no dibujarse una línea obvia de color (vea la fotografía en la página 339).

Geles de color para cejas: Estos productos relativamente nuevos son una buena opción para sacarles el mayor provecho a las cejas ralas o de color claro o para darles una apariencia más tupida a otro tipo de cejas. Estos productos parecen rímel pero tienen una consistencia mucho más ligera. Algunos ejemplos son *Paula's Select Brow/Hair Tint* ($8.95 dólares), *Origins Just Browsing* ($12 dólares) y *Bobbi Brown Natural Brow Shaper* ($16.50 dólares).

Aplicación: Apliquese el color en las cejas de manera muy similar a como se aplica el rímel en las pestañas. Cepille sus cejas con el aplicador, teniendo cuidado de no aplicarse el producto en la frente u otras áreas de la piel y de no dejar las cejas en posición vertical. Probablemente tendrá que practicar esto unas cuantas veces para dominar la técnica. También es posible que al principio tenga un poco de dificultades para controlar la cantidad de gel que transfiera del envase a la ceja. Pero si quiere que sus cejas se vean más pobladas, este es un buen producto a probar porque verdaderamente funciona. Los productos antes mencionados tienen brochas de cerdas dobles que se pueden usar para lograr una apariencia suave y más tupida o para darles más definición a las cejas. Tenga cuidado con los geles y tintes de cejas que traen brochas de cerdas pequeñas o sencillas porque pueden dificultar su aplicación (a menudo producen un efecto rayado o moteado).

¿Qué color de cejas debe usar?

En general, debe igualar el color exacto de sus cejas en lugar de igualar el color de su cabello o usar un color que usted crea que se le vería mejor que su color natural. No es una buena idea que se note una diferencia entre el color de las cejas y la sombra o el gel que use para rellenarlas.

SOLUCIONES PARA TENER UNAS CEJAS HERMOSAS

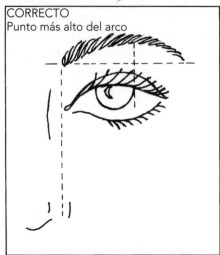

CORRECTO
Punto más alto del arco

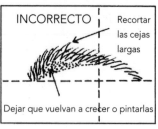

INCORRECTO | Recortar las cejas largas

Dejar que vuelvan a crecer o pintarlas

Ceja en forma de L

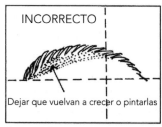

INCORRECTO

Dejar que vuelvan a crecer o pintarlas

Ceja en forma U

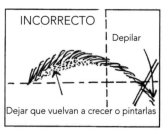

INCORRECTO | Depilar

Dejar que vuelvan a crecer o pintarlas

Ceja sobreextendida (hacia afuera)

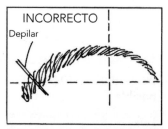

INCORRECTO
Depilar

Ceja sobreextendida (hacia adentro)

Cejas perfectamente delineadas: La forma de la ceja es correcta cuando el punto donde inician queda alineado con el centro de la ventana de la nariz y el arco cae sobre el tercio externo del ojo.

Ceja en forma de L
Problema: El arco cae sobre el tercio interno del ojo.
Solución: Dejar que las cejas vuelvan a crecer o pintarlas en el área indicada.

Ceja en forma de U
Problema: La ceja no tiene arco.
Solución: Dejar que las cejas vuelvan a crecer o pintarlas en las áreas indicadas.

Ceja sobreextendida (hacia atrás)
Problema: El tercio interno de la ceja está más abajo que el tercio externo de la misma.
Solución: Depilar la sección interna de la ceja para que quede alineada con la sección externa de la misma.

Sin embargo, si sus cejas son de color claro y quiere oscurecerlas, use un tono suave de café que sea lo más parecido posible al color natural de sus cejas. Si tiene el cabello rojizo y las cejas de color café, el uso de un lápiz rojo o de polvo café rojizo se le verá poco natural; simplemente opte por el café. Si tiene las cejas rubias, podría usar un color rubio ligeramente más oscuro o un gris oscuro con un ligero tinte pardo en sus cejas para hacerlas más visibles. Para quienes tienen cejas bien formadas y naturalmente pobladas, los geles transparentes para cejas (*Cover Girl* y *Max Factor* tienen unos buenos) son una opción excelente para arreglarlas sin agregarles color. También puede rociar un poco de fijador (laca) en un cepillo de dientes viejo y peinarse las cejas, o bien, agregar una gotita de gel para cabello no pegajoso para que las cejas se queden en su lugar.

¿Y si no tiene nada de cejas? Este es el único caso en que el color de las cejas que se aplique tendrá que ser igual al color de su cabello. Esto es lo que se le verá más natural. Use la brocha en forma de cuña y color en polvo para dibujar una línea siguiendo el hueso que está encima del ojo, encima de las pocas cejas que sí estén ahí. Generalmente hay suficiente para crear una ilusión natural y sombreada de una ceja. Use un toque ligero, con movimientos cortos y rápidos, y evite la tentación de exagerar la figura con un arco demasiado severo o continuando la línea hacia el área de la sien. Oculte el hecho de que no tiene cejas; es mejor no exagerar el área con una línea fuerte y llamativa. Asimismo, no se ponga un iluminador o sombra de ojos de color claro debajo de la ceja, ya que esto le daría mayor énfasis a la ceja. Si usted pone algo oscuro junto a algo claro, hará que lo oscuro luzca aún más prominente. Use lo que tenga como base para cualquier aplicación de maquillaje y evite hacer cambios teatrales y obvios. Una vez que haya acentuado suavemente o que no le haya hecho nada a sus cejas, enfatice sus labios o cachetes para que estos sean el centro de atención en vez de sus cejas ausentes o demasiado ralas.

Evite estos errores comunes al delinear sus cejas

1. No se depile demasiado las cejas y nunca se depile la parte superior de las cejas, sino solamente la parte inferior de las mismas. Depilarse la parte superior de las cejas puede arruinar su forma natural.
2. No exagere la forma de la ceja; lo mejor es alterar su forma lo menos posible.
3. No se depile las cejas hasta dejarse una línea fina con el propósito de hacer que sus ojos se vean más grandes. Lo único que logrará es verse

rara, artificial e incluso siniestra. También la puede hacer verse como si tuviera una cara de sorpresa y nada de esto es atractivo, natural ni fácil de corregir una vez que se lo haya hecho.

4. No use un lápiz de cejas ni un lápiz delineador para rellenarse las cejas a menos que sea una experta en lograr que las cejas se vean suaves y sombreadas.

5. No se aplique polvos para cejas que sean de color distinto al de sus propias cejas; lo mejor siempre es igualar su color natural.

6. No se aplique un color para cejas que se vea demasiado obvio o que parezca como si se las hubiera dibujado.

7. No olvide que el lápiz para cejas debe verse sombreado y suave, y no como una línea recta y dura.

8. Tenga cuidado de los colores para cejas que se ven rojos en la piel, ya que pueden hacer que las cejas se vean falsas y que la piel se irrite. Si tiene dudas al escoger colores de cejas, elija el color más discreto.

CONTORNEO

El contorneo es el arte de crear o aumentar las sombras en ciertas áreas del rostro para lograr más estructura y definición. Consiste en usar rubores o polvos compactos de tonos color café para contornear los lados de la nariz, los lados de la frente, debajo de los pómulos y el centro de la barbilla para darle color, definición y forma a la cara. Aunque el contorneo es un paso opcional para casi todos los maquillajes de día, es intrigante y algo que sí vale la pena para algunas mujeres.

La popularidad del contorneo para darle una nueva forma a la cara ha ido decreciendo considerablemente, probablemente porque es difícil llegar a dominar la técnica para hacer un contorneo que sea vea creíble (incluso más difícil que lograr aplicar el rubor de modo que se vea natural). El contorneo requiere habilidad y paciencia y muy pocas mujeres tienen el tiempo necesario para lidiar con esto cada mañana. Las mujeres que sí deciden tomarse el tiempo a menudo terminan con una raya café debajo de su rubor, ¡y así no es como debe verse el contorneo! Piénselo dos veces antes de incorporar este paso en su rutina diaria de maquillaje hasta que haya practicado y desarrollado la habilidad de hacerse un contorneo suave. Sin una aplicación cuidadosa y un difuminado meticuloso, lo que se ve escultural frente a frente puede verse extraño desde otros ángulos.

El contorneo siempre se hace como un paso aparte, usando una brocha y un tono de polvo completamente distintos a los que usa para aplicarse el rubor. Para el rubor, se usan tonos de rosa, rojo y anaranjado; el contorneo sólo usa tonos cafés. El tono más seguro de contorno que pueden usar las mujeres de tez clara a medio oscura es uno que se asemeje al tono de su cutis cuando se broncean. Generalmente, los tonos suaves o profundos de color café dorado son el color perfecto para producir sombras que se vean reales en el rostro. Los tonos café grisáceos se pueden ver sucios y los tonos café rojizos o de color malva café pueden parecer moretones (cardenales) en las mujeres de tez clara a medio oscura. Para las mujeres de color, particularmente las mujeres afrolatinas, un tono extremadamente oscuro de café dorado o un color chocolate oscuro pueden funcionar excepcionalmente bien.

Tipos de contorno

En esencia, el contorno es un rubor de color café dorado o café rojizo. Para conocer más acerca de los diversos tipos de contorno, pase a la sección de "Tipos de rubores" en la página 353. El tipo más fácil de contorno es el que viene el polvo. Los contornos de crema y de crema a polvo pueden ser difíciles de controlar y de difuminar, lo cual puede interferir con su colocación correcta, y esto es algo en lo que definitivamente no podemos cometer errores si queremos lograr una apariencia natural.

Aplicación del contorno

En vez de usar una brocha diseñada para el contorneo, use una brocha para rubor. (Pero evite las brochas de rubor tradicionales que a menudo se venden junto con el rubor; son demasiado pequeñas para la mayoría de los cachetes y, por lo tanto, son una mala opción para la aplicación de rubor o contorno). Sorprendentemente, las brochas tradicionales para aplicar contorno tampoco son una buena opción porque generalmente son demasiado rígidas, tienen un borde plano y pueden dejar bordes visibles al aplicar el color. En vez, use el extremo ancho de la brocha para rubor para aplicarse el contorno. Para lograr los mejores resultados, déle golpecitos a la brocha para sacudirle el polvo excedente y apliquese el contorno con pinceladas cortas y rápidas hacia los oídos. Estas son algunas reglas que le ayudarán a ponérselo correctamente para lograr un contorneo eficaz.

    Contorneo debajo o a lo largo de la línea de la quijada: En el maquillaje de día, evite contornear o sombrear cualquier parte de la línea de la quijada. Aunque esta técnica puede hacerla parecer más delgada, puede quedarle una línea muy marcada alrededor de la quijada, haciendo inútiles todos sus esfuerzos por encontrar una base que no le deje una línea así. Esto significa que no se verá como un sombreado natural. No obstante, sombrear la línea de la quijada o justo debajo de la barbilla sí puede ser pasable para cuando se vaya a sacar fotografías o para el maquillaje de noche, pero se debe aplicar con mucho cuidado. El sombreado debajo de la línea de la quijada también puede hacer que se le sombree el cuello de la blusa. ¡Tenga cuidado! Asegúrese de difuminarlo bien y de suavizar cualquier borde notorio o área donde se haya concentrado más el color.

Contorneo debajo del pómulo: Coloque el centro de la brocha aproximadamente de ¼ a ½ pulgada (0.625 a 1.25 cm) debajo de la línea de la sonrisa y aplíquese el color directamente hacia atrás, como si estuviera tratando de llegar a la mitad del oído. El área de aplicación debe ser de aproximadamente ½ pulgada (1.25 cm) de ancho, sin bordes definidos visibles. Use su esponja para suavizar los bordes demarcados. El punto de partida para la aplicación de contorno debajo del pómulo casi siempre es el mismo, independientemente de cuál sea la forma de la cara, ya que el pómulo casi siempre corresponde con la línea de la sonrisa y la mitad del oído en la mayoría de las mujeres. Puede ajustar el ángulo dependiendo de sus preferencias. Entre más pronunciado sea el ángulo hacia la parte superior del oído, más se alarga la cara. Si tiene una cara cuadrada o redonda, quizá quiera probar aplicarse el contorno a un ángulo más pronunciado. Entre más larga sea la cara (como pueden ser las caras ovaladas o triangulares), más horizontal puede ser la línea (derecho hacia atrás hacia la mitad del oído). Esto, en efecto, hace que la cara no parezca tan larga. Todo esto se lleva algo de experimentación, entonces tenga paciencia hasta que logre el *look* que desea. Asegúrese de difuminar bien y suavizar cualquier borde definido o área donde se haya concentrado más el color.

Precaución: Cuando se esté aplicando contorno debajo del pómulo, nunca difumine ni aplique el contorno debajo del área de la boca, más abajo de la mitad del oído ni sobre el pómulo en sí. Tampoco hay necesidad de meter los cachetes para ayudarse a encontrar sus pómulos, pues esto sólo le ayudará a encontrar los lados de su boca.

Contorneo a los lados de la nariz: Aunque la mayoría de las mujeres piensan que el contorneo de la nariz es estrictamente para hacerla lucir más pequeña, más estrecha o más larga, en realidad existe una razón más artística por la cual se usa esta técnica de sombreado. Si se está aplicando un maquillaje completo, particularmente un maquillaje de noche, e ignora la nariz, tendrá color en todo su rostro excepto en el centro de la cara. El contorneo de la nariz ayuda a equilibrar el color en todo el rostro en esas ocasiones en que elija hacerse un maquillaje formal y completo. No es esencial, pero es un gran truco que podemos ver en las modelos que aparecen en las portadas de casi todas las revistas de moda que existen.

La meta es que el color del contorno se vea lo más suave posible. El reto es lograr aplicárselo sólo a los lados de la nariz. Lo que menos quiere es accidentalmente mezclar el color del contorno de la nariz con el área debajo de los ojos o en los cachetes. Tenga especial cuidado de difuminar sólo una pequeña cantidad de color en este punto focal tan prominente.

La mejor técnica para aplicar el contorno en la nariz es aplastando un poco la punta de la brocha con sus dedos y su pulgar. De esta forma, puede guiar la punta con más facilidad a lo largo de los lados de la nariz. (Puede usar la misma brocha que use para aplicarse el contorno o una brocha de sombra de ojos muy grande y plana). Ahora, ponga el dedo índice de su otra mano sobre el centro de su nariz y aplíquese el contorno al lado de su dedo. El área donde debe aplicar el contorno es aquella en la que la brocha cae contra su dedo. Una vez que haya hecho esto, quite su dedo de la nariz y aplique contorno suavemente alrededor de la punta de la nariz y en la parte más ancha de las ventanas de la nariz. Continúe aplicando el contorno en una línea fina y suave hasta llegar debajo de la ceja, evitando pintar la esquina del ojo y el entrecejo. Asegúrese de difuminar bien y suavizar cualquier borde definido o área donde se haya concentrado más el color. Difumine el contorno usando pinceladas muy suaves y cortas y preste especial atención de modo que el color del contorno no se pase a los cachetes (vea la fotografía número cuatro en la página 338).

Contorneo de las sienes: El contorno para las sienes es un paso tradicional tan básico como el rubor. La diferencia está en que la mayoría de las mujeres desconocen este paso. Échele un vistazo a la portada de casi cualquier revista de moda o anuncio de ropa de diseñador y verá que la mayoría de las modelos usan este tipo de contorneo. Cuando se aplica bien, el contorno de las sienes se puede difuminar con las sombras de ojos en la parte externa del ojo para que no terminen abruptamente en un borde demarcado. Sin el contorno de las sienes, la frente se convierte en una gran pared vacía que contrasta con el fondo coloreado de los cachetes y los ojos.

El contorno de las sienes se aplica junto al último tercio del ojo cerca del hueso de la ceja, directamente hacia afuera y hacia arriba sobre la frente como si estuviera tratando de dibujar una rebanada triangular de pay (pastel, tarta), pero sin los bordes. El contorno de las sienes se puede aplicar antes o después de haberse aplicado su diseño de maquillaje de ojos. Si se lo aplica después, es importante que coloque la brocha directamente encima de las sombras de ojos desde el último tercio del ojo y que luego se pinte el contorno hasta llegar a la línea del cabello. Si se aplica el contorno primero, empiece en el mismo lugar y hágalo de la misma forma, pero cuando se aplique las sombras de ojos, difumínelas directamente sobre y hacia el contorno de las sienes. De ambas maneras, el contorno suavizará el borde externo de las sombras de ojos.

Cuando el contorno de las sienes se ve mal o poco natural, generalmente se debe a una de tres razones.

1. Olvidar que el punto de partida es el último tercio del área debajo de la ceja, justo arriba y por encima del último tercio del área del ojo. El contorno no debe flotar en la frente sin conectarse con la esquina externa del ojo.
2. No aplicar el contorno directamente sobre la ceja misma, lo cual puede hacer que no quede uniforme y parejo (debe pintarse con el lápiz para cejas después de aplicarse el contorno en las sienes).
3. Aplicar el color en una tira recta de 1 pulgada (2.5 cm) de grosor junto al ojo en vez de aplicarlo en forma de rebanada triangular de pay de 2 pulgadas (5 cm) y difuminarlo parcialmente hacia la frente. El contorno de las sienes es un área sombreada, como el área del rubor, y nunca debe verse como una raya. Asegúrese de difuminarlo bien y suavizar cualquier borde definido o área donde se haya concentrado más el color.

Evite estos errores comunes al aplicarse el contorno

1. No use rubor para contornear ninguna parte de su cara. Contornee sólo con tonos café dorado, chocolate o café oscuro.
2. No use contorno debajo de la quijada o en el área de la barbilla durante el día; se le puede ver muy obvio y también le puede manchar la ropa.
3. No se aplique contorno como parte de su rutina normal de maquillaje hasta que se acostumbre a difuminarlo suavemente; nunca debe verse como rayas o líneas cafés en el rostro.
4. No olvide difuminar los bordes demarcados; el contorno siempre debe verse suave y tan natural como sea posible.

RUBOR

La elección de un gran color de rubor y su aplicación correcta es un paso esencial para cualquier buen maquillaje. El rubor le da vida y un toque de color saludable al rostro y no debe ignorar su importancia cuando esté decidiendo cómo maquillarse.

El rubor es una parte del maquillaje que muchas mujeres dan por hecho. El comentario que escucho con más frecuencia es, "Lo he estado haciendo durante años. Yo sé cómo aplicarme rubor". No obstante, es muy fácil cometer errores y yo veo estos errores todo el tiempo. El rubor es una de las partes más prominentes de cualquier rutina de maquillaje, por lo que si comete un error —por ejemplo, aplicárselo demasiado cerca a las arrugas finas que están alrededor de los ojos, pintarse una raya de color que le atraviesa el cachete, elegir el color equivocado o aplicárselo debajo de los pómulos como si fuera contorno— se nota mucho. Entonces, por favor tómese el tiempo de aprender a aplicárselo correctamente.

No todo el mundo concuerda en cuál es el lugar exacto donde supuestamente se debe aplicar el rubor. Hay muchas opiniones diversas en cuanto al lugar donde debe empezar, el lugar donde debe terminar y cuán alto o bajo se debe colocar a lo largo del pómulo. Mi preferencia —una que, como se puede ver en las revistas de moda, comparten muchos maquilladores— es mantener el rubor sobre los pómulos y lejos del área de los ojos, difuminando el color sólo sobre los pómulos y comenzándolo alrededor de ½ pulgada (1.25 cm) detrás de las líneas de la sonrisa. Algunas mujeres se aplican el rubor empezando más hacia el centro de la cara que alrededor de la línea vertical que atraviesa el centro del ojo. Eso puede hacer que el rubor se vea raro. La idea es aplicarse rubor sobre todo el pómulo y eso significa que se debe pintar todo el cachete.

Tipos de rubores

Rubores en polvo: Los rubores en polvo son una excelente alternativa para cualquier tipo de cutis. Se aplican fácilmente, se difuminan muy bien y los hay en toda una variedad de colores maravillosos. Es esencial usar brocha para aplicar estos rubores de manera suave, uniforme y pareja.

Aplicación: Para encontrar el área que se debe pintar con rubor, coloque el extremo ancho de la brocha a una distancia de ¼ a ½ pulgada (0.625 a 1.25 cm) detrás de la línea de la sonrisa. Desde ahí, lleve la brocha hacia abajo y hacia atrás, como si quisiera llegar al centro de su oído, teniendo cuidado de no pintarse por debajo del nivel de la boca. La aplicación del rubor usando movimientos descendentes en lugar de movimientos hacia un lado y hacia el otro elimina el efecto de raya. El rubor debe tener un ancho de aproximadamente 2 pulgadas (5 cm), sin bordes definidos. Siempre use su esponja para suavizar los bordes.

Ventajas: Este tipo de rubor sólo tiene ventajas, ¡ya que les funciona bien a casi todas las mujeres! La única desventaja posible de los rubores en polvo es que la textura naturalmente más seca del polvo a veces hace que el polvo parezca quedarse "sentado" encima de la superficie del cutis, aunque este efecto generalmente no dura mucho tiempo. Se puede eliminar por completo al elegir un rubor en polvo perfectamente suave y sedoso.

Rubores líquidos, en gel, de crema, de crema a polvo o en lápiz: Estos no son mis favoritos y yo recomiendo considerarlos cuidadosamente antes de usarlos. La única ventaja real que tienen por encima de los rubores en polvo es que tienden a mezclarse mejor con el cutis, con lo que algunas mujeres pueden lograr una apariencia más natural, como si fuera un "brillo" que emana desde el interior. No obstante, pese a esta ventaja menor, los rubores líquidos, en gel y de crema no tienen un buen desempeño en la mayoría de los tipos de cutis. Pueden ser difíciles de difuminar bien y tienden a dejar rayas, independientemente que use sus dedos o una esponja para aplicárselos. También pueden manchar los poros, haciendo que su cara se vea moteada, y no funcionan bien cuando se aplican encima de una base, porque al aplicarlos, remueve la base que está debajo. No obstante, si usted tiene un cutis perfecto y terso (sin áreas resecas y no grasoso), sin poros visibles y es una mujer que ya domina la técnica de difuminación, entonces es una candidata para los rubores líquidos, en gel o de crema. Sí ayuda el hecho de que los rubores de crema actuales estén hechos a base de silicona, ya que estos permiten lograr una aplicación limpia y uniforme, además de que dejan un acabado polvoso suave. Simplemente no compre nada sin antes revisar cómo se le ve a la luz del día y cuánto y qué tan bien le dura a lo largo del día.

Aplicación: No existe una sola manera que sea la mejor para aplicarse estos tipos de rubores. Una esponja sería mi primera elección, pero algunas mujeres logran aplicárselos muy bien con los dedos o incluso con una brocha de cerdas sintéticas. Use lo que mejor le funciona a usted y siempre asegúrese que no le queden bordes rígidos. Los rubores en gel pueden ser los más difíciles de difuminar uniformemente, entonces quizá sea una buena idea que empiece por probar los rubores de crema o de crema a polvo.

Aplicación de contorno y rubor

Si se va a aplicar contorno debajo de los pómulos además del rubor, aplíquese primero el contorno y luego difumine el rubor encima del contorno y gradualmente hacia abajo. Luego, usando su esponja, difumine bien hasta que se fundan los colores en un diseño atractivo. La marca distintiva de un diseño atractivo es que no se pueda ver dónde termina un color y dónde empieza el otro. Cuando se aplican correctamente, el rubor y el contorno le dan más color, profundidad y dimensión al rostro, y esto siempre es atractivo.

Cómo elegir el color del rubor

¿Cuánto color y qué color debe usar? Esta no es una pregunta fácil de responder. Si nos fijamos en la moda, las tendencias en rubores parecen cambiar cada mes. Un mes, el último grito de la moda es el rubor translúcido, casi invisible, y al mes siguiente, el rubor de color malva se pone de moda. Pero para cuando la siguiente edición de su revista de moda favorita llegue a los estantes, puede que los colores que estén de moda sean el durazno, el rosa, el rojo pálido y el crema asalmonado. ¿Qué puede hacer? Olvidarse de las tendencias, ya que si trata de seguirlas, acabará agotada, o bien, usando algo que simplemente no se le ve bien. Los colores pálidos pueden darles una apariencia fantasmagórica a muchas mujeres, el color durazno puede lucir demasiado amarillento en ciertos tonos de piel y el color malva puede darle un tono cenizo al cutis de color olivo. A fin de cuentas, el mejor punto de partida es usar el color que luzca mejor y más natural en su propio cutis.

Una opción a considerar cuando esté eligiendo el color de su rubor es optar por los colores neutros; los tonos suaves de color café dorado que le dan una apariencia bronceada son una alternativa infalible para muchos tonos de piel. Yo personalmente uso este color durante el verano. El café dorado más intenso funciona perfectamente para los tonos de piel más oscuros. Cualquiera que sea la opción que elija, asegúrese de que sus colores de lápiz labial sean del mismo color que el tono subyacente de su rubor. En otras palabras, si está usando un rubor con un matiz azulado, el color del lápiz labial debe pertenecer a la misma familia de colores; si usa un rubor rosado, entonces tendrá que usar un lápiz labial rosa; el rubor de color coral se debe coordinar con un lápiz labial de color coral o coral/café claro bronceado. Sin embargo, un rubor de color café claro bronceado se ve bien con casi cualquier color de lápiz labial. Lo que definitivamente no debe hacer es usar un rubor rosado y un lápiz labial de color coral o un rubor de color malva con un lápiz labial anaranjado. La meta es que los colores de su lápiz labial y su rubor trabajen juntos hacia un mismo fin en lugar de verse contrastantes y dispares.

Su color de rubor no necesita ser igual que su ropa, sus zapatos o demás accesorios, aunque si usted usa ropa de colores vivos (rosa mexicano, azul turquesa, azul eléctrico), su rubor idealmente debe pertenecer a la misma familia de tonos para que no contraste demasiado con su vestimenta.

Evite estos errores comunes al aplicarse el rubor

1. Los colores de rubor y de lápiz labial nunca deben chocar; deben complementarse, o bien, pertenecer a la misma familia de colores.
2. Nunca se aplique rubor cerca o encima de las arrugas que rodean al ojo; esto hace que se vean más evidentes y, si está usando un rubor de color rosado, durazno o coral, también puede hacer que el área de los ojos se vea roja e irritada.
3. No se aplique rubor debajo del nivel de la boca o de las líneas de la sonrisa; el rubor es sólo para los pómulos.
4. No se aplique rubor en la nariz, la frente, la línea del cabello o la barbilla, ya que puede hacer que el rostro se vea demasiado rosado o rojo o demasiado maquillado. Quizá luzca fabuloso en las fotografías, pero a la luz del día se puede ver manchado y disparejo.
5. No olvide usar su esponja para difuminar los bordes demarcados o manchas de rubor. El rubor siempre se debe difuminar bien, sin que queden bordes visibles en los que se note dónde empieza y dónde termina.

LÁPICES Y DELINEADORES LABIALES

Si apostara que la mayoría de ustedes ya saben acerca del lápiz labial, seguro que ganaría, pero he hablado con suficientes mujeres para saber que necesito decir lo siguiente. Por suerte, no es algo complicado: si está usando maquillaje, sus labios necesitan lápiz labial. . . no brillo, sino lápiz labial. El brillo de labios no dura; el lápiz labial sí. El brillo de labios le da una apariencia translúcida y temporal que puede verse bien pero no va con un maquillaje completo o clásico. El lápiz labial (crema, mate o semimate, sin que sea demasiado iridiscente) le da un *look* pulido y arreglado que le puede durar cuando menos hasta su segunda taza de café.

Si sus labios están desnudos cuando sus ojos y cachetes están maquillados, parecerá como si se le hubiera olvidado que tiene una boca cuando se estaba aplicando su maquillaje. Para que todo se vea equilibrado, recuerde ponerse lápiz labial.

Tipos de lápices labiales

¿Hay diferencias entre los distintos tipos de lápices labiales? ¡Pues claro que sí! De hecho, hay diferencias enormes. Como probablemente ya sepa por experiencia, los colores y texturas de los lápices labiales pueden variar incluso dentro de la misma línea de productos cosméticos. Algunos son cremosos; otros son secos, grasosos, brillantes o apagados. Algunos se derriten fácilmente; otros son pegajosos, se corren, dejan capas gruesas o dejan capas finas y otros reúnen una o más de todas estas características. Yo recomiendo los lápices labiales cremosos y que al aplicarlos, no se corren ni se ven gruesos ni grasosos. La elección entre un acabado mate o cremoso sólo es cuestión de preferencia personal. Los lápices labiales que dejan un acabado verdaderamente mate sí duran bastante más que los cremosos (especialmente los translúcidos). La única manera de averiguar cuál prefiere es teniendo la paciencia para probar varias fórmulas en los colores que le agradan y ver cómo se sienten y cómo le lucen. Pero haga lo que haga, evite usar lápices labiales demasiado brillantes o centelleantes, particularmente si es una mujer adulta dedicada a una profesión seria. Es mejor reservar los lápices labiales iridiscentes y deslumbrantes para la noche, no para el día.

Nota: Si su lápiz labial tiende a aterronarse o a secarse conforme va transcurriendo el día, evite aplicarse más lápiz labial sobre el que ya está parcialmente desgastado. Mejor límpiese bien la boca primero y luego vuelva a aplicarse el lápiz labial. Si se sigue aterronando, puede probar ponerse un poco de pomada para labios debajo de su lápiz labial para ver si eso resuelve el problema.

¿Qué podemos decir acerca de los lápices labiales con filtro solar? Cuando se trata de protección contra el sol, sería un error ignorar los labios. La piel de los labios, aparte de ser muy fina, no contiene nada de melanina, la cual, en esencia, es la defensa integrada de la piel contra la radiación UV. Aunque los lápices labiales opacos convencionales sí le sirven de barrera (una de las razones por las cuales hay una incidencia sustancialmente mayor de cáncer de piel en los labios en los hombres que en las mujeres) contra el sol, es necesario que se aplique una pomada para labios con filtro solar debajo del lápiz labial, o mejor aún, un lápiz labial que contenga filtro solar. Unas cuantas compañías de productos cosméticos ofrecen lápices labiales maravillosos con filtros solares eficaces que protegen sus labios de los rayos UVA/UVB. Algunos ejemplos son: *Revlon Absolutely Fabulous Lip Cream SPF 15* ($8.99 dólares), *Almay Protective Lip Tints SPF 25* ($4.99 dólares) y *Cover Girl Triple Lipstick SPF 15* ($5.89 dólares). Cuando esté considerando comprar un lápiz labial con SPF, asegúrese de que la lista de principios activos incluya algún ingrediente que le ofrezca protección contra los rayos UVA, como avobenzona (*avobenzone*), dióxido de titanio (*titanium dioxide*) u óxido de cinc (*zinc oxide*). Si no aparece alguno o si aparecen en otra parte que no sea la lista de ingredientes activos, entonces el producto no le ofrecerá una protección confiable contra los rayos del Sol.

¿Y qué de los lápices labiales ultramate (*ultramatte lipsticks*)? Todos estos son esencialmente idénticos. Al aplicarse, se ven húmedos y mojados y luego se secan en unos cuantos segundos para formar una capa seca y mate que no se mueve ni se ve cremosa. Su textura seca sí evita que se transfiera a las tazas de café, a los anteojos (espejuelos), a los alimentos que come y su media naranja cuando le dé besos. Pero no es indeleble; estos lápices labiales eventualmente sí desaparecen por efecto de frotación. En realidad, tienden a despostillarse o descarapelarse. **Los lápices labiales ultramate no son adecuados para todas, particularmente para quienes tienden a tener los labios agrietados, porque resecan aún más los labios.** Estos lápices labiales se pueden sentir incómodos durante los inviernos fríos y secos o en climas calientes y áridos. Asimismo, aunque estos lápices labiales tienden a no correrse, si usted tiene arrugas en los labios o cerca de los mismos, estos lápices labiales las acentuarán. Debido a estas desventajas inherentes a este tipo de lápices labiales, muchas compañías de productos cosméticos han disminuido el número o descontinuado estos productos. Parece que la mayoría de las mujeres no estaban dispuestas a soportar estas desventajas a cambio de un mayor duración y comprendo sus razones. Sin embargo, si no lo ha hecho todavía, quizá quiera considerar los últimos híbridos ultramate que se han lanzado al mercado: estos usan la tecnología *PermaTone* para crear un color verdaderamente duradero y confortable.

Color de labios permanente: El mundo de los lápices labiales cambió considerablemente cuando Max Factor lanzó *Lipfinity* a principios del año 2001. Poco después, Cover Girl (una empresa filial de Max Factor, dado que ambas son propiedad de Procter & Gamble) lanzó un lápiz labial idéntico (pero más barato) llamado *Outlast*. Lo que distingue a estos dos productos es que usan algo que se conoce como tecnología *PermaTone* para mejorar su aplicación, su duración y —lo que es más importante— su comodidad. *PermaTone* es un ingrediente complejo a base de silicona que le brinda un color semipermanente al adherir suavemente los pigmentos a los labios, lo cual produce un efecto de malla flexible. Aunque el *PermaTone* se "fija" (al cabo de aproximadamente 60 segundos), la malla flexible permite que el color se mueva y respire para que no se seque ni aterrone. Una vez que el color se ha fijado, se debe aplicar una última capa que consiste en una pomada para labios transparente y emoliente que no altera el color y le da un acabado suave y lustroso y un uso confortable. Esta capa superior no contiene ingredientes como aceite mineral ni petrolato que podrían descomponer el color, lo cual es bueno. ¡Pero es probable que necesite usar alguno de estos ingredientes al final del día para que la ayuden a quitarse el color de los labios!

Pese a lo maravillosos que suenan estos productos, sí tienen algunas desventajas que deberá tener presentes. En primer lugar, estas fórmulas ofrecen una cobertura opaca y no perdonan los errores en su aplicación. Esto significa que necesita aplicarse el color uniforme y correctamente desde el primer intento, porque de otro modo tendrá que empezar desde el principio. Si sus labios están tan sólo un poco agrietados, *Lipfinity* y *Outlast* le dejarán una apariencia terriblemente dispareja; por lo tanto, asegúrese de que sus labios estén perfectamente suaves y secos, y también evite aplicarse pomadas para labios o un bálsamo labial como *Chap Stick* porque esto impedirá que el color se adhiera y fije en sus labios. Una vez que haya dominado la técnica para aplicárselos, quizá descubra que tendrá que volverse a aplicar la capa superior humectante con frecuencia, lo que significa que terminará usando más de esta que del color (una queja común de las fanáticas de *Lipfinity*). Por suerte, se puede comprar el brillo por separado. Si está dispuesta a practicar con esta nueva línea de lápices labiales semipermanentes, probablemente descubra que a menos que coma alimentos muy grasosos (como una ensalada con aliño de aceite y vinagre), en realidad sí duran todo el día (¡y a menudo toda la noche o hasta la mañana siguiente!) si se aplican correctamente. Estos productos no presentan una probabilidad tan elevada de agrietarse o descarapelarse en comparación con los lápices labiales ultramate tradicionales, principalmente gracias al brillo que se aplica como capa superior. *Lipfinity* y *Outlast* se venden en una amplia gama de tonos y se pueden quitar con aceite mineral, *Vaseline* o casi cualquier aceite no volátil. Si le es importante que el color de labios le dure mucho tiempo, entonces definitivamente tiene que probar estos productos.

Cómo elegir colores para sus labios

Hay tres reglas básicas para elegir colores de lápiz labial: (1) los labios finos o pequeños se ven mejor con colores brillantes y más vívidos. Puede que sea un poco difícil acostumbrarse a los colores más brillantes, pero realmente hacen que una boca pequeña se note más. Ocasionalmente he leído o escuchado a consultores de maquillaje sugerir a las mujeres de labios pequeños que usen un color neutro y que, en vez, acentúen los ojos (¡como si lo recomendable fuera no acentuar los ojos o ignorar los labios!). Pruebe esta técnica usted misma antes de escuchar estas sandeces. (2) Evite usar colores más oscuros si tiene los labios finos, pues hacen que la boca se vea severa y rígida. (3) Los labios más grandes se ven bien casi con cualquier color, pero los tonos más suaves se ven mejor porque los colores más oscuros o vívidos pueden hacer que se vean demasiado prominentes.

Aplicación del lápiz labial

Las brochas o lápices de labios son accesorios opcionales. Puede usar un lápiz de labios para delineárselos y seguir esta línea para aplicarse el lápiz labial con una brocha de labios, la cual permite controlar su aplicación. Los lápices labiales en tubo a veces trazan una raya demasiado ancha para algunos labios y demasiado estrecha para otros. Si sus labios son pequeños, lo mejor es usar una brocha de labios; si sus labios son grandes, entonces la brocha de labios será necesaria sólo si quiere mejorar su precisión.

Si elige trabajar con un lápiz de labios, siempre aplíqueselo en el borde real de su boca. No use técnicas correctivas para hacer que su boca parezca más grande o más larga, especialmente si se está haciendo un maquillaje de día. **Si trata de cambiar el contorno de su boca con un delineador de labios dibujando una raya afuera de los labios, al rato cuando se desgaste su lápiz labial, el delineador de labios, que casi siempre dura más que el lápiz labial, seguirá en su lugar y se le verá como que no les atinó a los labios cuando se los pintó.** Siempre delinee los labios siguiendo su forma real y luego rellénelos con el lápiz labial, aplicándoselo directamente del tubo o con una brocha de labios.

¿Y qué debe hacer en el contorno central de la boca? ¿Debe redondear la punta de los labios o hacerla más evidente? Como regla general, una apariencia más suave es mejor que una apariencia rígida. Píntese los picos de modo que no queden demasiado redondeados ni demasiado puntiagudos, sino en un punto intermedio para que le quede un arco suave.

Para evitar que el lápiz labial se acumule y apelmace en las esquinas de la boca, no se ponga delineador ni lápiz labial en esa área. Deténgase justo antes de que llegue a las esquinas de la boca. Si siente que esto la hace ver como que le faltó pintarse una parte de la boca, rellene cuidadosamente esta área usando la brocha de labios, pero sólo con la cantidad más pequeña posible de lápiz labial.

Los delineadores de labios nunca deben dejar una línea oscura, café o claramente visible alrededor de la boca. Seguimos viendo este tipo de delineado como si fuera el último grito de la moda y, por alguna razón desconocida, las mujeres se han aferrado a este *look*, pero la verdad es que nunca he visto a un maquillador profesional hacerlo. **Su delineador de labios no debe dejar una línea evidente que parezca un borde coloreado alrededor del lápiz labial. La meta es que el lápiz labial y el delineador de labios se fundan para que no pueda ver dónde termina uno y dónde empieza el otro.**

Si usa un delineador de labios y quiere que su lápiz labial le dure más, aplíquese el delineador sobre toda el área de los labios, incluyendo el contorno, y luego aplíquese el lápiz labial encima del delineador. Este paso adicional permite que haya más color permanente sobre los labios y así, el lápiz labial no se desgastará tan rápido como normalmente lo hace. **Con la excepción de *Lipfinity* y *Outlast*, no existe un lápiz labial que dure todo el día.** Incluso en el caso de *Lipfinity*, es posible que tenga que aplicárselo de nuevo cuando coma alimentos con mucho aceite, y luego retocarlo con el brillo humectante. Durante años, la industria de los productos cosméticos ha estado proclamando sus nuevos lápices labiales que "duran todo el día" o de "duración prolongada", pero la verdad es que todas las mujeres necesitan reaplicarse continuamente su lápiz labial. Hasta la fecha, sigue siendo imposible para el 99,9 por ciento de todos los lápices labiales durar más allá de la hora del almuerzo, o incluso más allá de la media mañana, luciendo igual que como se le veían cuando inicialmente se los aplicó.

¿Cómo puede evitar que el lápiz labial se corra al interior de las pequeñas arrugas que están alrededor de la boca? El primer paso es dejar de usar lápices labiales y brillos grasosos. **Entre más grasoso sea el lápiz labial o el delineador de labios, más rápido se correrá el color hacia las arrugas que están alrededor de la boca.** Los lápices labiales que le dejan una sensación más seca son los mejores para solucionar este problema. También ayuda aplicarse polvo suelto en la boca antes de aplicarse el lápiz labial, pero esto puede regar ambos por toda la boca. El delineador de labios no impedirá que los lápices labiales se corran, pero si pueden retardar su llegada al interior de las arrugas.

Hace varios años, ciertas compañías de productos cosméticos lanzaron productos nuevos al mercado que supuestamente impedían que el lápiz labial se corriera. Yo he probado muchos de estos productos y muchos nunca funcionaron, pero finalmente encontré tres que cambiaron la forma en que yo uso el lápiz labial. Por desgracia, ya no se fabrican estos productos que llegué a adorar. Como no estaba dispuesta a quedarme cruzada de brazos, sencillamente averigüé el nombre de la compañía que producía la fórmula (sólo unas cuantas empresas alrededor del mundo hacen casi todos los lápices) y agregué la fórmula que amaba a mi propia línea de productos. Si usted era una fanática de productos como *Coty's Stop It*, *Revlon ColorLock* o *The Body Shop's No Wander*, entonces considere probar mi *Long-Lasting Anti-Feather Lipliner in Clear*.

¿Le dura más el lápiz labial si usa una brocha para aplicárselo? Nunca he encontrado una explicación lógica de por qué el uso de una brocha ayudaría a que el lápiz labial dure más y la verdad es que no ayuda en lo absoluto. ¿Entonces cómo puede lograr que el lápiz labial se quede en su lugar más tiempo? ¡Usando colores fuertes y vívidos que no sean grasosos, evitando los brillos de labios y aplicándose mucho lápiz labial!

Evite estos errores comunes al usar lápices y delineadores labiales

1. No use un delineador que contraste con su lápiz labial; esto ya pasó de moda desde los años 80 y casi siempre le da una apariencia demasiado severa y artificial al área de la boca.
2. No use un lápiz labial que sea de un tono diferente al resto de su maquillaje. Por ejemplo, si está usando un rubor de tono rosado, use un lápiz labial del mismo tono.
3. No use brillos para labios en lugar de lápiz labial durante el día; el brillo se corre y no dura tanto como el lápiz labial.
4. No use lápices labiales iridiscentes; cuando se van desgastando, pueden lucir secos, blanquecinos y aterronados; además, son demasiado llamativos para usarlos de día.
5. No exagere ni cambie la forma de su boca con el delineador o lápiz labial; parecerá como si se hubiera "salido de la raya".

6. Si quiere que le dure el lápiz labial, aplíquese más y no se quite el exceso "pintando un beso" en un pañuelo facial desechable, ya que esto hará que se le caigan varias capas de lápiz labial incluso antes de que ponga un pie afuera de su casa.

RETOQUES

A medida que transcurre el día, incluso el maquillaje mejor aplicado del mundo puede deslizarse, desvanecerse o irse desgastando por el contacto con teléfonos y otras cosas. El lápiz labial también se puede poner grueso y apelmazado. En los días largos, será necesario que se haga unos cuantos retoques rápidos para revivir su maquillaje hermosamente aplicado. Siga estos pasos en el orden en que aparecen para que su apariencia inicial vuelva a la vida.

* Si tiene el cutis grasoso, coloque sobre su rostro un pañuelo facial desechable o algún papel especial para el cutis que venden algunas compañías de productos cosméticos para absorber el aceite excedente. Los papeles que le ponen en las puntas del cabello cuando le hacen un permanente también funcionan bien para eso. Haga esto antes de hacer cualquier otra cosa.
* Quítese todo el lápiz labial para que pueda empezar de nuevo después de retocarse el maquillaje de la cara. Aplíquese una ligera capa de pomada para labios si sus labios se sienten secos.
* Una vez que haya absorbido el aceite excedente, tome una esponja fresca y empareje la base, el rubor y el contorno (las mujeres con cutis seco y normal también deben realizar este paso). Mueva suavemente la esponja como si se quisiera sacar brillo, asegurando de emparejar todo a medida que vaya avanzando.
* Si las ojeras se le ven un poco oscuras, aplíquese un poco más de corrector debajo de los ojos.
* Si necesita uno poco más de base para ocultar los granos o las decoloraciones, aplíquesela y difumínela ahora, evitando el área del rubor y del contorno.
* Aplíquese una capa ligera de polvo compacto sobre el rostro. Un polvo compacto con un factor de protección solar (*SPF* por sus siglas en inglés) de 15 que también contenga ingredientes que la protejan de la radiación UVA como avobenzona, dióxido de titanio u óxido de cinc, es una excelente opción para estar protegida del sol durante todo el día.

- Aplíquese rubor o contorno si es necesario, pero *sólo* si es necesario y tenga cuidado porque el color "se agarra" más al maquillaje que ya ha estado sobre el rostro durante un rato.
- Si quiere retocar el delineador, particularmente debajo de los ojos donde se puede haber corrido, use una sombra de ojos en polvo en lugar de usar un lápiz. Use la esquina o el lado de su esponja de maquillaje para quitar el delineador que se le haya corrido.
- Si las sombras de ojos se han acumulado en los pliegues y arrugas, póngase un pañuelo desechable o un papel absorbente sobre el área para quitar el exceso y luego use una brocha para emparejar el color. Aplíquese polvo sobre el área para emparejar las sombras y agregue el color que sea necesario para que su maquillaje de ojos se vea equilibrado.
- Por último, vuelva a aplicarse el delineador de labios y el lápiz labial.

Nota: Si está usando una base ultramate, quizá descubra que es difícil retocarla porque esta base no se mueve y es casi imposible volver a difuminarla. En este caso, es muy probable que tenga que empezar de cero, pero no pierde nada al intentar difuminarla y hacerse un retoque sencillo. En mi caso, las bases ultramate se quedan tan bien en su lugar que mi maquillaje nunca se mueve ni en lo más mínimo después de que me lo haya aplicado.

CÓMO CONVERTIR EL MAQUILLAJE DE DÍA EN MAQUILLAJE DE NOCHE

Ahora que ya sabe cómo retocar su maquillaje, le daré algunas ideas para esas ocasiones en que quiera transformar su maquillaje de oficina o de día en un deslumbrante maquillaje de noche.

- Agregue una sombra de ojos oscura o negra a la esquina externa del párpado o sobre el pliegue.
- Use la misma sombra oscura o negra para pintarse una línea más dramática alrededor del ojo.
- Use una brocha angular o en forma de cuña para definir más el arco de las cejas o agregue un poco más de polvo para cejas a los extremos de las mismas (pero sin exagerar).
- Use un polvo con brillo para resaltar un poco sus pómulos, el centro de la frente, la barbilla, el cuello, los hombros o el escote.

- El lápiz labial de color rojo intenso siempre le ayudará a lograr un *look* dramático de noche, especialmente si va a usar ropa negra.
- Evite aplicarse demasiado rubor. Los cachetes demasiado coloridos no mejoran el maquillaje de noche.
- Evite aplicarse más rímel, a menos que domine la técnica para hacerlo sin que las pestañas le queden apelmazadas y grumosas.

EQUILIBRIO, PROPORCIÓN Y DETALLE

¿Alguna vez se ha preguntado exactamente qué es lo que admira cuando ve a una mujer bien maquillada? Quizá no pueda identificar con precisión aquello que encuentra atractivo, pero probablemente envidiará su gran habilidad para maquillarse y deseará que pudiera averiguar cómo lo hizo. Cuando estaba en un aeropuerto hace unos años, yo vi a una mujer así y observé cómo otras mujeres (y algunos hombres) volteaban la mirada para verla. No la veían sólo porque era una mujer atractiva que iba vestida a la moda, sino que su maquillaje, en particular, era impecable. Su rostro lucía terso y estaba acentuado con un tono profundo pero sutil de rubor y contorno. Todos los colores, desde su lápiz labial hasta sus sombras de ojos, se mezclaban armoniosamente en una progresión de claro a oscuro, con la cantidad perfecta de sombreado: ni mucho ni muy poco.

Ahí fue cuando se me ocurrió que cualquier mujer puede revitalizar su maquillaje repasando los lineamientos para hacerse un buen maquillaje y simplemente omitiendo los errores que le restan hermosura a su apariencia en lugar de mejorarla. El simple hecho de reconocer los detalles más ínfimos que marcan la diferencia entre un maquillaje bien aplicado y uno que no lo es, puede ayudar a una mujer a lucir fabulosa todo el día. Si consideramos todo el tiempo que la mayoría de las mujeres ocupan en comprar y usar maquillaje, simplemente no tiene sentido que luego desperdicien todo ese tiempo por aplicárselo mal.

Además de las reglas esenciales acerca de las técnicas de aplicación y difuminación, sólo debe tener presentes tres conceptos básicos para lograr una apariencia que la favorezca: equilibrio, proporción y detalle. El **equilibrio** tiene que ver con hacer que los distintos elementos de su maquillaje combinen bien y que ningún aspecto del mismo sea más prominente que otro. En otras palabras, si está usando un lápiz labial de color café rojizo oscuro e intenso, entonces debe elegir un rubor de algún color que armonice con su lápiz labial (por ejemplo, un rubor rosado brillante no funcionaría con un lápiz labial en ese rango de colores). Mientras tanto, asegúrese de que sus sombras de ojos acentúen sus ojos para que no se pierdan al llamar mucho la atención a los labios. Cuando los colores y los tonos están en equilibrio y ningún aspecto del maquillaje resalta por encima de otro, se nota más la mujer que su maquillaje. No olvide los detalles pequeños, como revestir las pestañas superiores si se delinea las pestañas inferiores (de otro modo la línea inferior se verá demasiado pesada y obvia). Si elige usar un rubor, difumine bien el color para que no se vea como una raya visible de color que le atraviesa los cachetes.

La **proporción** tiene que ver con la selección de todo lo que va a usar, prestando atención a la simetría y a cómo sus colores de maquillaje, su ropa y su peinado se ven en conjunto. Si está usando un traje sastre clásico pero se pinta con sombras de ojos de colores café claro a negro y lápiz labial y rubor de color vino, aunque esta combinación de colores de maquillaje es deslumbrante, podría ser demasiado dramática y llamativa al combinarla con lo que trae puesto. Lo mismo cabe decir de las mujeres con cabello muy rubio y una tez muy clara: la combinación de colores puede ser dramática y hermosa, pero se verá fuera de lugar bajo la luz del Sol o de una oficina. La proporción consiste en asegurarse de que todo se vea bien en su conjunto y que nada se vea fuera de lugar, para que su maquillaje no llame la atención más que usted misma.

El **detalle** es el aspecto más importante y quizá el más difícil porque requiere de gran esfuerzo y concentración. Preste atención hasta al más mínimo elemento de su maquillaje. Si es necesario, aplíquese el maquillaje usando un espejo con aumento para que no salga de su casa con chispitas de sombras de ojos en los cachetes ni rímel corrido en la esquina del párpado. No se conforme con hacerse un maquillaje de 10 minutos en tan sólo 5 minutos cuando esté apurada. **Si no tiene tiempo para llevar a cabo su rutina normal de maquillaje, entonces esté preparada para cambiar su *look*; use sólo aquello para lo que tenga tiempo suficiente para aplicarse.**

Ya perdí la cuenta de las veces en que las mujeres me han preguntado si hay algo que pueden hacer para que su maquillaje se vea diferente y mi respuesta siempre ha sido que se difuminen mejor la base porque se ve parchada y dispareja o que el área de los ojos se ve indefinida o demasiado llamativa. A menudo estas mujeres me contestan, "Estuve como loca esta mañana y esto fue lo mejor que pude hacer". Entonces yo les digo, "Veo que tu blusa está abotonada y que el cierre de tu falda está cerrada". Ellas típicamente contestan, "¡Por supuesto!" Y a esto yo les respondo, "Bueno, a pesar de que no tuviste mucho tiempo en la mañana, no saliste de tu casa desvestida. Debes aplicar la misma regla a tu cara". Con esto no quiero decir que tenga que llegar tarde a todos lados a causa de su maquillaje, sino que haga menos para que se tarde menos en pintarse. Pero haga lo que haga, tómese el tiempo para hacerlo bien, porque cuando el maquillaje no se aplica bien, se ve mal.

Yo uso diferentes niveles de maquillaje, dependiendo del tiempo que tenga y del lugar adonde voy. Para mí, y he hecho esto muchas veces, una aplicación completa de maquillaje para salir en la televisión me lleva de 20 a 25 minutos. El maquillaje que uso para ir a una reunión (junta) de negocios o a un evento formal me lleva 15 minutos. Un maquillaje para un día casual en la oficina o una reunión informal me lleva de 5 a 10 minutos. El maquillaje para ir corriendo al gimnasio a hacer ejercicio me lleva un minuto y medio (sólo uso lápiz labial y rímel).

Cómo lograr maquillarse como siempre ha deseado

- El color de la base siempre debe ser exactamente igual al color de su cutis, sin excepción alguna. Tenga cuidado de que no se le vean líneas demarcadas bajo cualquier tipo de iluminación, pero especialmente a la luz del día.
- Asegúrese de usar el mejor tipo de base para su tipo de cutis. Si tiene el cutis grasoso, no use una base para cutis seco y si tiene el cutis seco, no use una base para cutis grasoso.
- El corrector y la base se deben mezclar perfectamente entre sí. Asegúrese de que su corrector no sea demasiado claro ni blanco y que su textura no sea muy diferente a la de su base.
- Los colores que use para pintarse la cara deben difuminarse suavemente, sin dejar líneas de inicio y fin del color; en otras palabras, no se deje rayas de rubor o de sombra de ojos.
- Use poco polvo. Si se atiborra la cara de polvo, todos sus esfuerzos por encontrar una base del color exacto de su cutis y aplicársela y difuminársela a la perfección serán en vano. Una buena regla práctica es que entre más arrugas tenga en el rostro, menos polvo deberá usar. Los polvos con brillo (incluso los sutiles) pueden magnificar los poros grandes y las arrugas del rostro.
- El polvo debe ser del mismo color que su base, o bien, debe ser lo suficientemente transparente y translúcido como para que no afecte de manera alguna el color de su base.

- Los polvos a los que no les han agregado aceite son los mejores para el cutis grasoso; los que sí tienen un poco de aceite son mejores para el cutis seco.
- Difumine, difumine y difumine otra vez.
- Yo sé que quienes tienen arrugas en los párpados han estado evitando las sombras de ojos brillantes (¿verdad?), pero muchas líneas de productos cosméticos las han estado agregando a sus colecciones y llamándolas sombras mate (*matte eyeshadows*), a pesar de que sí tienen algo de brillo. Yo le recomiendo evitarlas al máximo. Aunque estas sombras a simple vista parezcan brillar muy poco, una vez que se las ponga, este brillo hará que su piel se vea arrugada. Aparte, no duran tanto ni se quedan tan bien en su lugar como las verdaderas sombras de ojos mate. A menos que ese sea el *look* que esté buscando (y puede verificarlo a la luz del día), no las use.
- Siempre revise que no se le hayan caído chispitas de sombras de ojos en los cachetes mientras se las haya estado aplicando.
- Si su lápiz de cejas y sus lápices delineadores se corren y le manchan la cara durante el día, pruebe usar polvo en vez. ¿Para qué sigue usando productos que no se quedan en su lugar a lo largo el día?
- El rímel apelmazado y grumoso no hace que sus pestañas se vean largas y definidas. Una aplicación limpia y ordenada se ve mucho más atractiva.
- Considere evitar los brillos de labios espesos y grasosos. Incluso aunque usted sea joven, le pueden dar una apariencia sucia y desordenada.
- Los lápices labiales o brillos grasosos pueden darle una apariencia húmeda y resbalosa en lugar de cremosa y uniforme. Asegúrese de que su lápiz labial se vea suave, no húmedo. Además, entre más grasoso sea un lápiz labial, menos le durará.
- El delineador de labios es un toque elegante y si se lo aplica con una brocha de labios, le puede dar una apariencia profesional. Si no tiene tiempo, puede aplicarse el lápiz labial uniformemente directo del tubo y aun así verse fabulosa.
- Los lápices labiales de colores oscuros pueden ser bastante atractivos, pero si son demasiado oscuros entonces le pueden dar una apariencia cadavérica, a menos que su propósito sea lograr un *look* gótico. Asimismo, el uso de un delineador de labios oscuro con un tono más claro de lápiz labial paso de moda desde la década de los años 80 e incluso entonces se veía raro, pues deja una apariencia demasiado obvia y hace que su boca se vea dura y severa.
- Cuando se aplique el maquillaje, tome en cuenta cómo se le verá a mediodía y al final del día. No compre productos que luzcan fabulosos

durante una o dos horas pero que para la hora del almuerzo la hagan parecer como si hubiera olvidado lavarse la cara la noche anterior. Si su delineador o rímel se corre, considere cambiar de producto para lograr el *look* que realmente está buscando.

* No use un color que no se le vea bien al aplicárselo en su propio cutis. Si compra una sombra de ojos gris y se ve azul cuando se la aplica, entonces esa sombra es de color azul aunque en el contenedor se vea gris. Lo mismo cabe decir de las bases que se ven del color correcto adentro del frasco pero le dan un tono durazno, cenizo o rosado a su cutis después de aplicárselas. Guíese por lo que ve en su cara, no por lo que ve en el contenedor. Si algún producto no es adecuado para usted, regréselo a la tienda y pida que se lo cambien o que le devuelvan su dinero. Y siempre revise cómo se ve el color sobre su propio cutis a la luz del día; esta es la manera más estricta pero también más realista de comprobar si el color que ha escogido es el correcto.

ELIJA LOS MEJORES COLORES

Por último, hemos llegado al tema más difícil de tratar, al menos por escrito. Ojalá tuviera el tiempo para sentarme y crear un maquillaje que le funcionara a todo el mundo. Eso es humanamente imposible, pero sí tengo algunas reglas que le pueden ayudar a crear el maquillaje que desea.

* El color de la base es exactamente igual al color del cutis para que no queden líneas de demarcación. (Ya sé que estoy empezando a sonar a disco rayado, pero es tan importante este punto que vale repetirlo).
* El corrector es sólo uno o dos tonos más claro que la base.
* El color del polvo debe ser exactamente igual al de la base, o bien, debe ser transparente para que no afecte el color de la base en lo más mínimo.
* Los colores de las sombras de ojos deben ser tonos neutros dentro de la gama que va desde el beige claro, el café claro bronceado, el café y el café oscuro, hasta llegar al negro (y los miles de tonos que hay en medio).
* El color de las cejas debe ser exactamente igual al tono de las cejas, a menos que sus cejas sean naturalmente rubias, en cuyo caso deberá usar un color de cejas ligeramente más oscuro.
* El delineador del párpado superior debe ser de un color más oscuro (llegando hasta el negro, dependiendo del *look* que quiera lograr) que el delineador que corre a lo largo de las pestañas inferiores, el cual deberá ser un tono más suave de café o gris.

- El rubor puede ser de casi cualquier color siempre y cuando se coordine de alguna manera lógica con el color del lápiz labial, pero se debe difuminar suavemente, sin que queden bordes visibles de ningún tipo.
- El color del lápiz labial puede ser de audaz a neutro; hay una gama fantástica de colores entre los cuales podrá elegir. Cuando esté seleccionando el color, recuerde que los labios pequeños se ven mejor con tonos más brillantes que los labios más grandes.
- Menos es mejor.
- Para lograr una apariencia bronceada, use rubor, sombras de ojos, contornos y lápices labiales en tonos café dorado y castaña. Nunca se aplique una base o un producto bronceador sobre todo el rostro si esto significa que terminará con una línea de demarcación en la quijada o en la línea del cabello.
- Es mejor que no use colores contrastantes. Por ejemplo, si su ropa es color durazno o coral, su rubor y su lápiz labial deben tener el mismo matiz o ser lo suficientemente neutros como para que no choquen con su vestimenta.

Evite estos errores comunes al elegir colores

1. **No use lápices labiales blancos o demasiado pálidos que tengan un matiz blanquecino. Esto le puede dar una apariencia fantasmagórica y tenebrosa.**
2. **No use productos azules, verdes o de colores pastel, incluyendo delineadores, sombras de ojos y rímeles.**
3. **Evite la sombra de ojos de color azul marino. (Es mejor el negro, ya que se ve ahumado, mientras que el azul marino tiende a verse cenizo).**
4. **No use lápiz labial de color café oscuro o negro. (A Drácula quizás le quede de lo más bien, pero a las mujeres no vampiresas les da una apariencia caricaturesca).**
5. **No use sombras de ojos con brillo (estas exageran las arrugas que hay alrededor de los ojos); quizá sean divertidas para usarlas ocasionalmente, pero sólo si tiene párpados tersos y sin arrugas.**
6. **No use diseños de ojos que parezcan arco irises.**
7. **No use la sombra de ojos para pintarse una mancha negra alrededor de los ojos (a menos que los integrantes de su grupo de *rock* se lo exijan).**
8. **No use colores de rubor y lápiz labial que choquen; deben pertenecer a la misma familia de colores y no a familias completamente opuestas.**

ALGUNOS MITOS COMUNES
ACERCA DEL MAQUILLAJE

- Algunos maquilladores afirman que no debe tener miedo de tocarse el maquillaje, pero la verdad es que debe tener mucho cuidado con esto. Después de que se haya tomado el tiempo de aplicarse la base uniformemente con una esponja y de aplicarse las sombras de ojos con brochas hasta que le queden bien parejas, entonces no hay motivo para usar los dedos a menos que sea absolutamente necesario, y en ese caso, deberá usarlos con la mayor ligereza posible. Tocarse la cara durante el día hará que su maquillaje bien aplicado se le corra y desprenda. Puede usar sus dedos limpios para suavizar el color o corregir los errores, pero use un toque ligero.

- No rocíe su maquillaje con agua o loción tonificante para fijarlo o refrescarlo. No funciona. Un rocío de agua puede hacer que se corra la base, el polvo y el rímel. ¡Sabe Dios cómo se hizo tan popular este mito!

- No cambie cada parte de su maquillaje con cada estación. Si quiere un maquillaje más suave durante la primavera y el verano, puede hacérselo, pero no es un requisito absolutamente indispensable. El maquillaje debe ser el reflejo de la imagen que usted quiere proyectar ante el mundo y de lo que la hace sentir bien, no de lo que demande cada estación.

- No use el maquillaje para corregir la forma de algo en su rostro, especialmente los labios. De cerca y de cara a cara, se nota a leguas cuando una mujer se ha aplicado el lápiz labial adentro o afuera de la línea natural de sus labios. Si se aplica demasiado contorno, parecerá que se ha pintado rayas cafés por toda la cara.

- No use bases ni correctores de color que cambien el color de su cutis. El color de la base debe ser exactamente igual al tono de su cutis. Esto suavizará cualquier decoloración o enrojecimiento del mismo. Si su cutis es de tono amarillento u olivo, no hay nada que pueda o deba hacer para cambiarlo. Lo mejor es aceptarlo y trabajar con él por el bien de su propia apariencia. Incluso aunque pudiera cambiar el color de su cara, se le vería raro junto a su cuello y a lo largo de la línea del cabello.

- Para que el lápiz delineador se quede en su lugar, muchos maquilladores recomiendan repasar la raya con sombra de ojos en polvo del mismo color. Esto sí funciona, ¿pero para qué hacer dos cosas si sólo necesita hacer una? Olvídese del lápiz y sólo use una sombra de ojos oscura.

- El cutis radiante se ve bien, pero sólo en las fotografías. En la vida real, parece que se ha cubierto el cutis con brillantina. Esto no es malo, pero no es tan atractivo como lo hacen parecer las fotografías, además de que también iluminará cualquier arruga que tenga. Es una opción para el maquillaje de noche, pero nada más hasta ahí.

- Ningún conjunto de colores único es absolutamente adecuado para un color de cutis. La moda de clasificar a las mujeres según el conjunto de colores que le van bien a su color de cutis ya pasó hace mucho tiempo. Sólo porque tenga el cabello rojizo no significa que *tenga* que usar corales y evitar el lápiz labial azul-rojizo. Lo que tiene que hacer es experimentar y encontrar lo que mejor se le ve. Para ser franca, la mayoría de las mujeres pueden usar casi cualquier color que quieran, siempre y cuando presten atención a la intensidad y aplicación de los colores y ajusten los detalles.

EL MAQUILLAJE PARA LA GENERACIÓN DEL NUEVO MILENIO

En nuestra sociedad, las niñas que están pasando por la peligrosa etapa de la preadolescencia y la adolescencia para convertirse en jóvenes adultas se enfrentan con la presión social y la consciencia de su imagen que hace que se precipiten a usar maquillaje. Ponerse rubor, lápiz labial, rímel y sombra de ojos se ha convertido en uno de los principales ritos que marca la transición a la etapa cuando las hormonas cambiantes empiezan a influenciar la mente y el cuerpo. Conforme se va desarrollando este nuevo estilo de expresión, la ansiedad de una adolescente adquiere dimensiones desproporcionadas (algo que podrá comprobar al ser testigo de la desesperación explosiva de una adolescente ante algo que ella percibe como un insulto o un problema). ¿Qué puede hacer cuando su niñita (que cada día se ve menos y menos como una niñita) quiere empezar a usar maquillaje? ¿Particularmente cuando su sensibilidad está desbordada pero su sofisticación aún está rezagada? Y no sólo es cuestión de que *quiera* usar maquillaje, sino de que *tiene* que usarlo. Por si esto no fuera suficientemente complicado, las adolescentes continuamente exhiben una inexplicable dualidad entre la independencia y el individualismo tenaz, al mismo tiempo que compran sólo lo que todo el mundo está usando. ¿Cuántas veces ha escuchado a su adolescente proclamar a toda voz que no le importa lo que piensen los demás y al mismo tiempo rehusarse a usar cualquier otra cosa que no sea el mismo estilo de maquillaje, zapatos, faldas, blusas, suéteres y vestidos que usan sus amigos o su cantante de *rock* favorita? ¡Demasiadas como para contarlas!

Sentirse atractivas es una parte importantísima de la vida para muchas adolescentes. A menudo, los adultos llenos de buenas intenciones complican las cosas al no saber exactamente qué hacer o qué decir. "Te ves hermosa; no necesitas usar maquillaje" es un comentario tan irritante como "Un poco de rubor rosado, lápiz labial rosa y rímel café te harán lucir hermosa". El primer comentario, "Te ves hermosa como eres", se interpreta como una mentira monumental. Hace caso omiso de lo que la adolescente ve a todo su alrededor en la televisión y las revistas, es decir, que las mujeres pueden lucir más atractivas y glamorosas con maquillaje (¿sino por qué lo usaría mamá y el resto del mundo?). El otro comentario de agregar un poco de color aquí y allá sugiere que la niña es poco atractiva y que le iría mejor si ocultara su rostro detrás de una capa (aunque muy ligera) de productos cosméticos. Y luego tenemos el más popular de todos, "Podrás empezar a usar maquillaje cuando cumplas dieciséis años y punto", pero una fecha arbitraria como esta ignora las necesidades específicas y el desarrollo particular de cada adolescente.

¿Entonces qué puede hacer? Yo no recomendaría ninguno de los métodos anteriores. En vez, yo sugeriría que incorporara las tres posturas hasta llegar a un acuerdo compasivo. La meta es reconocer las necesidades de su hija adolescente y hacerle saber que son válidas e importantes. Dígale algo como "Yo sé que usar maquillaje es importante para ti y que te verías hermosa maquillada. Pero al mismo tiempo quiero que sepas que yo creo que eres hermosa tal como eres". Luego, ambas pueden decidir juntas qué sería apropiado, cediendo un poco sobre la marcha. Recuerde, lo que usted crea que es importante puede no serlo para su adolescente. Brillo sí, lápiz labial no; rubor sí, pero sólo un poco; rímel sí, pero sólo si es café; corrector sí, pero base no, y así sucesivamente. En gran medida, este es un proceso en que deberá ser delicada y respetuosa de los sentimientos de su hija adolescente conforme van surgiendo (en lugar de tratar de controlarla o contradecirla).

Otra opción es ir juntas con un maquillador profesional o a una demostración de maquillaje. Esta puede ser una experiencia positiva siempre y cuando tenga cuidado de esquivar cualquier intento por parte del vendedor de aprovechar cualquier inseguridad o vulnerabilidad de su hija con técnicas de ventas. Hágale saber de antemano al vendedor que, por ningún motivo ni bajo circunstancia alguna, le permitirá que use lenguaje alguno que sugiera que algún aspecto de la apariencia de su hija adolescente es poco atractivo o incorrecto. Si el vendedor quiere introducir algo diferente, fácilmente puede decir, "Creo que un rubor **más** suave puede darte un *look* muy atractivo", en vez de decir "El rubor que estás usando es completamente inadecuado para ti". No deje que el vendedor diga cosas como, "Tienes los párpados pequeños y un color vivo hará que se vean más grandes", cuando un comentario sencillo como "Una sombra de ojos de color café pálido en los párpados es una buena elección para ti" puede hacer mucho por levantar su autoestima en vez de alimentarle su adicción al maquillaje y su inseguridad.

Si la edad de su hija adolescente es un factor de gran peso al decidir cuándo dejarla usar maquillaje, puede postergar lo inevitable haciendo énfasis en el cuidado del cutis. Aliéntela a usar un filtro solar todos los días, a lavarse la cara con un limpiador hidrosoluble, a exfoliarse suavemente con bicarbonato de sodio o algún producto con alfa-hidroxiácidos (AHA) o beta-hidroxiácido (BHA) y a usar una solución de peróxido de benzoilo al 2,5% sobre las imperfecciones. Así podrá mostrar su interés por los asuntos de belleza sin meterse con el maquillaje, excepto quizá por el rímel o el brillo de labios. Al mismo tiempo, es esencial que se tome un tiempo para hablar con su hija acerca de la manera en que la industria de los productos cosméticos se aprovecha de las mujeres y haga hincapié en las razones por las cuales comprar productos caros es un desperdicio de dinero. Esta combinación es una introducción excelente y maravillosa al mundo de los productos cosméticos.

Usted y su hija adolescente incluso pueden leer juntas uno de mis libros o consultar mi página de Internet, resaltando los temas que luego quieran discutir. Si hay algún punto en el que no puedan llegar a un acuerdo, busquen a otra persona para que les sirva de mediador (de preferencia que no sea un hombre, a menos que quieran escuchar una respuesta como "¿Y eso a quién le importa?").

En lo que concierne al maquillaje y el cuidado del cutis, la mayoría de las que ya somos adultas empezamos con el pie izquierdo, equivocadamente aprendiendo desde el principio que de algún modo nos haría perfectas y corregiría todos nuestros defectos (de los cuales siempre teníamos demasiados: los ojos demasiado juntos o demasiado separados, la nariz demasiado ancha o demasiado estrecha, la cara demasiado cuadrada o demasiado redonda, la piel demasiado amarilla o demasiado rosada y así sucesivamente). Ahora estamos en una buena posición para enseñarle a la siguiente generación una nueva manera de medir su autovalía y decirles la verdad acerca de los productos y de lo que sí y no pueden hacer. Eso es algo que la industria cosmética probablemente no está esperando.

capítulo 12

¿TIENE PROBLEMAS?
¡AQUÍ LE DAMOS LAS
SOLUCIONES!

¿CUÁNDO DEBE DESECHAR UN PRODUCTO?

Problema: He escuchado muchas opiniones distintas en cuanto al momento indicado de tirar un producto cosmético. ¿Tienen estos productos una caducidad limitada después de la cual haya que desecharlos?

Solución: No existe una respuesta fácil a esta pregunta porque no existen normas o lineamientos acordados con respecto a la duración de los productos para el cuidado de la piel o el maquillaje, y la Dirección de Alimentación y Fármacos (*FDA* por sus siglas en inglés) no regula este asunto en lo más mínimo. Las compañías de productos cosméticos generalmente hacen pruebas a sus productos para determinar su estabilidad, pero algunas realizan ensayos a un año mientras que otras los hacen a tres años. Sin embargo, estas pruebas de estabilidades que realizan las compañías de productos cosméticos generalmente sólo consideran las variables de temperatura (por ejemplo, congelamiento o sobrecalentamiento). Dichas pruebas no toman en cuenta la manera en que los consumidores usan los productos. Los productos cosméticos que no se guardan de la manera apropiada —por ejemplo, los que se exponen a la luz del Sol, los que se dejan abiertos o los que se contaminan (cualquier producto envasado tiene un riesgo de casi el 100 por ciento de contaminarse)—

375

pueden deteriorarse de manera considerable antes de que haya transcurrido un año. Por otra parte, los productos que se almacenan bajo condiciones ideales pueden seguir siendo aceptables mucho después de la "fecha de caducidad" sugerida. Otro problema de estabilidad que no tiene que ver con estas pruebas es que no hay manera de saber cuánto tiempo lleva un producto en la repisa antes de que lo compre.

¿Entonces qué debe hacer? En general, lo mejor es desechar los productos cosméticos que se aplica cerca del ojo (por ejemplo, el rímel) al cabo de cuatro a seis meses, y de tirar los productos para la cara (humectantes, bases) después de uno a dos años. Los productos cosméticos que se usan en el área de los ojos se deben desechar antes que otros productos por la exposición repetida a los microbios durante su uso y el riesgo de que se presenten infecciones de los ojos. Algunos expertos de la industria incluso recomiendan reemplazar el rímel al cabo de tan sólo tres meses a partir de la fecha de compra. Otra nota: si el rímel se seca, tírelo a la basura. No le agregue agua o, todavía peor, saliva para humedecerlo, porque así entrarán bacterias al producto. Y si tiene una infección en los ojos, consulte a un doctor de inmediato, deje de usar productos cosméticos en el área de los ojos y deseche todos los que haya estado usando cuando contrajo la infección.

Otros productos cosméticos que pueden tener una vida útil inusualmente corta son ciertos productos "100 por ciento naturales" que contienen sustancias de origen vegetal que promueven el crecimiento microbiano. También es importante que tanto los consumidores como los fabricantes consideren el mayor riesgo de contaminación que conllevan algunos productos "naturales" que contienen conservantes no tradicionales o que no contienen estas sustancias en lo absoluto.

Compartir el maquillaje también eleva el riesgo de contaminación y los probadores que generalmente se encuentran en los mostradores de productos cosméticos de las tiendas departamentales presentan un riesgo aún mayor de contaminarse que los mismos productos en su casa. Si quiere probar un producto cosmético antes de comprarlo, aplíqueselo con un aplicador nuevo que no haya sido usado, como un hisopo (escobilla, cotonete) de algodón. Pero recuerde, estas sólo son sugerencias; no están fundamentadas en estudios de investigación o lineamientos establecidos. [Fuente: *FDA Office of Cosmetics Facts Sheet* (Hojas técnicas de datos de la oficina de productos cosméticos de la Dirección de Alimentación y Fármacos), 9 de marzo de 2000, *"Shelf Life-Expiration Date"* ("Fecha de caducidad de la vida util")].

OJERAS

Problema: ¡Tengo ojeras que parecen empeorar conforme transcurre el día! ¿Qué puedo hacer para que me dure el corrector?

Solución: Las ojeras pueden tener varias causas y es necesario tratar cada una de ellas de manera distinta. Las ojeras pueden ser el resultado de daños causados por el sol, venas y capilares que se ven a través de la piel, irritación, el pigmento oscuro natural que puede presentarse en esta área y piel seca que simplemente hace que el área se vea opaca y cansada. Las ojeras también pueden ser el resultado de sombras naturales que caen dentro del área del ojo. Dado que el hueso de la ceja puede proyectar una sombra sobre el área del ojo, esta zona puede verse más oscura.

Asegúrese de usar un humectante ligero (los mejores son los humectantes en gel o hechos a base de silicona) en el área debajo de los ojos; si usa demasiado humectante o uno que sea demasiado espeso, su corrector se puede deslizar y mover de su lugar. Y siempre use un filtro solar sobre esta área durante el día, o bien, utilice lentes de sol, a modo de evitar que este estimule la producción de melanina (pigmentación oscura).

Los correctores tipo mate (en vez de los cremosos o grasosos) son los mejores para cubrir las sombras naturales o la pigmentación oscura natural. (En inglés, se llaman *matte-style concealers*). Las marcas que funcionan particularmente bien son *Revlon ColorStay Concealer* ($9.49 dólares), *Maybelline Great Wear Concealer* ($4.69 dólares) y *Elizabeth Arden Flawless Finish Concealer* ($14 dólares). El color del corrector deberá ser lo suficientemente claro como para cubrir las ojeras, pero no tan claro que la haga parecer como si trajera puesto una máscara blanca alrededor de los ojos. Evite usar lápices grasosos para delinearse las pestañas inferiores y evite a toda costa cualquier rímel que se corra; ambos pueden deslizarse durante el día, haciendo que el área debajo de los ojos luzca aún más oscura. Sólo use polvo para delinear las pestañas inferiores y píntese la línea más fina que pueda, o bien, no se delinee las pestañas inferiores. La contaminación de la ciudad también se le puede meter a los ojos al final del día, entonces quizá sea una buena idea que considere usar un filtro de aire en su casa u oficina (hable con los administradores del edificio o de la oficina para ver si están dispuestos a concederle su petición).

Si tiene alergias que van empeorando conforme transcurre el día, quizá deba considerar tomar un antihistamínico. Aunque es poco común, las alergias alimentarias también pueden causar ojeras, pero esto tendría que confirmarlo un alergista.

Si ninguna de las soluciones posibles le funciona, quizá deba considerar los tratamientos con láser para aclarar (y en algunos casos eliminar) las ojeras. Los productos aclaradores tradicionales que se utilizan para tratar la decoloración de la piel causada por el sol o por las hormonas no tienen efecto alguno en las ojeras.

CAÍDA DE PESTAÑAS

Problema: ¡Se me están cayendo las pestañas! ¿Hay algo que pueda hacer para impedir que esto ocurra?

Solución: Es natural que las pestañas se caigan y luego vuelvan a crecer, pero si nota puntos calvos en la línea de sus pestañas, quizá tenga que cambiar algunos hábitos que pudieran estar empeorando la situación. Por ejemplo, no se frote los ojos para quitarse el maquillaje, porque al frotárselos y jalárselos, podría estarse arrancando las pestañas. No se talle los ojos, aunque tenga comezón, especialmente cuando esté usando rímel. Tampoco use demasiado rímel. Sé que es tentador hacer que sus pestañas luzcan largas y dramáticamente gruesas, pero el peso del rímel (y lo que tendrá que hacer después para quitárselo) puede ser demasiado para las pestañas delicadas. Los rímeles a prueba de agua son los más difíciles de remover y a menudo se llevan muchas pestañas con ellos, por lo que quizá deba considerar cambiar su rímel. Es poco probable que sea alérgica a su rímel, pero en el caso remoto que esa sea la causa de la caída, cambie de marca y vea si así se soluciona su problema.

Por cierto, ¿no está usando un rizador de pestañas, verdad? Con el tiempo, la acción de jaloneo que ejerce el rizador sin duda puede arrancar las pestañas. Otra posibilidad es que su problema tenga algo que ver con alergias no causadas por productos cosméticos. Si este resulta ser su caso, su único recurso será tomar antihistamínicos o eliminar de su medio ambiente los alergenos que estén causando el problema. Por ejemplo, si usted es alérgica a las plumas de ganso que contienen sus almohadas, use almohadas rellenas de algún material sintético. La fiebre del heno también puede causar que el área de los ojos se hinche severamente, dañando las pestañas. Este problema se puede aliviar tomando algún antihistamínico que se venda con o sin receta.

En términos médicos, los doctores conocen la caída de las pestañas como madarosis. Según un oftalmólogo, el Dr. William Trattler, "Si bien podría parecer un problema principalmente cosmético, esta afección puede ser indicativa de algo más serio, como un traumatismo a los ojos, infecciones del párpado e incluso cáncer del párpado. Además, ciertos padecimientos metabólicos como el hipotiroidismo y la insuficiencia pituitaria pueden causar madarosis". [Fuente: http://ivillagehealth.com].

También es posible que la caída de las pestañas sea causada por la presencia de un ácaro llamado *Demodex folliculorum*. Cuando está activo en los pequeños folículos pilosos y folículos de las pestañas, puede consumir las células epiteliales, ocasionando que estos folículos se hinchen, se inflamen y se tapen. Todo esto puede causar que se caigan las pestañas. Por fortuna, este problema se puede tratar fácilmente una vez que se ha diagnosticado correctamente. [Fuente: *eMedicine Journal* (Revista de medicina electrónica), 11 de mayo de 2001, volumen 2, número 5].

Si usted sufre de una caída crónica de pestañas, entonces deberá consultar a un especialista de párpado (llamado cirujano oculoplástico) y pedirle que examine cuidadosamente su párpado para determinar la causa de la madarosis.

AUTOBRONCEADORES

Problema: Probé un nuevo producto autobronceador muy caro de una línea llamada *Decleor* que venden en Neiman Marcus. Lo compré porque su aroma era mucho mejor que el producto de marca *Coppertone* que había estado usando. ¡Ahora mis manos están rayadas, una pierna está más oscura que la otra y mis rodillas y codos se ven moteados!

Solución: Aunque usted no lo crea, el producto *Decleor*, a pesar de que es absurdamente caro, no es el culpable de que ahora parezca una camaleón, por lo que lo más probable es que su dilema se deba a una aplicación dispareja. En primer lugar, todos los autobronceadores, sin importar su precio, contienen el mismo ingrediente, la dihidroxiacetona, para cambiar el color de la piel. El aroma que la atrajo del producto *Decleor* (algunas mujeres me han dicho que los autobronceadores de *Clarins*, *Origins* y *Bain de Soleil* también huelen deliciosos) ayuda a enmascarar el aroma naturalmente dulce de este ingrediente. Sin embargo, la fragancia es temporal y se desvanece en poco tiempo. Por otro lado, el color afecta las células de la piel y esta tarda algo de tiempo en recuperar su color normal. La célula en sí cambia de color. El desprendimiento de las células puede eliminar las que han sido alteradas, pero a estas alturas no puede hacer que se desprendan con la suficiente rapidez como para quitarse todas las capas de piel que han sido afectadas. Eso lleva tiempo. Los productos bien formulados que contienen alfa-hidroxiácidos (AHA) o beta-hidroxiácido (BHA) pueden hacer que los errores se desvanezcan más rápido y a veces incluso los pueden borrar por completo. También puede probar algunos remedios más suaves, darse un masaje dos veces al día sobre las áreas problemáticas con bicarbonato de sodio mezclado con *Cetaphil Cleanser*, limpiadores granulares hechos con sal de mar e incluso una toallita para la cara. Sin embargo, en la mayoría de los casos, el tiempo es el único remedio.

Una vez que su piel haya regresado a la normalidad, entonces puede probar otra vez. Recuerde que con los autobronceadores, ¡la aplicación es todo! Sea paciente. Aplíquese el autobronceador sólo sobre la piel limpia, seca y exfoliada, prestando especial atención a las rodillas, los codos y los talones. No se aplique un autobronceador en un cuarto lleno de vapor o caliente donde el sudor o la condensación puedan hacer que se corra. Aplíqueselo sólo en una área de su cuerpo a la vez. Sea cuidadosa y aplíquese una capa completa y pareja de autobronceador. Si se salta alguna área, le van a quedar manchas o rayas muy notorias. Lávese las palmas de las manos tan pronto como termine de aplicarse el autobronceador y luego quédese quieta hasta que se haya absorbido completamente, es decir, cuando sienta la piel como si no se hubiera aplicado nada. Algunas mujeres piensan que el autobronceador de acción rápida es mejor porque cambia el color de la piel inmediatamente y así es más fácil detectar los errores y corregirlos. Otras prefieren los autobronceadores que cambian el color lentamente, para que se puedan ir bronceando lenta y uniformemente. La decisión es suya.

CUTIS EXTREMADAMENTE GRASOSO

Problema: Yo tengo el cutis extremadamente grasoso en la zona T del rostro (frente, nariz y barbilla), y me está volviendo loca. He probado las bases mate, incluso *Lancôme MaquiControle*, todo tipo de geles y polvos para controlar el aceite y mi cara se sigue sintiendo como si trajera una capa aceitosa al llegar el mediodía. Seguramente debe haber algo que pueda hacer, ¿verdad?

Solución: Además de hacer todo lo correcto (vea el capítulo 2, "Fundamentos del cuidado del cutis", en la página 15), es esencial que se asegure de no hacer nada que empeore la situación. Por ejemplo, si está usando un humectante, incluso uno que esté libre de aceite, suspéndalo de inmediato. Sus glándulas sebáceas ya están trabajando tiempo extra como resultado de la actividad hormonal y el sebo o aceite que producen es su propio humectante integrado. No hay necesidad de agregarle más. Si su cutis grasoso la sigue desquiciando, mi truco favorito es aplicarse una capa extremadamente fina de leche de magnesia (la que recomiendo como mascarilla facial para el cutis grasoso) sobre las áreas más grasosas. Deje que se seque y luego aplíquese la base encima. ¡Funciona de maravilla! Con respecto a los polvos, use polvo suelto en vez de polvo compacto, incluso aunque esté libre de aceite, ya que los ingredientes cerosos que le permiten quedarse compactado le pueden dejar una sensación resbalosa en la cara. Como último recurso, pregúntele a su dermatólogo acerca de las alternativas médicas que hay para domar el cutis grasoso, las cuales pueden incluir desde pastillas anticonceptivas hasta bloqueadores hormonales y, en casos extremos, incluso el *Accutane*.

LABIOS PEQUEÑOS

Problema: Tengo los labios pequeños. Cualquier color de lápiz labial que me pongo parece acentuar el problema. ¿Qué debo hacer?

Solución: La mejor manera de lidiar con los labios pequeños es no delineándoselos afuera de la línea natural de los mismos en un intento de que parezcan más grandes. Esa técnica de crear una nueva línea de los labios funciona de maravilla en fotografías, pero en la vida real parece como si no supiera aplicarse bien el delineador. Además, para mantener su *look*, tendría que retocarse el lápiz labial y usar su delineador cada vez que se empiecen a desgastar. Lo que mejor funciona es recubrir un poco por fuera o justo en el borde de su verdadera línea de labios con un delineador de color natural. No use lápices labiales oscuros, porque los colores oscuros hacen que cualquier superficie se vea más pequeña. El color rojo o cualquier otro color vívido hará que sus labios se vean más grandes. Por supuesto, también puede considerar la cirugía estética para agrandar los labios, pero sólo como último recurso después de experimentar con los lápices labiales.

SOMBRAS QUE NO SE QUEDAN EN SU LUGAR

Problema: Cada vez que me aplico sombras de ojos, siempre me quedan "chispitas" de sombras en los cachetes y en el área debajo de los ojos. ¿Qué estoy haciendo mal?

Solución: Las "chispitas" son casi inevitables, pero sí ayuda mucho golpetear la brocha para sacudirle el exceso antes de pintarse. Algunas sombras de ojos son más polvosas que otras y pueden dejar más chispitas. Las sombras de ojos de las marcas *M.A.C.*, *Physicians Formula*, *Shu*

Uemura, Bobbi Brown, Jane, Iman y *Paula's Select* son más confiables en este sentido. Otra técnica que usan algunos maquilladores es aplicar primero la base y el corrector sólo en el área de los ojos; luego, aplican la sombra de ojos, el delineador y el rímel; después, aplican la base al resto de la cara, retocando el corrector en caso de que hayan quedado "chispitas". Aunque yo opino que esta técnica tarda demasiado, sí ayuda a eliminar cualquier rastro de sombra de ojos que se haya salido de su lugar.

LÁPICES LABIALES QUE SE CORREN

Problema: Me gusta como se ven los lápices labiales translúcidos (*sheer lipsticks*), pero todos los que he probado (y los he probado todos) se corren hacia las arrugas que tengo alrededor de la boca y se me ven horribles. He probado varios de los lápices labiales ultramate (*ultra-matte lipsticks*), pero se ven muy duros y secos y los delineadores de labios no me sirven. Estoy demasiado joven para tener este problema. ¿Hay algún producto que me haya faltado probar?

Solución: No, no hay nada que usted no haya probado ya; los lápices labiales translúcidos (que sólo son brillos de labios en tubo), tanto los caros como los baratos, son resbaladizos por naturaleza y no se quedan en su lugar. Los delineadores de labios sí ayudan, pero no pueden bloquear un lápiz labial cremoso y lustroso todo el día. Si tiene arrugas finas alrededor de la boca —algo que no necesariamente tiene que ver con la edad— los lápices labiales translúcidos y cremosos y los brillos de labios en general se correrán hacia el interior de las mismas. Su única opción es olvidarse de un *look* completamente translúcido. Pruebe algún lápiz labial semimate (*semi-matte lipstick*), como *Clinique Long Lasting Soft Matte, M.A.C. Matte* o *Revlon Absolutely Fabulous LipCream.* Después de aplicárselo, colóquese un pañuelo desechable sobre los labios hasta que se vea más o menos translúcido. Yo sé que no tendrá el brillo que está buscando, pero tampoco se le correrá hacia el interior de las pequeñas arrugas que rodean su boca. No se aplique brillo encima del lápiz labial, ya que esto sólo empeorará el problema. Los lápices labiales mate no son inmunes a los efectos de los brillos. El brillo crea movimiento sin importar lo que se haya aplicado debajo del mismo. Quizá la mejor opción sean los lápices *Outlast* de la empresa Cover Girl o *LipFinity* de la empresa Max Factor. Estos son tintes semipermanentes de labios que no se mueven y que realmente se quedan en su lugar. Encontrará una discusión más detallada de estos productos en el capítulo 11, "Una guía para maquillarse paso a paso", en la sección "Lápices y delineadores labiales".

OJOS ROJOS

Problema: Siempre tengo los ojos rojos y se me ven horribles. Mi problema no parece tener nada que ver con la cantidad de horas que duermo y tampoco tomo bebidas alcohólicas, ¿entonces que es lo que estoy haciendo mal, o mejor dicho, qué es lo que debería hacer para solucionarlo?

Solución: Muchas cosas pueden hacer que los vasos sanguíneos de los ojos se hinchen y se vean más aparentes. La falta de sueño y el consumo de bebidas alcohólicas son sólo dos posibilidades; existen muchas más. Por ejemplo, los lentes de contacto, la exposición al humo, tallarse los ojos, las alergias, el aire seco (de la calefacción o del aire acondicionado), las partículas de maquillaje que se meten a los ojos y causan irritación, los días de mucha contaminación, mirar fijamente algún proyecto en el monitor de una computadora todo el día sin darles un descanso a sus ojos y el uso excesivo de gotas oftálmicas pueden hacer que los pequeños vasos sanguíneos de los ojos se vean como un mapa de carreteras.

Quizá le ayude tener un humidificador en su casa u oficina, así como acordarse de parpadear frecuentemente durante el día, especialmente cuando esté trabajando frente a la computadora. Otras buenas soluciones incluyen no usar sus lentes de contacto durante todo el día, tomar antihistamínicos para tratar sus alergias, no tocarse los ojos con las manos e impedir que el maquillaje se le meta a los ojos. Para disminuir la resequedad, las lágrimas "naturales" y las soluciones para lavar los ojos que se venden en las farmacias son alternativas excelentes (pero sólo use bañeras oculares desechables; usar la misma bañera ocular repetidamente puede causar o agravar alguna infección o irritación de los ojos). El uso repetido de gotas oftálmicas como las de la marca *Visine* en realidad puede agravar el problema por un efecto de rebote, haciendo que los vasos sanguíneos se hinchen aún más. [Fuentes: advertencias acerca del producto en la etiqueta de *Visine*; *Ophthalmology* (Oftalmología), noviembre de 1991, páginas 1364–1367]. Los productos como el *Visine* y otros productos similares sólo deben usarse ocasionalmente y no como parte de una rutina cotidiana.

OJOS HINCHADOS

Problema: Cada mañana me despierto con los ojos hinchados y a veces no se me deshinchan sino hasta el mediodía. Se ven horribles y he probado muchos productos para los ojos que no resuelven nada.

Solución: No existen productos cosméticos o humectantes de ojos milagrosos que puedan cambiar los ojos hinchados, pero sí son muchas las causas, incluyendo la retención de líquidos, las que pueden hacer que la piel que está alrededor de los ojos se hinche. La falta de sueño es una causa de ojos rojos más que de ojos hinchados, ya que al quedarse sentada en vez de acostada, evita que el líquido se acumule en los tejidos que rodean sus ojos. ¡Por supuesto, nadie puede permanecer sentada de día y de noche! Pero si duerme con la cabeza ligeramente elevada, asegurando que su cuello tenga el soporte que necesita, puede ayudar a prevenir la retención de líquidos. El consumo de bebidas alcohólicas y un consumo elevado de sal también pueden ocasionar que retenga líquidos y aumentar la hinchazón alrededor de los ojos.

Otro factor que debe considerar son los lentes de contacto, los cuales pueden hacer que se irriten e hinchen los ojos. Por lo tanto, asegúrese de usar el tipo de lentes más cómodo que esté disponible para corregir su vista. Al igual que en el caso de los ojos rojos, la exposición al humo, tallarse los ojos, las alergias, el aire seco (de la calefacción o el aire acondicionado), las partículas de maquillaje que se meten a los ojos, las reacciones alérgicas a los productos para el cuidado del cutis o al maquillaje, los días de mucha contaminación, dejarse el maquillaje puesto durante la noche (lo cual puede causar inflamación) y el uso de productos irritantes para el cutis alrededor de los ojos pueden hacer que se hinchen.

Asegúrese de quitarse meticulosamente el maquillaje en la noche, no se talle los ojos durante el día y tome un antihistamínico si sufre de alergias. Si es alérgica o sensible a ciertos productos para el cuidado del cutis o productos de maquillaje, evítelos.

Otra cosa que puede ayudar a disminuir la irritación y la hinchazón alrededor de los ojos es evitar la resequedad en esta área. Si ese es su problema, le ayudará mucho aplicarse un humectante ligero sin fragancia. Asegúrese de que el humectante no contenga ingredientes irritantes que pudieran empeorar su situación, como hamamelis, aceites volátiles de origen vegetal y extractos de plantas sensibilizantes como aceite de limón o mentol. Si tiene tiempo en la mañana, colóquese unas compresas frías sobre los ojos (las temperaturas bajas pueden hacer que la piel se contraiga); si no tiene tiempo para eso, deje su humectante en el refrigerador para que esté frío cuando se lo aplique en la mañana.

Si ninguna de estas cosas le ayuda a aliviar el problema, puede que usted tenga los ojos naturalmente hinchados. Casi siempre, esto es el resultado de la presencia de almohadillas de grasa muy grandes alrededor del ojo (todas las personas las tienen), que crean un abultamiento que hace que sus ojos se vean como si estuvieran hinchados. En este caso, la única manera de deshacerse del problema es con cirugía estética, que en la mayoría de los casos es increíblemente eficaz para eliminar este problema.

LABIOS AGRIETADOS

Problema: ¿Qué debo hacer para que mis labios no estén eternamente agrietados? Sin importar qué use, siempre los traigo agrietados.

Solución: Los labios agrietados son una verdadera molestia, independientemente de que su causa sea el clima frío, el clima árido o que simplemente sean naturalmente secos. Los labios agrietados y descamados no sólo son incómodos, sino también poco atractivos y el uso de lápiz labial sólo parece empeorar la situación. Usted puede resolver su problema con consistencia y paciencia. Sus labios agrietados no van a desaparecer de un día para otro y si deja de aplicarse el tratamiento aunque sea un solo día, sus labios pueden volverse a resecar.

Los labios son más vulnerables al medio ambiente que cualquier otra parte de su rostro. Esto significa que es esencial que mantenga sus labios humectados y sellados contra los efectos del ambiente. Existen muchos productos emolientes para labios que hacen justo eso, y entre más emolientes sean, mejor. Ciertos ingredientes, como la lanolina (*lanolin*) y cualquier tipo de aceite, entre ellos aceite de ricino o higuerilla (*castor oil*), aceite de lanolina (*lanolin oil*), aceite de alazor o cártamo (*safflower oil*), aceite de almendra (*almond oil*) y aceite vegetal, así como la manteca de karité (*shea butter*) y la manteca de cacao (*cocoa butter*), son excelentes, especialmente si aparecen al principio de la lista de ingredientes. Sin embargo, muchos productos para labios son poco más que recubrimientos cerosos que hacen que los labios se sientan gruesos y protegidos tras su aplicación (la marca *Chap Stick* es un buen ejemplo), pero realmente no le humectan los labios, ni la protegen adecuadamente de los efectos del clima ni del calor o frío secos que provienen de los sistemas de calefacción o aire acondicionado cuando está bajo techo.

Muchos productos para labios se venden como productos "*medicated*" (medicados), pero este término es, en el mejor de los casos, muy vago, ya que no tiene un significado que esté regulado por alguna norma. Estos productos "medicados" generalmente contienen alcanfor, mentol, aceite de menta (hierbabuena) o eucalipto, ¡pero estas sustancias no son medicamentos para los labios resecos! Más bien, lo único que hacen es irritar los labios y hacer que ardan, lo cual no ayuda a desinfectar ni curar unos labios que ya están secos y agrietados. Los productos como el *Blistex*, que incluye un 0,5 por ciento de fenol, son la excepción, porque realmente están medicados; el fenol mata lo que se cruce en su camino. Sin embargo, el fenol es una sustancia fuerte y puede llegar a provocar irritación y resequedad serias por sí solo. No es algo que le recomendaría usar salvo en ocasiones extremadamente limitadas.

Quizá haya escuchado un rumor que dice que los labios se pueden adaptar o hacer "adictos" a un bálsamo para labios. Esto no es posible. Pero si el bálsamo para labios que está usando contiene ingredientes irritantes (y muchos sí los incluyen), sus labios se quedarán resecos. Cuando un producto para labios contiene ingredientes irritantes y secantes, no hay manera que sus otros ingredientes más emolientes le puedan ayudar. Asimismo, si usted está usando un producto para labios que sólo es ceroso y que no contiene emolientes ni gentes hidratantes, lo único que hará es recubrir la piel seca sin disminuir su resequedad.

A mí me gusta mucho el producto *LipApeel* de *BeautiControl*. Este producto, el cual se aplica en dos pasos, exfolia la piel reseca con una crema cerosa que se frota sobre los labios; luego, después de quitársela, se aplica una pomada muy emoliente. Es uno de los únicos productos exfoliantes que es verdaderamente delicado y eficaz que yo he visto para los labios. Es un poco costoso, pero le puede durar años. El teléfono de *BeautiControl* para colocar pedidos es (800) BEAUTI-1. También he desarrollado dos productos para mi línea de productos llamada *Paula's Choice*, que funcionan de manera similar. Estos productos son *Protective Lip Balm SPF 15* (con dióxido de titanio/*titanium dioxide*) y *Exfoliating Treatment*.

En la noche, se puede aplicar casi cualquier bálsamo para labios que contenga alguno de los ingredientes emolientes que mencioné anteriormente, pero que no contenga ingredientes irritantes. **Para cuidar sus labios durante el día, lo mejor es usar un bálsamo con un SPF de 15 que contenga avobenzona (*avobenzone*), dióxido de titanio (*titanium dioxide*) u óxido de cinc (*zinc oxide*).** Sin embargo, si usted usa un lápiz labial opaco, quizá no sea necesario que tenga un SPF tan elevado. Los estudios de investigación han mostrado que las mujeres que se pintan los labios con lápiz labial más de una vez al día presentan un riesgo mucho menor de contraer cáncer en los labios que aquellas que sólo se lo aplican una vez al día. [Fuente: *Cancer Causes and Control* (Causas y Control del Cáncer), julio de 1996, páginas 458–463]. En teoría, los lápices labiales opacos brindan suficiente protección contra la luz del Sol como para permitirles filtrar los rayos que causan cáncer. No obstante, es mejor que se vaya a la segura y que use un bálsamo para labios o lápiz labial con filtro solar cada día, especialmente si va a estar afuera bajo el sol durante períodos prolongados o si vive en un clima soleado.

PIEL SECA ALREDEDOR DE LOS LABIOS

Problema: Durante algún tiempo he tenido una irritación roja y seca muy rara justo en la piel que rodea mi boca. Los humectantes parecen no hacer nada.

Soluciones: Una de las primeras cosas que puede hacer es determinar si ha desarrollado una alergia a la pasta dental con fluoruro. El fluoruro puede causar irritación alrededor de la boca. Pruebe algún dentífrico que no contenga fluoruro durante un tiempo y vea qué pasa. Si su problema parece resolverse, entonces consulte a su dentista para ver si esto afectará su salud dental.

También se le puede resecar e irritar el área que rodea a la boca si su compañero tiene la barba rasposa. No hay mucho que pueda hacer al respecto, pero aplicarse ocasionalmente un poco de crema de cortisona en el área puede ayudar a minimizar la irritación causada por casi cualquier cosa. Otra posibilidad es que inconscientemente se esté chupando los labios con frecuencia. La saliva puede ser irritante para los labios, causando que se descamen y resequen. Si tiene esta mala costumbre, no hay bálsamo para labios en el mundo que le resuelva el problema.

Si el área que rodea la boca está seca e irritada, esto también puede afectar los labios. Lo que es importante es que el tratamiento vaya dirigido a la raíz del problema, que en este caso, podría requerir el uso de un humectante emoliente alrededor del borde de los labios, así como un exfoliante y un bálsamo para los labios en sí.

DERMATITIS PERIORAL: PÁPULAS ROJAS ALREDEDOR DE LA BOCA

Problema: No puedo deshacerme de estos granitos rojos, hinchados y a veces encostrados que tengo alrededor de los labios y en los lados de la nariz. Nada parece ayudar, incluyendo los productos para el acné y las cremas de cortisona que se venden sin receta. ¿Qué puedo hacer?

Soluciones: Lo que describe suena muy similar a un caso clásico de dermatitis perioral. Según la Academia de Dermatología de los Estados Unidos (http://www.aad.org), "La dermatitis peribucal [*POD* por sus siglas en inglés] es un problema común de la piel que afecta a mujeres jóvenes [de 20 a 45 años de edad]. Ocasionalmente, los hombres o los niños también pueden padecer esta afección. Peribucal se refiere al área alrededor de la boca y dermatitis indica un enrojecimiento de la piel. Además del enrojecimiento, generalmente se observan granitos pequeños de color rojo o incluso granitos con pus y una descamación leve. A veces, los granos son la característica más notoria, por lo que esta enfermedad puede asemejarse bastante al acné. Las áreas más afectadas son aquellas que están dentro de los bordes de las líneas que van de la nariz a los lados de los labios, así como la barbilla. (. . .) En ocasiones se puede presentar comezón ligera y/o ardor".

En realidad, la POD es una afección bastante común y, según la mayoría de los dermatólogos, su incidencia ha ido en aumento. [Fuente: *Australasian Journal of Dermatology* (Revista de Australasia de Dermatología), febrero de 2000, páginas 34–38]. Aunque es poco lo que se sabe acerca de las causas de este trastorno, hay teorías que dicen que podría ser provocado por el uso exagerado o crónico de cremas tópicas de cortisona, pasta dental fluorada o ungüentos y cremas espesas y oclusivas para la piel (especialmente aquellas hechas a base de petrolato o una cera espesa) y bases. La exposición a la luz solar, al calor y al viento también puede ocasionar que empeore. [Fuente: *eMedicine Journal* (Revista de Medicina Electrónica), 1 de agosto de 2001, volumen 2, número 8].

Puede probar suspender el uso de cualquiera de los productos potencialmente problemáticos mencionados anteriormente. Sería una muy buena idea que dejara de usar cremas tópicas de cortisona, pero tenga presente que esto inicialmente puede hacer que empeore su condición antes de que empiece a notar una mejoría. Aunque esto puede hacerla perder el ánimo, trate de ser paciente y espere cuando menos unas cuantas semanas para ver si al cabo de este plazo mejora su estado.

También sería útil que averiguara si la pasta dental fluorada es la fuente del problema. Puede probar cepillarse los dientes con alguna pasta sin fluoruro como *Tom's of Maine Natural Fluoride-Free Toothpaste* ($2.99 dólares por 4 onzas) y ver si se produce un cambio significativo. Si su problema parece resolverse al usar una pasta dental sin fluoruro, entonces consulte a su dentista para ver si esto afectará su salud dental.

Si estos experimentos la hacen sospechar que la POD efectivamente es la causa de los granos que tiene alrededor de la boca y la nariz, lo mejor es que consulte a un dermatólogo porque no hay productos cosméticos ni medicamentos que se vendan sin receta que puedan tratar esta afección. Un dermatólogo le podrá recetar metronidazol tópico (*MetroGel*, *MetroLotion* o *MetroCream*), por sí solo o en combinación con tetraciclina o eritromicina oral. Aunque las cremas tópicas de cortisona pueden causar POD, quizá también le receten una crema de cortisona de baja potencia para disminuir la inflamación y ayudarla a irse desacostumbrando gradualmente de la crema tópica de cortisona más fuerte que había estado usando. [Fuente: *Seminars in Cutaneous Medical Surgery* (Seminarios de Cirugía Médica Cutánea), septiembre de 1999, páginas 206–209]. Para mayor información acerca de la POD, consulte la página de Internet en http://www.aad.org/pamphlets/Peribucal.html (esta dirección URL es sensible al uso de mayúsculas y minúsculas).

PRODUCTOS CAROS EN COMPARACIÓN CON LOS BARATOS

Problema: Yo no soy una mujer que se deja engañar fácilmente por lo que dicen las compañías acerca de sus productos, pero seguramente algunas sí deben tener ingredientes y fórmulas secretas o especiales o deben usar ingredientes más caros y de mejor calidad. Una amiga me dijo que, si bien sus galletitas de chispas de chocolate contienen harina, azúcar, manteca vegetal, huevos, vainilla, chispas de chocolate y frutos secos, siguen sin saber a las galletitas de marca *Mrs. Fields.* Yo he usado los productos baratos que usted recomienda y me han funcionado de maravilla, ¡pero sigo estando muy tentada a comprar los productos caros!

Solución: Entiendo lo que tu amiga quiere decir con la analogía de las galletitas. Sin embargo, puede que algunas personas prefieran las galletitas de *Mrs. Fields* mientras que otras prefieran las que hace tu amiga. Aunque esa marca quizás tenga un ingrediente secreto que para ti tiene un sabor maravilloso, puede que ese mismo ingrediente no le sepa bien a alguien más. Cuando se trata de maquillaje y productos para el cuidado de la piel, indudablemente hay fórmulas maravillosas de todos los precios que funcionan mejor para diferentes tipos de cutis y necesidades, pero la noción de que los productos caros son mejores no está fundamentada en ningún estudio de investigación que yo haya visto o realizado. Sabemos que esto es cierto, porque todas hemos comprado productos caros que no nos han gustado. Después de entrevistar a docenas de químicos cosmetólogos y fabricantes de ingredientes cosméticos, aún sigo sin encontrar a alguno que esté de acuerdo con esta teoría de que los ingredientes secretos brindan beneficios superiores al cutis. Sí hay ingredientes que pueden marcar una diferencia, pero casi sin excepción, están a la disponibilidad de todos los fabricantes. Además, aun si existieran "ingredientes secretos", no sería legal mantenerlos en secreto. Según la Dirección de Alimentación y Fármacos, se deben incluir *todos* los ingredientes, excepto las fragancias, en la lista de ingredientes, ya que de otro modo el producto estaría sujeto a embargo.

Yo califico muchos productos caros y baratos en una escala que va de excelente a malo, por lo que he aprendido que si juzgamos un producto sólo por su precio, podemos dañar nuestro cutis y malgastar nuestro dinero.

USO DE PRODUCTOS DIFERENTES DE LÍNEAS DISTINTAS

Problema: He estado siguiendo sus consejos y estoy usando productos de diferentes líneas. Mi cutis va muy bien, pero todos los vendedores de productos cosméticos me dicen que es un error combinar productos de líneas distintas. Ellos dicen que los productos están diseñados para trabajar en conjunto y que eso es lo que más ayuda al cutis.

Solución: Deje de escuchar a los vendedores de productos cosméticos; están equivocados. Si todas las líneas tuvieran filtro solares con un SPF de 15 y la protección requerida contra la radiación UVA, limpiadores suaves sin ingredientes irritantes, bases que no son color durazno y demás, yo estaría de acuerdo en que no habría necesidad de combinar productos de diferentes líneas. Pero yo he encontrado productos buenos y malos en cada línea (y he revisado cientos de líneas cosméticas y miles de productos). Muchas líneas no cuentan con filtros solares adecuados, tienen productos que contienen ingredientes irritantes u ofrecen bases de color rosado, durazno y cenizo, aunque puede que tengan rímeles y rubores sobresalientes. Si sólo escoge productos de la misma línea al comprar productos para el cuidado del cutis o maquillaje, ¡es casi seguro que terminará teniendo algunos productos bastante malos! Combinar productos es la única solución. Usted no usa ropa de un solo diseñador, ni compra sus muebles con un solo fabricante, ni toma medicina de una sola compañía farmacéutica ni come alimentos de una sola empresa. La única manera de desarrollar una rutina para el cuidado del cutis o una rutina de maquillaje exitosa es seleccionando lo que mejor funcione para su tipo de cutis y sus necesidades, y no lo que una línea en particular este vendiendo en ese momento.

SIÉNTASE HERMOSA MIENTRAS LUCHA CONTRA EL CÁNCER

Problema: A una amiga muy querida le acaban de diagnosticar cáncer de mama. Quiero servirle de apoyo. Yo sé lo importante que es para ella sentirse hermosa. Realmente apreciaré cualquier sugerencia que usted nos pueda dar.

Solución: He conversado con muchas mujeres que han pasado por radiación y quimioterapia y todas concordaron en que prestar atención a su apariencia les había ayudado mucho a su bienestar emocional durante gran parte del trauma del diagnóstico y el tratamiento. Como yo tuve que pasar por una experiencia similar con mi hermana mayor, tenía motivos para investigar más sobre este asunto en particular y ahora tengo la oportunidad de compartir algunas soluciones y posibilidades contigo y con tu amiga. Dado el número de mujeres que padecen cáncer de mama u otro tipo de cáncer, seguramente la mayoría de nosotras conocemos a alguien que le podría sacar provecho a esta información. Una cosa que mi hermana encontró inmensamente útil fue hablar abiertamente acerca de su experiencia con el cáncer, sin vergüenza ni reservas. Quizá su amiga o algún otro ser querido apreciaría ese tipo de apoyo y franqueza.

Cuidado del cuerpo: Debido a que la quimioterapia y la radiación hacen que la piel se torne ultrasensible e incluso se queme más fácilmente al exponerla al sol, como regla general es mejor que no use ningún tipo de adhesivos, tintes, blanqueadores, ceras, sustancias químicas ásperas o irritantes, y que tampoco se bañe o duche con agua caliente. Incluso los desodorantes y el uso de rastrillos pueden ser problemáticos. Las saunas, los *jacuzzis*, las esponjas de *luffah*, los jabones fuertes y las toallitas para la cara también pueden exacerbar la irritación. Cualquier cosa que haga para reducir la hipersensibilidad de su piel le servirá de mucho para hacer que la piel se sienta aliviada y menos irritada.

En lugar de usar jabón en barra, el cual puede resecar e irritar mucho la piel sensible, pruebe una marca de limpiador corporal líquido que sea suave, como *Nivea Moisturizing Shower Gel, Dove Nutrium Body Wash* u *Olay Daily Renewal Body Wash*. Mantenga su piel humectada con geles ligeros que no atrapen el calor, como el gel puro de áloe vera (sábila, acíbar), el cual podrá encontrar en la mayoría de las tiendas de productos naturales. Si la piel se reseca mucho, use un humectante no irritante sin fragancia (entre menos plantas contenga, mejor) como *Lubriderm Seriously Sensitive Moisturizing Lotion*. Báñese o dúchese con agua tibia o ligeramente caliente y trate de disfrutar de baños con agua fresca siempre que le sea posible, agregando al agua un poco de algún aceite ligero, como aceite de alazor (cártamo) o de girasol. Evite los aceites espesos como la vitamina E. Pese al hecho de que la vitamina E tiene la reputación de que sirve para sanar la piel y de que puede ayudarla después de terminar con radiaciones y quimioterapia (al igual que otros antioxidantes), cuando esté en tratamiento, tenga presente que la vitamina E es un alergeno potencial y que sus atributos oclusivos pueden atrapar el calor en la piel cuando lo que necesita es disiparlo.

Muchas mujeres se preocupan que el solo acto de lavar la piel podría irritarla más. Resulta que es mejor lavarla con un limpiador suave que no lavarla. Según un artículo publicado en la revista *Radiotherapy & Oncology* (Radioterapia y Oncología) en marzo de 2001, páginas 333–339, "Lavar la piel radiada durante el transcurso de la radioterapia para tratar el cáncer de mama no está relacionado con una mayor toxicidad [o irritación] de la piel y no se debe contraindicar".

Para que su piel se sintiera suave y ligera, una de las primeras cosas que mi hermana y yo hicimos antes de que empezara con la radiación fue comprar ropa interior de seda, incluyendo camisetas, calzones (bragas, blúmers), negligés y piyamas. Tuvo que dejar de usar sostenes porque los tirantes la irritaban y la manera en que le apretaban los senos la hacía sentir muy incómoda. La seda no sólo le aliviaba la piel, sino que también la ayudó a sentirse más femenina y atractiva.

Cuidado del cabello: Algunas mujeres sienten la necesidad de raparse antes de empezar a perder su cabello. Esa puede ser la peor solución posible para lidiar con lo inevitable. Raparse le puede dar un *look* exótico, pero a menos que tenga planeado rasurarse todo los días, le va a dar mucha comezón cuando empiece a crecer de nuevo entre cada tratamiento. Lo mejor es cortarse el cabello muy corto y considerar usar gorras de béisbol de diseñador o pelucas. Las pañoletas la hacen lucir como que algo anda mal, mientras que las gorras de béisbol y las pelucas son bastante normales ahora en día.

Por cierto, la Sociedad contra el Cáncer de los Estados Unidos le puede dar una peluca gratis; llame al (800) 227-2345. Las pelucas han sido donadas y están limpias, pero sólo úselas mientras encuentre la peluca perfecta para usted. Puede comprar una peluca en un salón de belleza especializado o una tienda de pelucas, pero el truco está en encontrar una buena y encontrar a alguien que sepa cómo peinarla. Las pelucas casi siempre se tienen que cortar y estilizar para que combinen con su cara. Si vive en un área metropolitana grande o sus alrededores, su mejor opción

es encontrar a alguien que estilice las pelucas de las mujeres judías ortodoxas. Por razones religiosas, muchas mujeres judías ortodoxas se cubren
su propio cabello con una peluca. Las comunidades ortodoxas siempre incluyen a alguien que se dedica a hacer pelucas y ella conoce mejor que
nadie cómo hacer que una peluca luzca natural y atractiva. Simplemente
llame a la sinagoga ortodoxa de su área y pídales el número telefónico de
la mujer que estiliza pelucas para otras mujeres de la comunidad. Entre
más grande sea el área metropolitana, más opciones tendrá.

Una mujer me dijo que después de que compró su primera peluca de
buena calidad (cuestan alrededor de $100 a $500 dólares), se sentía
como una mujer nueva. "No sólo me quedaba a la perfección, sino que
parecía tan real que nadie podía creer que era una peluca. Sigo usándola
de vez en cuando y me divierto mucho al ver la cara que pone la gente
cuando les digo que es una peluca".

Cuando le vuelva a empezar a crecer el cabello, quizá descubra que es
más grueso y lacio o más rizado que antes. Aunque esté muy tentada a
teñírselo o hacerse un permanente, sea paciente. Espere que el cabello
pase a través de unos cuantos ciclos de crecimiento normal antes de aplicarle sustancias químicas. Su piel y su cabello pueden seguir sensibles o
alterados por la radiación y la quimioterapia, y podrían reaccionar de
alguna manera que le cause problemas.

Cuidado del cutis: Todas mis recomendaciones para el cuidado delicado del cutis son doblemente ciertas durante la radiación y la quimioterapia. Y es aún más importante que antes que evite el sol, porque el
cutis se puede volver fotosensible. Es esencial que use un filtro solar, y
entre menos exponga su cuerpo y su cara al sol, mejor. Esto significa que
tendrá que usar sombreros, pantalones ligeros de alguna tela de algodón
de tejido apretado y blusas ligeras de manga larga siempre que le sea
posible. Debido a que el cutis se puede resecar, es importante que siga mis
recomendaciones para el cuidado del cutis seco, incluyendo el uso de un
limpiador suave, alguna loción tonificante que lo suavice, un humectante
emoliente y aceites vegetales como aceite de alazor (cártamo), oliva o
girasol sobre los parches secos.

Cejas y pestañas: La caída del cabello casi siempre va acompañada de
la caída de cejas y pestañas. Evite la tendencia natural a dibujarse las
cejas con un lápiz, ya que se ven falsas y pasadas de moda. En vez,
pruebe las sombras en polvo para pintarse un arco suave en el área de la
cejas. Si todavía le quedan cejas, considere usar los geles de color para
cejas de las marcas *Bobbi Brown*, *Origins* o *Paula's Select*; estos geles
pueden darles una mayor definición y forma a las cejas que todavía le

queden. Otra opción es usar un rímel a prueba de agua o un lápiz delineador a prueba de agua que sea del mismo color que sus cejas. Aunque estos productos pueden lucir ligeramente más artificiales, vale la pena probarlos porque la quimioterapia y otros medicamentos pueden hacerla entrar a la menopausia o padecer síntomas menopáusicos, como sofocos (bochornos, calentones) seguidos por una sudación profusa, los cuales harán que otros productos se le corran. Este paso requiere de cierta experimentación, por lo que deberá ser paciente hasta que encuentre algo que le funcione.

Si se le caen las pestañas, lo mejor es que no use nada de rímel, aunque todavía le queden algunas, porque esto sólo hará que se noten más los puntos calvos, además de que el rímel puede acortar la vida de las pestañas que todavía tiene. En vez, considere cubrir los ojos con una sombra en polvo de color café oscuro con la intención de sombrearlos más que delinearlos. El uso de lápices delineadores o delineadores líquidos sin rímel puede lucir algo raro, pero si sombrea su ojo con un polvo oscuro, le puede dar una apariencia sombreada y más definida a sus ojos sin hacer más evidente la ausencia de pestañas.

Recuerde que las cejas y las pestañas vuelven a crecer rápidamente, por lo que esta parte es la más pasajera.

Maquillaje: Respecto al corrector, la base, el rubor, el lápiz labial y todo lo demás, siga haciendo lo que haya acostumbrado hacer. Esto no sólo la hará sentirse bien, sino que hará que gran parte del proceso sea más normal.

Una mujer me mandó un mensaje maravilloso por correo electrónico acerca de este asunto: "De verdad es cierto que sí funciona el concepto de que verse bien hace que uno se sienta mejor. Yo pensé que me estaba sintiendo bien, y de hecho así era, hasta que me di cuenta de cómo se sentía salir de la casa con un cabello y un maquillaje (cejas) que se veían reales. Nunca perdí mi sentido del humor ni mi actitud positiva; pero cuando compré una peluca fabulosa y use maquillaje (y cejas), me sentí de maravilla".

Una de las mejores cosas que puede hacer por usted misma es prestar atención a su apariencia física y probar varias cosas hasta que encuentre las que mejor le funcionen. No trate de hacer de cuenta que sentirse y lucir hermosa no importa durante esta etapa de su vida o que es un desperdicio de energía. Puede que le brinde algunos de sus momentos más agradables y alentadores hasta que ya esté del otro lado en su tratamiento.

¿LOS TINTES PARA EL CABELLO CAUSAN CÁNCER?

Problema: Una enfermera me dijo que no usara tintes para el cabello de color café oscuro o negro porque podrían causar cáncer. Yo leí su libro acerca del cuidado del cabello, donde explica que no hay nada de qué preocuparse en cuanto a ese asunto en particular, pero parece que sigue siendo tema de debate en el mundo médico. ¿Son seguros los tintes *oscuros* para el cabello o no?

Solución: Yo creo que pocas, si es que alguna de las 75 millones de mujeres que se tiñen regularmente el cabello, siquiera saben que existe este asunto acerca de los tintes para el cabello y su relación con ciertos tipos de cáncer. Sin embargo, aunque efectivamente es un tema polémico, también es cierto que no se ha llegado a acuerdo o conclusión alguna. Lo mejor que puedo hacer es proporcionarle la información y los estudios de investigación que están disponibles para ayudarla a tomar su propia decisión.

Gran parte de esta controversia comenzó cuando en un estudio de investigación realizado por la Sociedad contra el Cáncer de los Estados Unidos encontró que las mujeres que usaron un tinte negro para el cabello durante más de 20 años presentaban un riesgo ligeramente mayor de morir a causa de linfoma no Hodgkin y de mieloma múltiple (un tumor en la médula ósea que generalmente es maligno). Los investigadores entrevistaron a 573.369 mujeres, quienes llenaron cuestionarios acerca del uso de tintes permanentes para el cabello. Sin embargo, en este mismo estudio de investigación se concluyó que las mujeres que se teñían el cabello presentaban un riesgo global ligeramente *menor* de morir de cáncer que las mujeres que nunca habían usado tintes. [Fuentes: *Journal of the National Cancer Institute* (Revista del Instituto Nacional de Cáncer), 2 de febrero de 1994, páginas 210–215; *Environmental Health Perspectives* (Perspectivas de Salud Ambiental), junio-julio de 1994, volumen 102, número 6–7].

Estudios posteriores en los que se analizaron los tintes para el cabello en general no encontraron correlación alguna ni apoyaron riesgo de tipo alguno. En un artículo que apareció en la revista *FDA Consumer* (Revista del Consumidor de la Dirección de Alimentación y Fármacos) en su edición de enero-febrero de 2001, se explicó que en un "estudio de investigación, publicado en la edición del 5 de octubre de 1994 de *Journal of the National Cancer Institute* (Revista del Instituto Nacional de Cáncer), unos investigadores del Hospital Brigham and Women's en

Boston les dieron seguimiento a 99.000 mujeres y no encontraron un riesgo mayor de cáncer en la sangre o en el sistema linfático en mujeres que alguna vez habían usado tintes permanentes para el cabello. Luego, en 1998, unos científicos de la Universidad de California en San Francisco hicieron preguntas a 2.544 personas acerca de su uso de productos para teñir el cabello. Después de integrar los resultados de este estudio de investigación con aquellos obtenidos en otros estudios en animales y epidemiológicos, ellos concluyeron que existían pocas pruebas convincentes que vincularan el linfoma no Hodgkin con el uso normal de productos para teñir el cabello en humanos. Este estudio de investigación se publicó en la edición de diciembre de 1998 del *American Journal of Public Health* (Revista de Salud Pública de los Estados Unidos)".

También se han realizado estudios posteriores que han demostrado que los tintes para el cabello no guardan relación alguna con el cáncer u otras enfermedades. En uno de dichos estudios, se destacó que: "La falta de una relación entre el uso exclusivo de un solo tipo de tinte para el cabello y el riesgo de cáncer de mama sugiere que la aplicación de tintes para el cabello no tiene influencia alguna en el riesgo de contraer cáncer de mama en mujeres en edad fértil. Por lo tanto, los resultados del presente estudio de investigación, así como los resultados negativos de casi todos (pero no todos) los estudios anteriores, son más consistentes con la conclusión que ni la aplicación de tintes para el cabello ni la aplicación de fijador (laca) tiene influencia en el riesgo de contraer cáncer de mama". [Fuente: *Cancer Causes and Control* (Causas y Control del Cáncer), diciembre de 1999, páginas 551–559]. En otro decía lo siguiente: "No encontramos prueba alguna de que el uso de tintes permanentes para el cabello, la edad de la persona al empezarlos a usar, la frecuencia de uso o la duración de uso estén relacionados con el desarrollo de lupus sistémico". [Fuente: *Arthritis and Rheumatism* (Artritis y Reumatismo), abril de 1996, páginas 657–662].

Este tema volvió a cobrar vida en febrero de 2001, cuando unos investigadores de la Universidad de California del Sur (USC) reportaron una relación entre el uso de tintes permanentes para el cabello y el cáncer de la vejiga. "Analizaron los cuestionarios de 897 pacientes con cáncer de vejiga y los compararon con cuestionarios de 897 personas similares que no padecían cáncer de vejiga. Ellos encontraron que las personas con cáncer de vejiga presentaban una probabilidad tres veces mayor de haber usado tintes permanentes para el cabello al menos una vez al mes durante 15 años o más. Además, las personas que trabajaron durante 10 años o más como estilistas o barberos presentaban una probabilidad cinco veces mayor de tener cáncer de vejiga que las personas que no estuvieron expuestas a los tintes permanentes para el cabello". [Fuente: http://www.sciencedaily.com].

Cabe notar que este estudio fue una investigación epidemiológica en la que se analizó el comportamiento y las relaciones posibles entre diversos productos y su efecto en la salud. Los estudios epidemiológicos no son definitivos en lo absoluto. Por ejemplo, en este estudio no queda claro el porcentaje de las personas que fumaban, el tipo de alimentación que seguían o si presentaban o no otras enfermedades mitigadoras. Tampoco dice que los tintes para el cabello causan cáncer, sólo que estos dos guardan una relación casual (lo que significa que no tienen pruebas definitivas ni concluyentes).

Como podrá ver, no hay una conclusión definitiva. Sinceramente no hay suficiente información ni estudios de investigación como para afirmar con confianza que debe evitar los tintes oscuros para el cabello.

Si quiere ser muy cautelosa, puede evitar los tintes permanentes o intermedios oscuros. En vista del estudio de investigación realizado en la USC que mostró que las mujeres que se teñían el cabello 12 veces o más cada año durante un período de 15 años presentaban un riesgo más elevado, quizá quiera considerar teñirse el cabello con menos frecuencia, por un decir, no más de seis u ocho veces al año. También es importante que recuerde que aunque los tintes para el cabello pueden elevar el riesgo de contraer cáncer de vejiga, dicho riesgo sólo representaría un número relativamente pequeño de casos, dado que las mujeres sólo representan alrededor de 15.000 de los 40.000 casos nuevos de cáncer de vejiga que se diagnostican cada año. [Fuente: http://www.webmd.com].

QUÉ HACER CUANDO LA BASE SE ACUMULA EN LOS POROS Y EN LAS ARRUGAS FINAS

Problema: ¿Qué hace que la base se acumule en las líneas de la sonrisa o en los poros, formando pequeñas manchas? No sé si mi humectante es demasiado pesado o demasiado ligero, si la base que uso es demasiado pesada o demasiado ligera o si no estoy esperando suficiente tiempo a que el humectante se absorba.

Solución: La mayoría de las bases contienen ingredientes que permiten cierto movimiento. Si no los incluyeran, no se difuminarían fácilmente y dejarían una sensación seca y mate sobre el cutis, haciendo que las arrugas se vieran peor. Pero esto también significa que estas bases se pueden deslizar fácilmente hacia el interior de los poros, haciendo que su cutis se vea moteado. El uso de un humectante cuando no lo necesita hace que su cutis quede aún más resbaloso. A menos que tenga el cutis seco, no necesita usar un humectante debajo de la base. La mayoría de las bases para cutis normal a seco contienen suficientes ingredientes emolientes como para eliminar la necesidad de aplicarse un humectante adicional. Usar demasiado humectante (y no muy poco) o demasiada base absolutamente puede hacer que se deslice hacia el interior de las arrugas y los poros. Una vez que se haya difuminado la base, aplíquese una capa ligera de polvo para fijar su maquillaje. Asimismo, trate de difuminar su base con una esponja, no con sus dedos. Una esponja plana puede levantar el exceso de base del cutis y difuminarla en una capa uniforme. Sobre todo, si tiene un cutis normal a seco, quizá deba considerar cambiar su base por una más mate para evitar que se deslice. Si tiene el cutis grasoso, entonces quizá sea una buena idea que considere usar una base ultramate, ya que este tipo de bases no se mueven a lo largo del día.

TINTES PARA PESTAÑAS

Problema: Una amiga mía va al salón de belleza a teñirse las pestañas y las cejas. El efecto es bastante impresionante y he estado tentada a probar esto yo misma. Sus pestañas rubias se ven oscuras y largas, incluso cuando no usa rímel. ¿Usted qué opina?

Solución: Por desgracia, mi solución no es verdaderamente una solución, porque lo único que puedo decirle es, "¡No lo haga!". La única solución segura para hacer que las pestañas y las cejas se noten más es usar rímel en las pestañas y sombrear las cejas, ya sea con una sombra de ojos que sea del mismo color que sus cejas, un lápiz para cejas o un rímel para cejas como *Bobbi Brown's Natural Brow Shaper*. Pero primero déjeme explicarle por qué mi respuesta a su pregunta es un rotundo "no". En 1933, se estaba generando una controversia en el Congreso de los EE. UU. acerca de la necesidad de contar con nuevas leyes más estrictas para regular los alimentos, los productos cosméticos y los fármacos. En aquel entonces, la Dirección de Alimentación y Fármacos (*FDA* por sus siglas en inglés) no tenía autoridad alguna para actuar en contra de un producto cosmético llamado *Lash Lure* que estaba causando reacciones alérgicas en muchas mujeres. De hecho, dos mujeres sufrieron reacciones severas a este producto; una se quedó ciega y la otra falleció. Cuando se aprobó la nueva Ley de Alimentos, Fármacos y Productos Cosméticos en 1938, *Lash Lure* fue el primer producto que se retiró del mercado en conformidad con lo establecido en dicha ley. Ha pasado mucho tiempo desde entonces, pero aunque los tintes para el cabello (incluyendo los tintes para las pestañas) han cambiado mucho, se siguen formulando con agua oxigenada y amoniaco o ingredientes similares al amoniaco. Si un tinte para el cabello no contiene estos ingredientes, no produce cambio alguno en su color.

Nadie se debe teñir las pestañas o cejas. Una reacción alérgica a la formulación del tinte podría provocarle hinchazón, inflamación y susceptibilidad a infecciones en el área de los ojos. Estas reacciones pueden causar daños severos a los ojos, incluyendo ceguera. La FDA prohibe absolutamente el uso de tintes para teñir las cejas y las pestañas, incluso en salones de belleza y otros establecimientos. La FDA también ha advertido continuamente al público acerca del uso de tintes de carbón-alquitrán en las cejas y las pestañas, afirmando que podrían causar lesiones permanentes en los ojos, incluyendo ceguera. (El uso de tintes para las pestañas o las cejas no se debe confundir con el uso de rímeles, sombras de ojos, lápices para cejas y delineadores de ojos, los cuales contienen ingredientes que ya han sido aprobados por la FDA para su uso en el área de los ojos).

Tenga presente que ningún aditivo o colorante natural o sintético ha sido aprobado por la FDA para teñir las pestañas y las cejas, ya sea en un salón de belleza o en casa. De hecho, la ley establece que todos los productos para teñir el cabello deben incluir instrucciones para realizar pruebas en un área pequeña antes de usarlos con el fin de detectar posibles reacciones alérgicas, así como advertencias acerca de los peligros que podría correr al aplicarse estos productos en las cejas y en las pestañas. Los peligros de los tintes permanentes para pestañas y cejas se conocen desde hace más de 60 años. Estos tintes han aparecido repetidamente en la literatura científica como productos que son capaces de causar reacciones serias cuando entran en contacto directo con los ojos.

CAMBIOS DE ESTACIÓN

Problema: Durante el invierno uso un humectante emoliente que usted recomienda y me funciona muy bien, pero durante el verano me parece excesivo. ¿Debo cambiar de producto cuando cambian las estaciones?

Solución: El verano definitivamente puede requerir que cambie de productos para el cuidado del cutis, particularmente humectantes. En vez de los humectantes más espesos o más emolientes que estaba usando en la noche para combatir el calor seco en casa y el frío seco afuera, considere usar humectantes más ligeros en gel o con una consistencia de gel/loción. Tenga presente que lo principal es que disminuya la cantidad de humectante que usa. El humectante es para el cutis seco; por lo tanto, si no tiene el cutis seco, realmente no necesita usar un humectante. Asimismo, recuerde que independientemente de la cantidad de humectante que use y de cuántos antioxidantes contenga, no cambiará ni evitará que aparezca una sola arruga en su rostro. Lo que un humectante ligero puede hacer es aliviar las áreas resecas y disminuir la apariencia de las arrugas finas. No borran ni cambian nada, pero las arrugas sí se ven mejor y eso es maravilloso. ¿Y esto es de noche, verdad? Porque durante el día debe usar un filtro solar con ingredientes que la protejan de la radiación UVA en su cara y en las partes expuestas de su cuerpo.

Por favor ignore el hecho de que muchos de los productos recomendados a continuación dicen "libre de aceite" en la etiqueta. Este término no significa nada. Lo que hace que estos productos sean buenos para el cutis ligeramente seco es que contienen menos agentes espesantes y emolientes. También ignore las palabras y frases como "control de aceite", "realzante" y "reafirmante". Ninguno de estos productos puede controlar la producción de sebo, realzar el cutis ni reafirmarlo siquiera un poquito. Todos estos son muy buenos humectantes ligeros y eso es más que suficiente.

Aquí le doy una lista de algunos de los mejores humectantes ligeros en gel, sin importar su precio (recuerde, el precio a menudo no tiene nada que ver con la calidad): *BioMedic High Density Gel*; *Chanel Hydramax Balanced Hydrating Gel*; *Clinique Moisture Surge Treatment Formula*; *Estée Lauder Future Perfect Skin Gel and Clear Difference Oil-Control Hydrator*; *Lancôme Oligo Major Mineral Serum*; *Vinefit Cool Gel* y *Hydra Controle Oil-Free Fresh Gel*; *L'Oréal Revitalift Night* y *Prescriptives Super Line Preventor*.

COLORES DE MAQUILLAJE PARA PELIRROJAS

Problema: Yo soy pelirroja y tengo dificultades para encontrar maquilladores que estén capacitados para dar consejos a personas con mi color de cabello (tengo el cabello de color rojo brillante, tez pálida y pecas). Me he ido a maquillar muchas veces a los mostradores de productos cosméticos de las tiendas departamentales y siempre salgo luciendo demasiado maquillada o usando colores que chocan con el color de mi cabello. ¿Qué colores me recomienda usar?

Solución: La respuesta a tu pregunta me parece tan sencilla que no puedo entender qué está pasando mal cuando vas a que te maquille un profesional. En tu caso, lo mejor es elegir la base más translúcida que haya. Si el maquillador está tratando de ocultar tus pecas, alguien debería regañarlo. Las sombras de ojos, los rubores y los lápices labiales de colores neutros como el café claro dorado, los diversos tonos de camello y café castaño están hechos para personas como tú. Si quieres un poco más de color, puedes probar un lápiz labial o rubor de color coral dorado-café. Aunque estos colores se consideran como colores probados y comprobados para las pelirrojas, en la actualidad realmente no existen barreras en lo que concierne a la elección de colores. Un lápiz labial de color rojo vibrante con un rubor café-rojizo suave puede lucir maravilloso y dar un efecto bastante dramático en personas con tu color de tez y cabello. A la larga, lo mejor que puedes hacer es experimentar hasta que encuentres los colores con los que más cómoda te sientas.

En cuanto al rímel, yo te recomendaría que te quedaras con el café y que evitaras el negro, ya que este último se puede ver muy rígido contra una cara de tez clara y pecosa. Además, recuerda que el maquillaje no tiene que combinar con el color de tu cabello. Una mujer canosa no está obligada a usar tonos grises, entonces cabe suponer que tú también tienes muchas alternativas.

DIENTES MÁS BLANCOS

Problema: Me encantaría tener la sonrisa perfecta. Odio mis dientes amarillentos y manchados. ¿Qué puedo hacer?

Solución: Hay muchas razones por las cuales alguien puede tener los dientes amarillos o manchados. Las amalgamas plateadas que se usan para tapar las caries pueden hacer que el esmalte de los dientes se ponga gris, pero si su dentista le cambia esas tapaduras con un material nuevo que es del mismo color del diente, su apariencia puede mejorar enormemente. Muchos alimentos como el café, el té y las bayas también pueden manchar los dientes. Podría disminuir su consumo de los alimentos que le estén causando el problema, ¿pero quién está dispuesta a renunciar a su cafecito de la mañana o a comer bayas frescas? El tabaquismo también es una de las principales causas de manchas amarillas y cafés en los dientes. Y, por desgracia, algunas personas simplemente tienen los dientes naturalmente amarillos. Las manchas y la decoloración severas (naturales o causadas por algún factor externo) no se pueden corregir con pasta dental, pero sí se pueden lograr ligeras mejoras con este tipo de productos. Un buen producto a probar es *Colgate Total Plus Whitening Toothpaste*. [Fuente: *Journal of Clinical Dentistry* (Revista de Odontología Clínica), 2002, volumen 13, páginas 91–94].

La pasta de dientes abrasiva puede ser problemática porque, con el tiempo, los abrasivos deterioran la superficie del diente y eso puede hacer que se ponga aún más amarillo. La parte externa del diente es blanca, pero debajo del esmalte blanco hay una sustancia amarilla que se llama dentina. La parte blanca se erosiona naturalmente a medida que envejecemos, pero este proceso puede acelerarse si usamos cepillos de dientes duros o dentífricos abrasivos.

Si quiere probar un método asombroso que le dejará los dientes más blancos de lo que jamás se hubiera imaginado, puede pedirle a su dentista que le blanquee los dientes. Los tratamientos para blanquear los dientes que usan los dentistas son de dos tipos: uno que se puede aplicar en casa y otro que sólo se aplica en el consultorio dental. Este último puede tardar varias semanas, durando alrededor de media hora por consulta, por un costo de $300 a $800 dólares. El *kit* que venden los dentistas para que usted se blanquee los dientes en casa contiene un gel blanqueador similar hecho a base de peróxido de carbamida. Su dentista le ajustará una guarda para su boca y deberá dejársela puesta durante varias horas a lo largo de varios días o noches. Estos *kits* caseros pueden costar entre $300 y $400 dólares. Su efecto blanqueador puede durar hasta 47 meses en el 82% de los pacientes que lo usan, sin efectos secundarios adversos. [Fuente: *Journal of Esthetic and Restorative Dentistry* (Revista de Odontología Estética y Restauradora) , 2001, volumen 13, número 6, páginas 357–369]. Una de las principales desventajas de este proceso es una creciente sensibilidad en las encías que incluso puede llegar a ser dolorosa.

Los *kits* para blanquear los dientes que traen guardas bucales y que se venden en las farmacias (a un precio de $15 a $25 dólares) usan un blanqueador sustancialmente más débil a base de peróxido de hidrógeno y una guarda bucal que no ha sido específicamente ajustada al tamaño de su boca. Si tiene los dientes parejos, entonces le funcionará bien, pero si los tiene disparejos, la guarda bucal no le quedará bien y podría terminar con un blanqueado disparejo. Su dentista le hará una guarda bucal a partir de una impresión de su boca, por lo que dicha guarda tendrá espacios individuales para cada diente. Si sus dientes no se blanquean uniformemente, puede hacerse más tratamientos sólo en los dientes que no se blanquearon lo suficiente.

Las tiras blanqueadoras (*whitening strips*) fueron creadas para eliminar los problemas relacionados con el uso de guardas bucales y una solución blanqueadora (no todas las personas se sienten cómodas usando una guarda bucal). Las tiras blanqueadoras puede conseguirlas sin receta o a través de su dentista. Ambos tipos de tiras blanqueadoras usan peróxido de hidrógeno para blanquear los dientes. Las tiras que venden los dentistas contienen una mayor concentración de peróxido de hidrógeno que las que se venden en las farmacias. Ambos tipos de tiras blanqueadoras pueden ser muy eficaces cuando se aplican dos veces al día durante 14 días, produciendo una mejoría muy significativa en el color del diente en comparación con color inicial. [Fuente: *Compendium of Continuing Education in Dentistry* (Compendio de Educación Continua en Odontología), junio de 2000, Suplemento, páginas S22–S28]. Las que se venden en las farmacias requieren más aplicaciones para lograr los mismos resultados. Independientemente de cuáles elija, estas tiras definitivamente tienen sus desventajas. Pueden dejar una área amarilla en los dientes cerca de la encía. Las tiras blanqueadoras también se limitan a cubrir sólo los dientes frontales, lo que significa que sólo esos dientes se aclararán, dejando todos los demás iguales. Quizá lo más desalentador es que las tiras blanqueadoras tienen una vida útil muy corta, debido a que su principio activo, el peróxido de hidrógeno, es una sustancia excepcionalmente inestable. Puede pasar que para cuando encuentre, compre y empiece a usar sus tiras blanqueadoras, el peróxido de hidrógeno ya esté inactivo. Los *kits* para blanquear los dientes que puede conseguir a través de su dentista incluyen guardas bucales que usan peróxido de carbamida, que es mucho más estable que el peróxido de hidrógeno y tiene una vida útil larga.

Es importante que tenga presente que ninguno de estos tratamientos es muy eficaz si el color de sus dientes es grisáceo más que amarillo o si tiene los dientes completamente amarillos o cafés. Los sistemas de blanqueado de los dientes funcionan mejor en los dientes parcialmente amarillos o manchados por los alimentos.

Además del blanqueado, si el color amarillento u opaco de sus dientes se debe a la acumulación de sarro, vaya regularmente al dentista a que le haga una limpieza. Si puede, evite los alimentos que se "adhieren" a los dientes y hacen que se vean más oscuros, como chocolate, bayas de color oscuro, vino tino y café. La leche y el arroz también se pueden adherir a los dientes frontales y causar la acumulación de sarro amarillo. Por supuesto, lo mejor es cepillarse los dientes inmediatamente después de comer estos alimentos, pero si no le es posible hacerlo, enjuáguese bien la boca con agua y luego masque chicle sin azúcar. Muchos dentistas recomiendan el uso del cepillo de dientes electrónico *Sonicare* para evitar la acumulación de sarro o placa dentobacteriana. Definitivamente no es posible cepillarse manualmente los dientes tan bien como lo hace un *Sonicare*; es una opción que bien vale la pena probar. ¡Y, sobre todo, no fume!

quinta parte

GUÍA DE COMPRAS PARA PRODUCTOS COSMÉTICOS

capítulo 13

EL CONOCIMIENTO
ES LA CLAVE

TÉRMINOS QUE NECESITARÁ CONOCER

Actualmente, hay productos cosméticos maravillosos en el mercado. Pero si no comprende cómo funciona esta industria —lo bueno, lo malo y lo feo— caerá víctima de sus manipulaciones publicitarias y eso no es bueno ni para su cutis ni para su bolsillo. Todas necesitamos un poco de ayuda para aprender a navegar por los mostradores de productos cosméticos y así lograr los mejores resultados y hacer las mejores compras.

A menudo me preguntan, "¿Cómo es que se salen con la suya sin que les suceda nada?" ¿Cómo es que las compañías de productos cosméticos pueden decir cosas poco menos que engañosas e incluso mentirle al público sin que nadie les haga nada? En primer lugar, es importante que sepa que, según la Dirección de Alimentación y Fármacos (*FDA* por sus siglas en inglés), **las empresas cosméticas no tienen que comprobar lo que dicen ni la eficacia de sus productos.** Lo que es aún más sorprendente es que la FDA tampoco requiere documentos que demuestren la seguridad de los productos cosméticos sino hasta *después* de que estos hayan salido al mercado y la FDA empieza a recibir quejas por parte de los consumidores.

En esencia, esta falta de regulación se traduce en que las compañías de productos cosméticos pueden decir prácticamente lo que quieran acerca de estos y sus promesas no necesitan ser verdaderas ni ser respaldadas por pruebas fundamentadas. Lo que sí se vigila —hasta cierto punto— es lo que tienen permitido decir en su publicidad, ya que esta es evaluada por la Comisión Federal de Comercio (*FTC* por sus siglas en inglés, www.ftc.gov). Aunque la FTC frecuentemente ha impuesto su autoridad ante afirmaciones excesivas y falsas hechas por las compañías de productos cosméticos, esto casi siempre ocurre *después* de que los anuncios ya han salido a la luz pública y *después* de que un sinfín de consumidores han caído en las garras de otra ensarta de promesas engañosas o falsas.

Lo único en lo que sí está estrictamente regulada la industria de los productos cosméticos para los consumidores es la lista de ingredientes. Desde 1978, se requiere que las compañías de productos cosméticos divulguen todos los ingredientes que contienen sus productos, listándolos en orden de mayor a menor concentración. Por desgracia, la gran mayoría de los consumidores no saben cómo leer la lista de ingredientes de un producto cosmético y, por ende, se basan sólo en las promesas y afirmaciones no reguladas que aparecen en los anuncios publicitarios. No obstante, tomarse el tiempo para descifrar las listas de ingredientes es la única manera de tomar una decisión racional al comprar productos para el cuidado del cutis.

La siguiente es una lista de los puntos más importantes que quizá no conozca acerca de la jerga mercadotécnica, los términos y los ingredientes que las compañías de productos cosméticos usan para vender más pero que carecen de un significado verdadero si los miramos en términos de lo que pueden hacer por su cutis.

All-Natural: Este término —que significa 100 por ciento natural— denota que los ingredientes que contiene un cierto producto o línea de productos se derivan de plantas u otros materiales orgánicos, en lugar de haber sido sintéticamente producidos. Aunque la palabra "natural" sí causa un impacto en los consumidores, es un concepto completamente falso. La FDA no regula tales aseveraciones. Aunque la FDA trató de establecer definiciones y lineamientos oficiales para el uso de términos como "natural" e "hipoalergénico", sus propuestas para regular su uso fueron denegadas en la corte. Por lo tanto, las compañías de productos cosméticos pueden usar el término "*All-Natural*" en sus listas de ingredientes con el significado que ellos quieran darle y casi siempre no significa nada en lo absoluto. Muchas compañías incluso afirman que sus productos son 100 por ciento naturales cuando, de hecho, contienen un porcentaje preponderante de ingredientes artificiales. Además, no existen estudios de investigación convincentes que demuestren que los "ingredientes naturales" sean mejores para el cutis que sus versiones sintéticas. Y por último, cuando se agrega un ingrediente de origen vegetal a un producto cosmético y dicho ingrediente se conserva, se estabiliza y se mezcla con otros ingredientes, pierde casi todos (o bien todos) sus atributos naturales. [Fuente: *FDA Consumer Magazine* (Revista del Consumidor de la Dirección de Alimentación y Fármacos), mayo-junio de 1998; revisada en mayo de 1998 y agosto de 2000].

Hypoallergenic o good for sensitive skin: Estos términos —que significan "hipoalergénico" y "para cutis sensible", respectivamente— sugieren al consumidor que el producto presenta una menor probabilidad de causar reacciones alérgicas o sensibilizantes en la piel. Sin embargo, no existen restricciones o reglas estándares para probar estos productos con el fin de determinar si dichos productos pueden cumplir con esta aseveración. Una compañía puede poner en su etiqueta que el producto es "hipoalergénico" o "para cutis sensible" sin tener que fundamentar de modo alguno dicha aseveración. Lo mismo aplica en el caso de los términos como los siguientes: "*dermatologist-tested*" (probado por dermatólogos), "*sensitivity tested*" (probado contra sensibilidades), "*allergy tested*" (probado contra alergias) o "*non-irritating*" (no irritante). Ninguno de estos términos tiene que estar fundamentado con pruebas que determinen que son mejores para su cutis que otros productos que no los usan, porque no existen lineamientos estandarizados de tipo alguno para regular su uso. [Fuente: www.fda.gov].

Alcohol-Free: Este término —que significa "libre de alcohol"— generalmente se refiere a un producto que no contiene alcohol desnaturalizado (también conocido como *SD alcohol*), alcohol etílico, metanol, alcohol bencílico o alcohol isopropílico, todos los cuales son similares al alcohol de grano, que reseca e irrita la piel. Sin embargo, muchos productos cosméticos pueden contener otros alcoholes, como alcohol cetílico, alcohol esteárilico, alcohol cetearílico o alcohol lanolina, también conocidos como alcoholes grasos, y lo que estos hacen es algo completamente distinto al efecto que tiene el alcohol de grano sobre el cutis. Al igual que en el caso de cualquier irritante de la piel, entre más arriba se encuentre el alcohol en la lista de ingredientes, mayor será el riesgo de que el producto cause irritación. Los alcoholes de grano que aparecen después o justo antes de la lista de conservantes rara vez causan irritación en el cutis.

Fragrance-Free: Este término —que significa "sin fragancia"— le indica al consumidor que el producto no contiene perfumes ni ingredientes fragantes. Pero la verdad es que muchos de los que dicen esto en su etiqueta contienen extractos de plantas fragantes que pueden causar irritación o reacciones alérgicas en la piel. Además, los ingredientes fragantes (incluyendo los aceites y extractos de plantas fragantes) a veces se agregan a los productos cosméticos "sin fragancia" para enmascarar algún olor ofensivo de las materias primas que se usaron para elaborarlos, pero en cantidades tan pequeñas que quizá no despiden un aroma perceptible. Por ende, el término *"fragance-free"* puede significar solamente que el producto no despide un aroma detectable, y no necesariamente que no contiene este tipo de ingredientes. De cualquier forma, debido a que "sin fragancia" no es un término regulado por la FDA, la verdad es que carece de significado cuando aparece en la etiqueta de un producto y esta es una razón más por la cual puede ser extremadamente útil saber más acerca de los ingredientes. [Fuente: www.fda.gov].

Non comedogenic y non acnegenic: Estos términos —que significan "no comedogénico" y "no acnegénico", respectivamente— no están regulados por la FDA y no tienen significado legal alguno. De nuevo, cualquier compañía puede usar estos términos en la publicidad para sus productos. Pero la verdad es que sigue siendo toda una batalla encontrar productos que no causen erupciones. ¿No sería maravilloso que algún producto realmente cumpliera con esta promesa? Pero en vista de que casi todos los ingredientes cosméticos pueden provocar erupciones en algunas personas, estas aseveraciones no sólo son falsas, sino que es casi imposible que algún día lleguen a ser ciertas. Además, todas hemos comprado productos "no comedogénicos" que nos han causado una que otra erupción. [Fuente: www.fda.gov].

Dermatologist-Tested: Este término —que significa "probado por dermatólogos"— quizás suene impresionante, pero mientras no existan datos publicados que indiquen lo contrario, esta frase puede significar solamente que un doctor se aplicó el producto en su propia piel o que observó a otra persona aplicárselo y decir que le gustó. No le dice nada acerca de su eficacia ni de cómo se compara con algún otro producto. Otra frase vacía muy parecida que a menudo vemos es *"dermatologist-approved"* (aprobado por dermatólogos). [Fuente: www.fda.gov].

Laboratory-Tested: Este término —que significa "probado en laboratorio"— suena muy científico, pero lo cierto es que el término "laboratorio" se puede referir a cualquier lugar donde se haga una investigación. Una vez que deja de asombrarle su relación con la ciencia, se dará cuenta que estas pruebas rara vez son lógicas y que a menudo se diseñan con mucha anticipación con el fin de que produzcan los resultados que la compañía está esperando obtener.

Patented secrets o patented ingredients: Estos términos significan "secretos patentados" y "ingredientes patentados", respectivamente. Muy bien, pero los secretos patentados simplemente no existen. ¡El concepto mismo es una contradicción, ya que la única manera de obtener una patente es *divulgando* el contenido y uso del producto! Tampoco existen patentes que requieran pruebas de la eficacia del producto. Todo lo que legalmente puede hacer una patente es atribuir a un ingrediente o formulación la capacidad de ser usado para un propósito específico (por ejemplo, para las arrugas, el acné, la exfoliación o aclarar el cutis). Esto no tiene nada que ver con el hecho de que dichos ingredientes realmente puedan hacer algo. Las patentes tampoco son indicativas de la calidad, confiabilidad o utilidad de un producto ni significan que ciertos ingredientes establecidos no puedan ser usados por otras compañías para otros propósitos. [Fuente: Oficina de Patentes y Marcas Registradas de los Estados Unidos, www.uspto.gov].

Yo podría seguir hablando eternamente acerca de este tipo de términos y lo haré conforme voy explicando y citando las fuentes donde se detalla qué funciona y qué no funciona en lo que concierne a los productos para el cuidado del cutis. La información que doy es la misma que la industria de los productos cosméticos ya sabe que es verdadera (es información que proviene directamente de sus propias fuentes). Yo simplemente he agregado lo que ellos no le dicen: aquello que definitivamente necesita saber para tomar decisiones sabias y económicas acerca de lo que se pone en la cara.

LA REGLA DE ORO: QUE SEAN MÁS CAROS NO SIGNIFICA QUE SEAN MEJORES

La cantidad de dinero que gasta en productos para cuidar su cutis no tiene nada que ver con cómo luce su cutis. Y gastar más dinero no afecta el estado del mismo. Lo que sí afecta el estado de su cutis son los productos que usa. Un jabón caro producido por Erno Laszlo no es mejor para su cutis que un jabón en barra barato como *Dove* (aunque yo diría que ambos son potencialmente demasiado irritantes y secantes para cualquier tipo de cutis). Por otra parte, una loción tonificante libre de irritantes *Neutrogena* puede ser tan buena, o incluso mejor, que una loción tonificante sin irritantes de la marca *Orlane* o *La Prairie* (dependiendo de su formulación) y *cualquier* loción tonificante sin irritantes es infinitamente mejor que una loción tonificante que contenga alcohol, menta, mentol, aceites esenciales, eucalipto, limón u otros irritantes, sin importar lo "naturales" que suenen sus ingredientes e independientemente de su precio o lo que prometan hacer. Gastar menos no le hace daño a su cutis y gastar más no necesariamente lo ayuda. ¡Sencillo, pero cierto!

LA ESTÁN ENGAÑANDO

La lealtad a una marca hace a muchos consumidores sentirse cómodos e incluso buscan marcas con la intención de serles fieles. Su razonamiento (reforzado por las compañías de productos cosméticos) es que debe ser mejor usar productos de una sola marca, porque los productos de una línea en particular deben estar especialmente formulados para trabajar conjuntamente. Por lo tanto, suponen que mezclar marcas diferentes de productos cosméticos es como tratar de meter un cubo por un hoyo circular o como tratar de mezclar agua y aceite. Yo entiendo este razonamiento, pero en la mayoría de los casos, no existe una razón válida por la cual tengamos que usar productos para el cuidado del cutis o del maquillaje hechos por una sola compañía. Su cutis y su apariencia no sufrirán (y quizá hasta mejorarán) si usted no le es fiel a una sola compañía de productos cosméticos. Además, si se detiene un momento a pensar en otros bienes y servicios que compra, verá que en realidad no tiene mucha lógica hacer esto. Nadie se limita a comprar productos alimenticios hechos solamente por una compañía y ni siquiera los doctores recetan medicamentos hechos por un solo laboratorio farmacéutico (y, por supuesto, también está el hecho de que los medicamentos genéricos funcionan tan bien como los de marca). Estos casos ilustran claramente que la lealtad de marca no es buena para la salud. Pero una razón quizá más convincente por la que debe ignorar el concepto de lealtad de marca en el caso de los productos cosméticos es que ni las compañías de productos cosméticos son leales consigo mismas.

El número de fusiones y adquisiciones que ocurren en la industria de los productos cosméticos es más elevado que nunca antes. De hecho, más del 75 por ciento de las líneas de productos cosméticos que se venden en las tiendas departamentales son propiedad de Estée Lauder o de L'Oréal. Estas compañías son el equivalente "cosmético" de la familia Montesco y de la familia Capuleto en su eterna batalla por ganar la atención (y el dinero) de los consumidores. En un esfuerzo por resumir lo que revelo acerca de la propiedad a lo largo de este libro, he compilado una lista de las propiedades más importantes, la misma que quizá le sirva para abrirle los ojos.

Estée Lauder es propietaria de Stila, Aramis, Aveda, Clinique, Jane, Tommy Hilfiger Fragrances, Bobbi Brown, Prescriptives, M.A.C., Origins, Donna Karan Cosmetics, Jo Malone Perfumes, Bumble & Bumble, Kate Spade Beauty y Creme de la Mer. [Fuente: www.elcompanies.com].

L'Oréal es propietaria de Maybelline, Lancôme, Helena Rubinstein, Kiehl's, BioMedic, Vichy, Biotherm, Giorgio Armani Parfums, Ralph Lauren Parfums, Shu Uemura, Ombrelle, Redken, Matrix, Garnier y La Roche Posay. [Fuente: www.loreal.com].

Procter & Gamble es propietaria de Cover Girl, Max Factor, Clairol, Olay, Noxzema, Pantene y Vidal Sassoon. [Fuente: www.pg.com].

Johnson & Johnson, en el ámbito de los productos cosméticos y los productos médicos dirigidos al cuidado de la piel, es propietaria de Neutrogena, Aveeno, Clean & Clear, PersaGel, RoC, Retin-A y Renova. [Fuente: www.jnj.com].

Revlon es propietaria de Almay y Ultima II. [Fuente: www.revlon.com].

Shiseido es propietaria de Cle de Peau, Decleor, NARS y Sea Breeze. [Fuente: *Shiseido Annual Report* (Informe Anual de Shiseido), 31 de marzo de 2002, www.shiseido.co.jp/e/annual/html/anu92000.htm].

Beiersdorf es propietaria de La Prairie, Nivea, Basis, Eucerin y Juvena of Switzerland. [Fuente: www.beiersdorf.com].

capítulo 14

RESEÑAS DE PRODUCTOS

EL SISTEMA DE CALIFICACIÓN

Los siguientes son los símbolos que uso para calificar los productos que reseño en este libro. Estos símbolos sencillos y concisos denotan aprobación o desaprobación de productos específicos.

☺ Esta carita sonriente significa que el producto es maravilloso y que lo recomiendo ampliamente por su desempeño o las excelentes características de su formulación. La carita sonriente quiere decir que definitivamente vale la pena probar el producto y que potencialmente vale la pena comprarlo, especialmente porque su precio es muy razonable.

☺ $$$ Este símbolo denota un gran producto que cumple con y/o supera los criterios fijados para esa categoría de productos. Sin embargo, sólo porque el producto esté bien formulado no significa que valga lo que cuesta. Casi sin excepción alguna, siempre hay versiones más económicas de un producto que cumple con o excede los mismos estándares que las versiones más caras.

☻ Esta carita neutra indica un producto bueno pero no asombroso o un producto bueno que puede causar problemas para ciertos tipos de cutis. A menudo uso esta carita para indicar una formulación obsoleta o "a la antigüita". Esto no significa que sea malo, sino que simplemente no es muy interesante o que carece de algunos de los ingredientes hidratantes, antioxidantes, antiirritantes, emolientes o no irritantes más nuevos que hay para el cutis seco. También empleo la carita neutra para reflejar un producto de maquillaje que no es realmente malo, pero que sí es completamente innecesario, ordinario, o que en comparación con otros productos, no está tan bien formulado. Dependiendo de sus preferencias personales, puede que valga la pena probar los productos calificados con una carita neutra, pero no son productos que tenga que salir corriendo a comprar.

☺ $$$ Yo uso este símbolo para productos ordinarios y aburridos que sería ridículo considerar comprar por su precio elevado. En el caso de productos para el cuidado del cutis, esta calificación refleja una falta de agentes hidratantes, antiirritantes, emolientes, antioxidantes, exfoliantes eficaces y agentes limpiadores delicados únicos o interesantes, o bien, combinaciones de los mismos en una formulación dada. En el caso del maquillaje, refleja un desempeño que palidece en comparación con otras formulaciones mucho mejores, pero que sí pueden lucir medianamente bien al aplicarlos.

☹ Por muchas razones, esta mala carita refleja un producto que es verdaderamente malo para el cutis desde casi cualquier punto de vista, incluyendo su precio, formulación obsoleta, desempeño, aplicación y textura, así como la probabilidad de que cause irritación, reacciones en la piel y erupciones.

Sin símbolo: por razones de espacio, si un producto obtiene el mismo símbolo de calificación que el producto inmediatamente anterior, no se repite el símbolo.

✔☺ *Favoritos de Paula*

✔☺ **Favoritos de Paula** Cuando un producto supera las expectativas y cumple con los criterios para los productos de su categoría y presenta pocas o ninguna desventaja, yo le otorgo una marca (palomilla) y una carita feliz. Tenga presente que los productos calificados con una carita feliz pero sin marca sí tienen su valor pero no sobresalen de manera extraordinaria en su categoría.

INFORMACIÓN GENERAL ACERCA DE LAS RESEÑAS

Precios: Debido a que el costo de los productos cosméticos que se venden en las farmacias a menudo es distinto de una tienda a otra y debido a que las compañías de productos cosméticos a menudo cambian sus precios cada seis meses, puede que los precios que aparecen listados en este libro no estén actualizados y que no correspondan a los que usted encuentre cuando salga de compras. Use estos precios como base de comparación, pero recuerde que es posible que no sean los precios reales que encontrará cuando vaya a las tiendas.

Información actualizada: Mi personal y yo trabajamos diligentemente para asegurar que toda la información que tenemos sea precisa y actual. Sin embargo, las compañías de productos cosméticos cambian o reformulan sus productos frecuentemente y sin aviso, a veces haciendo cambios menores y a veces haciendo cambios sustanciales. Para mantenernos al tanto de estos cambios, los mismos que no puedo actualizar en un libro, yo reporto revisiones y lanzamientos de productos nuevos posteriores a la fecha de impresión de este libro en mi boletín de noticias, *Cosmetics Counter Update* (Información Actualizada acerca de los Productos Cosméticos) y frecuentemente en mi boletín gratuito en línea *Beauty Bulletin* (Boletín de belleza).

Nombres en otros idiomas: En la mayoría de los casos, uso solamente los nombres en inglés de los productos producidos en el extranjero. Los nombres en francés e italiano son bonitos, pero no le dicen nada acerca del producto si no habla el idioma.

No se avala producto alguno: Ni la información ni las evaluaciones contenidas en mis trabajos se deben interpretar como que avalo producto alguno, ni tampoco representan el patrocinio de alguna compañía en particular. Ninguna de las compañías de productos cosméticos me ha pagado por mis comentarios o críticas. Todos los productos listados como los Favoritos de Paula son simplemente eso, mis productos favoritos, ya que la decisión final es suya.

Orden de presentación: Los productos cosméticos se listan en orden alfabético por marca, por lo que el orden en que aparecen no refleja mis preferencias. No hay ningún ganador implícito entre las empresas cosméticas que se incluyen en este libro y ninguna línea específica tiene todas las soluciones ni la mayoría de los productos que califico como maravillosos. Casi todas las líneas tienen puntos fuertes y débiles.

No vaya de compras sin mí: Le recomiendo que se lleve este libro cuando vaya de compras a los mostradores de productos cosméticos o a la farmacia. Así tendrá toda la información que necesita a la mano porque no hay manera que usted (o cualquier otra persona) pueda recordar los detalles de cada producto, color y marca. Sí trate de ser discreta cuando está en los mostradores de productos cosméticos de las tiendas departamentales y no se sorprenda si los vendedores se ponen a la defensiva o se molestan si consulta este libro a la vista de todos. Siempre hay riesgos cuando una consumidora viene preparada con información que no concuerda con la del vendedor. Sea perseverante. Nada cambiará en los mostradores si usted no cambia primero.

Si no está de acuerdo conmigo: Por favor tenga presente que es posible que no concuerde y que no es necesario que concuerde con todas mis reseñas como para sacarle provecho a la información que contiene este libro. Conforme va leyendo mis comentarios, es probable que en ocasiones no esté de acuerdo con lo que digo. Eso es perfectamente comprensible y así es como debe ser, porque los criterios que usted usa para evaluar los productos cosméticos pueden ser diferentes a los míos. O bien, por una de muchas razones (preferencias personales, expectativas distintas, uso real como una vez a la semana en lugar de dos veces al día), un producto que me desagrada podría funcionarle bien a usted. O también puede ser cierto lo opuesto: puede que usted odie un producto al que yo le he dado una calificación alta. No hay manera de que yo sepa lo que millones de mujeres opinarán acerca de un producto en particular. Sin embargo, usted podrá averiguar si sus expectativas en cuanto a la eficacia de un producto se basan en nada más que un efecto placebo o en una formulación que vale la pena.

Nota de belleza: Para consultar las actualizaciones que hago a la información que contiene este libro, favor de visitar mi página de Internet en www.cosmeticscop.com.

Las reseñas

Lo que presento en las páginas siguientes son las reseñas de los productos de algunas de las líneas cosméticas más populares y ampliamente disponibles. Es imposible abarcar en un solo libro las reseñas de todas las líneas cosméticas que están disponibles en la actualidad. Estas reseñas sólo son lineamientos que se basan en mi extensa investigación de lo que funciona y de lo que no funciona. Si decide seguir alguna de mis sugerencias, tenga presente que mis recomendaciones no son una garantía, sino sólo sugerencias que le ayudarán a ir descartando alternativas entre una variedad sinfín de productos cosméticos que se venden hoy en día. Mi verdadera intención es ayudarle a elegir entre una variedad interminable de opciones para que pueda hacer las mejores elecciones posibles. Por supuesto, la elección final depende enteramente de usted.

BANANA BOAT (SÓLO PRODUCTOS PARA EL SOL)

El hecho de que muchos de los productos de Banana Boat no contienen ingredientes que la protejan eficazmente contra la radiación UVA significa que no se puede confiar en la protección que brinda esta línea de productos para el sol. A lo largo de los últimos años, han agregado productos que cumplen con los estándares de la industria, pero han dejado los productos mal formulados en los estantes para ver si los compran los consumidores desprevenidos. Otro problema, que incluso aplica a los filtros solares que sí ofrecen una excelente protección, es que ninguno de los productos de Banana Boat listan los ingredientes no activos. Como resultado, no hay manera de saber exactamente qué es lo que se está poniendo sobre la piel. Por lo tanto, las calificaciones que aparecen a continuación se refieren estrictamente a la protección que ofrecen contra los rayos del Sol y no a los otros beneficios o problemas que estos productos pueden causar en la piel. Para mayor información acerca de Banana Boat, llame al (800) 723-3786 o consulte la página de Internet en www.bananaboat.com.

☺ *VitaSkin Lotion Facial Care SPF 30* ($9.99 dólares por 5.7 onzas) es un buen filtro solar, hecho parcialmente a base de avobenzona.

☺ *VitaSkin Lotion SPF 15* ($9.99 dólares por 6 onzas) es un buen filtro solar, hecho parcialmente a base de avobenzona.

☺ *VitaSkin Lotion SPF 30* ($9.99 dólares por 6 onzas) es un buen filtro solar, hecho parcialmente a base de avobenzona.

☺ *VitaSkin Lotion SPF 50* ($9.99 dólares por 6 onzas) es un buen filtro solar, hecho parcialmente a base de óxido de cinc.

☺ *Ultra Sunblock Quick Dry Spray SPF 30* ($8.99 dólares por 6 onzas) es un buen filtro solar, hecho parcialmente a base de avobenzona.

☺ *Sunblock Spray Lotion SPF 48* ($8.99 dólares por 6 onzas) es un buen filtro solar, hecho parcialmente a base de dióxido de titanio.

☺ *Active Sport Sunblock Gel SPF 30* ($8.99 dólares por 6 onzas) es un buen filtro solar, hecho parcialmente a base de avobenzona.

☺ *Baby Block Sunblock Lotion SPF 50* ($8.99 dólares por 4 onzas) es un buen filtro solar, hecho parcialmente a base de dióxido de titanio. Este producto no contiene nada que lo haga preferible para bebés. En cualquier caso, los agentes sintéticos que actúan como filtros solares pueden ser demasiado irritantes para la piel de un bebé.

☺ *Kids Sunblock Spray Lotion SPF 48* ($8.99 dólares por 6 onzas) es similar al Baby Block que aparece arriba y aplican los mismos comentarios.

Todos los productos que aparecen en el párrafo siguiente no contienen ingredientes que brinden protección contra la radiación UVA, como dióxido de titanio, óxido de cinc o avobenzona, o bien, tienen un SPF inadecuado que puede darle un falso sentido de protección, lo cual puede resultar en daños severos a la piel.

☹ *Dark Tanning Lotion SPF 4* ($7.99 dólares por 8 onzas); **Dark Tanning Oil Spray SPF 4** ($7.99 dólares por 8 onzas); **Active Sport Quick Dry Sunscreen Spray SPF 25** ($8.49 dólares por 6 onzas); **Faces Plus Sunblock SPF 23, Normal/Cutis combinado** ($8.99 dólares por 4 onzas); **Kids Sunblock Lotion SPF 30** ($8.99 dólares por 8 onzas); **Kids Quik-Blok SPF 25** ($9.99 dólares por 8 onzas); **Maximum Sunblock Cream SPF 50** ($8.99 dólares por 4 onzas); **Quik Blok Sunblock SPF 25** ($9.59 dólares por 8 onzas); **Protective Tanning Oil SPF 8** ($7.99 dólares por 8 onzas); **Protective Tanning Oil SPF 15** ($7.99 dólares por 8 onzas); **Sport Sunblock Lotion SPF 15** ($8.99 dólares por 6 onzas); **Sport Sunblock Lotion SPF 30** ($8.99 dólares por 6 onzas); **Sunblock Lotion SPF 15** ($8.99 dólares por 8 onzas); **Sunscreen Lotion SPF 8** ($8.99 dólares por 6 onzas); **Ultra Sunblock Lotion SPF 30** ($8.99 dólares por 6 onzas) y **Aloe Vera Sun Screen Lip Balm SPF 15** ($1.59 dólares por 0,15 onzas).

Los productos que aparecen en el párrafo siguiente, al igual que todos los autobronceadores, usan dihidroxiacetona para afectar el color de la piel. Estos funcionarían igual que cualquier otro.

☺ *Sunless Tanning Creme, Soft Medium* ($7.99 dólares por 3,75 onzas); **Sunless Tanning Creme, Deep Dark** ($7.99 dólares por 3.5 onzas); y **Sunless Tanning Spray Soft Medium** y **Sunless Tanning Spray Deep Dark** ($5.99 dólares por 3,75 onzas).

☺ *VitaSkin Lotion Daily* ($9.99 dólares por 12 onzas) es un buen humectante, aunque muy común, para la piel seca. Principalmente contiene agua, agentes espesantes, siliconas, vitaminas A y E, agentes formadores de película y conservantes.

BOBBI BROWN

Bobbi Brown ha sido una de las maquilladoras más citadas y mencionadas en las revistas de moda y la televisión durante algunos años ya y su arte ha agraciado los rostros de innumerables modelos y celebridades. La línea de productos de Brown, que fue lanzada hace más de diez años con una pequeña colección de lápices labiales que usaban el café como color de base, estableció su reputación como la fuente de la paleta de colores neutros y naturales. Poco tiempo después, Brown lanzó bases, las cuales se han convertido en el producto principal de su colección de maquillaje. Aunque los primeros colores que lanzó eran visiblemente amarillos, después de ciertos ajustes finos se han calificado como una de las gamas más confiables de tonos de base en la industria. De hecho, desde que Estée Lauder adquirió la empresa Bobbi Brown en 1995, esta línea ha crecido de manera asombrosa. Lo que comenzó como una pequeña línea de maquillaje se ha convertido en una línea extensa que comprende una amplia variedad de productos.

El influjo de dinero por parte de Estée Lauder ha permitido que la línea de Brown se expanda continuamente, registrando uno de los crecimientos más importantes en septiembre de 2002 con la renovación total de toda la línea de productos para el cuidado del cutis, en la que eliminaron por completo los productos viejos antes de introducir los nuevos. Dejando atrás los productos con ácido glicólico (alfa-hidroxiácido o AHA) y ácido salicílico (beta-hidroxiácido o BHA) además de algunos extractos de plantas bastante irritantes que contienen algunos de sus limpiadores, los productos más recientes de Brown sí muestran cierta mejoría, pero en general, y especialmente en comparación con los productos de otras compañías de productos cosméticos propiedad de Estée Lauder, simplemente no son tan impresionantes como una esperaría que fueran. Los productos de Brown de ninguna manera son malos, sino que simplemente no se mejoraron tanto como pudieron haberlo hecho. Mientras que los productos nuevos de Brown sí contienen algunos buenos agentes hidratantes, antioxidantes y antiirritantes, estos no poseen características únicas ni especiales. Tanto Estée Lauder (la "matriarca" más cara) como Clinique (la "hermana menor" más económica) son opciones mucho mejores que ofrecen formulaciones más variadas para diferentes tipos de cutis y una abundancia de agentes hidratantes y antioxidantes de vanguardia.

Una nueva inclinación de Brown es poner la frase "*dermatologist-tested* (probado por dermatólogos) en la etiqueta de la mayoría de sus productos, pero una breve llamada telefónica a la compañía reveló que no hay resultados de estas pruebas por ninguna parte. Según la Dirección de Alimentación y Fármacos o *FDA* por sus siglas en inglés [*FDA Consumer Magazine* (Revista del Consumidor de la Dirección de Alimentación y Fármacos), mayo de 1995, www.fda.gov] "la frase 'probado por dermatólogos' que aparece en las etiquetas de los productos (. . .) no conlleva garantía alguna de que dichos productos no causarán reacciones. [La] FDA trató de publicar normas [en 1975] en las que el significado del término 'hipoalergénico' se definiera como un menor potencial de causar una reacción alérgica. (. . .) Además, se iba a requerir que las compañías proporcionaran información a la FDA en la que se estableciera que sus productos efectivamente eran hipoalergénicos. (. . .) Sin embargo, dos fabricantes, Almay y Clinique, se opusieron a las normas propuestas en la corte, argumentando que los consumidores ya entendían que los productos hipoalergénicos no eran la panacea para combatir las reacciones alérgicas. En julio de 1975, el Tribunal del Distrito de Columbia de los Estados Unidos ratificó la validez de las normas de la FDA, pero ambas compañías apelaron el fallo. El 21 de diciembre de 1977, el Tribunal de Apelaciones del Distrito de Columbia de los Estados Unidos revirtió el falló del tribunal distrital".

Sin normas ni resultados de pruebas que indiquen por qué los productos merecen recibir el visto bueno de cualquier dermatólogo (o sin los estándares o comparaciones que se utilizaron), la frase "probado por dermatólogos" resulta ser carente de significado. Si ponemos a un lado estas aseveraciones, puedo decir que esta marca sí cuenta con algunas opciones que valdría la pena considerar, pero nada que sea verdaderamente emocionante. Para mayor información acerca de Bobbi Brown, llame al (212) 572-4200 o visite la página de Internet en www.bobbibrowncosmetics.com.

Productos para el cuidado del cutis Bobbi Brown

- ☹ *Exfoliating Cream Wash* ($22 dólares por 3,4 onzas) es un limpiador emoliente, hecho a base de aceites de origen vegetal, que contiene varios extractos de plantas bastante irritantes como árnica, toronja (pomelo) y eucalipto. Fuera de eso, es una crema limpiadora ordinaria que también contiene barro, lo cual lo convierte en un producto confuso más que exfoliante, ya que el barro es mejor para el cutis grasoso y los emolientes que contiene son mejores para el cutis seco.

- ☺ *$$$ One-Step Cleanser and Long-Wear Makeup Remover* ($22 dólares por 3,4 onzas) contiene principalmente agentes espesantes, aceites de origen vegetal, glicerina y conservantes. Esta crema limpiadora básica es una opción para el cutis normal a seco.

- ☺ *$$$ Purifying Gel Cleanser* ($22 dólares por 4,2 onzas) es un limpiador estándar hecho a base de detergentes que puede ser una opción para alguien con el cutis normal a grasoso. Sí contiene fragancia.

- ☺ *$$$ Rich Cream Cleanser* ($22 dólares por 4,2 onzas) es un limpiador muy básico, aunque emoliente, hecho a base de vaselina. Es poco más que una crema para el cutis, pero es una opción para el cutis normal a seco. Sí contiene fragancia.

☺ *$$$ Extra Balm Rinse* ($50 dólares por 6,8 onzas) se vende a un precio demasiado caro cuando se toma en cuenta que sólo es una simple crema para el cutis que esencialmente contiene glicerina, aceite de oliva, aceite de naranja (china), agentes deslizantes y una cantidad diminuta de antioxidantes. Hay maneras mucho más económicas de quitarse los últimos rastros de maquillaje.

☺ *$$$ Eye Makeup Remover* ($18.50 dólares por 3,4 onzas) es un desmaquillante de ojos estándar muy similar a casi cualquier otro de esta clase y funciona igualmente bien, aunque hay versiones mucho más económicas. Sí contiene fragancia.

☺ *$$$ Soothing Face Tonic* ($22 dólares por 6,7 onzas) es una loción tonificante pasable que funciona bien para casi cualquier tipo de cutis. Contiene principalmente agua, agentes deslizantes, glicerina, extractos de plantas, agentes hidratantes, extractos de plantas fragantes y conservantes. Los extractos de plantas son una buena mezcla de antiirritantes.

☺ *$$$ Extra Soothing Balm* ($50 dólares por 0,5 onzas) es una pomada emoliente común y corriente que contienen principalmente agentes espesantes, emoliente, vitamina E, aceites de origen vegetal, aceites fragantes, conservantes y colorantes. Los aceites de origen vegetal son una buena mezcla de agentes calmantes y antioxidantes, pero no son únicos y difícilmente valen el costo inflado de este producto.

☺ *$$$ Hydrating Eye Cream* ($32.50 dólares por 0,5 onzas onzas) es un humectante emoliente muy bueno para el cutis normal a seco que contiene principalmente agua, aceites de origen vegetal, silicona, agentes espesantes, agentes hidratantes, antioxidantes y conservantes. Este producto es bueno, pero no tan interesante como las alternativas de Clinique o Estée Lauder que se venden a un menor precio y tienen formulaciones más avanzadas. Este es un producto sin fragancia.

☺ *$$$ Hydrating Face Cream* ($38 dólares por 1,7 onzas) es similar al *Hydrating Eye Cream* antes descrito, sólo que este producto sí contiene fragancia. Aplican los mismos comentarios básicos.

☺ *$$$ Hydrating Face Lotion SPF 15* ($38 dólares por 1,7 onzas) es un buen filtro solar, hecho parcialmente a base de dióxido de titanio, en una base humectante ligera. Contiene una buena mezcla de antioxidantes y antiirritantes, pero sólo una cantidad diminuta de agentes hidratantes, lo cual resulta decepcionante. En muchos sentidos, este producto es bastante parecido a *Weather Everything Environmental Cream SPF 15* de Clinique ($18.50 dólares por 1 onza) y *Day Wear Super Anti-Oxidant Complex SPF 15* de Estée Lauder ($37.50 dólares por 1,7 onzas).

☺ *$$$ Intensive Skin Supplement* ($50 dólares por 1 onza) es una loción muy buena hecha a base de silicona que contiene una buena mezcla de antioxidantes, antiirritantes, agentes hidratantes y conservantes. Las pequeñas cantidades de vitamina C y raíz de morera probablemente no están presentes en una concentración suficiente como para que tengan efecto alguno en la producción de melanina.

☺ **$$$** *Extra Moisturizing Balm SPF 25* ($75 dólares por 1,7 onzas). Tuve que revisar dos veces el precio de esta pomada para asegurarme que no estuviera alucinando. . . y no lo estaba. Este filtro solar hecho parcialmente a base de avobenzona contiene algunos emolientes, aceites de origen vegetal, fragancia, antiirritantes, antioxidantes, una pequeña cantidad de agentes hidratantes y conservantes. Es un muy buen filtro solar para el cutis seco, pero su costo no corresponde en lo absoluto a lo que le están vendiendo. Tenga presente que el filtro solar debe aplicarse generosamente para que sirva de algo. ¿Con cuánta generosidad se va a aplicar un filtro solar que cuesta $75 dólares y que no le va a durar más de un par de semanas si se lo aplica correctamente? Lo único que tiene de especial este producto es su costo y no los beneficios que le puede brindar a su cutis.

☺ **$$$** *Shine Control Hydrating Face Gel* ($38 dólares por 1,7 onzas) contiene principalmente agua, siliconas, agente formador de película, antiirritantes, agentes hidratantes, vitamina E y conservantes. Este es un buen humectante ligero para cutis normal a ligeramente seco, pero no contiene nada que "controle" la producción de sebo, aunque sí deja un acabado mate.

☺ **$$$** *Sunless Tanning Gel for Face and Body* ($27.50 dólares por 4,2 onzas) contiene dihidroxiacetona, el mismo ingrediente que se emplea en todos los autobronceadores para afectar el color de la piel. Este funciona igual que cualquier otro producto de este tipo y no ofrece ventaja alguna por encima de otras versiones que se venden en las farmacias bajo marcas como Coppertone hasta Bain de Soleil.

☹ *SPF 15 Lip Balm* ($15.50 dólares por 0,12 onzas) no contiene ingredientes que la protejan contra la radiación UVA como de dióxido de titanio, óxido de cinc o avobenzona y no se recomienda su uso. También contiene mentol y menta (hierbabuena), que pueden irritar la piel.

Maquillaje Bobbi Brown

Según la página de Internet de Brown, el estilo de maquillaje que debe usar una mujer no tiene nada que ver con lo último que están haciendo las modelos de pasarela ni con crear un rostro tan perfecto que se vea artificial, sino más bien con usar maquillaje que mejore sus propios rasgos. Aunque esta declaración sí es admirable y muy poderosa, ignora el hecho de que Bobbi Brown *sí* impone modas, como lo comprueban sus *looks* estacionales anticipados. De hecho, esta misma tendencia a imponer modas era la columna vertebral de la línea *ColorOptions* actualmente extinta de Brown.

Esta línea realmente sobresale por su oferta original de bases excelentes, rubores y sombras de ojos verdaderamente mates y todos los demás productos básicos que son esenciales en el arsenal de maquillaje clásico de una mujer. Definitivamente vale la pena averiguar más acerca de estos productos, que son los que le ganan calificaciones altas a esta marca.

BASE: ☺ *$$$ Foundation Stick* ($35 dólares) combina "una base y un corrector" en un solo producto. El desempeño tanto de la base como del corrector es inferior, especialmente si lo comparamos con otras bases de Bobbi Brown. Este producto es bastante emoliente y se puede acumular fácilmente en las líneas y arrugas que están alrededor de los ojos o la boca. Brinda una cobertura ligera a mediana, con un acabado cremoso, lo que lo hace más adecuado para el cutis normal a seco. La mayoría de los colores son bastante neutros y para nada tan amarillos como eran antes. Los doce tonos presentan opciones para tonos de piel claros y más oscuros, pero evite los colores *Walnut* (que es demasiado rojo) y *Warm Natural* (tiene un tono demasiado durazno). Los colores *Natural* y *Golden* pueden dejar un tono demasiado durazno cuando se aplica sobre ciertos tonos de cutis, pero siguen siendo opciones que vale la pena considerar.

☺ *$$$ Oil-Free Even Finish Makeup SPF 15* ($35 dólares) es el producto que ha reemplazado la anterior base de Bobbi Brown llamada *Oil-Free Foundation*. Pero para decidir si el producto actual es mejor que el anterior, primero tiene que determinar qué es lo que le gustaba o le desagradaba de la versión original. A diferencia de la *Oil-Free Foundation* original (que yo prefería), esta fórmula contiene un filtro solar, aunque como carece de ingredientes eficaces que la protejan contra la radiación UVA como el dióxido de titanio, óxido de cinc o avobenzona, no brinda una protección adecuada. Esta versión sí tiene una textura más ligera y ligeramente más tersa que su antecesora, pero también ofrece un acabado sustancialmente menos mate y una menor cobertura inicial. La versión nueva se aplica con mayor facilidad, pero si usted necesita más cobertura, quizá sea una buena idea que considere otras opciones. Hay doce tonos disponibles, incluyendo algunos para colores más oscuros de piel, y casi todos son hermosos. Los únicos que debe considerar evitar son *Warm Natural, Golden* y *Walnut*. Vale la pena probar este producto si tiene el cutis normal a ligeramente seco o ligeramente grasoso y no le importa usar un filtro solar eficaz debajo de la base.

☺ *$$$ Moisture-Rich Foundation SPF 15* ($38 dólares) tiene una textura maravillosamente suave y cremosa que se difumina perfectamente y que deja un acabado natural al secarse. Su cobertura va de ligera a mediana y los doce tonos son casi impecables; los únicos con los que tendrá que tener cuidado son el *Golden*, que es bastante amarillo, y el *Walnut*, que es ligeramente rojo. Incluso hay algunos tonos oscuros que son excelentes, además de las opciones tradicionales para tonos de piel más claros. La principal desventaja es que carece de un filtro solar que brinde una protección adecuada contra la radiación UVA, lo cual es una lástima. Otro factor de menor importancia es que este producto viene envasado en un frasco que se debe bombear para sacar el producto, que resulta no ser la manera más económica de dispensarlo, ya que una tiende a bombear más producto del que necesita y no hay manera de regresarlo al frasco. Sin embargo, si usted tiene el cutis normal a seco y está dispuesta a usar un filtro solar debajo de la base, es un producto que vale la pena considerar. *Fresh Glow Cream Foundation* ($35 dólares) es mejor para el cutis normal a ligeramente seco o ligeramente grasoso. Esta base tiene una textura batida y una consistencia más espesa, pero se difumina mejor de lo que una esperaría. Su cobertura va de mediana a completa, con un acabado semimate, lo que significa que aquellas con el cutis muy seco que están buscando una base cremosa no quedarán contentas con este producto. Evite estos colores: *Warm Natural*, *Golden* y *Walnut*. Los tonos más claros son excelentes y el color *Espresso* luce hermoso en la piel muy oscura.

☺ *$$$ Oil-Free Even Finish Compact Foundation* ($38 dólares) es un maquillaje compacto cremoso hecho a base de silicona que se aplica y se difumina de maravilla. En vez de dejar el acabado tradicional de los productos de crema a polvo, este deja un acabado ligeramente húmedo y natural que luce muy bien en un cutis normal a seco. Esta fórmula, que brinda una cobertura que va de translúcida a mediana, es demasiado grasosa para quienes son propensas a las erupciones. De los doce tonos que hay, los únicos que debe considerar evitar son *Warm Natural*, *Golden* y *Walnut*. Este producto también se puede usar como corrector y su textura es preferible a la del corrector *Creamy Concealer* de Bobbi Brown.

✔☺ *$$$ SPF 15 Tinted Moisturizer* ($35 dólares) se ha reformulado porque, según el personal de los mostradores con quienes hablé, Bobbi Brown no estaba satisfecha con los colores. Si usted, como muchas otras mujeres, era fanática de la versión anterior, notará sólo cambios menores en términos de su textura, aplicación y acabado. El factor de protección solar (*SPF* por sus siglas en inglés) de 15 sí ofrece protección contra la radiación UVA ya que está hecho parcialmente a base de dióxido de titanio, y la fórmula ahora tiene un mayor contenido de silicona, lo que hace que se sienta más ligera sobre el cutis. Los cinco colores son, en su mayoría, excepcionales; el único que consideraría evitar es *Deep*, el cual es demasiado anaranjado para la mayoría de los tonos de piel. Recomiendo ampliamente este producto para quienes buscan una protección eficaz contra los rayos del Sol, un color translúcido y un acabado hermoso.

CORRECTOR: ☺ *$$$ Concealer Kit* ($35 dólares) es una revisión del anterior *Professional Concealer* de Bobbi Brown, aunque no es mucho mejor que la versión original. Ahora es un producto que viene en dos partes, con un corrector cremoso y espeso que tiende a acumularse en las arrugas y pliegues anidado encima de un pequeño bote de polvo suelto. Yo supongo que esto le parecerá práctico a algunas, pero no hace mucho por hacer que este producto sea más atractivo. Las ventajas del corrector son que brinda una cobertura excelente y que se vende en colores confiables; sólo *Bisque* y *Beige* tienen un tono demasiado durazno rosado como para dar la talla. *Porcelain*, en tono más claro, es maravilloso para las mujeres de tez muy clara, pero viene con un polvo de color *Pure White* que puede conferir una apariencia fantasmagórica al ser aplicado. Los otros diez tonos vienen con el polvo de color *Pale Yellow* de Bobbi Brown, el cual puede ser demasiado amarillo para algunos tonos de piel. El *Creamy Concealer* ($25 dólares) también se vende por separado, pero es aleccionador saber que sólo está pagando $10 dólares más por un pequeñísimo bote de polvo suelto y una mota diminuta para polvo.

☺ *$$$ Blemish Cover Stick* ($20 dólares) tiene una textura cremosa y ligeramente grasosa, y esto no es exactamente lo que yo recomendaría para cubrir imperfecciones. Este corrector en lápiz contiene demasiados ingredientes que pueden causar problemas en un cutis propenso a las erupciones. Sin embargo, su acabado natural y buena cobertura lo hacen un excelente producto para usar en las ojeras u otras áreas decoloradas. Los seis tonos cubren bien las necesidades de mujeres con un color de piel de claro a oscuro y el único con el que debe tener cuidado es *Warm Honey*, el cual es ligeramente amarillo-anaranjado.

☺ *$$$ POLVO:* El polvo suelto *Face Powder* ($29 dólares) de Bobbi Brown es un polvo estándar, hecho a base de talco, que tiene una textura ligera y sedosa y que deja un acabado seco. Los colores son mixtos, ya que la mitad de ellos son demasiado anaranjados o amarillos como para que puedan ser recomendados. Si está considerando probar uno de estos, proceda con precaución y verifique el color a la luz del día. *Pressed Powder* ($26 dólares) es virtualmente idéntico al polvo suelto, se vende en los mismos colores y aplican las mismas advertencias. En el caso de ambos polvos, evite los colores *Sunny Beige* y *Golden Orange* y tenga cuidado al considerar el color *Pale Yellow*. *Sheer Finish Loose Powder* ($30 dólares) es un polvo hecho a base de talco que tiene la textura suave y seca requerida y, como bien dice su nombre, deja una aplicación translúcida. Se vende en seis colores distintos, la mayoría de los cuales son atractivos. ¡Lo que es frustrante y bastante inquietante acerca de este polvo es que cuesta más que el polvo suelto normal de Bobbi Brown y contiene 75 por ciento menos de producto (0,25 onzas en comparación con 1 onza)! Si no puede prescindir de un polvo de la marca *Bobbi Brown*, no hay una buena razón por la cual es mejor elegir este en lugar del *Face Powder* normal, porque ambos se aplican y dejan una apariencia similar en el cutis. *Sheer Finish Pressed Powder* ($28 dólares) también está hecho a base de talco y tiene la misma textura básica, acabado y selección de colores que el *Loose Powder* antes descrito. Aunque su precio es demasiado elevado, es un buen polvo compacto que deja un acabado suave y mate.

☺ **$$$ RUBOR:** El polvo *Blush* ($19 dólares) se vende en colores muy hermosos que se aplican y difuminan uniformemente y dejan un acabado mate muy parejo. Los únicos colores que debe considerar con cuidado son *Rose*, *Blushed* y *Soft Pink*, porque son brillantes. *Cream Blush Stick* ($25 dólares) es un rubor en crema translúcido y ligeramente grasoso que conserva su consistencia cremosa aun después de haberlo aplicado. Se llevará algo de tiempo en difuminarlo bien y realmente es mejor para el cutis normal a seco sin imperfecciones, ya que es demasiado grasoso para el cutis grasoso. El único color con el que hay que tener cuidado es *Warm Peach*, el cual puede ser demasiado anaranjado para la mayoría de los tonos de cutis. *Bronzing Stick* ($28 dólares) tiene la misma textura que el *Cream Blush Stick*, pero el *Bronzing Stick* tiene un tono bronce maravilloso que lo convierte en una buena opción a considerar si quiere darle una apariencia ligeramente bronceada a su rostro. Los tres tonos son bastante translúcidos y no brillan para nada. *Bronzing Powder* ($26 dólares) sería una mejor alternativa que el *Bronzing Stick* para el cutis normal a grasoso. El polvo tiene más pigmento, es más fácil de aplicar y también es más fácil controlar su intensidad porque se aplica con una brocha. Los tres tonos son hermosos y sólo son ligeramente brillantes.

SOMBRA DE OJOS: ☺ **$$$** *Eye Shadows* de *Bobbi Brown* ($18 dólares) tienen una textura sedosa, se difuminan suavemente y la mayoría de los colores son maravillosamente mate. Hay algunas opciones excelentes para los tonos de piel más oscuros y muchas de estas sombras funcionan bien para recubrir los ojos o definir las cejas. Los únicos colores que debe considerar evitar son *Navy* y *Moss*. *Shimmer Eye Shadow* ($18 dólares) al menos hace honor a su nombre, porque son tres sombras para ojos de crema a polvo brillantes. Su brillo suave las hace adecuadas para un maquillaje especial de noche.

☺ *$$$ Shimmer Wash Eye Shadow* ($18 dólares) es una colección de colores que van de translúcidos a intensamente iridiscentes que se colocan por separado de los colores mate en la unidad de probadores, lo que le facilitará evitarlos. Se aplican fácilmente, pero las partículas brillantes tienden a dejarle "chispitas" por toda la cara, lo cual no es un efecto deseable pero sí se da con este producto.

☹ *Cream Shadow Stick* ($20 dólares) es una sombra de ojos cremosa que viene envasada como si fuera lápiz labial. Tal vez sea una alternativa para algunas mujeres, pero su aplicación tiende a ser dispareja y es muy difícil difuminar esta sombra. ¡Además, su textura inicialmente suave es muy pegajosa una vez que se fija!

DELINEADOR DE OJOS Y CEJAS: ☺ *$$$ Creamy Eye Pencil* ($20 dólares) lápiz delineador estándar al que se le debe sacar punta que tiene una textura definitivamente cremosa. Tiende a dejar un acabado pegajoso y no es adecuado para aquellas a quienes les desagrada que el delineador se les corra. En vez, pruebe delinearse con las excelentes sombras de ojos mate de Bobbi Brown.

✔☺ *$$$ Long Wear Gel Eyeliner* ($18 dólares), viene en un botecito de vidrio y se debe aplicar con una brocha para delinear. Este es una especie de híbrido entre una sombra de ojos en polvo y un delineador líquido. El producto luce ligeramente húmedo al aplicarlo, se desliza bastante bien y luego deja un acabado polvoso al "fijarse". Si logra dominar su aplicación, encontrará que este es un producto bastante tenaz. No obstante, si su delineador tiende a desvanecerse o correrse, este es un producto único que definitivamente debe probar.

✔☺ *$$$ Natural Brow Shaper* ($16.50 dólares) es un excelente producto para arreglar y sombrear sus cejas con un color que se ve natural. Este producto sí es exclusivamente adecuado para las cejas; se aplica bien y se seca rápidamente, aunque las cerdas de la brocha no son lo suficientemente largas como para llegar a la raíz de las canas que quizá quiera ocultar. Los colores no son los mejores para las cejas de color café oscuro o negro, pero sí hay una buena gama de tonos para colores más claros de cejas, incluyendo colores rojizos para pelirrojas. También está disponible en color transparente (*Clear*).

LÁPIZ LABIAL Y DELINEADOR DE LABIOS: Estos son los productos con los que comenzó Bobbi Brown y aunque la paleta de colores es excepcional, las fórmulas no son nada fuera de lo común. Los lápices labiales ☺ *$$$ Lip Color* ($18 dólares) son estrictamente lápices labiales en crema que brindan una buena cobertura opaca y que se venden en colores maravillosos, la mayoría de los cuales tienen una base de color café. *Lip Shimmer* ($18 dólares) es un producto básicamente igual al *Lip Color* antes descrito, sólo que sus colores son iridiscentes. Además del brillo, la gama de colores incluye más tonos color malva y ciruela. *Lip Stain* ($17 dólares), más que un lápiz labial, es un brillo de labios, y es demasiado translúcido como para dejar traza alguna de tinte. Sin embargo, la gama de colores es buena. *Cream Lip Gloss* ($18 dólares) viene en diez colores bellísimos (verdaderamente exquisitos), pero fuera de eso, sólo es un brillo de labios opaco estándar que tiene la tradicional textura espesa y pegajosa y deja un acabado húmedo y lustroso. Si no le importa pagar una cantidad exorbitante de dinero por un brillo de labios, ¡entonces este es un buen punto de partida! *Shimmer Gloss Stick* ($18 dólares) se anuncia como un producto innovador que combina la apariencia de un brillo y la aplicación práctica de un lápiz labial. Aunque este lápiz labial muy brillante tiene una textura resbaladiza que no es pegajosa en lo absoluto, la verdad es que difícilmente se puede considerar un producto único. Sin embargo, se gana puntos extras por sus hermosos colores, cada uno de los cuales tiene un toque iridiscente.

☺ *$$$ SPF 15 Lip Shine* ($17.50 dólares) es un lápiz labial cremoso y brillante que cuesta mucho más de lo que vale, además de que el filtro solar no contiene ingredientes que la protejan contra la radiación UVA. *Lip Gloss* y *Shimmer Lip Gloss* (ambos cuestan $18 dólares) son brillos de labios estándares, pegajosos, que cuestan mucho más de lo que valen y que traen una brocha de mala calidad que tiende a quedarse abierta después de unos cuantos usos; la versión *Shimmer* tiene más destellos. *Crystal Lip Gloss* ($15 dólares) es un brillo muy espeso, pegajoso, parecido a un jarabe, que viene en un tubo exprimible. Este producto hace brillar mucho los labios, pero la sensación que le deja al aplicárselo no es precisamente agradable. *Art Stick* ($25 dólares) es una imitación de los lápices tamaño extra grande para labios y cachetes que venden todas las demás líneas cosméticas. Es demasiado grasoso como para funcionar bien como rubor, ya que deja rayas al aplicarlo y puede ser muy difícil lograr difuminarlo. Como lápiz labial, puede no ser malo, pero considerando su precio, es mucho más práctico usar un lápiz labial normal, además de que a este no hay que sacarle punta. Los cuatro colores disponibles son neutros y utilizables. *Creamy Lip Liner* ($20 dólares) es un lápiz estándar que viene con una brocha de labios en un extremo, lo cual resulta bastante práctico. Su textura y aplicación son casi idénticas a las del *Creamy Eye Pencil* antes descrito y si a usted no se le corre el lápiz labial por las líneas finas que tiene alrededor de los labios, entonces puede usarlo sin problemas.

☹ *Lip Balm SPF 15* ($15.50 dólares) no contiene ingredientes que brinden protección contra la radiación UVA como avobenzona, dióxido de titanio u óxido de cinc, pero sí contiene aceite de menta (hierbabuena), el cual es muy irritante. Por lo tanto, este producto no se recomienda en lo absoluto.

☹ *Lip Tint SPF 15* ($15 dólares). Dado que la línea de Bobbi Brown ya incluye diversos brillos labiales, no era necesario agregar un producto más que no ofrece protección adecuada contra la radiación UVA. Este brillo de labios translúcido y ligeramente pegajoso, con sabor a menta y colores que apenas se ven, simplemente no me causan emoción considerando lo que cuesta.

RÍMEL: ☺ *$$$ Defining Mascara* ($16 dólares) es el rímel original de Bobbi Brown que sí alarga las pestañas y no tiende a formar grumos ni a correrse. *Thickening Mascara* ($16 dólares), a pesar de su nombre, no hace que las pestañas luzcan más gruesas, pero sí puede funcionar para lograr un *look* natural y definido si no le importa tener que usar brochas grandes. El tono *Plum* es bastante morado y lo mejor es que lo evite. *Lash Lustre Waterproof Mascara* ($16 dólares) es un muy buen rímel que alarga un poco las pestañas pero que no las hace lucir más gruesas. Efectivamente es a prueba de agua, pero la brocha tiende a hacer que las pestañas se queden pegadas cuando se lo está aplicando, entonces tenga cuidado. *Lash Glamour Lengthening Mascara* ($19 dólares) es un rímel ligero y translúcido que oscurece las pestañas sin alargarlas. No forma grumos pero sí hace que las pestañas se vean un poco más gruesas. Este rímel es idéntico al *LashTint Mascara in a Tube* de Bobbi Brown, sólo que le cambiaron el empaque y el nombre.

BROCHAS: ☺ *$$$ Brown's Brushes* ($18.50–$62.50 dólares) son brochas bastante buenas, con bordes bien ahusados y cerdas densas. Las brochas para corrector y delineador de ojos (*Concealer Brush* y *Eyeliner Brush*) son excelentes. Como ventaja adicional, todas las brochas están disponibles en tamaño para viaje (4 pulgadas de largo) o tamaño profesional (6 pulgadas de largo). Hay algunas que deberá considerar con cuidado y otras que deberá ignorar por completo. Una que debe ignorar es la brocha para polvo suelto *Loose Powder Brush* ($62.50 dólares), que por lo que cuesta, debería ser perfecta, pero en realidad es demasiado blanda como para que permita una buena aplicación de polvo. Lo mismo cabe decir de la brocha para rubor *Blush Brush* ($42.50 dólares), que también es demasiado blanda como para permitir una aplicación controlada. La brocha para cejas *Brow Brush* ($18.50 dólares) es rígida y raspa, y la brocha para contorno *Contour Brush* ($29 dólares) y la brocha para sombrear el ojo *Eye Shader Brush* ($26 dólares) son demasiado grandes para el área de los ojos de la mayoría de las mujeres, de nuevo dificultando la aplicación y colocación controladas de color. El resto de la colección incluye brochas que sí vale la pena considerar como adiciones o brochas extras para su colección de accesorios para el maquillaje. El limpiador para brochas **Conditioning Brush Cleanser** ($16.50 dólares por 3,4 onzas) no es nada más que un champú suave y delicado que sí limpiará bien sus brochas, pero que puede ser fácilmente reemplazado con opciones mucho más baratas de L'Oréal, Johnson & Johnson o Neutrogena.

ARTÍCULOS ESPECIALIZADOS: El número de accesorios que se venden actualmente ha crecido a tal grado que han llegado a merecer ser mencionados. Desde los *kits* profesionales de brochas como **Professional Brush Cases** ($27.50–$40 dólares) hasta las paletas de maquillaje como **Makeup Palettes** ($22.50–$25 dólares), una diversidad de estuches para maquillaje (*makeup bags*) con un costo que varía de ($30–$75 dólares) y estuches de belleza bien diseñados como **Beauty Kit** ($67.50 dólares), hay algunas opciones válidas, aunque algo costosas, para organizar y viajar con su reserva de maquillaje.

CLINIQUE

Clinique fue el primer intento de Estée Lauder por ampliar su mercado con una línea e imagen totalmente distintas. Estée Lauder era claramente una línea para la mujer madura, mientras que Clinique se dio a conocer como una línea indispensable para mujeres de menos de 30 años de edad preocupadas por las erupciones, el cutis grasoso y los productos sin fragancia (lo que significa que presentan una menor probabilidad de causar reacciones alérgicas o sensibilizantes en el cutis). El rotundo éxito de Clinique redefinió la manera en que las líneas de productos cosméticos se identifican a sí mismas, tirando el concepto de lealtad de marca por la ventana. Hoy en día, las compañías de productos cosméticos amplían su mercado adquiriendo compañías ya establecidas o creando compañías nuevas. Por supuesto, las compañías de productos cosméticos mantienen estas personalidades múltiples ocultas de los consumidores. Si el público se percatara de que estas compañías aparentemente distintas en realidad están tan vinculadas entre sí, ¿cómo podrían las diferentes líneas ostentar su independencia y aseverar que sus formulaciones sin paralelo son secretas? Sólo si creyéramos que Estée Lauder (o cualquier compañía) guardara o pudiera guardar secretos entre sus propias filiales.

Con el nicho de mercado que creó Clinique, se dio inicio a conceptos como *"allergy-tested"* (probado contra alergias), *"hypoallergenic"*, (hipoalergénico), *"100% fragrance-free"* (100 por ciento libre de fragancia) y *"dermatologist tested"* (probado por dermatólogos). De estas aseveraciones mercadotécnicas, la única que tiene significado es la de "100 por ciento libre de fragancia", que en gran medida, Clinique mantiene (esta línea sí incluye unos cuantos productos que contienen algunos extractos fragantes). Pero a menos que pueda ver los resultados de las pruebas, ¿qué tiene que ver que el producto esté "probado contra alergias"? ¿Y si la prueba demostró que el 20 por ciento de las mujeres que lo usaron presentaron una reacción de sensibilización, resequedad o irritación? Eso mismo pudo haber sido el resultado de la prueba y usted no tiene forma de saberlo. Además, el término "hipoalergénico" no es regulado por la Dirección de Alimentación y Fármacos (*FDA* por sus siglas en inglés), de tal modo que cualquier compañía puede decir que sus productos son hipoalergénicos. "Probado por dermatólogos" también es una frase sin sentido, porque a falta de resultados publicados de dichas pruebas, el término fácilmente puede significar que un dermatólogo tomó un producto, vio el envase y dijo, "Este producto se ve bueno".

Los productos Clinique, particularmente los productos para el cuidado del cutis, van dirigidos al cutis grasoso o combinado, razón probable por la cual Clinique atrae a una clientela más joven, pero muchos de estos productos son excepcionalmente irritantes. Entre estos productos decepcionantes encontramos los que contienen mucho alcohol, el cual resecaría el cutis, o los que contienen humectantes emolientes que recomiendan para el cutis grasoso y propenso al acné, los cuales podrían provocar erupciones. Los puntos fuertes de Clinique son la ausencia de fragancia en muchos de sus productos, algunas fórmulas humectantes excelentes y filtros solares sobresalientes. Una cosa con la que sí puede contar cuando se acerca a un mostrador de Clinique es el servicio al cliente. Siempre parecen haber cuatro o cinco mujeres con bata blanca corriendo detrás de esos mostradores. (Las batas blancas supuestamente hacen que parezcan médicos... ¡una treta poco menos que maquiavélica!) Una ventaja más es que los productos son mucho más económicos que aquellos de muchas otras líneas que se venden en las tiendas departamentales. Para mayor información acerca de Clinique, llame al (212) 572-3800 o visite su página de Internet en www.clinique.com.

Productos para el cuidado del cutis Clinique

⊗ *Facial Soap Extra Mild* ($11 dólares por 6 onzas) es simplemente jabón, lo que significa que reseca e irrita demasiado cualquier tipo de cutis. No es ni ligeramente diferente a cualquier otro "jabón" que se venda en las farmacias.

☹ *Facial Soap Mild* ($11 dólares por 6 onzas) es similar al *Facial Soap Extra Mild* antes descrito y aplican los mismos comentarios.

☹ *Facial Soap Oily Skin Formula* ($11 dólares por 6 onzas) es similar al *Facial Soap Extra Mild* antes descrito y aplican los mismos comentarios.

☺ *Comforting Cream Cleanser* ($16.50 dólares por 5 onzas) es un excelente limpiador emoliente que podría ser una opción para el cutis seco. Funcionaría muy bien, pero es casi idéntico al *Gentle Skin Cleanser* de *Neutrogena*, que cuesta la mitad.

☺ *Extremely Gentle Cleansing Cream* ($22.50 dólares por 10 onzas) es un limpiador común y corriente hecho a base de aceite mineral y vaselina que no se enjuaga sino que se quita con un pañuelo y que puede dejar una película grasosa sobre el cutis. Es una opción para el cutis extremadamente seco, pero no hay gran diferencia entre usar este producto o aceite mineral puro sin fragancia.

☹ *Rinse-Off Foaming Cleanser* ($16.50 dólares por 5 onzas) es un limpiador hecho a base de detergente que usa más agentes limpiadores secantes que la mayoría de los demás productos, además de que también contiene limón, eucalipto, pino y cardamomo, ingredientes que casi garantizan la irritación.

☹ *Wash-Away Gel Cleanser* ($16.50 dólares por 5 onzas) es similar al *Rinse-Off Foaming Cleanser* antes descrito y aplican los mismos comentarios.

☺ *Extremely Gentle Eye Makeup Remover* ($10 dólares por 2 onzas) es una loción básica que quita el maquillaje. . . aburrida pero eficaz.

☺ *Naturally Gentle Eye Makeup Remover* ($14.50 dólares por 2,5 onzas) supuestamente es tan "delicado como las lágrimas". ¿Desde cuándo las lágrimas contienen poliisobuteno hidrogenado, butilenglicol, acriloildimetiltaurato de amonio/copolímero VP o acrilatos/polímero cruzado de alquil acrilato C10-30? Este es un buen desmaquillante de ojos, pero es muy ordinario y no es más delicado que otros. El segundo ingrediente es aceite de sésamo (ajonjolí) y si por casualidad tiene un poco de este aceite en su despensa, también sería algo muy delicado que podría usar para quitarse el maquillaje.

☺ *Rinse-Off Eye Makeup Solvent* ($13.50 dólares por 4,2 onzas) es un desmaquillante de ojos estándar hecho a base de detergente que funcionaría tan bien como cualquier otro.

☺ *Take the Day Off Makeup Remover, for Lids, Lashes and Lips* ($15.50 dólares por 4,2 onzas) es un desmaquillante estándar hecho a base de silicona que funcionaría tan bien como cualquier otro.

☺ *7 Day Scrub Cream* ($15 dólares por 3,5 onzas) es un limpiador granular hecho a base de aceite mineral que usa polietileno (plástico molido) como abrasivo. Este producto es bastante difícil de enjuagar, pesado y grasoso, por lo que sólo sería una opción para el cutis seco a extremadamente seco.

☺ *7 Day Scrub Cream Rinse Off Formula* ($15 dólares por 3,4 onzas) es un limpiador emoliente muy básico que usa polietileno (plástico molido) como abrasivo. Como exfoliante mecánico, podría ser una opción para el cutis normal a seco.

☹ *Exfoliating Scrub* ($15 dólares por 3,4 onzas) podría haber sido un buen limpiador granular enjuagable hecho a base de detergente con polietileno (plástico molido) como abrasivo; sin embargo, contiene un poco de mentol, el cual irrita innecesariamente el cutis.

☹ *Clarifying Lotion 1* ($10.50 dólares por 6,7 onzas) es similar a la *Lotion 3* que aparece en esta página y aplican los mismos comentarios.

☹ *Clarifying Lotion 2* ($10.50 dólares por 6,7 onzas) contiene alcohol y mentol, haciéndola demasiado irritante y secante para cualquier tipo de cutis.

☹ *Clarifying Lotion 3* ($10.50 dólares por 6,7 onzas) lista alcohol como el segundo ingrediente, y eso resulta demasiado secante e irritante para cualquier tipo de cutis. Por lo tanto, más que clarificar, sólo le causará problemas en la piel.

☹ *Clarifying Lotion 4* ($10.50 dólares por 6,7 onzas) es similar a la *Lotion 3* antes descrita, aunque todavía más potente, y aplican los mismos comentarios.

☺ *Mild Clarifying Lotion* ($10.50 dólares por 6,7 onzas). ¡Al menos esta no contiene irritantes! Contiene una concentración de beta-hidroxiácido (BHA) de alrededor de 0,5% y debido a que el pH de esta loción tonificante es de 4, es en cierta medida, un buen exfoliante. Esta podría ser una opción para alguien que sufre de erupciones, pero sería más eficaz con un pH de 3 a 3,5.

✔☺ *Advanced Stop Signs Visible Antiaging Serum* ($35 dólares por 1,7 onzas) no es tan avanzando como lo dice su nombre, pero sí es un muy buen humectante hecho a base de silicona que contiene una mezcla excelente de antioxidantes, agentes hidratantes y antiirritantes. Sin embargo, si está esperando que detenga las señales del envejecimiento, tendrá que esperar mucho, mucho tiempo.

✔☺ *All About Eyes* ($26 dólares por 0,5 onzas) es similar al *Advanced Stop Signs* antes descrito, sólo que contiene todavía más silicona, lo que le da una sensación algo sedosa y resbaladiza. Sería una gran opción para el cutis normal a seco.

☺ *$$$ Anti-Gravity Firming Lift Cream* ($35 dólares por 1,7 onzas). Los más de 50 ingredientes que contiene este producto no realzan el cutis en lo más mínimo, al menos no más que cualquier otro humectante de la línea Clinique. Es un buen humectante para el cutis normal a seco, que contiene una mezcla medianamente buena de antioxidantes, antiirritantes y agentes hidratantes. Tomando en cuenta todos estos factores, el suero *Advanced Stop Signs* tiene una formulación más impresionante.

☺ *$$$ Anti-Gravity Firming Eye Lift Cream* ($28.50 dólares por 0,5 onzas) es un buen humectante emoliente para el cutis seco, pero no contiene nada que sea capaz de combatir la gravedad. El producto dice que: "Ayuda a borrar la apariencia de las arrugas y le devuelve su espesor al cutis que se ha ido haciendo más delgado con el tiempo". Excepto por la parte que "devuelve su espesor al cutis", lo que dice hacer es lo que hace cualquier humectante, pero simplemente no existe humectante alguno que pueda devolverle su "espesor" a la piel. Este espesor está dado por la capa adiposa, que se agota a medida que envejecemos y este producto no puede hacer que se reconstruya esta capa de la piel. Esta es una versión más emoliente de la *Firming Lift Cream* antes descrita y aplican los mismos comentarios.

☺ *Anti-Gravity Firming Lift Lotion* ($35 dólares por 1,7 onzas) es la versión en forma de loción de la *Firming Lift Cream* antes descrita y aplican los mismos comentarios básicos. Esta versión hecha a base de silicona sí deja un acabado suave y mate y es buena para el cutis normal a ligeramente seco.

☺ *Daily Eye Benefits* ($26 dólares por 0,5 onzas/1 ml) contiene principalmente agua, agente deslizante, glicerina, agentes espesantes, aceites de origen vegetal, extractos de plantas, agentes hidratantes, una forma de vitamina A, vaselina y conservantes. También contiene tanino (un compuesto de origen vegetal que se encuentra en el té y el café) que puede tener propiedades antioxidantes potentes, pero el tanino también puede constreñir la piel y causar irritación, aunque la cantidad que contiene este producto es tan pequeña que lo más probable es que no sea problemático para el cutis. Este sería un humectante medianamente bueno para el cutis normal a seco.

☺ *Dramatically Different Moisturizing Lotion* ($20.50 dólares por 4,2 onzas). Lo único dramático de este humectante es la antigüedad de su formulación. Sólo contiene agua, aceite mineral, aceite de sésamo (ajonjolí), agente deslizante, agentes espesantes, vaselina, conservantes y los famosos colorantes que imparten un tono amarillo suave que son los responsables de que este producto sea muy conocido. No contiene ni una cantidad diminuta de los ingredientes humectantes de vanguardia que existen en la actualidad.

✔☺ *Exceptionally Soothing Cream for Upset Skin, Anti-Itch Cream* ($30 dólares por 1,7 onzas) y *Exceptionally Soothing Lotion for Upset Skin* ($30 dólares por 1,7 onzas) contienen acetato de hidrocortisona, que efectivamente puede aliviar la piel irritada. Pero la advertencia que no nos da Clinique es que el uso continuo de hidrocortisona durante un período prolongado puede ocasionar que la piel se vuelva más fina y que se descomponga su estructura. Si usted está consciente de esta seria desventaja y planea usar estos productos sólo ocasionalmente, sí existen muchas razones por las cuales podría preferir los productos Clinique al *Lanacort* o *Cortaid*. Aunque el principio activo de estos productos es el mismo, la base humectante que contienen ambos productos Clinique es mucho más elegante, además de que contienen agentes calmantes, silicona y agentes hidratantes. Sin embargo, a la larga, la base no marca una gran diferencia, porque sólo debe usarlo durante períodos breves.

✔☺ *Moisture In Control* ($31 dólares por 1,7 onzas) no controla nada. No hay forma en que un producto pueda colocar ingredientes humectantes en las áreas resecas del rostro y al mismo tiempo mantenerlos alejados de otras áreas y en vez aplicar ingredientes que absorban el aceite. Es un humectante ligero que sería ideal para alguien con el cutis normal a ligeramente seco. Contiene buenos agentes hidratantes y antioxidantes.

✔☺ *Moisture On-Call* ($31 dólares por 1,6 onzas) supuestamente ayuda a que las células de la piel "recuerden" cómo producir su propia barrera de humedad. Desde un punto de vista fisiológico, esto es imposible, porque no se puede cambiar el funcionamiento esencial de la piel con un humectante. Por supuesto, cualquier humectante que se usa diario ayudará a que su piel proteja su barrera humectante, y este es un humectante emoliente muy bueno. Contiene una muy buena mezcla de agentes hidratantes y antioxidantes. La cafeína que contiene posee propiedades que constriñen la piel, pero está presente en cantidad es tan ínfimas que lo más probable es que no cause efecto alguno.

✔☺ *Moisture On Line* ($31 dólares por 1,7 onzas) es casi idéntico a *Moisture On-Call* y supuestamente "reeduca" a la piel. ¡No existe ingrediente humectante alguno en este mundo que pueda cambiar la naturaleza de la piel o hacer que la piel recuerde cosa alguna! Pero las células de la piel sí pueden lucir mejor si usted se aplica religiosamente un humectante todos los días, que es exactamente lo que las instrucciones que vienen con este humectante le dicen que haga. Dejando a un lado el gran revuelo injustificado que ha causado este producto, lo cierto es que es un humectante excepcional para el cutis normal a seco, que además contiene agentes hidratantes y antioxidantes excelentes.

✔☺ *Moisture Surge Eye Gel* ($26 dólares por 0,5 onzas) es similar al *Moisture In Control* y aplican los mismos comentarios básicos. Esta sería una opción para mujeres con el cutis normal a ligeramente seco.

✔☺ *Moisture Surge Extra Thirsty Skin Relief* ($31 dólares por 1,7 onzas) es un humectante muy bueno hecho a base de silicona que contiene un buen complemento de antioxidantes y agentes hidratantes. Funcionaría bien para el cutis normal a ligeramente seco.

☹ *Sheer Matteness T-Zone Shine Control* ($13.50 dólares por 0,5 onzas) puede dejar una sensación mate en la piel, pero no ofrece ningún otro beneficio. Además, debido a que el alcohol y el clavo de olor aparecen casi en el principio de la lista de ingredientes, este producto no es la mejor opción para el cutis.

☺ *Skin Texture Lotion Oil-Free Formula* ($21 dólares por 1,25 onzas) es un buen humectante ligero que contiene algunos agentes hidratantes y antioxidantes buenos. Esta sería una opción para alguien con el cutis normal a seco.

☺ *Total Turnaround Visible Skin Renewer* ($30 dólares por 1,7 onzas). Al igual que todos los productos *Turnaround* de Clinique, este contiene una cantidad diminuta de ácido salicílico; sin embargo, el pH de 5 de estas formulaciones impide que el beta-hidroxiácido (BHA) actúe como un exfoliante eficaz. Aparte de eso, este producto es, en muchos sentidos, una imitación del producto llamado *Idealist* de Estée Lauder ($42.50 dólares por 1 onza). Cuando esté tratando de decidir qué hacer con todos los demás productos Estée Lauder que tiene que prometen devolverle la juventud a su cutis o independientemente de que quiera que este producto le renueve el cutis o que el producto anterior se lo reafirme, recuerde que las versiones de Clinique casi siempre son más económicas. Por ejemplo, tanto *Idealist* como *Total Turnaround* contienen acetil glucosamina. La poca investigación en la que se establece que este ingrediente es bueno para las arrugas proviene de la misma compañía que vende la materia prima y de Estée Lauder. Pero Estée Lauder opina que muchos ingredientes son buenos para las arrugas, ¿entonces por qué este es mejor que los otros? La respuesta sigue siendo un absoluto misterio. La acetil glucosamina es un sacárido aminoácido que sirve de componente principal de los mucopolisacáridos y el ácido hialurónico y que se encuentra en todas las partes de la piel. Sí tiene cierto valor como agente hidratante y es eficaz (en concentraciones elevadas) para curar heridas. Existen estudios de investigación [fuentes: *Cellular Molecular Life Science* (Ciencias de la Vida Molecular Celular), febrero de 1997, páginas 131–140 y *Biomaterials* (Biomateriales), junio de 2001, páginas 1667–1673], que demuestran que las quitinas (también conocidas como quitosano, que está compuesto de acetil glucosamina) pueden ser de utilidad en el proceso complejo de curación de heridas. Sin embargo, eso está cuando menos a unos cuantos años luz de distancia de lo que la acetil glucosamina puede lograr cuando está presente en cantidades diminutas en un producto para el cuidado del cutis. Este producto esencialmente contiene agua, siliconas, agente deslizante, agentes hidratantes, extractos de plantas, acetil glucosamina, vitamina E, extractos de plantas fragantes, agentes espesantes, agente formador de película y conservantes. Este es un buen humectante ligero y de sensación sedosa para el cutis normal a seco.

☺ *$$$ Total Turnaround Visible Skin Renewer for Oilier Skins* ($30 dólares por 1,7 onzas) es casi idéntico a la *Total Turnaround Cream* original, aunque esta loción sí tiene una textura más ligera y deja un acabado más mate en el cutis. De nuevo, el pH de 5 y la cantidad diminuta de ácido salicílico que contiene no la hacen un buen exfoliante, pero sigue siendo un humectante ligero bastante elegante y una buena opción para el cutis normal a ligeramente grasoso con áreas resecas. Contrario a la promesa que hace, esta loción no es capaz de "quitarle el brillo" al cutis, aunque también es cierto que es poco probable que haga que el cutis se vea o se sienta grasoso. No contiene fragancias.

☺ *Turnaround Cream* ($26 dólares por 1,7 onzas) tiene un gran nombre, porque implica que esta crema puede devolverle a su cutis la apariencia que tenía cuando era más joven, pero la verdad es que no puede hacerlo (como tampoco pueden hacerlo ninguno de los demás productos de esta línea ni de todas las líneas de Estée Lauder, para acabar pronto). Contiene una pequeña cantidad de ácido salicílico (BHA), pero su pH de 5 lo convierte en un exfoliante bastante ineficaz. Este es un humectante básico, medianamente bueno, para el cutis normal a ligeramente seco, con muy poco que ofrecer por encima de muchos otros humectantes Clinique.

☺ *Turnaround Cream for Dry Skin* ($26 dólares por 1,7 onzas) es similar a la crema *Turnaround Cream* antes descrita, pero esta definitivamente es más emoliente y tiene un poco más de agentes hidratantes, lo cual la hace una mejor opción para el cutis normal a seco, pero sigue siendo poco interesante en cuanto a lo que puede hacer en la piel.

☺ *Turnaround Lotion Oil Free* ($26 dólares por 1,7 onzas) es un humectante hecho a base de silicona con un poco más de ácido salicílico que las versiones anteriores, pero con el mismo pH, lo que significa que tampoco es un exfoliante eficaz. Sí contiene una buena mezcla de agentes hidratantes, antiirritantes y antioxidantes y es una buena opción para el cutis normal a seco.

✔☺ *Weather Everything Environmental Cream SPF 15* ($18.50 dólares por 1 onza) es un muy buen filtro solar hecho de dióxido de titanio puro en una buena base humectante y que además contiene un buen complemento de antioxidantes y agentes hidratantes. Sería una gran opción para alguien con el cutis normal a seco.

☺ *Sun Care Body SPF 15 Sun Block* ($15.50 dólares por 3,4 onzas) es un buen filtro solar hecho en parte de dióxido de titanio y en parte de óxido de cinc en una base humectante bastante común y corriente que lo convierte en una buena opción para alguien con el cutis normal a seco. Contiene una pequeña selección de antioxidantes y agentes hidratantes.

✔☺ *Sun-Care Body SPF 25 Sun Block* ($15.50 dólares por 3,4 onzas) es un filtro solar muy bueno hecho en parte de dióxido de titanio y en parte de óxido de cinc en una base humectante emoliente que también contiene algunos antioxidantes y una pequeña cantidad de agentes hidratantes. Este producto sería muy bueno para alguien con el cutis normal a seco.

✔☺ *Body SPF 30 Sun Block* ($16.50 dólares por 5 onzas) es similar al *Sun-Care Body SPF 25 Sun Block* reseñada en la página anterior y aplican los mismos comentarios.

☹ *Body Spray SPF 15 Sun Block* ($16.50 dólares por 5 onzas) no contiene ingredientes que la protejan contra la radiación UVA como dióxido de titanio, óxido de cinc o avobenzona, y por lo tanto, no se recomienda.

☺ *Body Spray SPF 30 Sun Block* ($16.50 dólares por 5 onzas) es un buen filtro solar hecho parcialmente a base de avobenzona. Por desgracia, el alcohol aparece como el primer ingrediente de la lista, convirtiéndolo en un producto que reseca e irrita la piel. Esto significa que no es el mejor, aunque sí ofrece una protección excelente contra el sol.

✔☺ *Face SPF 30 Sun Block* ($16.50 dólares por 2,5 onzas) es similar al *Sun-Care Body SPF 25 Sun Block* antes descrito y aplican los mismos comentarios.

☺ *Lip/Eye SPF 30 Sun Block* ($15.50 dólares por 0,21 onzas/6,3 ml) es un filtro solar muy bueno hecho en parte de óxido de cinc y en parte de dióxido de titanio, que viene en forma de una pomada emoliente estándar.

✔☺ *City Block Sheer SPF 15* ($15.50 dólares por 1,4 onzas) es un excelente filtro solar hecho en parte de dióxido de titanio y en parte de óxido de cinc, en una buena base humectante y emoliente. También contiene una pequeña cantidad de agentes hidratantes y antioxidantes de alta calidad.

✔☺ *Super City Block SPF 25 Oil-Free Daily Face Protector* ($15.50 dólares por 1,4 onzas) es un excelente filtro solar hecho a base de dióxido de titanio puro en una muy buena base humectante que incluye una gran mezcla de antioxidantes y agentes hidratantes. Este producto es mejor para alguien con el cutis normal a seco porque el dióxido de titanio puede ser demasiado oclusivo para quienes tienen el cutis grasoso o propenso al acné.

☺ *City Block Oil-Free Daily Face Protector SPF 15* ($14.50 dólares por 1,4 onzas) es similar al *Super City Block* antes descrito, sólo que su base humectante no es tan buena. Fuera de eso, aplican los mismos comentarios básicos.

☺ *Face Quick Bronze Tinted Self Tanner* ($15.50 dólares por 1,7 onzas) usa el mismo ingrediente (dihidroxiacetona) que todos los demás autobronceadores para cambiar el color de la piel. Este funcionaría tan bien como cualquier otro. Esencialmente hace lo mismo que la *Self Tanning Lotion* que aparece a continuación, usando exactamente el mismo ingrediente; la diferencia en su precio es un mero capricho.

☺ *Self Tanning Lotion* ($15.50 dólares por 4,2 onzas) usa el mismo ingrediente que todos los demás autobronceadores, la dihidroxiacetona, para cambiar el color de la piel. Este producto funcionaría tan bien como cualquier otro.

☺ *Deep Cleansing Emergency Masque* ($18.50 dólares por 3,4 onzas) es una mascarilla de barro estándar que incluye algunos agentes limpiadores y una mezcla de extractos de plantas irritantes y antiirritantes. También contiene maicena y eso puede ser un problema para las mujeres con un cutis propenso al acné.

☺ *All About Lips* ($20 dólares por 0,5 onzas) es un buen humectante hecho a base de silicona que deja un acabado mate en los labios.

☺ *Superbalm Lip Treatment* ($10 dólares por 0,24 onzas) es una pomada emoliente estándar para labios hecha a base de vaselina, con algunos antioxidantes y agentes hidratantes. La menta verde es la única cosa que impide que este sea un muy buen tratamiento para los labios resecos.

☺ *Moisture Stick* ($13.50 dólares por 0,14 onzas) es un "lápiz labial" emoliente, común y corriente, que contiene principalmente aceite de ricino (higuerilla), agentes espesantes, aceite de lanolina, aceites de origen vegetal y una cantidad diminuta de vitaminas. Este producto funcionaría bien para los labios secos.

Productos para el acné de Clinique

☺ *Antibacterial Facial Soap* ($9 dólares por 5,2 onzas) es un limpiador en barra estándar que contiene triclosano, un desinfectante tópico. No existen estudios de investigación que demuestren que el triclosano sea eficaz contra las bacterias que causan acné. También contiene mentol, el cual puede irritar la piel.

☹ *Acne Solutions Body Treatment Spray* ($18.50 dólares por 3,4 onzas) contiene alcohol como el segundo ingrediente de la lista y también contiene menta (hierbabuena), los cuales causan irritación y resequedad y eso no ayuda en nada al acné.

☹ *Acne Solutions Night Treatment Gel* ($16 dólares por 1,7 onzas) es similar al *Body Treatment Spray* antes descrito y aplican los mismos comentarios.

☹ *Acne Solutions Daytime Shield* ($16 dólares por 1,7 onzas) es un humectante ligero hecho a base de silicona que pudiese haber sido una gran opción para el cutis seco, salvo que contiene menta (hierbabuena) y eso lo hace innecesariamente irritante.

✔☺ *Acne Solutions Emergency Gel Lotion* ($13.50 dólares por 0,5 onzas) es un muy buen desinfectante tópico para los granos y espinillas que contiene peróxido de benzoilo al 5%.

☹ *Acne Solutions Spot Healing Gel* ($12.50 dólares por 0,5 onzas) contiene alcohol como el segundo ingrediente de la lista, lo que hace que este producto sea demasiado irritante y secante para cualquier tipo de cutis.

Maquillaje Clinique

Además de la adición de productos más brillantes y un par de fórmulas de lápiz labial y rímeles nuevos, el maquillaje de Clinique ha permanecido fundamentalmente igual desde que se hizo la edición anterior de este libro. Siguen ofreciendo una extensa paleta de colores y texturas, especialmente en su enorme y casi imponente selección de bases. Clinique cuenta con un tono de base para casi cualquier color de piel, aunque sus rubores y sombras de ojos siguen careciendo de la profundidad necesaria como para que se vean en tonos de piel más oscuros. Incluso las sombras de ojos *High Impact Eyeshadows*, que presumen de una "intensa cobertura de color", siguen siendo demasiado suaves y translúcidas como para funcionar bien en la piel más oscura. Las mujeres de tez clara a mediana encontrarán opciones prácticamente ilimitadas, aunque más de unos cuantos productos (y nombres de sombras) son demasiado empalagosos como para que les parezcan atractivos a las consumidoras sofisticadas.

Clinique ha mejorado sus talleres de maquillaje usando folletos muy bien diseñados y dando regalos para guiar a las mujeres a través del proceso de selección, aplicación y compra inevitable de sus productos de maquillaje. Aunque estos talleres pueden ser útiles, especialmente para quienes son novatas en cuestiones de maquillaje, la información que le dan casi siempre va dirigida a aumentar las ventas unitarias promedio (en dólares) de "las expertas" (consultoras de Clinique) y en estos talleres, estas "expertas" hacen énfasis en que se requieren múltiples productos para mejorar su apariencia, incluyendo un exceso de productos para el cuidado del cutis. Clinique también es una de las pocas compañías de productos cosméticos importantes que no vende sus propias brochas para maquillaje. Esto significa que la consultora debe usar hisopos (escobillas, cotonetes) de algodón, almohadillas de algodón y aplicadores de esponja desechables para aplicar el maquillaje, lo cual es tan elegante y útil como comerse un filete *mignon* con un tenedor de plástico.

BASE: La amplia gama de bases Clinique brindan una cobertura que va desde las que casi ni se notan hasta las que ultracubren todo, y muchas son maravillosas y muy buenas opciones a considerar. Es casi seguro que la línea de bases Clinique tendrá al menos una fórmula que satisfaga las necesidades de cada tipo de cutis.

✔☺ *Dewy Smooth Antiaging Makeup SPF 15* ($19.50 dólares) es definitivamente suave, con una textura sedosa por la silicona que contiene que deja una sensación asombrosa y se difumina sin problema alguno. El dióxido de titanio no sólo sirve como filtro solar, sino que también le da una opacidad que le permite proporcionar una cobertura mediana a completa con un acabado mate natural que se siente ligeramente húmedo. Esto no hace que su cutis se vea como si se hubiera rociado con agua o empapado la cara. Este producto es más adecuado para el cutis normal a ligeramente seco o para el cutis seco si se usa primero un humectante. Más allá del filtro solar, no hay nada más en su fórmula que combata el envejecimiento. Ignore la habladuría publicitaria y tendrá una base excelente que viene en diez colores hermosos para mujeres de tez muy clara a oscura. ✔☺ *Almost Makeup SPF 15* ($17.50 dólares) es una base muy translúcida que contiene un buen filtro solar hecho a base de dióxido de titanio con un factor de protección solar (*SPF* por sus siglas en inglés) de 15. Ahora en vez de cuatro hay seis colores maravillosos, incluyendo los tonos más oscuros (aunque no demasiado). Esta base funcionaría bien en un cutis normal a seco, brindando una cobertura mínima y un acabado natural hermoso. ✔☺ *City Stick SPF 15* ($21 dólares) es una base en lápiz muy buena a considerar con un SPF excelente y dióxido de titanio puro como su único principio activo. La cobertura que ofrece va de translúcida a mediana, con un acabado polvoso definitivamente sedoso. Al igual que cualquier otra base de crema a polvo, la parte de polvo puede resecar el cutis seco y la parte de crema puede ser grasosa para alguien con un cutis combinado a grasoso. Por lo tanto, esta base es más adecuada para el cutis normal a ligeramente seco o ligeramente grasoso. De los ocho tonos, el único con el que debe tener cuidado es *Beige Twist*, que puede dejar un tono demasiado durazno cuando se aplica sobre casi todos los colores de piel. ☺ *City Base Compact Foundation SPF 15* ($21 dólares) es similar a la base *City Stick SPF 15* antes descrita sólo que viene en forma de compacto y deja acabado ligeramente más pesado y cremoso. El acabado sigue siendo polvoso con una sensación ligeramente sedosa, pero no lo suficiente como para controlar el brillo en las áreas más grasosas. Por ende, esta base es mejor para el cutis normal a ligeramente seco. A excepción de la base de color *Porcelain Beige*, los diez tonos son excelentes y sirven bien para una amplia gama de colores claros a oscuros de piel, pero no para alguien con una tez muy clara o muy oscura. Su SPF de 15 es maravilloso y además contiene dióxido de titanio como su único principio activo. ✔☺ *SuperFit Makeup* ($19.50 dólares) es una excelente opción para quienes tienen el cutis grasoso pero no han quedado conformes con las bases ultramate. Esta es una base maravillosa que deja un acabado mate suave y que tiene una textura ligerísima. Además, viene en doce colores neutros, la mayoría de los cuales son muy buenos (aunque le falta un tono para las mujeres de tez muy clara). Los únicos colores que debe evitar son *Petal*, que puede dejar un tono demasiado durazno y *Spicy*, que se puede tornar cobrizo. Los tonos *Champagne* y *Vanilla* tienen un ligero tinte durazno, que puede ser problemático para el cutis grasoso. *SuperFit* se difumina fácilmente, se queda en su lugar y se lava fácilmente, aunque no es tan resistente al aceite como los productos de acabado ultramate. Su rostro empezará a brillar más pronto con este producto que con otros productos como *Amazing Lasting Foundation* de *Almay* o *ColorStay* de *Revlon*. ✔☺ **Stay-True Makeup Oil-Free Formula** ($16.50 dólares) es una base muy buena que brinda una cobertura bastante opaca y semimate. Tiene una textura inicialmente espesa que se difumina fácilmente y funciona de maravilla en el cutis extremadamente grasoso o en el cutis normal a ligeramente grasoso cuando se quiere lograr un acabado mate suave en lugar de un acabado ultramate. Hay unos colores fabulosos para mujeres de tez clara a oscura, pero de los diez colores, es mejor que evite *Stay Beige*, *Stay Porcelain* (demasiado rosado), *Stay Sunny* (rosa), *True Toffee* (ligeramente anaranjado) y *True Bronze* (demasiado rosado y rojizo).

☺ **Balanced Makeup Base** ($15.50 dólares) es una de las bases más antiguas de Clinique, aunque ya no se fabrica en tantos tonos como antes. Esta base es mejor para la tez blanca o clara y el cutis seco a extremadamente seco. Como está hecha a base de aceite mineral, tiene una consistencia emoliente y cremosa, pero se difumina bien, dejando un acabado natural. Ofrece una cobertura ligera a mediana y cuatro de los siete colores son excelentes; los que debe evitar son: *Creamy Peach* (tono demasiado durazno), *Warmer* (también es demasiado durazno) y *Honeyed Beige* (muy rosado). La base *Soft Finish Makeup* ($19.50 dólares) es bastante parecida a la *Balanced Makeup Base* antes descrita en cuanto a su consistencia y cobertura, pero esta se desliza mejor porque contiene silicona y también es ligeramente más translúcida. También dice contener "difusores ópticos" para disminuir la apariencia de las arrugas, pero si se la ve puesta a la luz del día, usted podrá comprobar que esto no es cierto. No obstante, sigue siendo una base buena para el cutis normal a extremadamente seco. De los nueve tonos, todos son hermosamente neutros excepto *Soft Cream* y *Soft Porcelain*, ya que ambos son demasiado rosados.

☹ **Superbalanced Makeup** ($17.50 dólares) es la base de Clinique que más se vende en todo el mundo, en gran medida porque promete humectar y absorber aceite en el momento y áreas indicados, como si este producto hiciera realidad un sueño que comparten muchas mujeres. Sin embargo, esta base no cumple muy bien con ninguna de ambas funciones. No hay manera de que un producto pueda diferenciar las áreas grasosas de las áreas secas en un mismo rostro. Los ingredientes absorbentes que contienen absorberán cualquier aceite con el que entren en contacto (incluyendo los ingredientes humectantes del producto mismo o del humectante que usted misma se haya aplicado antes de la base) y los ingredientes humectantes se depositarán en áreas que no necesitan humectarse. A fin de cuentas, esta base proporciona una cobertura que va de ligera a mediana y un acabado mate ligero que es adecuado para alguien con el cutis normal a ligeramente seco o ligeramente grasoso. Alguien que tenga cualquier cantidad de aceite excedente no quedaría satisfecha con el acabado ni con cómo va luciendo esta base a medida que transcurre el día. Los colores son incluso más decepcionantes, e incluyen unas opciones asombrosamente malas para las mujeres que tienen la tez blanca o de color claro. Aunque los tonos más oscuros en realidad son unos de los mejores en el mercado, muchos de los colores más claros tienen un tono demasiado durazno o anaranjado. De los 24 tonos, los que debe evitar (independientemente de su color de piel) son: *Petal, Fair, Cream, Ivory, Nude Beige, Linen, Porcelain Beige, Golden, Sunny, Warmer* y *Honeyed Beige.* Los colores *Alabaster, Light* y *Breeze* son los mejores tonos neutros a considerar si tiene la tez blanca. *Clarifying Makeup* ($17.50 dólares) es una versión actualizada y mejorada de la base Pore Minimizer Makeup de Clinique. Aunque el alcohol ocupa el tercer lugar en la lista de ingredientes del *Clarifying Makeup*, la manera en que se aplica esta base es verdaderamente impresionante. Tiene una textura suave ultraligera, brinda una cobertura que va de translúcida a ligera y deja un acabado mate uniforme, casi transparente. Los colores son lindos, la mayoría de los cuales son neutros o tienen un matiz amarillento. De los nueve tonos, el único que debe evitar es *Blushing Buff*, aunque estos tres que menciono a continuación rayan en durazno y pueden adquirir un tono anaranjado cuando se aplican sobre un cutis muy grasoso: *Perfect Almond, Light Beige* y *Neutral Spice.* Una advertencia: esta fórmula tiende a separarse y se debe agitar bien antes de usarla. *Continuous Coverage SPF 15* ($15.50 dólares) es una base muy opaca que brinda una cobertura completa y que definitivamente no se ve natural. Lo que sí hace bien es camuflajear las áreas irregularmente pigmentadas o los lunares. El principio activo que funciona como filtro solar es dióxido de titanio y este, combinado con un acabado grueso y polvos, puede dejar una apariencia aterronada sobre el cutis. Los cuatro tonos disponibles son buenos, pero antes de usar esta base debe sopesar sus ventajas con sus desventajas. *Gentle Light Makeup* ($22.50 dólares) es una base líquida translúcida que se siente ligera como una pluma sobre el cutis y que se difumina de maravilla. Al secarse, deja una "sensación" mate suave, ya que su apariencia es brillante, casi centelleante, debido a que este maquillaje contiene una buena cantidad de partículas doradas iridiscentes, supuestamente para que el rostro se vea luminoso. Según Clinique, este maquillaje contiene "partículas espejadas tipo mosaico de igual forma y tamaño". Y toda esta verborrea mercadotécnica se puede resumir en una sola palabra —brillantina— y eso es exactamente lo que verá en su cara. Quizá esto no se vería mal en un maquillaje de noche o en ocasiones especiales, pero para el uso diario, los rostros artificialmente luminosos no son un buen sustituto del brillo limpio y húmedo que puede lograr simplemente al no usar nada de polvo. De los nueve colores disponibles, sólo *Cream Light* y *Beige Glow* tienen un tono demasiado durazno rosado, pero este producto es lo suficientemente translúcido como para que esto no represente un problema. Los demás colores (centelleantes) son excelentes, incluyendo algunas opciones para piel más oscura. Si pudiéramos quitarle el brillo, esta sería una base translúcida sobresaliente.

☹ *Workout Makeup All-Day Wear* ($15.50 dólares) es una base cremosa, resistente al agua, que brinda una cobertura mediana y se aplica en una capa bastante gruesa. Casi todos los seis colores tienen un tono demasiado durazno, anaranjado, rosado o rosa como para que se vean naturales. *Pore Minimizer Makeup* ($15.50 dólares) ya está a la venta otra vez, aparentemente por demanda popular. Sigo sin entender el atractivo de esta base aguada hecha principalmente de alcohol y talco. Aunque sí es cierto que deja un sólido acabado mate, la irritación que produce el alcohol y su ínfima cobertura, que generalmente es moteada, simplemente no valen la pena. Claramente, hay suficientes mujeres a las que les gustaba este maquillaje como para que convencieran a Clinique para que lo volviera a producir (pero sólo en cuatro tonos). Sin embargo, para las no iniciadas, esta base no merece consideración en comparación con las bases *Skin Clarifying Makeup* o *SuperFit Makeup* de Clinique.

CORRECTOR: ☺ *Soft Conceal Corrector* ($12.50 dólares) viene en un tubo exprimible y ofrece una cobertura uniforme y pareja en una gran, aunque pequeña, selección de colores (el color *Light* tiene un ligero tinte cenizo-rosado). Tiene una textura espesa y deja un acabado suave y polvoso, con una tendencia mínima a acumularse en los pliegues y arrugas alrededor de los ojos.

☺ *Advanced Concealer* ($12.50 dólares) viene en un tubo exprimible, se aplica como si fuera una crema espesa y luego se seca rápidamente para dejar un acabado polvoso. Brinda una cobertura muy buena sin verse pesado. Este corrector viene en dos tonos, *Light* y *Medium*, y ambos son excelentes. Pero tenga cuidado: este corrector sólo funciona si la piel debajo de sus ojos es tersa; cualquier resequedad o aspereza se notará más si se aplica este corrector encima de esas áreas. *Quick Corrector* ($11.50 dólares) viene en un tubo con un aplicador de esponja y tiene una consistencia líquida, ligeramente húmeda. Se difumina fácilmente y cubre bien, dejando un acabado ligeramente mate, aunque su acabado mate es inestable y se puede traducir en un poco de acumulación en los pliegues y arrugas alrededor de los ojos. Evite el color *Medium,* el cual es demasiado rosado. *City Cover Compact Concealer SPF 15* ($13.50 dólares) es uno de los pocos correctores que ofrece una protección confiable contra los rayos del Sol, con un SPF 15 e ingredientes que filtran la radiación UVA. Con la excepción de *City Light Pink,* los colores son bastante manejables y capaces de brindar una cobertura casi completa. El problema está en que su consistencia cremosa hace que se empiece a acumular en los pliegues y arrugas casi desde antes que ponga un pie fuera de su casa. Si le atrae la protección que ofrece contra el sol, antes de comprarlo asegúrese de probarse este producto en el mostrador e ir revisando cómo se le va viendo a medida que vaya transcurriendo el día, o bien, si desea una tendencia mucho menor a acumularse en los pliegues y arrugas, puede considerar comprar el corrector *Photogenic Skin-Illuminating Concealer SPF 15* de Lancôme ($20 dólares) en vez. (Vea la página 524) *Line Smoothing Concealer* ($13.50 dólares) tiene una textura cremosa, suave y ligeramente resbalosa que se difumina pasablemente y se seca para dejar un acabado natural con un toque de iridiscencia. Según los anuncios, este producto se puede usar encima de las arrugas para "construir un puente" sobre ellas sin llegar a acumularse al interior de las mismas, haciendo estas "imperfecciones" menos notorias. Si bien el riesgo de que se acumule en los pliegues y arrugas es mínimo, este producto brilla lo suficiente como para resaltar más las arrugas, entonces los "puentes" que supuestamente construye no sirven de mucho. Los tres colores tienen un tono ligeramente durazno, pero pueden funcionar bien en ciertos colores de piel.

☹ *Acne Solutions Concealing Cream* ($12.50 dólares) es un producto horrible casi desde cualquier punto que lo veamos. Este es uno de los correctores más secos, más espesos, más opacos y más difíciles de difuminar que yo he visto en mi vida. Sí contiene un 1 por ciento de ácido salicílico (beta-hidroxiácido o BHA), pero su pH es demasiado elevado como para que el producto pueda ser un exfoliante eficaz, y también incluye alcohol y azufre, dos compuestos que son muy irritantes para la piel. *Concealing Stick* ($13.50 dólares) es un corrector en forma de lápiz labial que está disponible en un solo color, el cual tiene un tono demasiado durazno para la mayoría de los colores de piel. Incluso aunque su color fuera más neutro, este es un producto grasoso que se resbala fácilmente y que no brinda la mejor cobertura. No obstante, deben haber suficientes mujeres que todavía lo compren como para que lo sigan haciendo.

POLVO: ✔☺ *Blended Face Powder & Brush* ($16.50 dólares) es uno de los mejores polvos sueltos hechos a base de talco que están disponibles en el mercado, además de que se vende en una gama atractiva de colores. Deja un acabado ligero y suave que se adhiere bien sin aterronarse. De los ocho colores, evite *Transparency 1* (casi blanco puro), *Transparency 2* (rosa pálido) y *Transparency Bronze* (el color es lindo, pero también es demasiado brillante).

✔☺ *Stay Matte Sheer Pressed Powder Oil-Free* ($16.50 dólares) es un excelente polvo hecho a base de talco que deja un acabado ligeramente seco y translúcido, haciéndolo adecuado para tipos de cutis más grasosos. Los ocho tonos son hermosos y hay algunas buenas opciones para colores de piel claros y oscuros.

☺ *Soft Finish Pressed Powder* ($16.50 dólares) es un polvo que hace Clinique para un cutis más seco, y esto tiene sentido, ya que esta fórmula a base de talco deja una sensación más cremosa y sedosa y brinda una cobertura uniforme y pareja. Eso que dicen que puede "difundir la luz" es una mentira, pero sus cinco colores neutros sí son maravillosos. *Superpowder Double Face Powder* ($16.50 dólares) es un polvo compacto estándar hecho a base de talco que tiene una textura suave y uniforme. Se puede usar por sí solo o como un polvo normal encima de la base. Viene en ocho tonos muy translúcidos, la mayoría de los cuales son excelentes. Como recordatorio, quizá le hayan dicho que puede usar este polvo en húmedo, pero si trata de aplicárselo así, lo más probable es que termine con una apariencia rayada y dispareja.

☺ *$$$ Gentle Light Pressed Powder* ($20 dólares) supuestamente "le deja un cutis radiante" pero eso es por cortesía de la brillantina que viene mezclada con este polvo hecho a base de talco. El brillo más que aparente que deja no es para quienes estén preocupadas por mantener el brillo de su rostro a un mínimo, pero para todas las demás, este polvo —que viene en cinco colores hermosos y se aplica uniformemente— sí puede ser una opción a considerar. *Gentle Light Powder y Brush* ($21 dólares) es un polvo suelto hecho a base de talco que es excepcionalmente ligero y suave, pero tiene tanto brillo que hasta las bailarinas de Las Vegas la envidiarían. ¡Viene en cinco colores hermosos, pero no olvide que este polvo sí brilla de verdad!

RUBOR: Los productos de color (rubores, sombras de ojos, y lápices labiales) se clasifican en cuatro grupos: *Nudes/Naturals* (que no son tan "naturales" como implicaría su nombre), *Tawnies/Corals/Reds*, *Pinks/Roses/Fuchsias* y *Violets/Blues/Berries*. ¡Esta definitivamente es una manera útil de ordenar una gran colección de colores!

☺ *Sheer Powder Blusher* ($16.50 dólares) tiene una gran selección de colores, pero son tan suaves y translúcidos que prácticamente no se notan al aplicarlos sobre el cutis. Incluso después de aplicarse varias capas de los colores más "intensos", resulta difícil detectar intensidad alguna. La mayoría de los colores también tienen un poco de brillo, pero esto también apenas se nota sobre el cutis. ¡Este producto sería una buena opción a prueba de errores para mujeres a quienes no les gusta aplicarse rubor! *Soft Pressed Powder Blusher* ($16.50 dólares) sí tiene un color un poco más intenso, pero siguen siendo muy translúcidos y las mujeres con un color de piel más oscuro tendrán dificultades para que este rubor se les note. Los colores son buenos, aunque varios tienen una cantidad mínima a moderada de brillo. *Gel Blush* ($10.50 dólares) se ha vuelto a introducir al mercado. Este rubor en gel tradicional está disponible en cuatro colores hermosos y translúcidos, pero —al igual que con todos los demás coloretes para cachetes— funcionan mejor sobre un cutis terso sin imperfecciones y se debe difuminar rápidamente para que dejen una apariencia convincente. También se puede usar en los labios para lograr un efecto entintado translúcido.

☹ *Blushwear* ($14.50 dólares) es la versión de Clinique de un rubor de crema a polvo rubor y realmente no es un producto que valga la pena considerar. Tiende a "agarrarse" del cutis y a dejar una apariencia moteada, ya que los poros quedan como si fueran puntitos de color con brillo, y cada color tiene un brillo que va de sutil a cegador. Los productos de este tipo que solía hacer Clinique en el pasado eran mucho mejores. Si quiere un muy buen rubor de crema a polvo no brillante, considere *Paula Dorf Cheek Color Creme* ($18 dólares).

☺ *$$$ Rich Texture Blush* ($18.50 dólares) es un rubor en forma de polvo compacto que contiene una mezcla de tres colores en un solo compacto. Los colores se mezclan en patrón salpicado pero al aplicarlos dejan un sólo color ligeramente brillante sobre el cutis. No estoy muy segura qué quiere decir Clinique cuando dice que tiene una "textura exquisita", dado que este rubor es bastante seco y poco atractivo, por no mencionar que es casi igual de translúcido que los otros ruboresq.

SOMBRA DE OJOS: ☺ *Stay the Day Eyeshadow* ($11.50 dólares) es una sombra de ojos que supuestamente dura todo el día sin desvanecerse. Es posible que ni siquiera se dé cuenta si se desvanece o no porque los pocos colores que aún están disponibles son bastante polvosos y translúcidos. Es difícil recomendarlas, dada su suavidad e incapacidad de adherirse a la piel. *Pair of Shades Eyeshadow Duo* ($15.50 dólares) incluye 24 dúos diferentes en una fórmula virtualmente idéntica a la de *Stay the Day Eyeshadows* y, por lo tanto, estas sombras tienden a tener los mismos problemas. La mayoría de los dúos incluyen una sombra muy brillante y para el *look* de todos los días, eso puede dar por resultado mucho más brillo del que su rostro necesita. *High Impact Eyeshadow* ($11.50 dólares) es la sombra de ojos en polvo más reciente de Clinique y todo parece indicar que eclipsará a las sombras *Stay the Day Eyeshadow*. Esta fórmula presenta ligeras mejoras en comparación con las sombras de ojos en polvo existentes, pero todos los colores son brillantes y muchos de ellos son, digamos, *demasiado* coloridos como para lograr un *look* refinado y elegante. Para quienes quieren colores más fuertes (en comparación con lo que Clinique generalmente ofrece) con mucho brillo, estas sombras son una opción más dentro del creciente campo de sombras de ojos que "colorean" el ojo en vez de sombrearlo. Funcionan bien en húmedo, pero una vez que decida probarlas así, le será difícil regresar a una aplicación en seco. *High Impact Eyeshadow Duos* ($16.50 dólares) comparte las mismas características que las sombras *High Impact Eyeshadow* de Clinique antes descritas: vienen en colores igualmente audaces (aunque todavía sin ser demasiado intensos), todos los cuales son bastante brillantes, por no decir centelleantes. Hay algunas buenas combinaciones de sombras, pero sería mejor reservar esta cantidad de brillo sin límite para los ojos sin arrugas o las jovencitas de menos de 25 años de edad.

☺ *Touch Base for Eyes* ($12.50 dólares) es una de las mejores sombras de ojos de crema a polvo. Viene en un compacto que se debe mantener bien cerrado porque de otro modo el producto se secará y ya no servirá. Sin embargo, puede secarse aunque lo mantenga bien cerrado y por esta razón, es algo riesgoso recomendarlo. Véalo y pruébelo antes de comprarlo, ya que hay un par de colores mate (*Canvas* y *Nude Rose*) que funcionarían bien como una base para sombra de ojos si su base o corrector no funcionan bien para este propósito. *Touch Tint for Eyes* ($13.50 dólares) son tubos de sombras de ojos de crema a polvo semitranslúcidas. Tienen una textura cremosa y ligeramente resbaladiza que dificulta un poco su control, pero eventualmente se secan para dejar un acabado polvoso suave. Cada uno de los cinco colores tiene brillo y no el brillo suave y sutil que se ve en muchos otros productos. Sí podrían ser una opción si está buscando probar algo diferente de las sombras de ojos en polvo, pero las sombras en crema *Illuminance Cream Eyeshadow* de Revlon *($6.49 dólares)* son más económicas y tienen menos brillo. Considero que *Smudgesicles* ($12.50 dólares) tiene uno de los nombres más lindos que he visto para maquillaje, pero hasta ahí llega mi entusiasmo. Son sombras de crema a polvo en forma de lápiz labial que se aplican de manera relativamente uniforme y se difuminan hasta dejar una capa translúcida. Sin embargo, es difícil usarlos con otros colores y todos los tonos son iridiscentes. Pueden ser una opción para un diseño de ojos rápido de un solo color.

DELINEADOR DE OJOS Y CEJAS: ☺ *Brow Shaper* ($14.50 dólares) es un color para cejas en polvo que viene en cuatro tonos excelentes. Su textura es ligeramente pesada, pero se difuminan bastante bien sobre las cejas, aunque la brocha que viene con este producto es demasiado rígida y rasposa. Considerando lo que cuesta, una sombra de ojos de tono café funcionaría igualmente bien y tiene la ventaja de que también podría usarla como sombra de ojos, algo que no se puede hacer con este producto, ya que se ve muy pesado cuando se aplica sobre los párpados. *Eye Defining Liquid Liner* ($13.50 dólares) es un excelente delineador líquido, siempre y cuando no le importe su precio. Trae una brocha suave pero firme que permite aplicar una línea fina o gruesa de color intenso con gran facilidad y precisión. Se queda bien en su lugar, sin correrse ni descamarse, pero hay otras opciones igualmente buenas y menos costosas en las farmacias.

☺ *Quickliner for Eyes* ($14.50 dólares) es un lápiz automático estándar que se aplica uniformemente sin jalar el párpado y que también se puede difuminar fácilmente antes de que se fije. Es casi idéntico a varios lápices delineadores más económicos que se venden en las farmacias. *Quick Eyes* ($15.50 dólares) es un producto único: en un extremo es un lápiz cremoso y en el otro trae una sombra de ojos en polvo en la tapa que se dispensa sobre una punta para difuminar. Aunque esto parezca práctico, todas las sombras en polvo que trae este producto son muy brillantes y el lápiz es tan cremoso que lo más probable es que no le dure todo el día. *Eye Shading Pencil* ($11 dólares) es un lápiz común y corriente con una textura suave y cremosa que viene en algunos colores bonitos. Ni más, ni menos. *Water-Resistant Eyeliner* ($14.50 dólares) es un delineador tradicional en pastilla que se aplica con una brocha húmeda. Los dos tonos mate (café y negro) no tienen la suficiente pigmentación como para que pueda pintarse una línea dramática, pero si usted prefiere este tipo de producto, vale la pena considerarlo. De otro modo, una sombra de ojos mate intensamente pigmentada sería una gran alternativa.

☹ *Touch Liner* ($12.50 dólares) es un delineador líquido bastante malo que viene en un solo color brillante y que tarda eternamente en secar. La punta de la brocha también es mala, convirtiendo este producto en un completo fracaso. *Brow Keeper* ($14.50 dólares) es un lápiz para cejas que viene en tres tonos aceptables y que tiene una consistencia suave y cremosa, pero ligeramente pegajosa. Como tiende a conservar su consistencia cremosa, a menudo se corre o se desvanece.

LÁPIZ LABIAL Y DELINEADOR DE LABIOS: ☺ *Different Lipstick* ($11.50 dólares) es una colección estándar de lápices labiales que dejan un acabado semitranslúcido y brillante. No espere que este le dure mucho ni que sea diferente de cualquier otro lápiz labial translúcido. *Lip Shaping Pencil* ($11 dólares) es un lápiz delineador común y corriente que tiene una textura ligeramente seca. Se aplican con bastante facilidad, pero la buena selección de colores que tenían ha sido reducida a tan sólo unos cuantos tonos. *Glosswear for Lips Sheer Shimmers* ($12.50 dólares) tiene una fórmula distinta al *Glosswear* original y la nueva fórmula definitivamente le gana a la anterior porque es mucho más ligera, más suave y menos pegajosa. Viene equipado con un aplicador de esponja que le permite ponerse un poco de brillo iridiscente sin que sus labios se sientan pringosos. ✔☺ *Long Last Soft Shine Lipstick* ($12.50 dólares) deja una sensación exquisita y suave, se aplica uniformemente y brinda una cobertura opaca. Viene en una extensa selección de colores, con tonos pálidos e intensos igualmente impresionantes. ✔☺ *Long Last Soft Matte Lipstick* ($12.50 dólares) sigue siendo mi lápiz labial favorito de Clinique. Su formulación cremosa y suave entinta bien los labios y deja un acabado ligeramente mate que se siente maravilloso.

☺ *Liquid Lipstick SPF 15* ($12.50 dólares) viene en un tubo con un aplicador de esponja y deja un acabado lustroso pero no pegajoso. Para ser un brillo de labios, brinda una cobertura bastante opaca, pero el filtro solar no ofrece protección contra la radiación UVA, por lo que es difícil recomendarlos a quienes desean tener una protección completa contra el sol. *Moisture Sheer Lipstick SPF 15* ($13.50 dólares) tampoco ofrece una protección adecuada contra la radiación UVA y es un lápiz labial lustroso y translúcido que viene en una buena selección de colores ricos. Otro producto que continúa con este patrón de protección inadecuada contra la radiación UVA es *Moisture Surge Lipstick SPF 15* ($12.50 dólares). Dado que ya hemos visto las fórmulas con filtro solar renovadas de Clinique, las cuales sí contienen avobenzona, dióxido de titanio u óxido de cinc, nos queda claro que sí saben acerca de esto y resulta molesto que dos de estos lápices labiales con filtros solares inadecuados que no protegen contra la radiación UVA hayan sido lanzados *después* de la nueva colección de lápices labiales de Clinique. *Moisture Surge* es tan sólo un lápiz labial estándar, ligeramente grasoso, que viene en una selección agradable de tonos y deja un acabado lustroso. Si su meta es usar un producto que combine lápiz labial con protección adecuada contra el sol, *Revlon*, *Cover Girl* y *Almay* ofrecen opciones mucho mejores. *Almost Lipstick* ($13.50 dólares) es un lápiz labial translúcido y lustroso, muy parecido al *Different Lipstick* antes descrito. Aunque su fórmula no es nada especial, los colores sí son hermosos. *Glosswear for Lips* ($12.50 dólares) tiene una textura pegajosa y viene en algunos colores buenos. Es un buen brillo de labios estándar con aplicador de esponja, pero abundan otras opciones más económicas. *Quickliner for Lips* ($13.50 dólares) es un lápiz automático que no se retrae y que no prefiero por encima de otras opciones menos costosas, dado que tiende a correrse y es bastante cremoso. *Chubby Stick* ($12.50 dólares) es una colección de lápices cortos y gordos de aplicación cremosa, pero que son tan suaves que nunca se quedan lo suficientemente afilados como para que se pueda dibujar una línea precisa con ellos, lo que los convierte en una simple artimaña poco confiable.

RÍMEL: ✔☺ *Lash Doubling Mascara* ($12.50 dólares) efectivamente sí hace honor a su nombre, ya que alarga y engrosa rápidamente las pestañas con bastante facilidad. La fórmula se aplica sin formar grumos ni correrse, dejando cada pestaña bien definida. ¡Desde mi punto de vista, este es, sin duda alguna, el mejor rímel de la línea Clinique!

☺ *Naturally Glossy Mascara* ($12 dólares) es un rímel básico que alarga y engrosa un poco las pestañas. Es una buena opción para quienes desean lograr un *look* natural y ligero. **Full Potential Mascara** ($12 dólares) se aplica muy bien, sin correrse ni formar grumos, moderadamente alargando y engrosando las pestañas con poco esfuerzo. **Long Pretty Lashes Mascara** ($12.50 dólares) es otro rímel que sí hace lo que su nombre dice, ya que alarga mucho las pestañas sin formar grumos, correrse ni desprenderse. Pero sí tiene un pero: su aplicación limpia y rápida no engrosa las pestañas en lo absoluto. No obstante, si lo que quiere es alargar sus pestañas, ¡bien vale la pena probarlo! Si alguna de ustedes recuerda el problemático rímel **Longstemmed Lashes Clinique**, les agradará saber que ésta es una versión renovada (y mejorada) de aquél rímel condenado al fracaso. **Gentle Waterproof Mascara** ($12.50 dólares) tiene un nombre un tanto engañoso, ya que los rímeles a prueba de agua, en general, son duros con las pestañas, tanto en su uso como en su remoción. No obstante, este es un rímel confiable que alarga bien las pestañas al mismo tiempo que las engrosa un poco y verdaderamente es a prueba de agua.

☺ **Supermascara** ($12 dólares) supuestamente es mejor para mujeres que usan lentes de contacto porque es un rímel libre de fibras, ¡pero también lo son todos los demás rímeles de Clinique! En comparación, este rímel no alarga tanto las pestañas ni ofrece un uso tan duradero sin correrse como los demás.

COPPERTONE (SÓLO PRODUCTOS PARA EL SOL)

Coppertone hace uno de los conjuntos de filtros solares más lastimosamente deplorable en el mercado. Salvo por unos cuantos buenos filtros solares hechos a base de avobenzona, casi todos los productos *Coppertone* no ofrecen protección alguna contra la radiación UVA, ¡porque ninguno de ellos contiene dióxido de titanio, óxido de cinc o avobenzona! Claramente, ahora que la línea sí incluye productos que contienen avobenzona, no es como si las personas que trabajan en *Coppertone* no supieran nada acerca de este asunto. *Coppertone* también presume que sus filtros solares para niños son los que recomiendan la mayoría de los pediatras. Si eso es cierto, asegúrese de encontrar a otro pediatra de inmediato, ya que significaría que su doctor no sabe acerca de los daños que causan los rayos UVA y yo me preguntaría si hay otras áreas de la salud en las que tampoco está actualizado. Simplemente me parece inexcusable que una corporación tan reconocida como fabricante de filtros solares esté vendiendo tal abundancia de productos tan patéticamente formulados. Para mayor información acerca de *Coppertone*, llame al (800) 842-4090 o visite la página de Internet en www.coppertone.com.

☺ *Sunblock Lotion SPF 30* ($6.99 dólares por 4 onzas) es un buen filtro solar hecho parcialmente a base de avobenzona en una base humectante ligera estándar que sería buena para alguien con el cutis normal a ligeramente seco o ligeramente grasoso.

☺ *Sunblock Lotion Spray SPF 30* ($8.99 dólares por 7 onzas) es similar a la *Sunblock Lotion* antes descrita y aplican los mismos comentarios.

☺ *Shade Sunblock Lotion SPF 45, UVA/UVB Protection* ($7.99 dólares por 4 onzas) es similar a la *Sunblock Lotion* antes descrita y aplican los mismos comentarios.

☺ *Oil Free Sunblock Lotion for Faces SPF 30* ($7.99 dólares por 3 onzas) es similar a la *Sunblock Lotion* antes descrita y aplican los mismos comentarios.

☹ *Shade Sunblock Spray Mist SPF 30* ($7.99 dólares por 4 onzas) es un buen filtro solar hecho parcialmente a base de avobenzona. Aunque sí le brinda protección contra la radiación UVA, también contiene alrededor de un 80 por ciento de alcohol, el cual puede resecar e irritar cualquier tipo de piel.

☹ *Shade Oil-Free Gel SPF 30, UVA/UVB Protection* ($6.99 dólares por 4 onzas) es similar al *Sunblock Spray Mist* antes descrito y aplican los mismos comentarios.

☹ *Sport Sunblock Gel SPF 30* ($8.99 dólares por 6 onzas) es similar al *Sunblock Spray Mist* antes descrito y aplican los mismos comentarios..

☹ *Sport Sunblock Gel SPF 15* ($8.99 dólares por 6 onzas) es similar al *Sunblock Spray Mist* antes descrito y aplican los mismos comentarios.

☺ *Endless Summer Sunless Tanning Lotion, Light/Medium or Dark* ($10.99 dólares por 3,7 onzas) usa el mismo ingrediente que todos los demás autobronceadores, la dihidroxiacetona, para cambiar el color de la piel. Este funcionaría tan bien como cualquier otro.

☺ *Oil-Free Sunless Tanner* ($7.99 dólares por 4 onzas) es similar a la *Sunless Tanning Lotion* antes descrita y aplican los mismos comentarios.

☹ *Cool Gel Aftersun Aloe Light, Summertime Fragrance* ($5.49 dólares por 16 onzas) tan sólo contiene áloe vera (sábila, acíbar) además de algunos agentes deslizantes, conservantes, fragancia y colorantes. No hay nada en este producto que lo haga preferible al gel de áloe vera puro que se vende en las tienda de productos naturales.

☹ *Cool Gel Aloe Aftersun* ($5.49 dólares por 16 onzas) es idéntico a la versión anterior, sólo que tiene una fragancia distinta. Aplican los mismos comentarios, además de que ninguno de los dos debería tener fragancia.

Todos los productos siguientes no se recomiendan, ya sea porque no contienen ingredientes que brinden protección contra la radiación UVA como dióxido de titanio, óxido de cinc o avobenzona, o bien, porque tienen un factor de protección solar (*SPF* por sus siglas en inglés) inferiores a 15, lo que significa que no brindan una protección suficiente de los daños causados por el sol, con los consecuentes riesgos de cáncer en la piel y arrugas. Muchos de estos también contienen extractos de plantas irritantes y alcohol. Algunos dicen que sí ofrecen protección contra la radiación UVA/UVB; sin embargo, en la lista de principios activos obligatoria y regulada por la Dirección de Alimentación y Fármacos de estos productos no se incluye ingrediente alguno que sea capaz de ofrecer protección contra el espectro UVA completo.

☹ *Waterproof UVA/UVB Protection 4, PABA Free Moisturizing Suntan Lotion* ($4.79 dólares por 4 onzas); *Waterproof UVA/UVB Protection 8, Ultra Moisturizing with Aloe & Vitamin E Sunscreen Lotion* ($4.79 dólares por 4 onzas); *Bug & Sun Sunscreen with Insect Repellent, Adult Formula SPF 15* ($6.99 dólares por 4 onzas, $8.59 dólares por 8 onzas); *Bug & Sun Sunscreen with Insect Repellent, Kids Formula SPF 30* ($6.99 dólares por 4 onzas, $8.59 dólares por 8 onzas); *Dry Oil Tanning Spray SPF 4* ($7.49 dólares por 6 onzas); *Dry Oil Tanning Spray SPF 8* ($7.39 dólares por 6 onzas); *Aloe & Vitamin Lip Balm with Sunscreen SPF 15* ($1.99 dólares por 0,15 onzas); *Waterproof UVA/UVB Protection 15, Sunblock Lotion* ($7.99 dólares por 8 onzas); *Kids Colorblock Disappearing Wacky Foam, Sunblock SPF 40* ($8.99 dólares por 6 onzas); *Kids Colorblock Disappearing Purple Colored Sunblock SPF 40* ($9.29 dólares por 8 onzas); *Kids Glitter Sunblock Lotion SPF 30* ($8.99 dólares por 6 onzas); *Kids Spray & Splash Sunblock Spray SPF 30* ($8.99 dólares por 8 onzas); *Kids Sunblock Lotion Trigger Spray SPF 30* ($8.99 dólares por 6 onzas); *Kids Sunblock Stick SPF 30* ($4.79 dólares por 6 onzas); *Kids SPF 40, 6 Hour Waterproof Sunblock Lotion* ($8.99 dólares por 8 onzas); *Kids Sport Sunblock Lotion SPF 30* ($8.99 dólares por 6 onzas); *Natural Fruit Flavor Lip Balm with Sunscreen SPF 15* ($1.99 dólares por 0,15 onzas); *Oil Free Sunblock Lotion SPF 45* ($8.99 dólares por 8 onzas); *Oil-Free Waterproof Sunblock SPF 15* ($6.99 dólares por 4 onzas, $8.59 dólares por 8 onzas); *Oil-Free Waterproof Sunblock Lotion SPF 30* ($9.49 dólares por 8 onzas); *Oil-Free Waterproof Sunscreen Lotion, SPF 8* ($8.99 dólares por 8 onzas); *Rub-Free Sunblock Spray SPF 15* ($8.99 dólares por 7 onzas); *Shade Sunblock Stick SPF 30* ($4.79 dólares por 0,6 onzas); *Sport Stick SPF 30* ($4.79 dólares por 0,6 onzas); *Sport Ultra Sweatproof Sunblock SPF 15* ($7.99 dólares por 8 onzas); *Sport Ultra Sweatproof Sunblock SPF 30* ($7.99 dólares por 8 onzas); *Sport Ultra Sweatproof UVA/UVB Sunblock SPF 15* ($9.19 dólares por 8 onzas); *Sport Ultra Sweatproof Sunscreen Spray SPF 4* ($8.99 dólares por 7 onzas); *Sport All Day Protection SPF 48, UVA/UVB*

Sunblock ($8.99 dólares por 8 onzas); *Sport Sunblock Spray SPF 15* ($10.99 dólares por 7 onzas); *Sport Sunblock Spray SPF 30* ($8.99 dólares por 7 onzas); *Sunblock Gel SPF 30* ($8.99 dólares por 6 onzas); Sunblock Lotion SPF 15 ($6.99 dólares por 4 onzas); *Sunscreen Lotion SPF 4* ($7.39 dólares por 8 onzas); *To Go Sunblock Spray SPF 15* ($9.99 dólares por 7 onzas); *To Go Sunblock Spray SPF 30* ($9.99 dólares por 7 onzas); *Tropical Blend Dark Tanning Lotion Spray Sunscreen SPF 2* ($5.99 dólares por 8 onzas); *Tropical Blend Dark Tanning Oil Spray Sunscreen SPF 4* ($5.99 dólares por 8 onzas); *Water Babies Lotion Spray SPF 30* ($10.99 dólares por 8 onzas); *Water Babies Lotion Spray SPF 45* ($8.99 dólares por 8 onzas); *Water Babies UVA/UVB Sunblock Lotion SPF 30* ($10.99 dólares por 8 onzas); *Water Babies UVA/UVB Sunblock Lotion SPF 45* ($8.99 dólares por 8 onzas); *Water Babies Sunblock Lotion Single Use Packets SPF 45* ($8.99 dólares por un paquete con 12); *Water Babies Sunblock Stick SPF 30* ($4.79 dólares por 0,6 onzas); *Waterproof Ultra-Moisturizing SPF 15, with Aloe & Vitamin E* ($10.99 dólares por 8 onzas); *Waterproof Ultra-Moisturizing SPF 30, with Aloe & Vitamin E* ($9.99 dólares por 8 onzas) y *Waterproof Ultra-Moisturizing SPF 45, with Aloe & Vitamin E* ($10.99 dólares por 8 onzas).

COVER GIRL (SÓLO MAQUILLAJE)

Cover Girl ha mantenido su posición como uno de los competidores principales en el mundo del maquillaje al cambiar radicalmente su imagen por una nueva muy impresionante. Han estado muy ocupados eliminando casi todas (aunque no todas) las bases, los rubores, las sombras de ojos y los polvos compactos que anteriormente tenían demasiada fragancia (al grado de que olían mal). Pero lo que es aún más importante, ¡también han eliminado todas las bases de mala textura, los polvos terrosos y las sombras de ojos que simplemente no se adherían a nada! Sus más recientes adiciones son como una bocanada de aire fresco y además, sus precios son de los más económicos que encontrará en las farmacias. Antes de que me emocione mucho, sí debo admitir que algunos polvos todavía tienen una fragancia dulce demasiado fuerte. Sin embargo, estos ahora son la excepción a la regla y se les perdonan por las mejoras notables que Cover Girl ha hecho tan sólo a lo largo de los últimos años.

Es muy fácil navegar por el sitio *web* de Cover Girl, el cual contiene toda una riqueza de información acerca de sus productos, además de sugerencias y trucos dignos de aplausos para aplicarse exitosamente el maquillaje y para encontrar los tonos que mejor le funcionan. Las personas que contestan su línea de atención al cliente siempre son muy serviciales y le ayudarán a resolver cualquier pregunta o inquietud. Por ejemplo, si alguno de sus productos favoritos ha sido descontinuado, ellos le podrán decir cuál producto nuevo (y considerablemente mejorado) lo ha reemplazado. Es evidente que *Cover Girl* está actuando con las mejores intenciones y un gran entusiasmo por ofrecer no sólo productos sobresalientes sino también un servicio sobresaliente. Para mayor información acerca de *Cover Girl*, llame al (800) 543-1745 o visite su página de Internet en www.covergirl.com.

BASE: Cover Girl se ganaría calificaciones aún más altas si colocaran probadores adecuados para todos sus productos. Aunque algunas tiendas sí venden muestras pequeñas de fórmulas específicas, en realidad son difíciles de encontrar. Por lo pronto, y a pesar de que los colores han mejorado muchísimo, sin probadores se eleva mucho la probabilidad de que una termine comprando el color equivocado.

☺ *Fresh Complexion Oil Control Makeup* ($6.49 dólares) es un producto que dice brindar "una cobertura hermosa que sí dura", pero les faltó insertar el adjetivo "translúcida", dado que esta base en forma de polvo compacto hecha a base de talco apenas se nota tras su aplicación. Sí tiene una textura aterciopelada que nunca se ve seca o polvosa, pero el acabado deja un cierto brillo en la piel y esto no es precisamente algo que quieran lograr las mujeres con un cutis grasoso. Este producto es mejor para el cutis normal a seco, ya que no sirve para lograr un control duradero del brillo. Los ocho tonos presentan algunos colores visiblemente rosados o durazno, pero su translucidez hace que el color sea prácticamente irrelevante. Los colores con los que debe tener cuidado son *Buff Beige*, *Natural Beige* y *Classic Beige*. Las mujeres de tez clara a blanca son las que tienen la mayor probabilidad de encontrar el tono perfecto, pero las de piel más oscura harían bien en buscar por otro lado. *Fresh Look Clear Up Tinted Acne Treatment Cream* ($5.79 dólares por 0,65 onzas) es un producto muy bueno que contiene peróxido de benzoilo al 10% en una base de gel no irritante y de acabado mate. Supuestamente, también es un corrector ligeramente entintado, pero la verdad es que no cubre nada, pues sólo está disponible en un tono muy translúcido. Para lo que sí funciona es para desinfectar, que es un paso importante en el tratamiento de las erupciones. Sin embargo, una concentración de 10% de peróxido de benzoilo es bastante fuerte y quizá no sea el mejor punto de partida para todos los tipos de cutis. Sería mucho mejor empezar con una concentración más baja de este principio activo e irla aumentando gradualmente si su acné no responde. *CG Smoothers All Day Hydrating Makeup* ($7.59 dólares) en realidad viene en colores que, en su mayoría, son maravillosos (quince en total). Lo que sí es una lástima es que el color del envase no se asemeja en nada al color del producto que contiene. Aun así, de todas las bases Cover Girl, esta fórmula es la que con mayor frecuencia he visto en tamaños pequeños, lo que le permite experimentar con varios tonos sin tener que gastar mucho dinero. El contenido de talco le da a esta base de cobertura media a translúcida un acabado mate suave, ligeramente polvoso, lo cual hace todo menos hidratar (y definitivamente no durante 11 horas, como dice en el empaque). Funcionaría bien para alguien con el cutis normal a grasoso o con el cutis combinado. Los siguientes colores tienen un tono demasiado rosa claro, rosa oscuro o durazno para la mayoría de los colores de piel: *Natural Ivory* (sólo ligeramente rosa claro), *Natural Beige, Medium Light, Warm Beige, Creamy Beige* y *Toasted Almond. Soft Sable* es un color hermoso para mujeres de piel más oscura. Este producto no contiene fragancia.

✔☺ *AquaSmooth Makeup SPF 15* ($8.50 dólares) es un maquillaje compacto ultraligero de agua a polvo que se aplica fácilmente en el cutis y deja un acabado mate suave y polvoso al secarse. Al igual que con otras bases similares, es muy importante que la difumine rápida y habilidosamente, ya que estas fórmulas se secan muy rápido y no es fácil moverlas de su lugar una vez que han secado. El filtro solar es de puro dióxido de titanio, entonces hasta las mujeres de cutis sensible deben poder usar esta base, aunque su formulación y acabado son mejores para el cutis normal a ligeramente grasoso. El cutis seco sólo se verá más reseco con este tipo de base. Viene en quince tonos distintos que ofrecen una cobertura ligera a mediana. Los tonos que debe evitar debido a que tienen matices de color rosa o durazno son *Natural Ivory, Medium Light, Warm Beige, Natural Beige, Creamy Beige* y *Toasted Almond.* Los demás tonos incluyen algunas opciones excelentes para la piel clara y oscura. ✔☺ *Fresh Look Makeup Oil-Free for Combination to Oily Skin SPF 15* ($7.59 dólares) se vende a un precio increíblemente económico, el filtro solar tiene un factor de protección solar de 15 y es de dióxido de titanio puro, su acabado es agradablemente mate (aunque no tan mate como *Shine Control Mattifying Makeup SPF 15* de Revlon) y viene en una selección de nueve colores. Esta es una fórmula realmente buena que se aplica de manera uniforme y pareja y que no tiene una fragancia que se pueda detectar. Hay tonos para la piel muy clara, pero ninguno que sea adecuado para la piel más oscura. Los colores siguientes tienen un tono demasiado durazno, rosa o rosado para la mayoría de los tonos de piel: *Natural Ivory* (sólo ligeramente rosa), *Creamy Beige, Natural Beige* (muy rosa) y *Tawny.* ✔☺ *CG Smoothers SPF 15 Tinted Moisture* ($7.59 dólares) es un humectante excepcionalmente translúcido que imparte sólo un toque de color al cutis. Viene en cuatro tonos que vale la pena considerar, aunque si necesita una cobertura significativa tendrá que usarlo junto con un corrector. El producto reformulado está totalmente libre de fragancia, la fórmula de la base es libre de aceite y menos emoliente que antes y el filtro solar está hecho en parte de óxido de cinc, lo que lo convierte en un producto apropiado para cutis normal a ligeramente seco o ligeramente grasoso. *Continuous Wear Makeup* ($7.79 dólares) viene en quince tonos, la mayoría de los cuales son excelentes (incluyendo colores para los tonos de piel más oscuros) que se difuminan uniformemente y funcionarían bien para alguien con cutis normal a seco que busca desde una cobertura translúcida a una ligera. Por desgracia, como el envase es opaco, es casi imposible identificar un color que posiblemente le funcionaría bien. En mi opinión, esta es un defecto grave que espero que corrijan pronto. Los colores siguientes tienen un color demasiado durazno, rosa o rosado para la mayoría de los tonos de piel: *Medium Light, Natural Beige, Warm Beige, Creamy Beige* y *Toasted Almond*.

☺ *Clean Makeup Fragrance Free* ($5.49 dólares) piadosamente omite el dulce y nauseabundo aroma, así como los extractos irritantes que están presentes en la base *Clean Makeup* descrita a continuación. Por desgracia, casi todos los quince colores tienen un color demasiado durazno, rosa, o rosado para la mayoría de los tonos de piel. Los únicos cuatro colores que vale la pena considerar son *Ivory, Classic Ivory, Soft Honey* y *Classic Tan*. *Ultimate Finish Liquid Powder Makeup* ($7.29 dólares) tiene una textura muy suave, aunque el almidón de aluminio (el segundo ingrediente de la lista) es irritante y el miristato de isopropilo puede hacer que empeoren las erupciones. Podría ser adecuado para mujeres con un cutis normal no propenso al acné. Sin embargo, las mujeres de cutis seco pueden descubrir que este producto exagera todas y cada una de las células secas de su piel. Entre los quince colores encontramos algunos buenos y algunos malos; la mayoría tienen un color demasiado durazno, rosado o rosa para la mayoría de los tonos de piel; evite los tonos *Natural Ivory, Creamy Natural, Classic Beige, Medium Light, Warm Beige, Creamy Beige, Natural Beige* y *Toasted Almond*. *Soft Sable* y *Tawny* son buenos colores para los tonos más oscuros de piel.

☹ *Clean Makeup* ($5.49 dólares) es una de las bases originales de *Cover Girl* (lanzada en 1961) que aún no se ha descontinuado y yo dudo que jamás se descontinúe, porque según Cover Girl, ¡venden un poco más de 23 millones de frascos al año! No obstante, esta fórmula básica y antigua contiene clavo de olor, mentol, alcanfor y eucalipto, que son sustancias extremadamente irritantes, además de una fragancia conspicua y colores que en general no le quedan bien a ningún tono de piel. *Simply Powder Foundation* ($7.99 dólares) deja una capa gruesa y pesada que se aterrona con facilidad sobre el cutis. Es mucho más que polvo; es una cobertura espantosa que califica muy por debajo de los excelentes productos más recientes de Cover Girl.

CORRECTOR: ✔☺ *Invisible Concealer* ($4.69 dólares) es un corrector económico sorprendentemente bueno. Sus cinco colores son, en general, muy buenos para los tonos de piel claros a medianos, pero el color *Medium* puede ser demasiado rosado. Este corrector se aplica de manera uniforme y pareja y no se acumula en los pliegues y arrugas. ¡Definitivamente es un producto que debe probar! ✔☺ *Fresh Complexion Undereye Concealer* ($4.99 dólares) tiene una textura increíble, ligeramente cremosa y se aplica tan suavemente que casi es demasiado resbaladizo. Aunque tardará un poco más de tiempo en difuminar este corrector, su acabado mate natural y su cobertura uniforme bien valen unos minutos más. Este no sería mi primera elección para quienes buscan una buena cobertura, pero aquellas con imperfecciones menores deben probarlo. De los cuatro colores, sólo *Natural Beige* es demasiado rosa como para comprarlo.

☺ *CG Smoothers Concealer* ($5.79 dólares) es un corrector estándar tipo lápiz labial que no es tan grasoso como parece y que brinda una cobertura buena con un mínimo de acumulación en los pliegues y arrugas. Sin embargo, cuatro de los seis tonos tienden mucho hacia el durazno y la cobertura es lo suficientemente opaca como para que esto pueda ser un problema para algunos tonos de piel. El color *Neutralizer* es aceptable, pero *Illuminator* es demasiado rosa blanquecino incluso para la piel muy clara. El rosa blanquecino no es un tono que se deba usar para cubrir las imperfecciones.

POLVO: ☺ *CG Smoothers Fresh Look Pressed Powder Combination to Oily Skin* ($5.79 dólares), *CG Smoothers Fresh Look Pressed Powder Normal to Dry Skin* ($5.79 dólares) y *Clean Pressed Powder Fragrance-Free Normal Skin* ($5.49 dólares) son polvos a base de talco que dejan un acabado similar, el cual es translúcido, parejo y casi invisible, pese a que tienen nombres y formulaciones diferentes. Todos los colores son pasables, ya que sólo algunos tienen un tono ligeramente rosa o durazno, pero el matiz es tan ligero que apenas vale la pena mencionarlo. En el nuevo empaque de todos estos polvos, la mota ahora está detrás del compacto en lugar de estar encima del polvo, ¡dejando los colores a plena vista! Aunque rara vez hago comentarios acerca del olor de un producto, el aroma del *Fresh Look Pressed Powder Normal to Dry Skin* es horriblemente perceptible. Por fortuna, ninguno de los demás contiene fragancia alguna.

☹ *Clean Pressed Powder for Normal Skin* ($5.49 dólares) es casi idéntico a su homólogo libre de fragancia, pero este incluye aceite de eucalipto y alcanfor, los cuales son muy irritantes incluso en cantidades pequeñas. Aparte, tiene una fragancia abrumadora. **Professional Loose Powder** ($5.69 dólares) es un polvo de textura fina que viene en seis tonos bastante bien concebidos en general. Sin embargo, estos atributos se ven anulados por la inútil inclusión de eucalipto, alcanfor, aceite de clavo de olor y mentol —cuatro irritantes potentes— y su nauseabundo aroma dulce.

☹ **RUBOR:** Todos los rubores en polvo de Cover Girl contienen mentol, alcanfor, aceite de eucalipto y aceite de clavo de olor, todos los cuales son irritantes que no tienen nada qué estar haciendo en el maquillaje y que no cumplen con propósito alguno para el cutis. **Instant Cheekbones** ($5.69 dólares) incluye tres colores en un mismo compacto: un tono de rubor, un tono de contorno y un iluminador brillante. Aún no se han actualizado los colores de este producto, ni tampoco los de la versión que sólo trae rubor, **Cheekers** ($3.79 dólares), lo cual es raro porque la mayoría de los competidores de Cover Girl ya cuentan con colores de rubor más modernos, mientras que los de Cover Girl siguen teniendo un matiz bastante pastel e intenso. Quizá estos colores sean aceptables para los tonos de piel más oscuros, pero para quienes estén buscando colores sutiles, estos rubores ni siquiera entran en la competencia. La mayoría de los colores son ligeramente brillantes. **Classic Color Blush** ($5.69 dólares) es un rubor en polvo de mayor tamaño que viene en cuatro colores vívidos que se vuelven translúcidos al difuminarlos. Son bastante polvosos y la intensidad del color es demasiado suave para los tonos de piel más oscuros.

SOMBRA DE OJOS: ☺ **Professional Eye Enhancers** ($4.69 dólares por un estuche de cuatro colores; $4.69 dólares por un estuche de tres colores; $2.99 dólares por un estuche de un color) son productos que en la etiqueta dicen ser mate o "*perle*" (aperlados), pero lo cierto es que la mayoría tienen un brillo que va de intenso a ligero. Sin embargo, algunos de los tonos mate efectivamente son mate y sí vale la pena considerarlos. Este producto ha mejorado mucho en términos de textura y aplicación. Algunos de los estuches de tres y cuatro colores traen combinaciones bastante prácticas de colores, ¡para que realmente pueda usarlos todos!

Los siguientes estuches de tres o cuatro sombras incluyen colores mate: *Chilled Grape, Slates, Shades of Suede* y *Tranquil Browns.* Los siguientes compactos de una sola sombra de ojos tienen un color neutro y mate: *Toasted Almond, Snow Blossom, Dewy Pink, Grey Suede, Midnight Jazz* y *Hazelnut.*

☺ **CG Smoothers Gel Eye Color** ($5.79 dólares) son lápices gruesos que se ven húmedos tras su aplicación, lo que significa que se deslizan con facilidad. Al secarse, dejan un acabado mate que no se mueve ni se corre en todo el día. Por cierto, aunque me encanta su fácil aplicación, estos lápices son difíciles de mantener afilados y eso hace que sea difícil pintarse una raya fina y controlada. Viene en diversos tonos, muchos de los cuales brillan mucho.

DELINEADOR DE OJOS Y CEJAS: ✔☺ *Perfect Blend Eye Pencil* ($4.69 dólares) es un lápiz bastante común y corriente pero bueno. Es ligeramente más seco que otros y que tiene una capacidad pasable de quedarse en su lugar. Viene en seis tonos distintos y con una punta de esponja para facilitar su difuminación. Evite usar el color *Cobalt Blue*. ✔☺ *Liquid Pencil Felt Tip Eyeliner* ($5.69 dólares) es un excelente delineador líquido a base de gel que se aplica fácilmente y se queda en su lugar sin desvanecerse ni despostillarse. También es fácil quitarlo con agua, por lo que si usted es una fanática de este tipo de delineador, este producto es una opción buena. Sus cuatros colores también son opciones buenas. ✔☺ *Perfect Point Plus* ($5.39 dólares) es un lápiz automático que se desliza fácilmente sin ser grasoso y que consistentemente mantiene su punta afilada. El delineador *Chestnut* tiene un color castaño rojizo excelente, pero será mejor que evite los de color *Dusky Blue* y *Midnight Blue*.

☺ *CG Smoothers Natural Brow and Lash Mascara* ($5.49 dólares) es un gel transparente para cejas común y corriente que se vende a un precio razonable y que casi no deja una sensación pegajosa. La brocha podría ser mejor, pero funciona; sólo tenga cuidado de recubrir las cejas de manera uniforme, porque si le quedan grumos, estos se secarán y se desprenderán (un efecto secundario bastante desagradable de esta fórmula de gel en particular). *Brow and Eye Makers* ($2.89 dólares) traen dos lápices cortos del mismo color. Supuestamente, uno se usa para los ojos y el otro para las cejas, pero su textura seca y cerosa los hace mejores para las cejas y sólo para quienes insisten en usar un lápiz en lugar de un polvo. *Soft Blonde* es un buen tono beige claro y *Henna Brown* es una buena opción para las pelirrojas.

LÁPIZ LABIAL Y DELINEADOR DE LABIOS: Cover Girl tiene una excelente colección de lápices labiales y sigue ofreciendo texturas asombrosas y una amplia gama de colores tenues y vivos. ☺ *CG Smoothers Hydrating Lipstick* ($7.59 dólares) promete humectar sus labios tanto como "la mejor pomada para labios", pero el hecho es que la mayoría de los lápices labiales cremosos y ligeramente grasosos (como este) hacen justo esto. Este lápiz labial dura bastante y tiene suficiente tinte como para que el color se quede en su lugar durante una parte del día, lo cual sería un mejor atributo sobre el cual basar su "eslogan" publicitario. *Continuous Color Lipstick* ($5.79 dólares) son lápices labiales de tres tipos distintos: *Cremes* (cremosos), *Shimmers* (brillantes) y *Sheers* (translúcidos). Todos estos hacen honor a su nombre y tienen un textura suave y ligeramente grasosa. Los *Sheers* se desvanecen más rápido, pero los *Cremes* y los *Shimmers* (que no son demasiado iridiscentes) tienen suficiente tinte como para durar cuando menos hasta la hora del almuerzo. *Lip-Slicks Lip Gloss* ($3.69 dólares) es un brillo de labios estándar, emoliente, que vienen en algunos tonos muy brillantes en un envase que dificulta su aplicación en mujeres de labios finos. *Triple Lipstick SPF 15* ($5.89 dólares) es uno de los pocos lápices labiales que ofrece protección contra la radiación UVA, gracias a que su base está parcialmente hecha de dióxido de titanio. Esta es una fórmula cremosa, semiopaca, que deja un acabado ligeramente grasoso y que apenas tiene tinte. El rango de colores es impresionante. *CG Smoothers Lip Liner* ($5.79 dólares) es un delineador de labios común y corriente, que se vende en una buena gama, aunque limitada, de colores. Sí se les tiene que sacar punta y funcionan como cualquier otro lápiz delineador.

✔☺ *Outlast All Day Lipcolor* ($10.99 dólares) en gran medida cumple con su promesa de quedarse en el lugar sin correrse. En algunos casos, puede durar hasta todo el día, toda la noche y hasta la mañana siguiente. Aparte del precio, la única diferencia entre este y Max Factor (la empresa filial de Cover Girl) es que *Outlast* viene en unos cuantos colores más (¡como 30 más, para ser exacta!).

RÍMEL: ☺ *Super Thick Lash* ($5.49 dólares) es un rímel excelente que alarga y engrosa las pestañas con sólo una ligerísima tendencia a formar grumos. Dura sin correrse ni desprenderse y hasta podría decir que es el rímel más "dramático" de Cover Girl. *Triple Mascara* ($6.29 dólares) es un rímel único que alarga y engrosa bastante bien las pestañas, además de que no se corre ni desprende y puede durar todo el día. ¡Si bien es cierto que no es la crema y nata de los rímeles que alargan y engrosan las pestañas, definitivamente vale la pena probarlo!

✔☺ *Professional Waterproof Mascara* ($5.49 dólares) tiene una fórmula que se aplica fácilmente y que, con un poco de esfuerzo, alarga bastante bien las pestañas, aunque sólo las engrosa muy poco. ¡Lo mejor de todo es que realmente es a prueba de agua y es fácil de quitar!

☺ *Remarkable Washable Waterproof Mascara* ($5.49 dólares). Los términos que incluye el nombre de este producto, "lavable" y "a prueba de agua" suenan contradictorios. No obstante, este rímel se aplica de manera uniforme y alarga y engrosa bastante bien las pestañas. No es tan "a prueba de agua" como otros, ya que sólo aguanta muy poca agua (como una lluvia ligera), pues se descompone al sumergirlo. Por lo tanto, las que nadan y las que lloran tendrán que probar otras opciones. ¡La ventaja es que sí se lo podrá quitar fácilmente sin llevarse de paso las pestañas!

☹ *Professional Smudgeproof Mascara Classic Look Curved Brush* ($5.49 dólares) alarga bien las pestañas y las engrosa un poco, pero tiende a dejar una aplicación despareja, lo cual es un efecto que parece ser el rasgo distintivo de los rímeles que traen una brocha curva. *Professional Smudgeproof Mascara Classic Look Straight Brush* ($5.49 dólares) tiene una brocha más fácil de manejar que la versión curva del rímel anterior, pero este producto alarga las pestañas de manera irregular y requiere de más ajustes finos de los que debería requerir un rímel mediocre. *Marathon Waterproof Mascara* ($5.49 dólares) ha regresado al mercado y sigue siendo tan malo como lo era en el pasado. Sin importar cómo se lo aplique, este rímel tiende a formar grumos y de alguna manera logra hacer que las pestañas parezcan más cortas. No engrosa las pestañas ni en lo más mínimo y, para cerrar con broche de oro, es dificilísimo quitárselo.

BROCHAS: ☹ *Large Blush Brush* ($5.29 dólares) es una brocha para rubor bastante mala porque sus cerdas son demasiado suaves y escasas como para brindar un buen control. *Powder Brush* ($6.39 dólares) es una brocha para polvo cuya punta se ha cortado en línea recta, lo cual tiende a trabajar en contra de los contornos naturales del rostro y facilita la aplicación excesiva de polvo. ☺ *Eyeshadow Brush* ($4.69 dólares) es una brocha para sombras de ojos que tiene una buena forma, aunque es demasiado gruesa. Quizá algunas mujeres prefieran esto, pero yo opino que tiende a aplicar las sombras en rayas y que es difícil usarla para difuminarlas.

ESTÉE LAUDER

Lo que distingue a la venerable compañía Estée Lauder de sus rivales es que es dueña de la mayoría de las líneas cosméticas con las que compite. Su formidable alcance incluye a Clinique, Origins, Prescriptives, M.A.C., Bobbi Brown, Stila, Aveda, Jane (una línea dirigida a adolescentes que se vende en farmacias) y La Mer, entre otras. Como que eso desmiente la noción de los secretos cosméticos, ¿no? ¿Sería capaz Estée Lauder de mantener los supuestos "secretos" ocultos de sus propias compañías?

Por supuesto, Estée Lauder sigue siendo la gran dama de las líneas de maquillaje, con su leales seguidoras y una plétora, por no decir una redundancia, interminable de productos. Pregúntele a cualquiera de los vendedores que trabajan para esta compañía bien establecida y le dirán que estos productos se venden solitos, sin mucha necesidad de promoción. Hace unos cuantos años, *Night Repair* y *Eyezone* desaparecían de los estantes; luego, el producto con alfa-hidroxiácidos (AHA) de Estée Lauder, *Fruition* (el cual se descontinuó para ser reemplazado por un producto mucho mejor formulado llamado *Fruition Extra*), se vendía como pan caliente; y ahora, *Idealist* y *LightSource* son los productos del momento. Sólo hace falta echarle un vistazo rápido a la gama de productos Estée Lauder, desde los que pertenecen a la misma línea hasta los de sus empresas protegidas, para darse cuenta que hay una cantidad apabullante de productos antiarrugas (más de 300 en total). Pero la pregunta es esta: si tan sólo diez de sus productos pudieran cumplir con la promesa de borrar las arrugas, ¿para qué necesitaríamos los otros 290 productos que prometen hacer lo mismo? La línea Estée Lauder incluye algunos humectantes maravillosos, pero también algunos precios absurdos por productos que simplemente no pueden cumplir con sus gloriosas promesas. Para mayor información acerca de Estée Lauder, llame el (212) 572-4200 o visite su página de Internet en www.esteelauder.com. **Nota:** Todos los productos para el cuidado del cutis de Estée Lauder contienen fragancia a menos que se indique lo contrario.

Productos para el cuidado del cutis Estée Lauder

☺ *Perfectly Clean Solid Cleanser Normal to Dry* ($16.50 dólares por 4,2 onzas) es un limpiador en barra caro que es casi idéntico al *Cetaphil Bar Cleanser* pero que cuesta cinco veces más. Contiene fragancia y colorantes. Pese a que contiene vaselina, puede resecar bastante cualquier tipo de cutis, pero especialmente el cutis seco.

☹ *Perfectly Clean Solid Cleanser Normal to Oily Skin* ($16.50 dólares por 4,2 onzas) es similar a la versión anterior para cutis normal a seco, sólo que no contiene vaselina. Aplican los mismos comentarios básicos.

☺ *Perfectly Clean Foaming Lotion Cleanser, Normal/Dry and Dry Skin* ($16.50 dólares por 4,2 onzas) es un limpiador estándar a base de detergente que también contiene una cantidad importante de aceite de origen vegetal, lo cual lo convierte en una buena opción para el cutis normal a seco.

☺ *Perfectly Clean Foaming Gel Cleanser, Normal/Oily and Oily Skin* ($16.50 dólares por 4,2 onzas) es un limpiador hidrosoluble hecho a base de detergente excepcionalmente ordinario para el cutis normal a grasoso.

☺ *Soft Clean Milky Lotion Cleanser* ($16.50 dólares por 6,7 onzas) es un limpiador tipo loción que no contiene detergentes, por lo cual es una opción para el cutis normal a seco. No funciona muy bien para quitar el maquillaje y puede que necesite usar una toallita para la cara para quitárselo bien.

☹ *Rich Results Hydrating Cleanser* ($18.50 dólares por 4,2 onzas) contiene mentol, coriandro y salvia, todos los cuales pueden irritar el cutis.

☺ *Splash Away Foaming Cleanser* ($18.50 dólares por 3,4 onzas) es un limpiador hidrosoluble a base de detergente que reseca bastante el cutis. Puede ser una opción para el cutis normal a grasoso.

☺ *Tender Creme Cleanser* ($26 dólares por 8 onzas) es un limpiador estándar tipo loción que no contiene detergentes y que podría ser una opción para el cutis normal a seco. Sin embargo, tomando en cuenta su precio, el *Extra Gentle Cleanser* de *Neutrogena* es casi idéntico pero cuesta un tercio de lo que cuesta este producto.

☺ *Gentle Eye Makeup Remover* ($13.50 dólares por 3,4 onzas) es un desmaquillante de ojos excepcionalmente común y corriente, hecho a base de detergentes, que funciona igual que casi todos los demás, aunque este no contiene fragancia.

☺ *Take It Away Makeup Remover* ($18 dólares por 6,7 onzas) es un desmaquillante bastante común que se elimina con una toallita para la cara en lugar de agua y que funcionaría bien para casi todos los tipos de cutis.

☺ *$$$ So Polished Exfoliating Scrub* ($19.50 dólares por 1,7 onzas) es un limpiador a base de detergente que usa piedra pómez como abrasivo. Este producto puede ser una opción para el cutis normal a grasoso, pero no es mejor que usar bicarbonato de sodio simple mezclado con un limpiador delicado.

☹ *Clear Finish Purifying Toner N/D* ($16.50 dólares por 6,7 onzas). Esta loción tonificante excepcionalmente ordinaria contiene mentol, el cual puede irritar casi todos los tipos de cutis.

☹ *Clean Finish Purifying Toner N/O* ($16.50 dólares por 6,7 onzas) es similar a la versión anterior, sólo que este también contiene toronja (pomelo), otro irritante además del mentol.

☺ *$$$ Re-Nutriv Extremely Delicate Skin Cleanser* ($32.50 dólares por 7,5 onzas) es una crema limpiadora bastante común y corriente, hecho a base de aceite mineral. Hay pocas razones que justifiquen gastar esta cantidad de dinero por un producto que esencialmente es idéntico al *Cold Cream* de *Pond's*. Aunque puede ser una opción para el cutis extremadamente seco, simplemente no está justificado su precio. La diminuta cantidad de jalea real que contiene este producto no le brinda beneficio alguno al cutis.

☺ *$$$ Re-Nutriv Moisture-Rich Creme Cleanser* ($27.50 dólares por 3,4 onzas) es similar al *Delicate Skin Cleanser* anterior, sólo que es menos grasoso y aplican los mismos comentarios básicos.

☺ *$$$ Re-Nutriv Intensive Hydrating Cream Cleanser* ($35 dólares por 4,2 onzas) es una crema limpiadora emoliente que podría ser una opción para alguien con cutis normal a seco, pero que no tiene ventajas por encima de otras versiones mucho más económicas que se venden en las farmacias y ni siquiera por encima de otras versiones de esta misma línea.

☹ *Re-Nutriv Gentle Skin Toner* ($30 dólares por 6,7 onzas) es una loción tonificante excepcionalmente ordinaria cuyo segundo ingrediente es el cloruro de cetrimonio, un agente limpiador y desinfectante. Este compuesto no es malo para el cutis, sólo que no es precisamente delicado. También contiene árnica, la cual puede causar problemas cuando se aplica repetidamente al cutis.

☺ **$$$ Re-Nutriv Creme** ($78 dólares por 1,75 onzas) es un humectante muy emoliente hecho a base de aceite mineral para el cutis seco. Sí contiene algunos buenos agentes hidratantes y antioxidantes.

☺ **$$$ Re-Nutriv Firming Eye Creme** ($47.50 dólares por 0,5 onzas). Este producto no reafirmará el área alrededor de los ojos y los aminoácidos, la elastina y el colágeno no eliminan las arrugas, aunque sí son buenos agentes hidratantes. Sin embargo, este producto carece de la variedad de antioxidantes que contienen muchos otros productos Estée Lauder.

☺ **$$$ Re-Nutriv Firming Throat Creme** ($55 dólares por 1,7 onzas) es un buen humectante emoliente para el cutis seco que contiene una mezcla buena de agentes hidratantes y una pequeña cantidad de antioxidantes. Su formulación no contiene nada que lo haga más adecuado para el cuello o para la cara.

☺ **$$$ Re-Nutriv Intensive Firming Plus** ($95 dólares por 1,7 onzas) es un humectante básico para el cutis seco que cuesta mucho más de lo que vale y que no le llega ni a los talones a otros humectantes Estée Lauder mucho mejor formulados. Sí contiene una pequeña cantidad de alfa-hidroxiácidos (AHA), pero su pH es demasiado elevado como para que sea eficaz para la exfoliación.

✔☺ **$$$ Re-Nutriv Intensive Lifting Creme** ($150 dólares por 1,7 onzas). Aunque este producto es un humectante bueno que contiene muchos agentes hidratantes, antioxidantes y antiirritantes buenos, no contiene nada que realce el cutis y su precio es nada menos que obsceno considerando su lista de ingredientes. Estée Lauder cobra mucho menos por otros humectantes que tienen una lista similar de ingredientes.

✔☺ **$$$ Re-Nutriv Intensive Lifting Serum** ($170 dólares por 1 onza) contiene una variedad impresionante de agentes hidratantes, antiirritantes y antioxidantes en una loción humectante y emoliente hecha a base de vaselina. Su lista de ingredientes incluye todo, desde retinol hasta extracto de uva, morera y toda una retahíla de extractos de plantas. Todas estas sustancias se encuentran en una concentración diminuta y este producto no realzará el cutis, pero definitivamente es un humectante excelente para el cutis normal a seco.

☺ **$$$ Re-Nutriv Intensive Lifting Series** ($250 dólares por 14 ampolletas, que en total contienen 0,95 onzas/27 ml). ¿Realmente habrá alguien que crea que haya algo en este producto que valga $4.000 dólares por 16 onzas? En realidad, este producto ni siquiera es tan asombroso como el *Intensive Lifting Serum* antes descrito, ya que carece de muchos de los extractos de plantas y agentes hidratantes únicos que sí contiene este último. Es bueno para el cutis normal a seco, pero su precio simplemente no me cuadra.

✔☺ *$$$ Re-Nutriv Ultimate Lifting Cream* ($250 dólares por 1,7 onzas). Si, como lo dice su nombre, no existe mejor crema que esta, ¿entonces por qué necesitará Estée Lauder vender los otros 300 productos antiarrugas y antienvejecimiento de su línea? Esta crema contiene un poco de todo pero, ¿y si el cutis necesita más que tan sólo cantidades fraccionarias de muchos ingredientes? Nadie sabe la respuesta, pero aquí estará apostando una gran cantidad de dinero en algo poco seguro. Este producto contiene muchos agentes hidratantes, antioxidantes, antiirritantes y emolientes que son maravillosos para el cutis, pero muchos productos *Estée Lauder* contienen variedades similares de ingredientes a un precio mucho menor.

☺ *$$$ Re-Nutriv Replenishing Creme* ($78 dólares por 1,7 onzas) es un humectante emoliente que contiene algunos agentes hidratantes buenos, aunque carece de los antioxidantes interesantes que típicamente contienen muchos de los humectantes Estée Lauder más económicos. Este también contiene diversos extractos de plantas que potencialmente podrían irritar el cutis, incluyendo limón, clavo de olor y canela.

☺ *$$$ Re-Nutriv Lightweight Creme* ($75 dólares por 1,75 onzas) realmente no es tan ligera como lo dice su nombre. Contiene muchos agentes espesantes, aceites de origen vegetal y una pequeña cantidad de agentes hidratantes y antioxidantes. Es un humectante para cutis seco medianamente bueno que se vende a un precio absurdamente elevado.

☺ *$$$ Re-Nutriv Intensive Lifting Mask* ($70 dólares por 1,7 onzas) es esencialmente un humectante emoliente que no brinda beneficio adicional alguno en comparación con muchos de los otros humectantes de Estée Lauder. Sí contiene algunos aceites de origen vegetal, antiirritantes y antioxidantes muy buenos.

☺ *$$$ Resilience Elastin Refirming Creme* ($60 dólares por 1,7 onzas) es un humectante bueno, aunque extremadamente ordinario, para el cutis normal a seco. Sí contiene algunos agentes hidratantes buenos, pero carece de muchos de los antioxidantes interesantes que se encuentran en otros productos Estée Lauder. La elastina no es más que un agente hidratante bueno; no hay estudios de investigación que demuestren que sea capaz de afectar la calidad de la elastina en la piel.

☺ *$$$ Resilience Elastin Refirming Lotion* ($62.50 dólares por 1,7 onzas) es similar a la *Elastin Refirming Creme* antes descrita, sólo que viene en forma de loción y aplica la misma reseña.

☺ *$$$ Resilience Eye Creme Elastin Refirming Complex* ($42.50 dólares por 0,5 onzas) es un humectante medianamente bueno para el cutis normal a seco, que contiene varios agentes hidratantes y emolientes de vanguardia como vaselina y manteca de karité (*shea butter*), pero sólo una cantidad diminuta de vitamina E. Sin embargo, no realza el cutis en lo absoluto y no contiene nada que lo haga mejor para el área de los ojos que para el resto de la cara. También contiene cantidades diminutas de plancton, cafeína y cebada, entre otros extractos. Si estos ingredientes son la solución al problema de las arrugas, ¿por qué no se incluyen en los demás productos para las arrugas que vende Estée Lauder? ¿O será que todos los ingredientes eliminan las arrugas? Debe ser, porque no hay otra manera de explicar la falta de uniformidad que existe entre esta miríada de productos antiarrugas.

☺ *$$$ Resilience Eye Creme* ($42.50 dólares por 0,5 onzas) es un humectante para cutis normal a seco medianamente bueno que está hecho a base de silicona y un agente formador de película. Sí contiene una variedad pasable de agentes hidratantes, pero carece de los antioxidantes y antiirritantes que se encuentran en muchos otros productos Estée Lauder.

☺ *$$$ Resilience Lift Eye Creme* ($42.50 dólares por 0,5 onzas) es similar a la *Resilience Eye Creme* anterior sólo que contiene ingredientes emolientes. Aplican los mismos comentarios.

✔☺ *$$$ Resilience Lift Overnight* ($70 dólares por 1,7 onzas) es un humectante emoliente hecho a base de vaselina que contiene una mezcla muy buena de agentes hidratantes y antioxidantes.

✔☺ *$$$ Resilience Lift Face and Throat Cream SPF 15* ($65 dólares por 1,7 onzas) y *Resilience Lift Face and Throat Lotion SPF 15* ($45 por 1 onza) son dos filtros solares buenos hechos parcialmente de dióxido de titanio que ayuda a brindar protección contra la radiación UVA. ¡Pero nadie va a gastar esta cantidad de dinero en estos productos sólo para protegerse del sol! Claramente, la palabra "*lift*" que significa realzar sólo la incluyen en el nombre para que las mujeres crean que pueden marcar una enorme diferencia en la apariencia del cutis. No pueden. No son más que filtros solares estándares que vienen en una base humectante buena y que contienen toda una gama de agentes hidratantes y antioxidantes, pero nada de esto sirve para realzar el cutis.

☺ *$$$ Verite Light Lotion Cleanser* ($22.50 dólares por 6,7 onzas) es una crema limpiadora emoliente que es una opción para alguien con el cutis seco.

☹ *$$$ Verite Soft Foam Cleanser* ($22.50 dólares por 4,2 onzas). Uno de los detergentes limpiadores que contiene este producto, el sulfato sódico de olefina C14-16, además de que no es lo mejor para ningún tipo de cutis, es especialmente malo para el cutis sensible. Aunque la vaselina que contiene ayuda a suavizar su efecto, a la larga termina siendo una sustancia problemática para la piel.

☺ *$$$ Verite Soothing Spray Toner* ($22.50 dólares por 6,7 onzas) es una loción tonificante medianamente buena para el cutis normal a seco que principalmente contiene agua, un agente deslizante, agentes hidratantes, extractos de plantas, fragancia y conservantes.

✔☺ *$$$ Verite Calming Fluid* ($60 dólares por 1,7 onzas) no calma cosa alguna (aunque su nombre implique que sí), pero es un muy buen humectante que contiene agentes hidratantes y antioxidantes maravillosos para alguien con cutis normal a seco.

☺ *$$$ Verite Moisture Relief Creme* ($50 dólares por 1,75 onzas) es un humectante moderadamente bueno para alguien con cutis normal a seco.

✔☺ *$$$ Verite Special Eye Care* ($50 dólares por 1,7 onzas) es un humectante muy emoliente a base de vaselina que contiene una mezcla buena de agentes hidratantes y antioxidantes.

☺ *$$$ 100% Time Release Moisturizer Creme* ($35 dólares por 1,7 onzas) es un humectante que contiene una pequeña cantidad de agentes hidratantes y antioxidantes y que es medianamente bueno para alguien con cutis normal a seco. Este producto es uno de los más ordinarios de la línea Estée Lauder.

☺ *$$$ 100% Time Release Moisture Lotion* ($35 dólares por 1,7 onzas) similar a la versión en crema antes descrita y aplican los mismos comentarios básicos.

✔☺ *$$$ Advanced Night Repair Protective Recovery Complex* ($70 dólares por 1,7 onzas) no es tan avanzado como dice su nombre, pero sí es un humectante muy bueno que contiene una excelente mezcla de antioxidantes, agentes hidratantes y antiirritantes. Algo que me parece extraño es que también contiene una buena cantidad de filtro solar, lo cual no tiene sentido en un producto que supuestamente se debe usar de noche, aunque no se indica el factor de protección solar (*SPF* por sus siglas en inglés) del filtro.

✔☺ *$$$ Advanced Night Repair Eye Recovery Complex* ($45 dólares por 0,5 onzas) promete solucionar prácticamente cualquier problema imaginable que una mujer pueda presentar en la piel que rodea los ojos, desde los ojos hinchados hasta las ojeras, las arrugas y la piel cansada. Tal parece ser la solución mágica para los ojos, pero todas hemos escuchado esta cantaleta antes con miles de otros productos para los ojos de Estée Lauder, incluyendo *Uncircle, Unline* y *Eyezone*, junto con una vasta selección de las diez otras líneas de productos cosméticos que son de la propiedad de Estée Lauder. Pero olvidándonos por un momento de estas promesas absurdas, este producto es innegablemente un humectante muy bueno hecho a base de silicona que serviría muy bien para resolver la resequedad del cutis en cualquier parte de la cara.

☺ *$$$ Age Controlling Creme* ($60 dólares por 1,7 onzas) es un humectante emoliente bueno que está hecho a base de lanolina. Les sirve a los que tienen el cutis extremadamente seco. También contiene algunos aceites de origen vegetal, vaselina, aceite mineral y una pequeña cantidad de agentes hidratantes y antioxidantes. No hay nada en este producto que pueda controlar el envejecimiento ni siquiera durante un minuto.

☺ *Clear Difference Oil-Control Hydrator for Oily Normal/Oily y Blemish-Prone Skin* ($27 dólares por 1,7 onzas) es un humectante a base de silicona que contiene algunos agentes hidratantes buenos y un antioxidante. También contiene ácido salicílico, pero el pH del producto es de alrededor de 4 y ese es el límite máximo al que puede ser eficaz para la exfoliación. No contiene nada que pueda controlar la producción de aceite.

✔☺ *Estoderme Emulsion* ($27.50 dólares por 4 onzas) es un buen humectante emoliente para el cutis seco que contiene algunos buenos agentes hidratantes y antioxidantes.

☹ *$$$ Eyezone Repair Gel* ($35 dólares por 0,5 onzas) contiene principalmente agua, agentes formadores de película, algas, agente deslizante, agente hidratante, vitamina A y conservantes. La diminuta cantidad de algas y la cantidad incluso más ínfima de vitamina A que contiene no le harán nada al cutis, mucho menos repararlo, pero este es un humectante ordinario, medianamente bueno para el cutis ligeramente seco.

☹ *$$$ Time Zone Eyes Ultra-Hydrating Complex* ($40 dólares por 0,5 onzas) es un humectante ligero, común y corriente, que sirve para el cutis normal a ligeramente seco.

☹ *$$$ Time Zone Moisture Recharging Complex* ($55 dólares por 1,7 onzas) es similar al *Eyes Ultra-Hydrating Complex* anterior, sólo que contiene más ingredientes emolientes. Sería bueno para el cutis seco.

✔☺ *$$$ Fruition Extra Multi-Action Complex* ($70 dólares por 1,7 onzas). El *Fruition* original se descontinuó y ahora la única versión que está disponible es *Fruition Extra*. El producto original supuestamente era un exfoliante con alfa-hidroxiácidos (AHA), pero no contenía una cantidad suficiente de estos como para surtir efecto; en esencia, sólo era un buen humectante ligero. En *Fruition Extra*, se agregó ácido salicílico a la fórmula, convirtiéndolo en un producto con beta-hidroxiácido (BHA). Sí funciona bien como exfoliante, aunque el precio es increíblemente elevado considerando que sólo es una buena base humectante ligera con siliconas, agentes formadores de película, agentes hidratantes, antioxidantes, fragancia, colorantes y conservantes.

✔☺ *$$$ Future Perfect Micro-Targeted Skin Gel* ($45 dólares por 1,75 onzas) no es más perfecto (como implica su nombre) que cualquier otro humectante del grupo de Estée Lauder. Tan sólo es un buen humectante emoliente a base de silicona para el cutis normal a seco que contiene una buena mezcla de agentes hidratantes y antioxidantes.

✔☺ *$$$ Idealist* ($42.50 dólares por 1 onza). Lo "novedoso" de este producto es que supuestamente elimina las arrugas sin retinol y sin alfa-hidroxiácidos; promete ser la mejor opción que existe para el cutis. Si ese fuera el caso, ¿significaría que *Fruition Extra* y *Diminish* de Estée Lauder ya pasaron a la historia, junto con todos los demás productos con AHA, BHA y retinol que venden las otras líneas de su propiedad? Por supuesto que no, pese a que Estée Lauder afirma que *Idealist* es ahora la solución para los rostros menos juveniles. Sus dos ingredientes destacados, según Estée Lauder "son la acetil glucosamina y el lactobionato de sodio". Si estos dos ingredientes son capaces de borrar las arrugas, por alguna razón la única compañía que lo sabe es Estée Lauder.

Lo que sí sabemos acerca de la N-acetil glucosamina es que es un sacárido aminoácido y el componente principal de los mucopolisacáridos y el ácido hialurónico, y que se encuentra en todas las partes de la piel. Sirve como agente hidratante y, a concentraciones elevadas, también ayuda a sanar heridas. También existen estudios de investigación [*Cellular and Molecular Life Sciences* (Ciencias de la Vida Celular y Molecular), 53(2), febrero de 1997, páginas 131–140] que demuestra que las quitinas (también conocidas como quitosano, una sustancia que está compuesta de acetil glucosamina) puede ser de utilidad en el complejo proceso de curación de heridas.

Sin embargo, esto se sabe desde mucho antes que la acetil glucosamina se empezara a incluir en los productos para el cuidado del cutis. Además, tendríamos que preguntarnos qué tiene que ver todo esto con la exfoliación, especialmente en la diminuta concentración que se encuentra este ingrediente en el producto. También es importante que comprendamos que la curación de heridas no guarda relación alguna con las arrugas porque las últimas no son heridas. ¿Y qué podemos decir acerca del lactobionato de sodio? Al parecer, esta sustancia se usa como conservante en soluciones, pero no pude encontrar investigación alguna que confirme lo que Estée Lauder dice que hace. Es un misterio. Dicho lo anterior, este es un buen humectante ligero para el cutis normal a seco —la silicona que contiene le dejará una sensación sedosa en el cutis— y sí contiene abundantes antiirritantes y antioxidantes. Pero aún está por verse si la acetil glucosamina y el lactobionato de sodio realmente hacen algo diferente.

☺ *$$$ LightSource Transforming Moisture Creme SPF 15* ($45 dólares por 1,7 onzas) es un muy buen humectante emoliente, que contiene un factor de protección solar confiable de 15 y que incluye la avobenzona como uno de sus principios activos. Esta crema funcionaría bien para alguien con el cutis normal a seco. ¡Ahora hablemos acerca de lo que este producto promete hacer! El folleto que Estée Lauder incluye con este producto dice que contiene "millones de microcristales [de esmeraldas que] convierten la luz en energía positiva, dándole un brillo y frescura asombrosos a su cutis, incluso sin maquillaje. El cutis experimenta una oleada de energía y adquiere el poder de mantenerse activo (. . .) [para hacer] todas las cosas que siempre ha hecho, pero ahora con un desempeño dramáticamente más elevado". ¡Guau! De verdad me he quedado sin palabras. Realmente no sé qué decir acerca de todo esto. ¿Será que cantidades minúsculas de piedras molidas "reflejantes" puedan darle energía al cutis? Que yo sepa, no. ¿Existe aunque sea una pizca de estudios clínicos publicados que demuestran que algo de esto sea cierto (salvo lo que Estée Lauder afirma)? Ni una sola. Pero al menos Estée Lauder tuvo la inteligencia de agregarle un filtro solar eficaz, porque sin duda habrá mujeres que creerán que los efectos negativos de la luz solar pueden mitigarse o transformarse al usar este producto y esto definitivamente no es cierto. Por cierto, acerca de los "millones de microcristales", la cantidad de esmeraldas que contiene este producto son, a lo mucho, sólo rastros.

☺ **$$$ LightSource Transforming Lotion SPF 15** ($45 dólares por 1,7 onzas) es similar a la *LightSource Creme* antes descrita sólo que no contiene vaselina, lo cual la hace mejor para el cutis normal a ligeramente seco. Aplican los mismos comentarios básicos.

☺ **$$$ Skin Perfecting Creme Firming Nourisher** ($35 dólares por 1,75 onzas) es un buen humectante emoliente ligero para el cutis seco. Este producto contiene árnica, que puede irritar el cutis con el uso repetido, pero la cantidad es tan pequeña que lo más probable es que no cause efecto alguno en la piel.

☺ **Skin Perfecting Lotion Lightweight Moisturizer** ($27.50 dólares por 1,7 onzas) efectivamente es una loción ligera, pero también es poco cautivante. La versión en crema anterior está mucho mejor formulada, ya que contiene agentes hidratantes más interesantes y menos fragancia.

✔☺ **Swiss Performing Extract Moisturizer** ($25 dólares por 1,7 onzas) es un humectante extremadamente emoliente y muy bueno para alguien con cutis seco. Contiene una buena mezcla de antioxidantes, aceites de origen vegetal y agentes hidratantes. Al igual que la *Skin Perfecting Creme*, también contiene árnica y aplican las mismas consideraciones mencionadas en ese caso.

☺ **$$$ Uncircle** ($37.50 dólares por 0,5 onzas). Este producto no contiene nada que pudiera surtir un mayor efecto en las ojeras que cualquier otro humectante de esta línea. La vaselina y el agente formador de película que contiene no son precisamente lo que yo ni nadie más definiríamos como una formulación exótica o emocionantemente innovadora, y el cartílago de pescado no es capaz de afectar nada que esté alrededor de los ojos. Sí contiene algunos buenos agentes hidratantes y una pequeña cantidad de antioxidantes y eso es bueno, pero no maravilloso.

☹ *Unline Total Eye Care* ($35 dólares por 0,5 onzas). Aunque muchos aspectos de este producto lo hacen un buen humectante, la menta y la esencia de gaulteria son irritantes y particularmente problemáticos para el área de los ojos.

✔☺ *$$$ Nutritious Bio Protein* ($45 dólares por 1,7 onzas) es un humectante muy bueno para el cutis normal a seco. Sin embargo, pese a su nombre ingenioso, no hay manera de alimentar al cutis de afuera hacia adentro. No obstante, sí contiene algunos antioxidantes y agentes hidratantes muy buenos.

✔☺ *$$$ Diminish Retinol Treatment* ($70 dólares por 1,7 onzas) fue lanzado al mercado con toda una fanfarria de promesas que decían que borra las arrugas, empareja el tono del cutis, mejora su textura, etc., etc., etc., muy parecidas a las promesas que esta compañía hace acerca de varios otros productos de esta línea. Sí contiene retinol, pero a una concentración de tan sólo 0,1 ó 0,2 por ciento. Fuera de eso, el resto de los ingredientes son una mezcla impresionante de agentes hidratantes y antioxidantes.

✔☺ *$$$ Day Wear Super Anti-Oxidant Complex SPF 15* ($37.50 dólares por 1,7 onzas). Los antioxidantes no aparecen exactamente al principio de la lista de ingredientes, ni son más especiales que los que contienen cientos de otros productos, por lo que realmente no puedo ver qué tiene de extraordinario este producto. Lo que sí tiene de bueno esta crema de día es que contiene un filtro solar con un SPF de 15 que en parte está hecho de dióxido de titanio, el cual es una de las mejores sustancias para proteger el cutis de los daños causados por el sol. En este sentido, este producto sí acierta, al igual que la mayoría de los filtros solares de Estée Lauder.

☺ *Spotlight Skin Tone Perfector* ($30 dólares por 1,7 onzas) es un buen humectante a base de silicona para el cutis normal a ligeramente seco. Este producto supuestamente mejora el color de la piel, gracias a la presencia de un poco de vitamina C y extractos de plantas como la raíz de morera y el regaliz (orozuz). Sí hay unos cuantos estudios de investigación que indican que estos ingredientes, en forma pura, pueden inhibir la formación de melanina, pero lo más probable es que no causen efecto alguno en las diminutas cantidades que contiene este producto. También contiene brillo.

☺ *Enriched Under-Makeup Creme* ($25 dólares por 4 onzas) definitivamente es una crema emoliente, pero también aburrida. Este es un humectante común y corriente para alguien con el cutis extremadamente seco.

☹ *Counter Blemish Lotion* ($14 dólares por 0,45 onzas). El alcohol aparece como el segundo ingrediente de la lista y este producto también contiene fenolsulfonato de cinc y canela, lo cual significa que causa irritación y resequedad, dos efectos que no contrarrestan el acné en lo más mínimo.

☺ *Go Bronze Tinted Self Tanner for Face* ($18.50 dólares por 1,7 onzas) y *Go Bronze Tinted Self Tanner for Body* ($25 dólares por 5 onzas) son como cualquier otro autobronceador en cuanto a que emplean el mismo principio activo, la dihidroxiacetona, para hacer que la piel se torne de color café. La ventaja de que contenga tinte es que le permite ver dónde se lo ha aplicado, lo cual le ayuda a lograr un bronceado más parejo.

☺ *Stay Bronze Moisturizing Tan Extender for Face* ($19.50 dólares por 1,7 onzas) es un simple autobronceador que usa dihidroxiacetona, es decir, el mismo ingrediente que contienen todos los demás autobronceadores, para afectar el color de la piel. Funcionaría tan bien como cualquier otro.

☺ *$$$ So Clean Deep Pore Mask* ($19.50 dólares por 3,4 onzas) es una mascarilla de barro estándar que también contiene algunos agentes hidratantes buenos, aunque su eficacia se vería anulada por las propiedades absorbentes del barro. Esta mascarilla funcionaría tan bien como cualquier otra para absorber el aceite.

☺ *$$$ So Moist Hydrating Mask* ($19.50 dólares por 3,4 onzas) efectivamente es hidratante, pero no más que cualquier otro humectante de la familia Estée Lauder.

☺ *$$$ Stress Relief Eye Mask* ($27.50 dólares por diez paquetes de 0,4 onzas) es una mascarilla algo pegajosa que no deja una sensación agradable en el cutis, aunque sí es un humectante ligero. No obstante, al contrario de lo que dice su nombre, no contiene un solo ingrediente que sea capaz de aliviar nada en la piel.

☺ *$$$ Triple Creme Hydrating Mask* ($27.50 dólares por 2,5 onzas) contiene ingredientes humectantes buenos que se sienten bien en el cutis seco, pero no más que cualquier otro humectante de la línea Estée Lauder.

✔☺ *Sunblock for Body SPF 25* ($18.50 dólares por 5 onzas) es un buen filtro solar hecho en parte de dióxido de titanio y en parte de óxido de cinc en una buena base humectante y emoliente que también contiene una pequeña cantidad de agentes hidratantes y antioxidantes. Sería una opción buena para el cutis normal a seco.

✔☺ *Sun Block for Face SPF 15* ($18.50 dólares por 1,7 onzas) es similar al *Sunblock for Body SPF 25* antes descrito y aplican los mismos comentarios básicos.

✔☺ *Sun Block for Face SPF 30* ($18.50 dólares por 1,7 onzas) es similar al *Sunblock for Body SPF 25* anterior y aplican los mismos comentarios.

☹ *Oil Free Sun Spray SPF 15* ($18.50 dólares por 4,2 onzas) no contiene ingredientes que brinden protección contra la radiación UVA como dióxido de titanio, óxido de cinc o avobenzona y por lo tanto, no se recomienda.

WhiteLight Brightening System *de Estée Lauder*

☺ *$$$ WhiteLight Brightening Cleansing Foam* ($26 dólares por 4,2 onzas) es un limpiador hidrosoluble estándar, bastante delicado, que forma un poco de espuma. Contiene una buena variedad de antiirritantes y agentes hidratantes, los cuales pueden ser útiles para el cutis, aunque lo más probable es que se los enjuague antes de que tengan la oportunidad de hacerle un beneficio. Al igual que todos los productos *WhiteLight*, sí contiene fragancia. Si se deja sobre el cutis, la vitamina C y el extracto de morera que contiene este producto podrían inhibir la producción de melanina, pero considerando que es un limpiador, lo más probable es que estos beneficios acaben yéndose al caño.

☹ *$$$ WhiteLight Brightening Cleansing Powder* ($26 dólares por 4,2 onzas) es un polvo limpiador hecho a base de cera y talco que forma una espuma similar a la de un jabón al usarse con agua. Este polvo puede ser ligeramente abrasivo, así como excesivamente secante para el cutis. También puede dejar una película jabonosa sobre la piel (su cuarto ingrediente es el glutamato sódico de sebo hidrogenado). Los comentarios acerca de la vitamina C y la morera que mencioné en la reseña del *Cleansing Foam* también aplican en este caso.

☺ *$$$ WhiteLight Brightening Treatment Lotion* ($30 dólares por 4,2 onzas) dice ser "mucho más que una loción tonificante", pero basándonos en su lista de ingredientes, este producto se asemeja a una loción tonificante más que a cualquier otra cosa. Contiene principalmente agua, agentes deslizantes, vitamina C, antioxidantes, turmalina (una piedra preciosa), barro, fragancia, conservantes y mica (un mineral brillante). Este es un producto bueno, pero no maravilloso. La vitamina C y el extracto de morera pueden ayudar a inhibir la producción de melanina.

☹ *WhiteLight Concentrated Brightening Stick* ($30 dólares por 0,22 onzas) es, en esencia, un corrector en lápiz de crema a polvo hecho a base de silicona que tiene un tinte color malva muy extraño. Este corrector hace muy poco por cubrir las decoloraciones de color café o café claro, pero sí logra dejar una apariencia ceniza al aplicarlo. Incluso aunque sea partidaria de usar correctores de color, el color malva tradicionalmente se usa para neutralizar matices amarillentos, no cafés. Sí contiene una pequeña cantidad de extracto de morera, el cual puede ayudar a inhibir la producción de melanina.

☺ *$$$ WhiteLight Brightening Moisture Creme* ($37.50 dólares por 1 onza) es un humectante bueno para el cutis normal a seco que principalmente contiene agua, emoliente, agente deslizante, agentes espesantes, silicona, antioxidantes, agentes hidratantes, antiirritantes, fragancia y conservantes. Sí contiene una pequeña cantidad de extracto de morera, el cual puede ayudar a inhibir la producción de melanina.

☺ *$$$ WhiteLight Brightening Protective Base SPF 30* ($30 dólares por 1,7 onzas). El uso diligente de un filtro solar con ingredientes que la protejan contra la radiación UVA es el factor más importante para reducir las decoloraciones del cutis y este humectante cumple bastante bien con esta función. Con una de las listas más largas de ingredientes que jamás verá en un filtro solar, contiene un conjunto impresionante de antioxidantes y agentes hidratantes e incluye óxido de cinc como uno de sus principios activos. Es un producto que vale la pena considerar si tiene un cutis normal a seco que no sea propenso a las erupciones.

☺ *$$$ WhiteLight Concentrated Brightening Serum* ($65 dólares por 1,3 onzas) promete hacer realidad "su sueño de tener un cutis de porcelana", pero su efecto es enteramente cosmético, gracias al polvo opalescente de color lavanda que contiene, el cual le confiere un brillo etéreo de color azul claro al cutis. Este suero hecho a base de silicona contiene una buena mezcla de antioxidantes y antiirritantes. Pero si lo compra porque promete darle un cutis de porcelana y no para disminuir las decoloraciones de la piel, es mejor que sepa que este producto es incapaz de cumplir con esa promesa, pese a que su fórmula es realmente de primera calidad. Este suero es mejor para el cutis normal a ligeramente seco o ligeramente grasoso.

Maquillaje Estée Lauder

Si hay una línea que tiene el toque de oro para lanzar productos de maquillaje nuevos, es Estée Lauder. Temporada tras temporada, parecen tener una varita mágica que les dice lo que las mujeres quieren o quizá las mujeres que frecuentan los mostradores de Estée Lauder simplemente han llegado a esperar que esta compañía les dicte lo que deben elegir. Su colección de productos cosméticos es nada menos que exhaustiva, al menos en lo que se refiere al número que está disponible. Se han vuelto más accesibles los probadores, pero si está esperando poder comparar las distintas bases, correctores o polvos, necesitará la ayuda de un vendedor, porque es casi imposible navegar por esta línea a solas.

Es interesante notar que otras compañías propiedad de Estée Lauder, desde Clinique hasta Prescriptives, a menudo lanzan productos similares, sino es que idénticos. Por ejemplo, varios meses después del debut de la base *Equalizer* de Estée Lauder, otra compañía propiedad de Estée Lauder llamada Origins lanzó la base *Stay Tuned Balancing Face Makeup*, que tiene una fórmula casi idéntica (sin filtro solar) que cuesta menos de la mitad que la base *Equalizer* de Estée Lauder. Lo mismo pasó con el producto *Fresh Air Continuous Moisture Tint SPF 15* de Estée

Lauder. De nuevo, Origins lanzó un producto casi idéntico, *Nude & Improved Bare-Face Makeup SPF 15*, con una protección eficaz contra el sol y un precio significativamente menor. La única diferencia real entre muchos de estos productos es la mercadotecnia que eligen para los mismos y la demografía de los consumidores a quienes van dirigidos.

La selección de maquillaje Estée Lauder sobresale en las texturas y los colores de sus bases (incluyendo opciones mejoradas para tonos de piel más oscuros) y sus sombras de ojos, que son superiores a aquellas de la mayoría de las demás líneas que se venden en las tiendas departamentales. Entre sus demás virtudes podemos mencionar algunos correctores y rubores confiables y una selección imponente de lápices labiales. Sin embargo, esta línea pierde fuerza con su colección poco inspirada de rímeles y sus brochas medianamente buenas. Dado que hay otras líneas de Estée Lauder (como Clinique y Stila) que están produciendo versiones superiores de estos productos indispensables, no hay razón por la cual deba una mantenerse fiel al nombre de Estée Lauder.

BASE: Las bases de Estée Lauder ofrecen algo para todas en términos de textura y formulación. Sin embargo, varias fórmulas carecen de los ingredientes que se recomiendan para la protección contra la radiación UVA y aunque algunas tienen un factor de protección solar (*SPF* por sus siglas en inglés) de 15, siguen habiendo algunas que no brindan este SPF de referencia. Es aún más importante tener mucho cuidado de encontrar el tono correcto, ya que a Estée Lauder le sigue gustando meter colores rosados y durazno aquí y allá. Sin embargo, están disponibles muestras de bases para casi todas las fórmulas que se reseñan a continuación, entonces no dude en pedir muestras si no esta segura si el tono o la fórmula de una base le funcionará.

✔☺ **$$$ So Ingenious Multi-Dimension Makeup SPF 8** ($32.50 dólares) es un maquillaje líquido verdaderamente sedoso. Esta base ligera como el aire establece un nuevo punto de referencia en lo que se refiere a una sensación ultra-tersa, una aplicación maravillosa y un acabado mate natural que no reseca el cutis. ¡Si tan sólo el filtro solar de dióxido de titanio se elevara a un número más alto, pues su SPF de 8 es una verdadera vergüenza! Así como está, tendrá que combinarlo con un filtro solar eficaz para protegerse del sol durante todo el día. Viene en 16 colores distintos, con opciones para tonos de piel que van de muy claros a oscuros. Aunque la mayoría de estos colores son admirables, no son tan maravillosos como todos los tonos del *So Ingenious Powder Makeup* de Estée Lauder. Los siguientes colores tienen un tono demasiado gris, durazno o rosa para la mayoría de los tonos de cutis: *Fresco, Auburn, Outdoor Beige, Pebble* y *Linen*. Si tiene un cutis normal a ligeramente seco y prefiere una cobertura translúcida a mediana, ¡definitivamente debe anotar este producto en su lista! ✔☺ *So Ingenious Multi-Dimension Powder Makeup* ($32.50 dólares) ofrece una textura ultratersa parecida a la gamuza que no deja un acabado demasiado seco. Esta base se aplica rápida y fácilmente y se difumina extraordinariamente bien sobre el cutis, dejando un acabado mate suave. Brinda una cobertura ligera a mediana típica de las bases en polvo y este tipo de base es más adecuado para todos los tipos de cutis excepto el cutis muy grasoso o muy seco. En esencia, las bases en polvo hechas a base de talco como esta son el punto medio exacto para quienes tienen un cutis que no es ni demasiado grasoso ni demasiado seco. Estée Lauder ha fijado un precedente al introducir 16 tonos hermosos que se ven naturales sobre la piel. Hay opciones adecuadas para los tonos de piel claros y oscuros y los únicos colores que deberá considerar con precaución son *Cool Champagne* (ligeramente rosa) y *Cool Praline* (ligeramente durazno), pero incluso estos colores pueden funcionar bien en algunos tonos de piel y no se deben ignorar por completo. Por cierto, este producto incluye la tecnología *QuadraColor* de Estée Lauder, que supuestamente permite que los pigmentos se autoajusten dependiendo de la iluminación en la que esté. Usted no verá que este polvo se ajusta mágicamente cuando pasa de estar al aire libre en un día soleado a la iluminación fluorescente de su oficina, pero sí brinda un acabado natural y una cobertura perfecta que impiden que se vea gruesa o terrosa sobre el cutis, independientemente de la iluminación. Este producto viene con una esponja de doble lado, uno poroso y el otro liso. El lado liso le deja un mejor acabado y una cobertura más pareja, pero pruebe ambos lados para que usted misma determine cuál prefiere. ✔☺ *Equalizer Smart Makeup SPF 10* ($32.50 dólares) es similar en cuanto al concepto (y el número de colores) de la base *Stay Tuned Makeup* ($15 dólares) de Origins (una compañía propiedad de Estée Lauder). Ambas bases prometen ser capaces de humectar las áreas resecas y al mismo tiempo absorber el aceite de las áreas grasosas, lo cual es altamente improbable. Sigue siendo un misterio la manera en que un producto podría mantener alejados sus ingredientes humectantes de un área mientras absorbe aceite o humedad de otra y lo cierto es que no lo hace, lo cual podrá comprobar de inmediato desde la primera aplicación. Pero si dejamos a un lado esta falsa promesa, *Equalizer* da un salto importante en comparación con *Stay Tuned* al agregar un filtro solar de puro dióxido de titanio. (Lo que sí hubiera sido realmente inteligente es que le hubieran puesto un SPF de 15; no hay una buena razón por la cual sea mejor un SPF de 10). También tiene una textura ligera, muy sedosa y una cobertura de translúcida a mediana con un acabado suave y ligeramente polvoso que sería maravilloso para quienes tienen el cutis normal a ligeramente grasoso. Si cualquier área de su rostro está reseca, puede hacer que su cutis se sienta estirado y se vea escamoso poco después de habérsela difuminado. Viene en 20 colores, la mayoría de los cuales son fabulosos. Varios colores sí tienden a tener un tono demasiado durazno, pero no tanto que tenga que evitarlos. Sin embargo, sí hay dos colores que debe evitar por completo, *Vanilla* y *Copper*, porque tienen un matiz demasiado durazno o rosa como para que puedan dejar una apariencia natural sobre casi cualquier tono de piel. Hay un par de opciones para los tonos muy claros de piel, pero aquí llevan la ventaja los tonos de piel más oscuros, ya que casi todos los colores fuertes son hermosos.

☺ **$$$ Futurist Age-Resisting Makeup SPF 15** ($32.50 dólares) omite el arma antienvejecimiento más importante de todas: ¡un filtro solar con ingredientes que la protejan contra la radiación UVA! Es muy triste que una base con una textura tan superlativa y un acabado tan luminoso tenga este defecto tan importante. Si tiene un cutis normal a seco y no le importa usar un filtro solar debajo de su base, usted obtendrá una buena cobertura media, pero tenga cuidado con los siguientes colores, los cuales pueden tener un matiz demasiado rosado, anaranjado o cobrizo para la mayoría de los tonos de cutis: *Fawn, Pale Almond* (ligeramente rosa), *Tender Cream, Cool Sand, Golden Petal, Cameo, Sunlit Topaz* y *Bare Beige*. **Lucidity Light-Diffusing Makeup SPF 8** ($29.50 dólares) afirma tener "pigmentos especiales que difunden la luz" que "realmente reflejan la luz para alejarla de las líneas y arrugas finas haciéndolas desaparecer", pero la verdad es que esta es tan sólo una base humectante estándar hecha a base de silicona que tiene una textura tersa y brinda una cobertura mediana. Las arrugas no sólo seguirán siendo visibles a simple vista, sino que pueden llegar a verse magnificadas, pero esto ocurre con cualquier base que use. Su SPF de 8 no sólo es demasiado bajo como para brindar una protección que le dure todo el día, sino que no contiene ingredientes que la protejan contra la radiación UVA. Es una opción si tiene un cutis normal a seco y si está dispuesta a usar un filtro solar por separado debajo de su base. De los 13 colores, los siguientes pueden tener un tono demasiado durazno o rosa para la mayoría de los tonos de piel: *Outdoor Beige, Cool Beige, Neutral Beige, Sun Beige, Rich Ginger* y *Vanilla Beige*. *Ivory Beige* y *Porcelain* tienen un tono ligeramente rosa, pero vale la pena considerarlos si tiene un tono claro de piel. **Minute Makeup Creme Stick Foundation SPF 15** ($29.50 dólares) tiene una textura ligera y cremosa que se aplica uniformemente y deja una acabado suave y polvoso al secarse. Pero no deje que su nombre la haga pensar que se lo puede aplicar en minutos; la verdad es que tardará lo mismo en aplicarse este maquillaje que en aplicarse cualquier otro, a menos que sólo se lo vaya a aplicar en áreas pequeñas del rostro. Considere este producto si tiene un cutis normal a seco y prefiere una cobertura ajustable de translúcida a mediana. Viene en ocho colores, casi todos los cuales son excelentes, ya que sólo *Maize* y *Golden* tienden a tener un matiz de color durazno, aunque no tanto que deba evitarlos por completo. Una advertencia: Estée Lauder afirma que esta base es no acnegénica. Yo no opino lo mismo. Varios de sus ingredientes podrían provocar erupciones, por ejemplo, el dióxido de titanio, el cual es maravilloso para proteger su rostro de la radiación UVA pero que puede ser problemático para la piel propensa al acné. **Double Wear Stay-in-Place Makeup SPF 10** ($29.50 dólares) es una gran base, si lo que quiere es una textura mate fabulosa que no se mueve en lo absoluto. Las mujeres con un cutis normal a grasoso quedarán impresionadas con su aplicación y con lo que dura este maquillaje, aunque su cobertura puede ser un tanto excesiva, ya que es una base bastante espesa. Además, al igual que en el caso de la mayoría de las bases ultramate, es difícil quitarla. Por supuesto, su SPF debería ser de 15, aunque sí está hecha a base de puro dióxido de titanio. Así como está, esta fórmula hace necesario que use otro filtro solar debajo de la misma, lo cual puede hacer que el cutis grasoso se sienta aún más grasoso o demasiado recubierto. No obstante, este es uno de los últimos contendientes importantes en la decreciente selección de bases ultramate de uso prolongado. De los 12 colores que están disponibles, cuatro pueden tener un tono demasiado durazno, rosa o rosado para la mayoría de los tonos de piel: *Pebble, Bronze, Spice* y *Soft Tan. **Enlighten Skin-Enhancing Makeup SPF 10*** ($29.50 dólares) tiene una textura maravillosa y emplea el dióxido de titanio como filtro solar; es una lástima que su SPF sólo sea de 10, lo cual hace necesario que proteja su cutis con un filtro solar adicional. Su aplicación es uniforme y translúcida, dejando un acabado ligeramente mate muy hermoso. Este producto es mejor para alguien con un cutis normal a combinado o ligeramente seco. La selección de 8 colores no es tan buena como las selecciones de las bases más nuevas de Estée Lauder, aunque sí incluye algunas opciones para los tonos muy claros de cutis. Los siguientes colores tienen un tono demasiado rosa o durazno para la mayoría de los tonos de cutis: *Neutral Beige, Gentle Ivory, Outdoor Beige* y *Vanilla Beige. **Re-Nutriv Intensive Lifting Makeup*** ($65 dólares) viene elegantemente envasado en un frasco de vidrio esmerilado con tapa y borde dorados. Esta base se vende como el maquillaje ultralujoso de Estée Lauder, perfecto para el cutis seco a extremadamente seco. Sin embargo, esta fórmula sedosa hecha a base de silicona se difumina hasta dejar un acabado mate natural que no es emoliente en lo absoluto ni algo que las mujeres con el cutis seco disfrutarían. Es más adecuada para aquellas que tienen un cutis normal a ligeramente seco o ligeramente grasoso y que buscan una cobertura mediana en un maquillaje que no importe lo que cueste. Los siete colores son asombrosamente neutros, con la excepción de *Radiant Wheat* y *Radiant Tan*, los cuales tienen un tinte de color durazno. ¿Necesito mencionar que, a pesar de su nombre, esta base no realza el cutis ni un milímetro?

☺ ***$$$ Maximum Cover Camouflage Makeup for Face & Body SPF 15*** ($26 dólares) se aplica de manera cremosa y uniforme y tiende a adherirse al cutis, lo cual puede ser incómodo. No brinda tanta cobertura como implica su nombre (esta base no es *Dermablend*), pero sí cubre bien, contiene un filtro solar de dióxido de titanio y se difumina hasta dejar un sólido acabado mate. Su rango de colores es laudable, ya que sólo *Creamy Tan* tiende a tener un tono demasiado durazno. No incluye opciones para los tonos de piel más oscuros.

☺ ***$$$ Impeccable Protective Compact Makeup SPF 20*** ($29.50 dólares) tiene una textura similar a la base *Minute Makeup SPF 15* que aparece en la página 479, sólo que esta es ligeramente más cremosa, ofrece una mayor cobertura y no brinda una protección adecuada contra la radiación UVA. Si está dispuesta a usar un filtro solar adecuado debajo de la misma, podría funcionarle bien, pero hay otras opciones mejores en el mercado, como ***City Base Compact Foundation SPF 15*** de Clinique ($21 dólares). De los ocho colores, *Vanilla* y *True Beige* tienen un tono demasiado rosa o rosado. ***Fresh Air Continuous Moisture Tint SPF 15*** ($34 dólares) es un humectante con tinte asombroso en términos de su textura sedosa y fácil de difuminar, su acabado radiante y los cuatro colores maravillosos que ofrecen un velo translúcido de color. Lo que sí es una lástima, por no decir una absoluta decepción, es la falta de un filtro solar que brinde una protección adecuada contra la radiación UVA. Este hubiera sido un producto fácil de recomendar para el cutis normal a seco, pero por su filtro solar inadecuado, no hay razón por la cual deba preferirlo por encima de la base ***Nude and Improved Bare-Face Makeup SPF 15*** de Origins ($15 dólares).

☹ ***Double Matte Oil Control Makeup SPF 15*** ($29.50 dólares) se lanzó después del exitoso maquillaje *Double Wear Makeup* y una hubiera pensado que el SPF confiable de esta última hubiera permanecido en el producto nuevo dado que siguen un tema similar, pero aunque su SPF es más alto, lo cierto es que no ofrece protección contra la radiación UVA. Además, su textura es espesa, cinco de los nueve colores son malos y su acabado es ligeramente pegajoso y terroso, haciéndolo un producto por el cual definitivamente es mejor no molestarse. Las mujeres con un cutis más grasoso que están buscando una base que les ofrezca una protección confiable contra el sol harían bien en considerar *Shine Control Mattifying Makeup SPF 15* de Revlon en lugar de este.

Maximum Cover Color Corrector ($26 dólares) tiene la misma fórmula que la base *Maximum Cover Makeup* antes descrita, pero este tiene un tono de color verde menta. Además de que el verde es un color raro para usar en la cara, esta base también es demasiado opaca y deja una apariencia muy evidente y poco natural. *Polished Performance Liquid Makeup* ($26 dólares) y *Country Mist Liquid Makeup* ($21 dólares) son productos obsoletos que se han seguido produciendo desde hace varios años y ambos son bases emolientes estándares y nada emocionantes para el cutis normal a seco que vienen en colores decepcionantes y que no se comparan con la base *Lucidity*. *Fresh Air Makeup Base* ($21 dólares) también es una base decepcionante, aunque tiene una textura más ligera y un acabado mate a base de barro que sólo agradaría a quienes tienen el cutis verdaderamente grasoso. Si este es su caso, mejor considere la base *Stay True Makeup* de Clinique antes de considerar esta.

CORRECTOR: ☺ *$$$ Double Wear Stay in Place Concealer SPF 10* ($17 dólares) es un corrector acuoso ultramate que le da una cobertura intensa e incluye un filtro solar de dióxido de titanio. Debe ser muy precisa al difuminarlo, ya que se seca rápidamente y deja un acabado mate que no se mueve ni un ápice. Viene en seis tonos y los dos más oscuros tienen un ligero tinte de color durazno, pero que pueden funcionar para algunos tonos de cutis. Para cubrir las ojeras, este producto es mejor que el *Smoothing Creme Concealer* de Estée Lauder ($17 dólares), el cual viene en un tubo exprimible, de manera que hay que tener cuidado de no sacar demasiado corrector. Sin embargo, sí tiene una textura cremosa bastante agradable y deja un acabado natural que brinda una cobertura semiopaca. Además, es poco usual que se acumule en los pliegues y arrugas. Sus tres colores son dignos de consideración, pero no hay nada para los tonos de cutis muy claros u oscuros. *Lucidity Light-Diffusing Concealer SPF 8* ($18 dólares) viene con un aplicador tipo pluma fuente. Necesita girar la base del corrector para transferir el producto a una punta de esponja y luego aplicárselo. El problema más común que presenta este método es que a menudo se transfiere demasiado corrector y, por lo tanto, puede terminar por desperdiciar mucho producto o aplicárselo en exceso. No obstante, su textura es excepcionalmente tersa, deja un acabado mate suave y sus seis tonos son excelentes en su mayoría y brindan una cobertura pareja. El único color con el que hay que tener cuidado es el *Light*, el cual tiene un matiz demasiado durazno para la mayoría de los tonos claros de cutis. El filtro solar hecho a base de dióxido de titanio tiene un factor de protección solar de 8, el cual es demasiado bajo como para brindar una protección confiable contra el sol; sin embargo, es un buen complemento para una base con SPF de 15.

☺ *$$$ Uncircle Concealer SPF 20* ($17 dólares) es un corrector que viene en forma de crema espesa y que ofrece un filtro solar excelente. Sin embargo, pese a esto y a su único color, el cual es muy bueno, se puede acumular en los pliegues y arrugas, entonces pruébelo cuidadosamente antes de invertir en este producto.

☹ *Automatic Creme Concealer* ($15 dólares) sólo viene en dos colores y un tinte de color malva. El de color malva es innecesario y los otros tonos tienen matices de color rosa-durazno. Por lo tanto, no es un producto que pueda recomendar.

POLVO: ☺ $$$ *So Ingenious Multi-Dimension Loose Powder* ($30 dólares) es impresionante hasta en su empaque. Al mirar al interior del contenedor transparente, parece como si el polvo estuviera suspendido en el aire, lo que le da una presentación enteramente asombrosa desde cualquier ángulo que lo mire. Lo que contiene es igualmente impresionante: un polvo sedoso e imperceptiblemente ligero hecho a base de talco. Sus seis colores van adquiriendo un matiz color durazno más intenso a medida que van pasando de claros a oscuros, pero su aplicación translúcida impide que esto tenga efecto alguno sobre el cutis. Este polvo es tan terso que tal vez ni siquiera note las partículas brillantes que contiene y que agregan un acabado radiante (aunque yo sí las detecté). No son demasiado evidentes, pero sí se notan y eliminan este producto como una opción para quienes están buscando un polvo que les deje un acabado mate pulido. *Equalizer Smart Loose Powder* ($28 dólares) contiene una cantidad comparativamente pequeña de polvo suelto dentro de un contenedor que viene cubierto de una malla integrada. Para sacarlo del contenedor, tendrá que tomar la mota fina que viene incluido y presionarla contra la malla para que se le adhiera un velo translúcido de polvo. Este empaque supuestamente es una innovación para quienes desean usar un polvo suelto como si fuera compacto, pero la verdad es que sólo conseguirá regar el producto por todas partes y terminar con el polvo excedente en los dedos sin importar lo cuidadosa que sea. Esta fórmula libre de talco usa nylon-12 como agente absorbente y cada uno de los cinco tonos de matiz durazno pero translúcidos contiene "microesponjas sedientas" que "interceptan el aceite para controlar el brillo durante todo el día". Aun si estas "esponjas" funcionaran, estarían agotadas por tratar de absorber los ingredientes emolientes y la cera de lavanda que ya contiene la fórmula, dejándolas imposibilitadas para absorber el aceite de su cutis. Considere este producto como un polvo de precio exagerado, pero de textura fina y cobertura ligera que es ideal para el cutis normal a seco. Cualquiera que esté buscando controlar estrictamente el brillo haría bien en elegir los polvos *Double-Matte* de *Estée Lauder*. *Lucidity Translucent Loose Powder* ($27 dólares) y *Lucidity Translucent Pressed Powder* ($22 dólares) son polvos hechos a base de talco estándares pero buenos. Ambos vienen en seis colores fabulosos (aunque *Medium Intensity 3* tiene un matiz color durazno) y dejan un acabado suave y sedoso con un ligero toque de brillo. *Lucidity* supuestamente cambia la forma en que la luz se enfoca en su rostro. No es cierto. Aunque dejan una sensación placentera y tersa, ninguno de estos luce diferente en comparación con docenas y docenas de otros polvos. *Enlighten Skin-Enhancing Powder* ($22 dólares) es un polvo común y corriente hecho a base de talco que sólo está disponible en forma de polvo compacto. Tiene una textura ligera y seca y deja una capa extremadamente translúcida al aplicarlo. Se vende con una brocha en lugar de una mota y esto tiene sentido, dado que se comercializa bajo el concepto de un polvo "que no es polvo". Sus cuatro tonos son todos excelentes. *Double-Matte Oil-Control Loose Powder* ($22 dólares) y *Double-Matte Oil-Control Pressed Powder* ($22 dólares) son polvos hechos a base de talco y sílice. Ambos tienen una textura maravillosa y dejan un acabado seco, ligeramente terroso, lo cual puede ser problemático para algunos tonos de cutis; sin embargo, las mujeres con el cutis extremadamente grasoso apreciarán la enorme capacidad de absorción de este producto. El polvo compacto tiene una textura más gruesa, pero aun así brinda una cobertura ligera. Todos los colores son buenas opciones para los tonos de cutis de muy claros a medio oscuros. *Bronze Goddess Soft Matte Bronzer* ($27 dólares) tiene una textura mucho más suave, un brillo muy tenue (aunque visible) y un hermoso color bronceado.

☺ *$$$ Re-Nutriv Intensive Smoothing Powder* ($50 dólares) es un polvo suelto muy suave hecho a base de talco que se vende a un precio absurdo. El "acabado radiante" que se le atribuye a este polvo sedoso no es más que brillo. . . grandes cantidades de brillo. Sus cuatro colores son excelentes en su mayoría, aunque el color *Medium* tiene un tono demasiado durazno como para verse natural sobre el cutis. Si usted se deja engañar por la noción de que los polvos brillantes minimizarán sus arrugas, considere primero las opciones considerablemente más económicas de *Revlon SkinLights*. *Instant Sun All-Over Bronzing Duo* ($27 dólares) es un bronceador en polvo de doble lado que deja una aplicación dispareja y que brilla bastante. No es un producto que valga la pena considerar, especialmente en comparación con *Bronze Goddess Soft Matte Bronzer* de Estée Lauder reseñado anteriormente.

RUBOR: ☺ *$$$ Blush All Day Natural CheekColor* ($21.50 dólares) tiene una textura suave y seca que se siente ligeramente granulosa y que se puede aplicar con mucha uniformidad. No obstante, cumple con su función, conserva su color después de haberlo aplicado y la variada selección de tonos incluye opciones para los tonos de piel muy claros a medianos. Cada color de rubor tiene cierta cantidad de brillo, especialmente *Potpourri, Raspberry, Rose Marble* y *Pink Sand*. *Minute Blush Creme Stick for Cheeks* ($26 dólares) tiene una textura ligera, cremosa y resbalosa que deja un mínimo acabado polvoso translúcido al secarse. Sus seis colores son hermosos e incluyen un par de opciones para tonos de cutis más oscuros (*Russet* y *Spice*). Este tipo de producto funciona mejor en el cutis normal a seco. **Nota:** Al aplicarlos, estos rubores tienden a adquirir un tono más cálido del que parecen tener. *BlushLights Creamy CheekColor* ($25 dólares) es un rubor de crema a polvo sedoso que ofrece ocho colores translúcidos bastante atractivos, pero que debe aplicarse con mucha habilidad porque se seca casi de inmediato para dejar un acabado polvoso suave. Aunque cada tono tiene un toque de brillo, sólo *Honey Shimmer* y *Pink Shimmer* son demasiado brillantes como para usarlos de día.

SOMBRA DE OJOS: ✔☺ *Color Intensity Microfine Powder Eyeshadow* ($13.50 dólares) tiene una textura ultrasuave y es una sombra que se aplica excepcionalmente bien sin llegar a ser demasiado polvosa. Estas sombras no vienen muy comprimidas, entonces tenga cuidado de no romper la pastilla. En cuanto a la intensidad de los colores, estas sombras son un tanto más audaces de las que Estée Lauder ha ofrecido en el pasado, pero no mucho. Lo que sí es realmente maravillosa es la colección de sombras mate. *Sand Dollar, Fawn, Brown Sugar, Hazelnut, Dusk, Twilight* y *Chocolate* son las que debe inspeccionar la próxima vez que esté cerca de un mostrador de Estée Lauder. ✔☺ **$$$** *Color Intensity Duos* ($25 dólares) y *Color Intensity Quads* ($35 dólares) son sombras de ojos igualmente impresionantes. Las sombras *Color Intensity Duos* vienen en colores razonablemente emparejados (aunque la mayoría son brillantes), dado que *Truffle* es el único par de colores que son mate. Las sombras *Color Intensity Quads* en realidad ofrecen cinco colores: tres sombras de ojos bien coordinadas que varían de un conjunto a otro y dos pastillas de sombras delineadoras/para rellenar las cejas que son iguales en todos. Aunque estas sombras son predominantemente brillantes, *Vintage, Tulip* y *Brunette* traen muy buenas combinaciones de colores. ✔☺ *Pure Color Eyeshadow* ($20 dólares) son sombras de ojos individuales que vienen empacadas en cubitos *Lucite* pesado con una tapa de cristal. El producto que viene adentro sí cumple con lo que este envase ostentoso promete contener, pues cada una de estas sombras tiene una textura satinada que se aplica y difumina muy bien. Existen algunas opciones mate que vale la pena considerar, como *Tea Box, Espresso Cup, Plum Pop* y *Caramel Square*. Todos los tonos son translúcidos en comparación con las sombras *Color Intensity Microfine* de Estée Lauder.

☺ **$$$** *Go Wink Liquid* y *Go Wink Powder Eyeshadows* ($16 dólares) ofrecen más opciones para darles chispa y resplandor a los ojos. La versión líquida en realidad es una fórmula de crema a polvo que viene con un aplicador de esponja. Se seca rápidamente para dejar un acabado polvoso razonablemente sólido y una iridiscencia que se nota a un kilómetro a la redonda. La versión en polvo es una sombra de ojos de múltiples texturas que es agradable a la vista, pero que en realidad no es más que una sombra de ojos brillante como cualquier otra que puede adoptar o ignorar, dependiendo de sus preferencias.

☹ *Shadow Stay Eyelid Foundation* ($15 dólares) es un base para sombras hecha de silicona y cera que tiene un tinte translúcido color malva. Este lápiz deja una capa bastante gruesa, no evita que las sombras de ojos se acumulen en los pliegues y arrugas y definitivamente no es necesario si cuenta con un corrector confiable de acabado mate a la mano.

DELINEADOR DE OJOS Y CEJAS: ☺ *$$$ Automatic Pencil for Eyes* ($22.50 dólares, $10 dólares por el repuesto) es un lápiz estándar de rosca que se retrae y que viene en un contenedor elegante. Es uno de los lápices más caros que hay en el mercado, pero los repuestos son realmente baratos. Además, su contenedor *sexy* puede ser una ventaja adicional para quienes les agrade esto. Tenga cuidado porque algunos de los colores son demasiado brillantes, bastante grasosos y se pueden correr. *Automatic Brow Pencil Duo* ($22.50 dólares, $10 por el repuesto) viene en el mismo contenedor elegante rellenable que el *Automatic Pencil for Eyes* antes descrito. Este tiene una textura suave y ligeramente cremosa que se aplica uniformemente sin ser demasiado grueso o grasoso. El precio es elevado, pero si usted es una ávida fanática de los lápices para cejas, si valdría la pena que lo probara. Además, hay algunas opciones para mujeres rubias y pelirrojas.

☺ *Brow Gel* ($15 dólares) es un gel estándar para cejas que viene con una buena brocha y que casi no deja una sensación pegajosa.

☺ *Eye Defining Pencil/Smudger* ($15 dólares) es un lápiz básico al que hay que sacarle punta y que tiene una textura cremosa que hace que se deslice fácilmente. Supuestamente, tiene una fórmula que no se corre, pero su textura es lo suficientemente cremosa como para que ya esté corrido por todas partes para cuando llegue el mediodía. ☺ *$$$ Two-in-One Eyeliner/Browcolor* ($25 dólares) se aplica en húmedo o en seco, pero funciona mejor cuando se usa en húmedo. Viene en un compacto que contiene dos colores: *Brown* y *Black*. Aunque sí funciona para rellenar las cejas o delinear los ojos, la selección de colores es limitada y casi cualquier sombra de ojos mate puede cumplir con la misma función. Estos dos colores también son los que se incluyen en las sombras *Color Intensity Quad Eyeshadows* de Estée Lauder.

☹ *Liquid Eyeliner* ($15 dólares) viene en dos tonos con una brocha fina que permite trazar una línea uniforme. A pesar de estas ventajas, este delineador tiende a tardar tanto en secar que puede poner seriamente a prueba su paciencia y acabar con todo el delineador corrido por todos lados. *Natural Brow*

Filler ($15 dólares) es un lápiz para cejas grasoso de un solo color que definitivamente no es adecuado para todo el mundo. Su punta ancha hace que sea difícil controlar el color a lo largo de las cejas y el color no se ve natural en las personas con cejas de color muy claro u oscuro.

LÁPIZ LABIAL Y DELINEADOR DE LABIOS: ☺ *$$$ Pure Color Long-Lasting Lipstick* ($22 dólares) está siendo anunciado por los ejecutivos de Estée Lauder como "la línea de color más tecnológicamente avanzada que existe en el mercado", pero apuesto que ninguno de ellos ha probado tantos lápices labiales como yo. Aunque este lápiz labial elegantemente empacado tiene una fórmula cremosa y confortable, una textura uniforme y brinda una cobertura opaca, su acabado es lo suficientemente lustroso como para que se pueda correr hacia el interior de las líneas finas que tenemos alrededor de la boca. Sus colores, los cuales en su mayoría son espléndidos, tienen poco o nada de tinte, lo cual significa que no durarán tanto tiempo como otras opciones de Estée Lauder, como sus lápices labiales *True* o *Go Pout*. *Pure Color Crystal Lipstick* ($22 dólares) promete darle "una electricidad translúcida y un brillo audaz", pero lo único electrizante de este lápiz labial brillante y resbaladizo es su precio. Los colores son buenos, pero duran poco después de que se aplique. *Sumptuous Lipstick* ($18 dólares) se anuncia como un lápiz labial que "tiene un fórmula a base de gel nunca antes vista que se aplica con facilidad y se queda en su lugar", pero después de probarlo una sola vez, usted misma estará lista para rebatir esta aseveración. Este lápiz labial cremoso y opaco está hecho a base de silicona, por lo que sí se aplica fácilmente y se siente ligero sobre los labios. Sin embargo, además de que tiene poco tinte, nadie (salvo Estée Lauder) puede esperar que dure mucho después de aplicarse. *Go Pout Lip Color* ($16 dólares) supuestamente le agrega dimensión y frondosidad al labio inferior, al mismo tiempo que sombrea el contorno del labio superior. ¡Qué hazaña para un lápiz labial común y corriente! Sin embargo, lo cierto es que este producto es un buen lápiz labial cremoso y moderadamente iridiscente, lo cual efectivamente puede afectar la manera en que los labios (o cualquier otra parte de su rostro) reflejan la luz, pero definitivamente no de la forma que quieren hacerle creer con toda esa jerigonza mercadotécnica. *True Lipstick* ($17.50 dólares) viene en dos presentaciones, *Satin* (satinado) o *Matte* (mate). Ambos dejan una sensación resbaladiza y son opacos. Los de tipo *Satin* dejan un acabado brillante, mientras que los de tipo *Matte* (que no son mate ni en lo más mínimo) dejan un acabado cremoso. Tienen suficiente tinte como para que los colores perduren, pero el número de tonos es cada vez menor, porque están haciendo espacio para las fórmulas más nuevas de Estée Lauder.

☺ *$$$ Futurist Lipstick SPF 15* ($17.50 dólares) es un lápiz labial cremoso, bastante común y corriente, que deja una sensación lo suficientemente grasosa para meterles miedo a las infortunadas cuyos lápices labiales siempre tienden a correrse. Su factor de protección solar (*SPF* por sus siglas en inglés) de 15 suena impresionante, pero hay que recordar que como no la protege de la radiación UVA, en realidad no hay una buena razón por la cual deba considerar este producto en sus planes futuros. *All Day Lipstick* ($15 dólares) es extremadamente cremoso, casi grasoso, brinda una cobertura mediana y prácticamente no tiene tinte. ¡Considérese una mujer con muy buena suerte si consigue que este lápiz labial le dure hasta la hora del almuerzo! *Lip Blush SPF 15* ($16 dólares) no ofrece una protección adecuada contra la radiación UVA, entonces con lo único con lo que sí puede contar es con que sea poco más que un lápiz labial ordinario, translúcido y brillante. *High Shine Lip Lacquer SPF 15* ($16 dólares) tampoco contiene ingredientes que la protejan contra la radiación UVA, lo que lo convierte en un simple brillo de labios pegajoso, "mojado" y semiopaco. *Automatic Pencil for Lips* ($22.50 dólares; $10 dólares por el repuesto) es un delineador labial de rosca retráctil estándar, pero la punta del lápiz sale de una abertura más ancha de lo normal, haciendo que sea demasiado gruesa como para que sea capaz de dibujar una línea fina alrededor de la boca.

☺ *$$$ Pure Color Gloss* ($20 dólares) conserva el empaque opulento de su predecesor, pero este brillo costoso no ofrece nada innovador en términos de sensación, desempeño y acabado. Simplemente es un brillo de labios ligeramente pegajoso que viene en colores translúcidos e iridiscentes. *Go Pout Sheer Lip Glaze* ($16 dólares) es para quienes quieren algo más que lo que ofrece el lápiz labial *Go Pout* original. Este brillo de labios suave, no pegajoso e iridiscente viene en colores translúcidos que dejan un acabado brillante, iridiscente y muy atractivo. Si no le importa el envase, encontrará que este producto dura más y es mejor que el *Pure Color Gloss* antes descrito.

☺ *Lip Defining Pencil/Brush* ($15 dólares) es un delineador labial estándar que deja una sensación cremosa y que tiene el tinte suficiente como para ayudar a que el color de labios le dure un poco más. El delineador viene con una brocha práctica en el extremo opuesto del lápiz.

RÍMEL: ☹ *$$$ More Than Mascara* ($18 dólares) sólo es un rímel común y corriente. Realmente no hace nada asombroso y menos a este precio. Para alargar las pestañas sin formar grumos, este rímel es un producto eficaz, pero sin dudas es poco interesante. *Illusionist Maximum Curling Mascara* ($19.50 dólares) es un rímel bastante decepcionante, especialmente si consideramos las grandiosidades que promete hacer. Este producto supuestamente "levanta y riza dramáticamente las pestañas con una sola pasada", pero la verdad es que después de varias pasadas, sólo alarga un poco las pestañas, casi no las hace más gruesas ni las riza en lo absoluto. No forma grumos, no se corre ni se desprende, por lo que podría ser una opción si lo único que necesita de un rímel es que le alargue las pestañas. Sin embargo, no se compara para nada con otras alternativas más económicas, como *Le Grand Curl* de L'Oréal ($7.49 dólares).

☹ *Pure Velvet Dramatic Volume Mascara* ($18 dólares). Si sus metas son alargar, engrosar y agregarles volumen a sus pestañas, este rímel puede llevarla a perder la cordura en su intento por alcanzar dichas metas. Su aplicación es limpia y translúcida, pero increíblemente tardada. *Lash Primer Plus Full Treatment Formula* ($16 dólares) se vende como una base acondicionadora de pestañas que se debe aplicar antes del rímel. Realmente no hay nada que justifique este paso adicional en su rutina, dada la amplia disponibilidad de rímeles sobresalientes de todas las marcas que sólo requieren de un paso para su aplicación. Dado que su fórmula no es más acondicionadora que aquella que se usa para fabricar la mayoría de los rímeles, es fácil ignorar el beneficio que promete darle.

☺ *$$$ Futurist Lash-Extending Mascara* ($18 dólares) es un rímel infinitamente mejor que los demás rímeles de Estée Lauder, ya que alarga y engrosa bastante bien las pestañas sin formar grumos ni correrse. Tiende a secarse con menor rapidez que otros rímeles, entonces tenga especial cuidado de que no se le corra.

BROCHAS: ☺ Las brochas de Estée Lauder ($15–$35 dólares) fueron ligeramente rediseñadas, aunque las mejoras que les hicieron todavía no fueron suficientes como para que valga la pena considerarlas por encima de otras brochas excelentes de la gran colección de brochas de otras líneas propiedad de Estée Lauder, desde *Aveda* hasta *Stila*. Tanto la brocha para polvo *Powder Brush* ($25 dólares) como la brocha para rubor *Blush Brush* ($20 dólares) son opciones, pero son demasiado suaves y no lo suficientemente densas como para permitir una aplicación controlada. La única brocha para sombras de ojos, *Eyeshadow Shading Brush* ($15 dólares), es una opción muy buena si lo que busca es una brocha para sombras pequeña y plana. *Eyelining Brush* ($15 dólares) es la misma brocha delineadora de nylon que popularizó Trish McEvoy. *Concealing Brush* ($15 dólares) es una brocha para corrector de cerdas sintéticas versátil que también puede servir para aplicar sombras de ojos. La brocha para labios retractil llamada *Golden Lip Brush* ($15 dólares) y la brocha gigantesca pero sólida llamada *All Over Face and Body Brush* ($35 dólares) no son preferibles en comparación con otras opciones más prácticas de otras líneas de productos.

L'ORÉAL

¿Hay alguien más que piense que el eslogan "porque tú lo vales" de L'Oréal es por demás ingenioso? Este mantra, que está presente en los empaques de todos sus productos, refuerza subliminalmente no sólo que los productos de L'Oréal son elitistas, sino que usted *merece* usarlos. Usted se lo debe a sí misma, usted está haciendo la elección correcta y usted *se volverá* más hermosa al usarlos. ¡Qué sensaciones e imágenes tan poderosas evocan estas cuatro palabras! Es una verdadera lástima que este eslogan no aplique a la mayoría de los productos para el cuidado del cutis de L'Oréal.

Así como están, son muy pocos los atributos de estos productos que "valgan" su atención. Algo que es particularmente inexcusable es que diversos filtros solares no contengan ingredientes que la protejan contra la radiación UVA. (L'Oréal ha sabido desde hace años acerca de la protección contra la radiación UVA. Además de que los productos de L'Oréal que se venden fuera de los Estados Unidos generalmente sí contienen ingredientes que brindan protección contra la radiación UVA como dióxido de titanio, óxido de cinc y avobenzona, esta compañía también es la propietaria de la patente del *Mexoryl SX*, un filtro solar que sí protege contra los rayos UVA que sólo se usa fuera de los Estados Unidos). Casi todas sus lociones tonificantes están hechas a base de alcohol y sus humectantes prometen mucho pero hacen poco, además de que tienen formulaciones poco innovadoras. Esta línea sí cuenta con unos cuantos productos destacados, pero tendrá que buscarlos debajo de una montaña de productos mediocres. No obstante, los mejores productos para el cuidado del cutis de L'Oréal son sorprendentemente similares a los que encontrará en el mostrador de Lancôme. (L'Oréal es la empresa matriz de Lancôme). A mí me parece gracioso que, en la mayoría de los casos, cuando comparo el precio de los productos de Lancôme y L'Oréal, es como si estuviera comparando manzanas y naranjas. Pero al examinar las fórmulas, nos podemos dar cuenta que una rosa, independientemente de cómo le llamemos, siempre seguirá siendo una rosa, aunque se venda en la farmacia. Para mayor información acerca de L'Oréal, llame al (800) 322-2036 o visite su página de Internet en www.lorealparisusa.com. **Nota:** Todos los productos de L'Oréal contienen una gran cantidad de fragancia a menos que se indique lo contrario.

Productos para el cuidado del cutis de L'Oréal

☺ *HydraFresh Deep Cleanser Foaming Gel for Normal to Oily Skin* ($4.99 dólares por 6,5 onzas) es un limpiador hidrosoluble muy bueno, aunque muy básico, que está hecho a base de detergente y que funcionaría bien para alguien con el cutis normal a grasoso o ligeramente seco.

☺ *HydraFresh Cleanser Foaming Cream for Normal to Dry Skin* ($4.99 dólares por 6,5 onzas) es un limpiador estándar a base de detergente que puede resecar demasiado el cutis normal a seco, pero que sigue siendo una opción para alguien con el cutis normal a grasoso.

☺ *Shine Control Foaming Face Wash with Pro-Vitamin B$_5$* ($5 dólares por 6 onzas) es virtualmente idéntico al *Hydra Fresh Cleanser Foaming Cream* antes descrito, salvo que no contiene aceites de origen vegetal. Esto es útil para el cutis grasoso, pero fuera de eso, no es más que un simple limpiador y no controla el brillo ni en lo más mínimo. La diminuta cantidad de vitamina B$_5$ que contiene apenas puede detectarse.

☺ *RevitaClean Cold Cream for Dry or Maturing Skin* ($5.29 dólares por 5 onzas) es un limpiador hecho a base de aceite mineral y vaselina que puede ser una opción para el cutis seco, pero puede dejar una sensación grasosa sobre la piel. La cantidad ínfima de palmitato de retinilo (una forma de vitamina A) que contiene no tiene efecto alguno en el cutis.

☺ *RevitaClean Gentle Foaming Cleanser* ($5 dólares por 6 onzas) es un limpiador hidrosoluble muy bueno, aunque muy básico, que está hecho a base de detergente y que funcionaría bien para alguien con el cutis normal a grasoso o ligeramente seco. Las pequeñísimas cantidades de vitamina A y aceite de girasol pueden tener un efecto despreciable o nulo en la piel.

☺ *Refreshing Eye Makeup Remover* ($4.99 dólares por 4,2 onzas) contiene principalmente agua, agente deslizante, detergentes limpiadores, conservantes y fragancia. Este es un desmaquillante de ojos estándar, aunque puede resecar más que la mayoría de los productos de su tipo.

☺ *Turning Point Instant Facial Scrub* ($8.99 dólares por 1,7 onzas) es un limpiador granular básico que contiene un abrasivo sintético en una base de gel relativamente emoliente, además de agentes espesantes, silicona y aceite mineral. También contiene ácido salicílico, pero su pH es demasiado elevado como para que pueda ser un exfoliante eficaz. Este producto funcionaría muy bien para alguien con el cutis normal a seco.

☹ *HydraFresh Toner* ($4.99 dólares por 8,5 onzas) es una loción tonificante a base de alcohol que también contiene una pequeña cantidad de ácido salicílico (beta-hidroxiácido o BHA). No hay razón alguna que justifique el uso de alcohol sobre el cutis y el pH de esta loción tonificante es demasiado elevado como para que el ácido salicílico pueda exfoliar eficazmente el cutis.

☹ *Shine Control Double-Action Toner Oil Free* ($4.99 dólares por 8,5 onzas) es una loción tonificante a base de alcohol, el cual puede secar e irritar cualquier tipo de cutis.

☹ *Shine Control Oil-Free Toner* ($5.99 dólares por 4 onzas) es similar al *Double-Action Toner* antes descrito y aplican los mismos comentarios.

☹ *Active Daily Moisture Lotion SPF 15, with UVA/UVB Sunscreen, for All Skin Types* ($7.39 dólares por 4 onzas) no contiene ingredientes que la protejan contra la radiación UVA como dióxido de titanio, óxido de cinc o avobenzona, por lo que definitivamente no se recomienda.

☺ *Active Daily Moisture Lotion for Normal to Dry Skin* ($5.99 dólares por 4 onzas) es un humectante emoliente para el cutis seco excepcionalmente mediocre.

☹ *Age Perfect Day Anti-Sagging & Rehydrating Cream SPF 15* ($15.99 dólares por 2,5 onzas) no contiene ingredientes que la protejan contra la radiación UVA como dióxido de titanio, óxido de cinc o avobenzona, por lo que definitivamente no se recomienda.

☺ *Age Perfect Night Cream Anti-Sagging & Rehydrating Cream* ($15.99 dólares por 2,5 onzas). Aunque este es un humectante medianamente bueno para el cutis seco, no contiene nada que evite que la piel se cuelgue, ya que esto depende del contenido de grasa de la piel (y ninguna crema puede meterle grasa a esta) y el hecho es que la piel siempre sigue creciendo (¿habrá alguna crema que prometa hacer que la piel deje de crecer?) y que la posición de los músculos de la cara se va desplazando hacia abajo (ninguna crema puede afectar la posición de los músculos). Este producto contiene BHA, pero su pH lo hace ineficaz para la exfoliación. También contiene niacinamida, la misma forma de vitamina B que aparece en el humectante *Total Effects* de Olay y que puede ser un buen ingrediente para el cutis. Pero considerando que la versión de *Olay* contiene una cantidad mucho mayor de este ingrediente tan publicitado, le convendría más usar este que la versión de L'Oréal.

☺ *Age Perfect Skin Illuminator & Age Spot Diffuser* ($15.99 dólares por 2 onzas) tiene un pH de 5, lo que significa que las propiedades exfoliantes del ácido salicílico que contiene este producto no surtirán efecto alguno. Aparte de eso, tan sólo es un humectante estándar que contiene un poco de mica que le da un acabado iridiscente sutil, pero no hace nada por cambiar las decoloraciones cafés que salen en el dorso de las manos. Los comentarios acerca de la niacinamida que contiene la versión *Anti-Sagging* también aplican en este caso.

✔☺ *Age Perfect Anti-Sagging and Ultra-Hydrating Cream Eye* ($13.99 dólares por 0,5 onzas) es un humectante emoliente para el cutis seco que contiene algunos agentes hidratantes y antioxidantes interesantes. También contiene extracto de barbasco, pero esta sustancia no le brinda ningún beneficio hormonal al cutis.

☹ *Excell A3 Alpha Hydroxy Cream SPF 8 with Triple Fruit Acid* ($11.99 dólares por 1,7 onzas) tiene un factor de protección solar que está muy por debajo del SPF estándar de 15 fijado por la Academia de Dermatología de los Estados Unidos y la Fundación contra el Cáncer de la Piel. Tampoco contiene ingredientes que la protejan contra la radiación UVA como dióxido de titanio, óxido de cinc o avobenzona, por lo que definitivamente no se recomienda.

☺ *Eye Defense with Liposomes* ($9.99 dólares por 0,5 onzas). Los liposomas son un sistema de transporte (no un ingrediente) que son capaces de retener ciertos ingredientes y liberarlos una vez que el liposoma se absorbe en la piel. [Fuente: Journal of Pharmaceutical Sciences (Revista de Ciencias Farmacéuticas), marzo de 2002, páginas 615–622]. Los liposomas sí pueden ser útiles cuando el producto contiene ingredientes que valen la pena como antioxidantes y agentes hidratantes para que los liposomas se encarguen de llevarlos al interior de la piel, pero este humectante no contiene una cantidad considerable de estos elementos.

☺ *Future E Moisture + A Daily Dose of Pure Vitamin E Normal to Dry Skin* ($8.99 dólares por 4 onzas) es un humectante medianamente bueno que contiene pequeñas cantidades de vitamina E y agente hidratante. Su pH es demasiado elevado como para que el ácido salicílico pueda actuar como un exfoliante eficaz.

☺ *Future E Moisture + A Daily Dose of Pure Vitamin E Oil Free* ($9.99 dólares por 4 onzas) es similar a la versión *Vitamin E Normal to Dry* antes descrita y aplican los mismos comentarios básicos.

☹ *Future E Moisture + A Daily Dose of Pure Vitamin E for Your Skin SPF 15 Normal to Dry Skin* ($9.99 dólares por 4 onzas) no contiene ingredientes que la protejan contra la radiación UVA como avobenzona, dióxido de titanio u óxido de cinc, por lo que no se recomienda.

☹ *Future E Moisture + A Daily Dose of Pure Vitamin E Oil Free SPF 15* ($9.99 dólares por 4 onzas) no contiene ingredientes que la protejan contra la radiación UVA como avobenzona, dióxido de titanio u óxido de cinc, por lo que no se recomienda.

☹ *HydraFresh Moisturizer for Normal to Oily Skin SPF 15* ($8.99 dólares por 2,5 onzas) no contiene ingredientes que la protejan contra la radiación UVA como de avobenzona, dióxido de titanio u óxido de cinc, por lo que no se recomienda.

☹ *Hydra Fresh Mineral Charged Moisturizer for Normal to Dry Skin SPF 15* ($9.99 dólares por 2,5 onzas) no contiene ingredientes que la protejan contra la radiación UVA como de avobenzona, dióxido de titanio u óxido de cinc, por lo que no se recomienda.

☺ *Hydra Fresh Circle Eraser* ($9.99 dólares por 0,5 onzas) supuestamente elimina las bolsas debajo de los ojos, pero no hay un ingrediente en este producto (ni en ninguno otro) que pueda hacer eso. La pequeña cantidad de cafeína no puede bajar la hinchazón causada por la retención de líquidos o los depósitos de grasa. Este es un humectante emoliente estándar con cantidades diminutas de agentes hidratantes y antioxidantes.

☹ *Hydra Renewal Daily Dry Skin Cream with Pro-Vitamin B₅* ($5.99 dólares por 1,7 onzas) es un humectante emoliente común y corriente para el cutis seco. La cantidad de vitamina E y vitamina B₅ que contiene es demasiado pequeña como para que surta efecto. La urea puede tener propiedades exfoliantes e hidratantes similar a las de un producto con alfa-hidroxiácidos (AHA). Contiene un conservante llamado *Kathon CG,* el cual no se recomienda para productos que se dejan sobre la piel.

☺ *Line Eraser Pure Retinol Concentrate* ($14.99 dólares por 1 onza) es otro producto del grupo de cremas que contienen retinol. Esta crema de L'Oréal viene en una base humectante bastante simple pero buena y contiene alrededor de un 0,25 por ciento de retinol, que es la misma cantidad que se encuentra en casi todos los productos con retinol que están disponibles en el mercado. Esta crema es buena para alguien con el cutis normal a seco. Su envase sí es adecuado para asegurar que el retinol se mantenga estable.

☹ *Line Eraser Pure Retinol Concentrate SPF 15* ($16.99 dólares por 1,2 onzas) no contiene ingredientes que la protejan contra la radiación UVA como avobenzona, dióxido de titanio u óxido de cinc, por lo que no se recomienda.

☺ *Overnight Defense* ($11.99 dólares por 1,7 onzas) es un humectante emoliente para el cutis seco moderadamente bueno pero bastante ordinario.

☺ *Wrinkle Defense* ($11.99 dólares por 1,4 onzas) no contiene nada que tenga la capacidad de defenderla de las arrugas. Es un simple humectante para el cutis seco, con una cantidad mínima de agentes hidratantes y antioxidantes. También contiene ingredientes que filtran los rayos UVB, pero no se le ha asignado un SPF.

☺ *Revitalift Anti-Wrinkle Firming Cream with Pro-Retinol A & Par-Elastyl, for Face and Neck* ($9.99 dólares por 1,7 onzas). Este producto no contiene retinol sino palmitato de retinilo, el cual es una forma de vitamina A que puede ser un antioxidante eficaz, sólo que la cantidad que contiene es muy pequeña. No existe sustancia o compuesto químico que se llame *par-elastyl;* este es simplemente un término mercadotécnico que L'Oréal inventó para hacer que una fórmula humectante estándar suene más exótica. Sí contiene ingredientes que filtran los rayos del Sol (pero sólo los rayos UVB), pero no se le ha asignado un SPF.

☺ *Revitalift Eye Anti-Wrinkle and Firming Cream* ($9.99 dólares por 0,5 onzas) es similar a la versión *Face and Neck* antes descrita y aplican los mismos comentarios.

☺ *Revitalift Oil-Free Anti-Wrinkle + Firming Lotion* ($10.69 dólares por 1,7 onzas) tan sólo es un humectante medianamente bueno con una formulación bastante ordinaria para el cutis normal a ligeramente seco.

☹ *Revitalift Complete Multi-Action Treatment SPF 18* ($11.99 dólares por 1,7 onzas) no contiene ingredientes que la protejan contra la radiación UVA como avobenzona, dióxido de titanio u óxido de cinc, por lo que no se recomienda.

☺ *Revitalift Slim Face Contouring and Toning Solution* ($10.49 dólares por 1,7 onzas) tiene un nombre que por lo menos hará que levante las cejas (porque no levantará su cutis), con una formulación que contiene principalmente agua y alcohol, además de un poco de silicona, glicerina, agentes deslizantes, cafeína, agente hidratante y agente formador de película. Este producto es uno que debe dejar en el estante, aunque sospecho que habrá quienes tengan dificultades para ignorarlo dadas las promesas de que *Revitalift Slim* sirve para "combatir los numerosos factores que afectan la apariencia y la tersura del cutis maduro, lo que en el caso de muchas mujeres de más de 40 años de edad, significa piel colgada, suelta o abultada alrededor de la línea de la quijada y el cuello". La verdad es que ni la cafeína ni el otro ingrediente estrella de L'Oréal, el *par-elastyl*, pueden deshacer nada de esto. Es interesante notar que este producto no contiene nada llamado "*par-elastyl*", aunque sospecho que se refiere a la proteína de frijol (habichuela) de soya, ya que en la página de Internet de L'Oréal, el "*par-elastyl*" se define como un derivado de proteína de origen vegetal. Las proteínas de cualquier tipo son buenos agentes hidratantes, pero no poseen propiedades especiales que las hagan capaces de alterar la forma de la piel.

☺ *Visible Results Skin Renewing Moisture Treatment SPF 15 Fragrance Free* ($18.96 dólares por 1,6 onzas). ¡L'Oréal por fin tiene un filtro solar con protección contra la radiación UVA! Este es un buen filtro solar hecho parcialmente a base de dióxido de titanio en una base emoliente estándar que sería una opción para el cutis normal a seco. Sin embargo, pese a lo que diga en la etiqueta, este no es un producto libre de fragancia; contiene aceite de lavanda (alhucema, espliego), un ingrediente que sin duda alguna es fragante.

☺ *Plenitude Turning Point Instant Facial Cream* ($11.99 dólares por 1,7 onzas) es similar a muchos humectantes del grupo de productos L'Oréal, pero este es aún más mediocre. Su pH no es lo suficientemente bajo como para que el ácido salicílico pueda actuar como un exfoliante eficaz.

☺ *Plenitude Visible Results Skin Renewing Treatment Eye* ($16.96 dólares por 0,42 onzas) es un humectante muy mundano, hecho a base de silicona, que contiene un poco de brillo y muy pocas cosas más. Contiene una cantidad diminuta de vitamina C pero nada más de interés particular para el área de los ojos o cualquier otra área del rostro.

Productos Pure Zone *de L'Oréal*

☺ **Pure Zone Anti-Breakout Cleanser Cream** ($7.99 dólares por 5 onzas) es una loción limpiadora con ácido salicílico al 2% que no es lo mejor para el cutis normal a grasoso, pero que posiblemente podría funcionar para el cutis seco. Sin embargo, su pH (de más de 5) es demasiado elevado como para que el beta-hidroxiácido (BHA) pueda ser un exfoliante eficaz. También contiene mentol, y aunque la cantidad de esta sustancia probablemente no es suficiente como para que sea problemática para la piel, es un desperdicio que la contenga. Este producto sí contiene fragancia.

☺ **Pure Zone Anti-Breakout Cleanser Foaming** ($7.99 dólares por 5 onzas) es un limpiador estándar a base de detergente que contiene ácido salicílico al 2%, aunque su pH (de más de 5) no es lo suficientemente bajo como para que sea un exfoliante eficaz. Sí contiene pequeñas cantidades de mentol y fragancia.

☺ **Pure Zone Anti-Breakout Cleanser Scrub** ($7.99 dólares por 6,7 onzas) contiene alcohol y mentol, haciéndolo un producto muy irritante para el cutis. Su pH hace que el ácido salicílico que contiene sea ineficaz. Sí contiene fragancia.

☺ **Pure Zone Skin Relief Oil Free Moisturizer** ($7.99 dólares por 2,5 onzas) es un "humectante" interesante. Esta loción a base de silicona con ácido salicílico al 0,6% está hecha principalmente de agua, silicona, glicerina, barro, agentes espesantes, conservantes y fragancia. Le dejará una sensación mate en el cutis y la solución al 0,6% sería adecuada para alguien con el cutis normal a seco y problemas menores de erupciones. Sin embargo, su pH de 5 hace que el ácido salicílico sea ineficaz para la exfoliación.

☹ **Pure Zone Pore Tightening Astringent** ($7.99 dólares por 6,7 onzas) contiene alcohol como el segundo ingrediente de la lista, lo cual lo convierte en un producto demasiado irritante y secante para cualquier tipo de cutis. Esto es infortunado, dado que es el único producto con ácido salicílico del grupo *Pure Zone* (todos estos productos lo contienen) que tiene un pH de 3,5 y que, por lo tanto, es un exfoliante eficaz.

☹ **Pure Zone Spot Check** ($7.99 dólares por 0,5 onzas) es similar al *Tightening Astringent* antes descrito y aplican los mismos comentarios.

Maquillaje L'Oréal

La extensa colección de maquillaje L'Oréal ha evolucionado hasta convertirse en algo verdaderamente espectacular. Las bases no sólo han adquirido mejores texturas y aplicaciones más uniformes y parejas que nunca, sino que el rango de color también ha ido mejorando (gradualmente). Todavía hay un número considerable de tonos durazno y rosa con los que hay que tener cuidado (las bases de Lancôme siguen ofreciendo mejores colores), pero al menos están haciendo un esfuerzo por mejorar. Los demás productos de maquillaje incluyen toda una serie de sorpresas agradables, desde correctores sobresalientes hasta rubores en polvo sedosos, opciones excelentes para delinear los ojos y algunos de los rímeles de mejor desempeño en el mercado. También encontrará que los lápices labiales de L'Oréal son fuertes competidores de las fórmulas para labios de Lancôme, pero a un tercio del costo. Darle el giro a esta línea no fue fácil, pero categoría por categoría, el maquillaje de L'Oréal ahora se ha convertido en la línea más confiable de las que se venden en las farmacias. Si sus bases siguieran la pauta de Revlon e incluyeran filtros solares eficaces y si mejoraran sus sombras de ojos, L'Oréal sería una marca casi imposible de resistir.

BASE: ☺ *Ideal Balance Balancing Foundation for Combination Skin* ($11.99 dólares) es otra base que promete humectar las áreas resecas y al mismo tiempo controlar el brillo en las zonas grasosas. Considerando el número de mujeres que se identifican fácilmente con el perfil de cutis combinado, no es sorprendente que sigan apareciendo productos que prometen satisfacer estas dos necesidades al mismo tiempo. Pese a su nombre, este maquillaje no es capaz de equilibrar nada, aunque su textura ligeramente espesa y notoriamente sedosa se desliza con facilidad y se siente suave al tacto. Deja un acabado mate suave que no detendrá el aceite excedente durante mucho tiempo; una casi puede sentir la guerra que se da entre los ingredientes humectantes de la fórmula en contra de todo un ejército de ingredientes que producen un acabado seco. En general, esta fórmula es mejor para alguien con el cutis normal a ligeramente grasoso, porque su acabado es lo suficientemente mate como para que no se vea atractivo sobre parches resecos o escamosos. Si decide probar esta base, los mejores tonos casi neutros de la colección completa de 12 colores son *Soft Beige, Beige, Buff, Tan, Caramel* y *Cappuccino* (los últimos dos son excelentes para los tonos de piel oscuros). Los demás colores son tienen un matiz demasiado rosa o durazno. *AirWear Breathable Long-Wearing Foundation SPF 14* ($11.99 dólares) tiene una textura ultrasedosa y maravillosamente ligera, además de que deja un acabado suave y polvoso que la convierte en una buena alternativa para alguien con el cutis normal a grasoso que busca una cobertura de mediana a ligera. Por desgracia, el filtro solar no contiene ingredientes que la protejan de los rayos UVA, pero si está dispuesta a usar un buen filtro solar debajo de su base, entonces es un producto que vale la pena considerar. Sus nueve colores son casi todos impresionantes, e incluyen opciones para tonos de piel de claros a oscuros (aunque no muy oscuros). Los únicos colores que debe evitar son *Cream* (rosa) y *Caramel* (puede dejar un matiz demasiado anaranjado-dorado en algunos tonos de piel). Por cierto, esta fórmula no contiene nada que le dé oxígeno a la piel, lo cual en realidad es una buena noticia, ya que el oxígeno provoca que los radicales libres le causen daños, razón por la cual los "antioxidantes" (o sustancias "antioxígeno") son buenos para el cutis. *AirWear Breathable Long-Wearing Powder Foundation SPF 17* ($11.69 dólares) es un polvo suave de textura uniforme hecho a base de talco que se aplica y difumina bien, brindando una cobertura que va de translúcida a ligera. Como es típico de los productos L'Oréal, esta base de polvo compacto no contiene ingredientes que la protejan contra la radiación UVA como dióxido de titanio, óxido de cinc o avobenzona. Pero fuera de la protección inadecuada que ofrece contra los rayos del Sol, sus seis colores son muy buenos, especialmente *Tan* y *Caramel*, los cuales son buenos para los tonos de piel más oscuros. *Quick Stick Long Wearing Foundation SPF 14* ($10.99 dólares) es una base en lápiz razonablemente suave que contiene dióxido de titanio como filtro solar y un factor de protección solar que se acerca mucho al SPF de referencia (15). Su aplicación uniforme se seca para dejar una capa mate sólida, inmóvil y difícil de remover. Si lo que busca es una cobertura mate completa, esta base sería una buena alternativa. Una advertencia: tiene una base de silicona que definitivamente no se mezcla bien sobre un humectante hecho a base de silicona ni tampoco sobre un suero de silicona. Esta fórmula funciona mejor para el cutis normal a grasoso. Viene en 12 colores en total, pero cinco de ellos pueden ser problemáticos para la mayoría de los tonos de piel: *Soft Ivory*, *Nude Beige*, *Buff*, *Golden Beige* y *Cocoa*, los cuales tienen un matiz demasiado rosa o durazno. Sin embargo, sí hay algunas buenas opciones para los tonos de piel oscuros. *Visible Lift Line Minimizing Makeup SPF 12* ($10.29 dólares) desgraciadamente ha sido reformulado para contener octilmetoxicinamato como el único ingrediente que brinda protección contra el sol; por lo tanto, ha dejado de ser una opción de base con filtro solar. Sin embargo, tiene una textura sedosa que se funde con el cutis y deja un acabado mate suave al secarse. Además, brinda una cobertura de ligera a mediana y pese al hecho a que este producto va dirigido a las mujeres con el cutis seco, su fórmula no emoliente es mejor para el cutis normal a grasoso. Los efectos antiarrugas que dice tener son dudosos. Sí puede suavizar la piel hasta cierto grado, pero esto aplica en el caso de prácticamente todas las bases. Viene en 15 colores distintos, incluyendo opciones para los tonos muy claros de piel. Los siguientes colores no funcionan bien en casi ningún tono de piel: *Pale*, *Buff*, *Creamy Natural*, *Golden Beige*, *Sand Beige*, *Sun Beige* (ligeramente durazno), *Cocoa* y *Cappuccino*. Sí vale la pena probar los demás colores, aunque sea una lástima que su filtro solar ahora sea peor que antes. *Feel Naturale Compact Light Softening One-Step Makeup SPF 15* ($11.29 dólares) es una base muy buena de crema a polvo que deja una capa maravillosamente uniforme y cremosa y un acabado suave, ligeramente mate. Sin embargo, es falso eso que dicen acerca de que es capaz de manipular la luz para crear un cutis perfecto. La dualidad de este tipo de maquillaje es que es lo suficientemente cremoso para acumularse en cualquier arruga o pliegue de la cara y al mismo tiempo es lo suficientemente polvoso como para exagerar cualquier área de piel seca y escamosa. Por lo tanto, es más adecuado para el cutis normal a ligeramente seco. Aunque la etiqueta, al igual que muchas otras, dice que es un producto "libre de aceite", sí contiene ceras que probablemente agraven la situación para las mujeres propensas a las erupciones. Si pensó que su filtro solar le brindaba una protección adecuada contra los rayos UVA, entonces no conoce bien a L'Oréal. Curiosamente, unos cuantos de los colores más oscuros no incluyen *ningún* SPF o principio activo en su lista de ingredientes.

Entre sus 12 colores, se encuentran algunos que son hermosamente neutros; los que debe evitar son *Sand Beige*, *Golden Beige*, *Buff* (puede dejar un matiz demasiado durazno), *Soft Ivory* (demasiado rosa), *Sun Beige* (demasiado durazno) y *Cocoa* (rojo cenizo).

☺ *Translucide Naturally Luminous Makeup SPF 18* ($11.99 dólares) tiene una textura fabulosa y fácil de difuminar, deja un acabado mate suave, brinda una cobertura ligera a mediana y contiene la cantidad más pequeña imaginable de vitamina C. Los nueve colores que están disponibles (ninguno de ellos para tonos de piel muy claros o muy oscuros) tienden a tener un matiz demasiado durazno o rosa, aunque algunos pueden funcionar para algunos tonos de piel. Los siguientes son los colores que deberá considerar con precaución: *Soft Ivory*, *Nude Beige*, *Natural Beige*, *Caramel Beige* y *Cappuccino*. Como es de esperarse, el filtro solar es inadecuado en lo que concierne a la protección contra la radiación UVA. *Visible Lift Extra Coverage Line Minimizing Makeup SPF 12* ($10.29 dólares) no protege adecuadamente contra los rayos UVA, incluso a pesar de que el dióxido de titanio aparece como el tercer ingrediente en la lista de ingredientes normales. Sin embargo, si no aparece listado como "principio activo", entonces no sirve para protegerla de la radiación UVA. Fuera de eso, esa fórmula sedosa y cremosa sí cumple con su promesa de cobertura adicional. El acabado que deja es natural y mate, haciendo de esta base una buena opción para alguien con el cutis normal a ligeramente seco que esté dispuesta a usar un filtro solar por separado debajo del maquillaje. Viene en nueve colores distintos, pero casi todos tienen un matiz demasiado durazno o rosa y se ven increíblemente artificiales dada la naturaleza opaca de esta base. Los únicos colores que vale la pena considerar son *Nude Beige*, *Natural Beige* y *Golden Beige*. *Feel Naturale Makeup SPF 15* ($10.99 dólares) no brinda una protección confiable contra la radiación UVA y al aplicarla es tan resbalosa como un pez mojado. Sin embargo, su cobertura translúcida, acabado ligeramente mate y mejor selección de colores la convierten en una posibilidad para mujeres con cutis normal que estén dispuestas a usarla junto con un filtro solar eficaz. Las mujeres con el cutis grasoso no disfrutarán usar este producto porque es demasiado resbaladizo. De los 12 colores, los que debe dejar en los estantes son *Pale*, *Nude Beige*, *Sand Beige*, *Buff* y *Cappuccino*.

☹ *Mattique Oil-Free Matte Makeup* ($8.79 dólares) es la base más antigua de L'Oréal y en comparación con sus últimas creaciones, esta sale perdiendo. Su textura relativamente mate va acompañada de una sensación ligeramente pegajosa, algo que podría desagradarles a las mujeres con el cutis grasoso. En cuanto a sus nueve colores, todos, con la posible excepción del *Nude Beige*, tienen un matiz demasiado durazno o rosa como para que se puedan recomendar.

CORRECTOR: ✔☺ *AirWear Long-Wearing Concealer* ($9.89 dólares) es un corrector suave a base de silicona que se aplica fácilmente y cubre bien sin lucir grueso o pesado. Deja un acabado mate, no se acumula en los pliegues y arrugas y es fácil difuminarlo. Además, se puede aplicar muy bien en capas en las áreas que necesitan un camuflaje más intenso. De sus seis colores, evite *Corrector* (demasiado amarillo), *Brightener* (demasiado rosa) y *Deep* (puede tornarse cenizo en algunos tonos de piel más oscuros). ✔☺ *Visible Lift Line Minimizing Concealer* ($9.99 dólares) es de aplicación elegante y cremosa, deja un acabado mate suave y no se acumula en los pliegues y arrugas alrededor de los ojos. Es muy similar al popular corrector *Effacernes Concealer* de Lancôme ($21 dólares); compruébelo usted misma. Sus cuatro tonos color piel son hermosos, aunque *Medium-Deep* no funcionará muy bien para los tonos de piel más oscuros. Evite los tonos *Neutralizer* (demasiado amarillo) y *Lightener* (blanco). Si quiere poner a prueba la promesa de que minimiza las arrugas, aplíquese este corrector alrededor de un solo ojo. Ahora vea en cuál de los dos lados se ven más las arrugas; el lado con corrector, ¿verdad?

☺ *Feel Naturale Concealer* ($7.69 dólares) es un corrector que inicialmente es muy resbaladizo, por lo que puede llegar a ser todo un reto mantenerlo en su lugar. Al secarse, deja un acabado mate suave y brinda una cobertura decente que va de translúcida a mediana sin acumularse en los pliegues y las arrugas. Los tres colores pueden funcionar bien, pero *Deep* puede dejar un matiz demasiado durazno en algunos tonos de piel. *Cover Expert Exact Match Concealer* ($8.99 dólares) incluye dos correctores de crema a polvo en un mismo envase. Puede usar el tono claro u oscuro según sea necesario, o mezclarlos para crear el color perfecto. Las combinaciones de colores son muy buenos, pero sólo hay dos dúos disponibles y nada para tonos de piel claros u oscuros. Quienes caigan en el punto medio estarán contentas con estos colores y descubrirán que este corrector tiene una textura uniforme y sedosa muy similar al del *Photogenic Concealer* de *Lancôme*. Su fórmula es de fácil aplicación, se difumina muy bien y cubre muy bien las ojeras y otras imperfecciones.

POLVO: ☺ *Visible Lift Line Minimizing Powder* ($11.99 dólares) es un polvo translúcido hecho a base de talco, que deja un acabado sedoso y muy translúcido con un toque de brillo centelleante. No minimizará ni una sola arruga de su cara, pero fija bien el maquillaje y puede funcionar en cualquier tipo de cutis. Todos los colores, salvo uno solo, son excelentes. Solo evite *Colour Lift*, el cual tiene un color rosa que nadie debe aplicarse sobre el rostro. *Feel Naturale Ultrafine Light Softening Powder SPF 15* ($11.59 dólares) ha sido reformulado varias veces y esta última versión brinda una textura innegablemente sedosa, así como una aplicación sobresaliente. Aunque sí contiene filtro solar, no protege contra la radiación UVA, pero sigue siendo un gran polvo compacto. De sus tres colores, *Deep* es el único perdedor. *On the Loose Shimmering Powder* ($5.99 dólares) viene en botecitos pequeños y crea una aplicación intensa pero uniforme de polvo brillante. Se gana muchos puntos por su excelente capacidad de adherirse a la piel. Es una opción para el maquillaje de noche y le dará la cantidad adecuada de brillo que todo el mundo parece estar usando. Yo le sugeriría evitar el color *Five Alarm* anaranjado y el *Diva Down* azulado a menos que sea la cantante principal de un grupo de rock. ✔☺ *Translucide Naturally Luminous Powder* ($9.89 dólares) es un polvo suelto libre de talco que tiene una textura maravillosa similar a la del azúcar glass, que deja un acabado uniforme y parejo. Se siente como seda en el cutis y viene en cuatro tonos, de los cuales sólo *Deep* es demasiado cobrizo para la mayoría de los tonos más oscuros de piel. Este polvo con fragancia es perfecto para quienes odian verse empolvadas pero quieren verse pulidas.

RUBOR: ✔☺ *Feel Naturale Light Softening Blush* ($10.99 dólares) es una gran colección de rubores de texturas y colores hermosos, que se aplican de manera asombrosamente similar al *Blush Subtil* de Lancôme ($25.50 dólares). Este rubor es adecuado para todo tipo de cutis. Los siguientes colores son bastante brillantes, por lo que si los va a usar, es mejor que sólo los use para un maquillaje de noche: *Charmed Peach*, *Mauvelous*, *Mocha Rose* y *Plume*. ☺ *Translucide Luminous Gel Blush* ($9.49 dólares) es un rubor de gel entintado translúcido bastante interesante. Sus seis colores tienen un acabado que va de ligera a moderadamente brillante, pero todos se difuminan excepcionalmente bien hasta dejar un color translúcido apenas perceptible. Su aplicación deja una sensación húmeda y luego se seca para dejar un acabado de sensación mate. Sería difícil equivocarse con este rubor, ya que su color es muy sutil. Sin embargo, tendrá que tener paciencia para difuminarlo y esperar a que se seque; y si quiere que el color se le note, tendrá bastantes dificultades en lograr un matiz más intenso. Aun así, este rubor minimalista sí cumple con su propósito.

☺ *Cheek to Cheek Sculpting Blush Duet* ($9.89 dólares) es un rubor en polvo de doble lado que ofrece un tono claro y un tono mediano de rubor para resaltar y "darle forma" al rostro. Tiene una textura uniforme, aunque ligeramente gruesa. Al aplicarlo, puede dejar una apariencia moteada y es tan translúcido que requeriría de varias aplicaciones como para que siquiera lograra empezar a "darle forma" a su cara. Además, la mejor manera de darle forma (léase contornear) a su cara es con un color mate café bronceado o dorado. El color *Blissful Bronzes* se asemeja un poco al color que debe tener un contorno, pero es demasiado suave como para cumplir adecuadamente con esta función. *Blush Delice Sheer Powder Blush* ($7.99 dólares) puede ser translúcido en cuanto a su color, pero no en cuanto a su brillo. ¡Este es uno de los rubores más brillantes que hay en todo el mundo! Todos sus cinco colores le dan más iridiscencia que color, pero si esa es su meta o si tiene planeado salir en la noche a bailar a una discoteca, entonces este rubor no la decepcionará. *Touch-On Colour Lips, Eyes, Cheeks* ($9.89 dólares) comparte los mismos comentarios generales que el *Blush Delice* antes descrito, sólo que este tiene rubor de crema a polvo tiene una textura ligeramente granular y viene en colores más suaves (aunque todavía muy brillantes). No deja una sensación agradable sobre los labios y puede resecar un poco la piel que está alrededor de los ojos.

SOMBRA DE OJOS: ☺ *Wear Infinite Long-Wearing Silky Powder Eyeshadow* ($3.79 dólares por los compactos con un solo color, $4.69 dólares por los compactos con dos colores, $6.59 dólares por los compactos con cuatro colores) son una reformulación de las antiguas sombras *Soft Effects* de L'Oréal. Los colores se siguen clasificando como aperlados (visiblemente brillantes) o mate (verdaderamente mates a sutilmente brillantes), pero la selección de colores sí ha mejorado. Por ejemplo, hay diversas opciones viables entre los compactos de cuatro colores, aunque (con la excepción de *Wood Rose*) cada uno incluye por lo menos una sombra brillante. La fórmula es muy sedosa, pero también muy translúcida, dejando una sensación casi cerosa. Contrario a lo que dice su nombre, su duración dista mucho de ser infinita, pero son una buena opción para quienes buscan un color muy suave y una aplicación fácil. Los compactos con un sólo color que contienen sombras mate son *Sable*,

Bark, Chocolat, Raven y *Sand*. En cuanto a los compactos de dos colores de sombras, el único que contiene sombras mate es *Classic Khakis*. **Colour Fresco Refreshing Creme Eyeshadow** ($6.59 dólares) es una sombra de ojos de crema a polvo que viene en un envase con rosca y deja una sensación húmeda. Se desliza casi demasiado bien. Al secarse, deja un acabado polvoso y tiende a no correrse, lo cual es agradable. Puede ser difícil aplicar estas sombras porque todos los colores son brillantes y tienden a dejar un matiz muy intenso, lo cual puede dificultar aún más su difuminación. Tendrá que suavizarlos rápidamente a menos que su meta sea dejarse una raya audaz de color centelleante.

DELINEADOR DE OJOS Y CEJAS: ✔☺ *Line Intensifique Extreme Wear Liquid Liner* ($7.89 dólares) es un delineador líquido sobresaliente de aplicación relativamente fácil (considerando que es un delineador líquido) y buena duración, ya que no se corre, se despostilla ni se descama en todo el día. La brocha tiende a ser demasiado flexible, pero sí funciona bien. Si usted es una fanática de *Artliner* de Lancôme ($25 dólares), no deje de probar este producto.

☺ *Super Liner Perfect Tip Eyelining Pen* ($7.19 dólares) debe haber sido reformulado, porque ahora es casi tan bueno como el delineador más nuevo *Line Intensifique*. Viene con una brocha idéntica y se aplica igual de fácil, pero su duración no es tan larga. *Wear Infinite Silky Powder Eye Liner* ($6.89 dólares) es un lápiz estándar que se aplica rápida y uniformemente y deja un acabado polvoso confiable. Si usted prefiere usar lápices, entonces este es uno que debe considerar, ya que no se corre ni desvanece tanto como muchos otros. Sin embargo, casi todos los colores son brillantes y hay varios tonos que son inapropiados para los ojos, a menos que quiera lograr el *look* de una cantante de *tecno* o vaya a audicionar para el papel de Cleopatra. *Le Grande Kohl Line and Define Pencil* ($6.79 dólares) es un lápiz estándar extra largo que se parece mucho al *Le Crayon Kohl* de Lancôme ($18 dólares). Se aplica de manera uniforme sin ser grasoso y se difumina bien sin dejar rayas. Muchos colores son brillantes, pero *Black Sable* y *Onyx* son elecciones acertadas. *Brow Stylist Sculpting Brow Mascara* ($7.49 dólares) es un tinte translúcido para las cejas muy bueno. Viene con una brocha de dos lados con cerdas largas y cortas, la cual hace que este tipo de producto sea muy útil para arreglar y definir tanto las cejas pobladas (como las de Brooke Shields) como las cejas ralas o finas (como las de Bette Davis). Viene en dos colores además de la versión transparente (*Clear*) y todos son buenas opciones para darles una apariencia sutilmente refinada a sus cejas.

☹ *Pencil Perfect Automatic Eye Liner* ($6.79 dólares) no es precisamente lo que llamaría perfecto; en cualquier caso, tiende a dejar una aplicación más cremosa que la mayoría de los lápices delineadores y eso se traduce en una mayor probabilidad de que se corra. Su ventaja es que no hay que sacarle punta. *Eye Smoker Line and Shadow Crayon* ($8.39 dólares) es un lápiz gordo de aplicación cremosa que viene en colores brillantes. Tiene la extraña característica de apelmazarse en su lugar en lugar de correrse, pero supongo que ese es el efecto que tenían en mente quienes lo diseñaron. *Brow Colourist Colour and Highlighting Pencil* ($8.39 dólares) es un lápiz para cejas estándar, ligeramente cremoso, pero no mejor que el *Brow Powderist* descrito a continuación. El otro extremo del lápiz trae una sombra de ojos brillante para iluminar que realmente no es necesaria, pero supongo que la incluyen para que este producto mediocre sea un poco más atractivo. *Brow Powderist Redefining Powder* ($7.29 dólares) es un polvo para cejas translúcido de textura seca que incluye dos colores coordinados en un solo compacto. Los colores son adecuados y permiten hacer combinaciones personalizadas, aunque todos tienen un brillo sutil. El polvo tiende a soltar "chispitas" a menos que golpetee la brocha para quitarle el exceso antes de aplicárselo. Esto significa que tardará más en aplicárselo, pero sólo así logrará terminar con un mínimo de "chispitas" en otras partes de su rostro. La brocha que viene con este producto es horrible, pues para lo único que sirve es para tirarla a la basura de inmediato.

☹ *Lineur Intense Defining Liquid Liner* ($7.19 dólares) es un delineador líquido tradicional que, como lo dice su nombre, es intenso. Sin embargo, en comparación con el delineador *Line Intensifique* antes descrito, este producto tarda mucho en secar y se corre antes de que el día haya llegado a su fin.

LÁPIZ LABIAL Y DELINEADOR DE LABIOS: ☺ *Endless Comfortable 8-Hour LipColour* ($7.89 dólares) es asombrosamente parecido al *Rouge Attraction Lipcolour* de Lancôme ($20 dólares). Ambos tienen la misma textura ligera, cremosa y suave y la misma selección de colores opacos, la mayoría de los cuales son iridiscentes. Quizá lo más revelador es que ambos usan la misma tecnología. L'Oréal la llama "*Soft-Seal*", mientras que Lancôme la llama "*StayPut*". En cualquier caso, si tiene curiosidad de poner a prueba su supuesta larga duración, económicamente le convendría probar primero la versión de L'Oréal, pero no lo compre con la esperanza de que verdaderamente cumpla con esta promesa. No es más que un lápiz labial ligero y suavemente cremoso con más apoyo mercadotécnico que respaldo tecnológico. *Endless Comfortable 8-Hour Liquid LipColour* ($7.89 dólares) es un brillo de labios líquido, semiopaco, de sensación ultraligera y acabado brillante y uniforme. Este producto hecho a base de silicona tiene un buen tinte, ¡pero sólo le durará ocho horas si se abstiene de comer, beber y hablar mucho! Si le es imposible abstenerse, entonces tendrá que retocarlo más o menos con la misma frecuencia con la que tendrá que retocar un lápiz labial cremoso. *Shine*

Delice Sheer Shimmering LipColour ($6.99 dólares) es un lápiz labial resbaladizo y brillante que viene en una selección maravillosa de colores que en realidad no son tan translúcidos como nos haría pensar su nombre. Este producto es perfecto para lograr un color de labios sutil, pero su fragancia es intensa. *Colour Endure Stay On LipColour* ($9.39 dólares) es similar al *ColorStay* de Revlon, salvo que el de L'Oréal tiende a durar más sin despostillarse. Ambos dejan un acabado mate y se quedan en su lugar. Sin embargo, pese a que presume de no dejar una sensación seca, la sensación de este lápiz labial no es ni mínimamente emoliente. Se ha reducido un poco la selección de colores, pero las alternativas siguen siendo numerosas para las fanáticas de los lápices labiales ultramate. *HydraSoft Deeply Softening LipColour SPF 12* ($10.39 dólares) no brinda protección contra los rayos UVA, pero sí es un muy buen lápiz labial brillante y estándar que viene en un envase fino. Este producto no presenta ventajas especiales por encima de docenas de otros lápices labiales cremosos y translúcidos. En todo caso, Revlon y Almay son los que llevan la delantera en lo que se refiere a lápices labiales con filtros solares eficaces.

✔☺ *Colour Riche Rich Creamy LipColour* ($7.19 dólares) es un lápiz labial que asombra en todos los sentidos menos en su precio, ¡lo cual es una ventaja para usted! Este lápiz labial decadentemente cremoso ofrece colores intensos que tienen una duración asombrosa, aunque sí es lo suficientemente cremoso como para que pueda correrse por las pequeñas líneas finas que están alrededor de la boca. Es casi idéntico al *Rouge Sensation LipColour* de Lancôme ($19.50 dólares), incluso en su fragancia. ✔☺ *Colour Riche Crystal Shine LipColour* ($7.19 dólares) es idéntico al lápiz labial *Colour Riche* antes descrito, sólo que sus colores están cargados de iridiscencia para darle una apariencia ultracentelleante a los labios. ✔☺ *Rouge Pulp Anti-Feathering Lip Liner* ($8.49 dólares) es un lápiz automático que no se retrae. Viene en seis tonos muy hermosos y realmente se queda en su lugar. ¡Este sí vale la pena! ✔☺ *Glass Shine High Shine Lip Gloss* ($7.99 dólares) es un brillo de labios común pero no pegajoso. Viene en un tubo de aluminio similar al popular *Lip Gloss* de Stila ($17 dólares). La mayoría de sus tonos hermosos ofrecen un color semiopaco y un tinte sutil, pero sigue siendo un brillo para labios, por lo que tendrá que estar preparada para retocárselo frecuentemente.

☺ *Rouge Pulp Liquid Lipcolour* ($8.39 dólares) es el precursor de *Glass Shine* y sigue siendo un buen brillo para labios no pegajoso que viene con aplicador de esponja en varios colores vívidos y brillantes. No es tan brillante como el *High Shine Lip Gloss* antes descrito. *Colour Riche Rich Creamy Lipliner* ($7.19 dólares) es un lápiz estándar de rosca retráctil que además incluye un sacapuntas integrado, el cual es innecesario ya que todos los lápices de rosca generalmente tienen una punta fina. Además, después de un solo uso, las virutas lo tapan, dejándolo inservible. Su aplicación es uniforme y cremosa y los colores disponibles son versátiles. *Crayon Petite Automatic Lip Liner* ($6.89 dólares) es un delineador labial estándar de rosca que definitivamente es más cremoso que la mayoría de los productos de este tipo y ofrece algunos buenos colores, que incluyen una versión transparente: el *Clear. Lip Duet Lip Liner and Colour Crayon* ($8.89 dólares) le da un delineador estándar y un color de labios en un sólo lápiz grueso de doble lado. Este producto tiene la ventaja sobre otros lápices labiales tipo crayón gracias a su aplicación uniforme, colores bien coordinados y acabado no grasoso. Si este concepto le parece atractivo, esta versión no la decepcionará.

RÍMEL: ✔☺ *Lash Intensifique Lash by Lash Body Building Mascara* ($6.69 dólares) efectivamente es intenso y es asombrosamente similar al rímel *Amplicils* de Lancôme ($20 dólares). Ambos dejan una aplicación bastante gruesa y alargan y engrosan admirablemente las pestañas. Pueden formar grumos si se aplican con demasiado entusiasmo y la brocha grande puede dificultar el acceso a las pestañas difíciles de alcanzar. Sin embargo, si quiere tener unas pestañas impactantes, ¡no deje de incluir este producto en su lista de alternativas posibles! ✔☺ *Lash Intensifique Curved Brush Mascara* ($6.69 dólares) es idéntico al *Lash by Lash Body Building Mascara* antes descrito, sólo que la brocha curvada le permite lograr el máximo impacto un poco más rápido. ✔☺ *Lash Intensifique Waterproof Mascara* ($6.69 dólares) es un rímel a prueba de agua muy superior al rímel típico. Alarga, levanta y riza sus pestañas de manera fabulosa y se mantienen así incluso después de llorar o nadar. ✔☺ *Lash Architect 3-D Dramatic Mascara* ($7.49 dólares, brocha recta o curva) es un rímel verdaderamente asombroso. Este sí que le dejará unas pestañas largas y gruesas. Con tan sólo unas cuantas pasadas, realmente se verá como si estuviera usando pestañas postizas. Pero pese al entusiasmo que este producto me provoca, sí tiene una desventaja: puede formar grumos y dejar una aplicación dispareja, y tiene una tendencia a desprenderse (pero no a correrse) durante el día, especialmente si se aplica demasiado, lo cual es fácil hacer debido a que alarga las pestañas con mucha rapidez. Si su meta es alargar y engrosar sus pestañas, entonces le irá mejor con el *Lash Intensifique* antes descrito. ✔☺ *Le Grand Curl* ($7.39 dólares) sigue siendo uno de los mejores rímeles que se aplica sin formar grumos, dura todo el día, no se corre y también alarga y engrosa las pestañas con facilidad. También las levanta y las riza, pero esa es una característica de cualquier buen rímel. ✔☺ *Le Grand Curl Waterproof Mascara* ($5.99 dólares) es un rímel fantástico para alargar, levantar y rizar las pestañas. No las engrosa mucho, pero esto sucede con casi todos los rímeles a prueba de agua y este no falla cuando las pestañas se mojan.

☺ *Superior Longitude Extreme Lengthening Mascara* ($9.29 dólares) no es exactamente lo que yo consideraría "extremo", especialmente después de probar la crema y nata de los rímeles de L'Oréal antes descritos. Sin embargo, sí alarga las pestañas sin mucho esfuerzo y también las engrosa sutilmente. Dura todo el día sin desprenderse pero puede correrse ligeramente durante su aplicación. *Lash Out Curved Brush* ($5.99 dólares) tiene una mejor brocha que el rímel *Lash Out* original descrito a continuación, que le permite un poco más de longitud con una separación más suave y limpia. Este rímel no engrosa las pestañas, pero puede ser una buena opción si no necesita o no le gustan las pestañas gruesas. *Voluminous Volume Building Mascara* ($6.69 dólares, brocha recta o curva) sigue siendo un rímel alargador sobresaliente, pero no engrosa ni crea las mismas pestañas dramáticas que solía crear. Sin embargo, no forma grumos ni se corre y sí dura muy bien a lo largo de todo el día. *Voluminous Mascara Curved Brush* ($5.99 dólares) es casi idéntico a la versión *Volume Building* anterior, sólo que este alarga las pestañas más rápido, gracias a que trae una brocha de cerdas más largas.

☹ *Lash Out Lengthening and Separating Mascara* ($5.99 dólares). Pese a su nombre atractivo, este rímel no impresiona mucho. Es medianamente bueno, pero nada en comparación con los mejores de L'Oréal. *Lash Out* sí alarga bien las pestañas, pero también tiende a dejarlas apelmazadas, lo cual puede dar por resultado unas pestañas largas con poco cuerpo. *Longitude Lash Out Extra Lengthening Waterproof Mascara* ($5.99 dólares) es tan sólo un rímel mediocre que puede requerir hasta quince capas antes de que pueda dejarlas más largas o gruesas e incluso entonces, sus resultados son mediocres. Sí dura bajo agua, pero a menos que esté dispuesta a conformarse con menos, es preferible saltarse este a favor del *Le Grand Curl Waterproof* antes descrito, el cual le dará mejores resultados. *FeatherLash Softly Sweeping Mascara* ($6.19 dólares) es un rímel que no se aplica bien, alarga las pestañas de manera poco uniforme y no las engrosa casi nada. No se corre ni forma grumos, pero los resultados no son los que se podrían esperar de un rímel de L'Oréal. No obstante, sí funciona para mejorar mínimamente las pestañas. *FeatherLash Mascara Curved Brush* ($6.19 dólares) tiene las mismas cualidades que el *FeatherLash* original, pero la brocha facilita la aplicación de una capa uniforme y translúcida para lograr unas pestañas apenas definidas. *FeatherLash Water Resistant Mascara* ($6.19 dólares) alarga ligeramente las pestañas y no las engrosa en lo más mínimo. Se aplica fácilmente sin formar grumos, pero tendrá dificultades para lograr algo más que un simple efecto sutil. Lo mejor de este rímel es que las pestañas se sienten suaves y su fórmula si resiste bien el agua, al mismo tiempo que se puede remover fácilmente con un limpiador hidrosoluble. *Voluminous Waterproof Mascara* ($5.99 dólares) es un rímel que no sobresale en comparación con los rímeles a prueba

de agua *Le Grand Curl* y especialmente *Lash Intensifique*, pero sí alarga y
define las pestañas y no se corre con el agua.

LANCÔME

Esta línea muy francesa mantiene una imagen más casual que otras líneas
francesas que se venden en las tiendas departamentales, como *Yves St.
Laurent, Orlane, Givenchy, Guerlain* y *Chanel*, cuyos aires elitistas son
tan densos que casi podríamos cortarlos con un cuchillo. A través de los
años, Lancôme ha sido muy eficaz en asegurar que su imagen y sus productos irradien una elegancia contemporánea. Propiedad de L'Oréal,
una de las principales compañías de productos cosméticos del mundo,
Lancôme tiene el dinero para gastar en la publicidad que necesita para
que su imagen de "alto nivel" se quede grabada en las mentes de las consumidoras como uno de los estándares de productos de belleza. En combinación con el estilo europeo que Lancôme exuda, sus productos siempre
han ido dirigidos a las mujeres de la generación del "*baby boom*" (nacidas
entre 1945 y 1960) y cualquier otra preocupada por seguir el "último
grito de la moda".

Aunque la línea Lancôme incluye una extensa variedad de productos
para el cuidado del cutis, la gran mayoría de estos son deficientes en el
área de agentes hidratantes, antioxidantes y antiirritantes interesantes.
Otras compañías de productos cosméticos, como Estée Lauder, están
mucho más adelantadas que Lancôme. Otro hecho que probablemente le
parezca interesante es que Lancôme es propiedad de L'Oréal, y a menudo
se pueden encontrar productos de L'Oréal que son virtualmente idénticos
a los de Lancôme; estos productos primero se lanzan bajo la marca
L'Oréal y luego aparecen en los estantes de Lancôme uno o dos meses más
tarde. En términos de calidad, tanto L'Oréal como Lancôme van reza-
gados, aunque si usted piensa que Lancôme es la solución para usted,
pruebe L'Oréal primero. Una advertencia: todos los productos de Lancôme
contienen mucha fragancia, siguiendo con el estilo de los franceses. Para
mayor información acerca de Lancôme, llame al (800)-LANCÔME o
visite su página de Internet en www.lancome.com.

Productos para el cuidado del cutis Lancôme

☺ *Ablutia Fraicheur Purifying Foam Cleanser* ($21.50 dólares por 6,4 onzas)
   es un limpiador hidrosoluble muy ordinario, hecho a base de detergente, que
   puede resecar algunos tipos de cutis, pero que sí es apropiado para alguien con
   el cutis normal a grasoso.

☺ *Clarifiance Oil-Free Gel Cleanser* ($21.50 dólares por 6,8 onzas) es un limpiador hidrosoluble estándar, hecho a base de detergente, que funcionaría bien para casi todos los tipos de cutis salvo para el cutis seco.

☺ *Vinefit Cleansing Bar* ($13 dólares por 4 onzas) es un limpiador en barra extremadamente ordinario que contiene una cantidad ínfima de extracto y aceite de uva. Puede resecar casi todos los tipos de cutis.

☺ *Clarifiance Oil-Free Gel Cleanser* ($21.50 dólares por 6,8 onzas) es un limpiador básico pero bueno hecho a base de detergente que funcionaría bien para casi todos los tipos de cutis excepto para el seco.

☺ *$$$ Gel Controle* ($19.50 dólares por 4,2 onzas) es un limpiador estándar hecho a base de detergente que funcionaría bien para el cutis normal a graso. Contiene una diminuta cantidad de ácido salicílico, pero su elevado pH lo hace ineficaz para la exfoliación.

☺ *$$$ Mousse Controle* ($19.50 dólares por 4,2 onzas) es un limpiador hecho a base de detergente que se dispensa como un *mousse* para el cabello. El barro que contiene sí posee cierta capacidad de absorber el aceite. Un ingrediente interesante es la arginina, un aminoácido, que aparece en tercer lugar en la lista de ingredientes. La arginina puede ser eficaz para curar heridas, pero incluirla en un limpiador no cumple con un propósito real, ya que los limpiadores se enjuagan antes de que este ingrediente tenga la oportunidad de actuar. Este producto también contiene ácido salicílico, pero su pH no es lo suficientemente bajo como para que sea un exfoliante eficaz.

☺ *Galatée Confort Milky Creme Cleanser* ($37.50 dólares por 13,5 onzas) supuestamente es un limpiador para todo tipo de cutis que se rocía sobre el rostro y luego se quita con un pañuelo desechable, pero lo cierto es que tan sólo es un limpiador estándar, hecho a base de aceite mineral que no se enjuaga y que puede dejarle una película grasosa sobre el cutis. Podría ser bueno para el cutis extremadamente seco, aunque sí necesitará frotarse la cara con un pañuelo desechable para quitarse tanto el maquillaje como el limpiador.

☺ *$$$ Gel Clarté* ($19.50 dólares por 4,2 onzas) es un limpiador estándar hecho a base de detergente que podría ser una opción para el cutis normal a grasoso. Los extractos de papaya (fruta bomba, lechosa) y piña (ananá) no poseen propiedades exfoliantes.

☺ *Mousse Clarté* ($25 dólares por 6,8 onzas) es similar al *Gel Clarté* antes descrito, sólo que se dispensa como un *mousse*, por lo que aplican los mismos comentarios básicos.

☺ *$$$ Mousse Confort* ($19.50 dólares por 4,2 onzas) es un limpiador estándar hecho a base de detergente que podría ser una opción para el cutis normal a grasoso. Sería demasiado secante para el cutis seco.

☺ *$$$ Bi-Facil Double-Action Eye Makeup Remover* ($20 dólares por 4 onzas) es nada más que un limpiador muy ordinario hecho a base de silicona que se debe quitar con un pañuelo desechable o toallita para la cara. Funcionaría tan bien como cualquier otro.

☺ **$$$ *Effacile Gentle Eye Makeup Remover*** ($17.50 dólares por 4 onzas) es un desmaquillante de ojos hecho a base de detergente que no es muy delicado, pero que sí desmaquilla bien los ojos.

☺ **Eau de Bienfait Cleanser Water with Vitamins for Face and Eyes** ($23.50 dólares por 6,8 onzas) es un desmaquillante estándar hecho a base de detergente que sí sería más delicado que el desmaquillante *Effacile* antes descrito, salvo que los extractos de piña (ananá) y papaya (fruta bomba, lechosa) lo hacen inapropiado para el área de los ojos.

☺ **$$$ *Exfoliance Delicate Exfoliating Gel*** ($21 dólares por 3,5 onzas) es un limpiador granular estándar hecho a base de detergente que usa plástico molido (polietileno) como abrasivo y que es bastante delicado para el cutis normal a grasoso. Contiene una pequeña cantidad de ácido salicílico (beta-hidroxiácido o BHA), pero su pH es demasiado elevado como para que pueda exfoliar el cutis.

☺ **$$$ *Exfoliance Confort*** ($21 dólares por 3,4 onzas) es similar al Exfoliance Delicate Exfoliating Gel antes descrito sólo que viene en una base más emoliente y no contiene BHA, lo que significa que es mucho mejor para el cutis normal a seco.

☺ **$$$ *Exfoliance Clarté Clarifying Exfoliating Gel*** ($21 dólares por 3,4 onzas) es similar al *Exfoliance Delicate Exfoliating Gel* antes descrito sólo que contiene más detergentes limpiadores, lo que lo hace en un mejor producto para el cutis normal a grasoso. Aplican los mismos comentarios acerca del BHA.

☹ **Tonique Controle Toner for Oily and Normal to Oily Skin** ($19.50 dólares por 6,8 onzas) es poco más que alcohol, el cual es demasiado irritante y secante para todos los tipos de cutis.

☹ **Tonique Clarté** ($19.50 dólares por 6,8 onzas) es similar al *Tonique Controle* antes descrito y aplican los mismos comentarios.

☺ **Tonique Douceur Alcoholic-Free Freshener for Dry/Sensitive Skin** ($27.50 dólares por 13,5 onzas) efectivamente no contiene alcohol, pero no es más que una simple agua fragante para el cutis. Esta es una loción tonificante común que no hace nada y que casi no contiene antioxidantes ni agentes hidratantes. Además, su precio es exagerado considerando su formulación mundana.

☹ **Vitabolic Clarifier Radiance Boosting Tonic** ($27.50 dólares por 3,4 onzas) está hecho principalmente de alcohol, junto con algunos extractos de plantas potencialmente irritantes que sólo elevan el riesgo de que se le irrite y reseque la piel. Su pH es demasiado elevado para que el BHA que contiene sea eficaz para la exfoliación.

☺ *Tonique Confort* ($19.50 dólares por 6,8 onzas) es una loción tonificante medianamente buena con una pequeña cantidad, aunque suficiente, de agentes hidratantes y antioxidante. Es una opción para el cutis normal a seco.

☺ *$$$ Absolue Absolute Replenishing Cream SPF 15* ($90 dólares por 1,7 onzas). Considerando que este es uno de los productos para el cuidado del cutis más caros de Lancôme, tuvieron que esforzarse bastante para explicar qué es lo que hace que este producto, que cuesta $90 dólares por 1,7 onzas, sea mejor que los demás productos que venden para el mismo propósito, es decir, eliminar las arrugas. Sí contiene un filtro solar parcialmente hecho de avobenzona, pero esta crema no es más que un buen humectante hecho principalmente a base de silicona que contiene sólo una pequeña cantidad de antioxidantes e incluso menos agentes hidratantes y que funciona bien para el cutis normal a seco. Esta crema promete "reestablecer la apariencia del cutis que ha cambiado como resultado del envejecimiento cronológico, la exposición al sol y las fluctuaciones hormonales" al atender tres problemas primordiales: la resequedad, la mejor luminosidad y la pérdida de elasticidad. Sin embargo, aseverar que estos problemas se remedian con una cantidad ínfima de barbasco, extracto de soya y algas marinas es una absoluta fantasía. El barbasco no se comporta como la progesterona cuando está sobre la piel. (Tampoco parece hacerlo cuando se ingiere o se toma en forma de suplementos, como señala el Dr. Andrew Weil en su página de Internet www.drweil.com: "Se han hecho todo tipo de aseveraciones acerca del barbasco porque contiene un precursor de las hormonas esteroides llamado diosgenina, el cual se uso como materia prima para la primera pastilla anticonceptiva. Pero la diosgenina en sí no presenta actividad hormonal alguna, además de que el cuerpo humano tampoco la puede convertir en algo que sí presente dicha actividad"). La soya sí posee propiedades antioxidantes, pero sus efectos documentados sobre el estrógeno cuando se toma por la vía oral, no son los mismos resultados que cuando se aplica tópicamente sobre la piel o al menos no hay estudios de investigación que establezcan que ese sea el caso.

¿Qué podemos decir con respecto a las algas marinas? ¿Será este el intento de Lancôme por competir con los productos para el cuidado del cutis *Creme de La Mer* de Estée Lauder? Las algas marinas pueden actuar como antioxidantes y agentes hidratantes y cuesta sólo centavos incluirlas en un producto cosmético. Por lo que cuesta, un producto repleto de antioxidantes y agentes hidratantes hubiera causado una impresión mucho más duradera.

Por último, recuerde que es necesario aplicarse generosamente los filtros solares para obtener el factor de protección solar que viene indicado en la etiqueta. A este precio, es poco probable que esté dispuesta a embadurnarse la cara con este producto.

☺ **$$$ Absolue Absolute Replenishing Lotion SPF 15** ($90 dólares por 1,7 onzas) es virtualmente idéntica a la versión en crema antes descrita, sólo que viene en forma de loción, por lo que aplican los mismos comentarios básicos.

☺ **$$$ Absolue Eye** ($60 dólares por 0,5 onzas) es un humectante emoliente medianamente bueno, hecho a base de silicona, que funcionaría bien para el cutis normal a seco. Contiene principalmente agua, glicerina, siliconas, aceites de origen vegetal, aceite emoliente, agentes espesantes, mica (partículas brillantes), algas, conservantes, barbasco, más conservantes y extracto de frijol (habichuela) de soya. Para mayor información acerca de estos ingredientes, lea los comentarios acerca del *Absolue Replenishing Cream SPF 15* que se encuentran arriba.

☹ **$$$ Bienfait Total Fluide SPF 15** ($55 dólares por 3,4 onzas) es un filtro solar hecho parcialmente a base de avobenzona. ¿Entonces por qué lo califiqué con una carita neutra? Ahora que hay tantos productos que contienen ingredientes que nos protegen contra la radiación UVA, podemos ser más selectivas y esta formulación tiene alcohol como el tercer ingrediente de la lista, el cual puede resecar e irritar casi todos los tipos de cutis, por no mencionar que su precio está absolutamente injustificado.

☺ **$$$ Bienfait Total UV Eye SPF 15** ($28.50 dólares por 0,5 onzas) es un buen filtro solar hecho parcialmente a base de dióxido de titanio que contiene una pequeña cantidad de antioxidantes, pero que carece de agentes hidratantes. Por este precio, se esperaría que fuera un producto capaz de brindar todos los beneficios posibles. Sin embargo, sí ofrece una muy buena protección contra los rayos del Sol.

☹ **Bienfait Total Day Creme SPF 15** ($36 dólares por 1,7 onzas) no contiene ingredientes que la protejan contra la radiación UVA como de dióxido de titanio, óxido de cinc o avobenzona, por lo que no se recomienda.

☺ **$$$ Impactive Multi Performance Silkening Moisturizer** ($38 dólares por 1,7 onzas) es un humectante hecho a base de silicona que deja una sensación sedosa en el cutis y que contiene algunos antioxidantes y agentes hidratantes buenos. Es una buena opción para alguien con el cutis normal a seco.

☹ **Hydra Controle Oil-Free Hydrating Gel** ($35 dólares por 1,7 onzas) contiene alcohol como el cuarto ingrediente de la lista, lo cual puede ser un problema para el cutis. Sólo contiene cantidades despreciables de agentes hidratantes, antioxidantes y antiirritantes. El triclosano que se encuentra en este producto es un desinfectante tópico, pero no hay estudios de investigación que demuestren que sea eficaz para controlar las imperfecciones.

☺ *$$$ Hydra Zen for Normal/Combination Skin* ($44 dólares por 1,7 onzas) supuestamente se vende como una "relajación envasada", o por lo menos eso es lo que sugieren su nombre y los anuncios publicitarios. Es un "alivio del estrés para su cutis" y contiene algo llamado *"Acticalm"*. Incluso aunque se pudiera aplicar algo en la cara para calmarla, según *Hydra Zen* podría lograrlo con un simple humectante, ya que este producto no es más que eso. Lo único diferente de *Hydra Zen* es su nombre. Si usted es una mujer de mente poderosa, entonces es probable que se sienta más tranquila, pero seguramente no por aplicarse este humectante ligero, bastante ordinario, hecho a base de silicona, que contiene un mínimo de agentes hidratantes y antioxidantes. Además, algunos de los extractos de plantas que contiene pueden ser irritantes.

☺ *$$$ Hydra Zen Cream for Normal to Dry Skin* ($44 dólares por 1,7 onzas) es similar al *Hydra Zen for Normal/Combination Skin* antes descrito, salvo que este también contiene varios aceites de origen vegetal, lo cual lo hace mejor para el cutis seco. No obstante, también carece de la cantidad necesaria de antioxidantes y agentes hidratantes que le hubiera hecho ganar una mejor calificación.

☺ *$$$ Hydra Zen Cream for Very Dry Skin* ($44 dólares por 1,7 onzas) es similar a la crema *Hydra Zen Cream* antes descrita y aplican los mismos comentarios básicos.

☺ *$$$ Hydra Zen Skin De-Stressing Anti-Puffiness Eye Treatment* ($36 dólares por 0,5 onzas) es un humectante emoliente medianamente bueno hecho a base de silicona que contiene una cantidad decente, aunque no abundante, de antioxidantes y agentes hidratantes. La cafeína que contiene no puede desinflamar los ojos y sus extractos de plantas son una mezcla de sustancias irritantes y antiirritantes.

☺ *$$$ Niosome + Perfected Age Treatment* ($68 dólares por 2,5 onzas) es un buen humectante básico para el cutis seco. Contiene algunos antioxidantes, pero en cantidades tan ínfimas que no sirven para gran cosa.

☺ *$$$ Nutribel Nourishing Hydrating Emulsion* ($40 dólares por 2,5 onzas) es un humectante muy emoliente para el cutis seco que contiene principalmente agua, aceites de origen vegetal, glicerina, aceite mineral, agentes espesantes, urea, agentes hidratantes y conservantes. No es un producto emocionante, pero sí es bueno.

☺ *Nutrix Soothing Treatment Creme* ($32 dólares por 1,9 onzas) cuesta demasiado por lo que es, o sea, aceite mineral, vaselina, lanolina, ceras y cantidades diminutas de agentes hidratantes. Es una opción para el cutis extremadamente seco. Sin embargo, otras líneas como *Lubriderm* y *Eucerin* ofrecen fórmulas similares a un precio mucho más bajo.

☺ *Trans-Hydrix Multi-Action Hydrating Creme* ($36.50 dólares por 1,9 onzas) es un humectante emoliente común y corriente para el cutis seco.

☹ *Progres Counter des Yeux Eye Creme* ($37.50 dólares por 1,5 onzas) es una crema espesa para el área de los ojos que contiene principalmente agentes espesantes, vaselina y emoliente. También contiene conservantes que sólo se recomiendan para los productos que se enjuagan, por lo que no le recomiendo usar este producto.

☺ *$$$ Primordiale Intense Creme* ($74 dólares por 1,7 onzas). Este humectante hecho a base de silicona para el cutis seco sencillamente no tiene nada de intenso, excepto su precio. Los extractos de plantas que contiene están ahí para hacerla creer que actúan como alfa-hidroxiácidos (AHA), pero no poseen propiedades exfoliantes. La diminuta cantidad de vitamina E apenas puede detectarse y no contiene agentes hidratantes que valga la pena mencionar.

☺ *$$$ Primordiale Intense Eye* ($46 dólares por 0,5 onzas) contiene principalmente agua, siliconas, glicerina, agente formador de película, aceites de origen vegetal, agente deslizante, vitamina E, conservantes, cafeína, un agente que ayuda a sanar heridas, algas, fragancia y un agente hidratante. Las diminutas cantidades de vitamina E y extractos de plantas no brindan un beneficio importante y la cafeína puede irritar el cutis, aunque es poco probable que lo haga dado que está presente en una cantidad muy pequeña. Este producto hubiera podido ser mucho mejor si contuviera cantidades mucho mayores de antioxidantes y agentes hidratantes.

☺ *$$$ Primordiale Lip* ($29 dólares por 0,5 onzas) es un lápiz labial emoliente, transparente, un poco lustroso y nada más. No es un producto concentrado ni en lo más mínimo.

☺ *$$$ Primordiale Intense Night Renewing Age Defense Treatment* ($63 dólares por 1,7 onzas) es prácticamente idéntico al anterior *Primordiale Nuit* de Lancôme; la única diferencia notable en la lista de ingredientes es que contiene otro tipo de silicona. Pese a sus promesas fantásticas, esta crema no es más que un humectante bastante ordinario para el cutis seco a extremadamente seco.

☹ *Renergie Lift Contour Skin Firming and Conditioning Complex* ($54 dólares por 1 onza) es, con algunas diferencias menores (verdaderamente menores), casi idéntico a la *Revitalift Slim Face Contouring and Toning Solution* de L'Oréal. ¿Cuál es la principal diferencia? El producto de L'Oréal cuesta $10.49 dólares por 1,7 onzas, lo que se traduce en un ahorro de más de $60 si decide probar la versión de L'Oréal en vez de esta de Lancôme. Bueno, siempre y cuando quiera creer que estos dos productos hechos principalmente de alcohol realmente sean capaces de reducir la hinchazón de la cara, así como de reafirmar y realzar el cutis. Esto no sólo es improbable, sino que cuando el alcohol está presente en esta cantidad, puede resecar el cutis, además de que el extracto de *Terminalia sericea* puede ser irritante. Se lo dejo a su criterio, pero recuerde que hay mejores productos tanto de Lancôme como de L'Oréal que usted puede considerar.

☹ **$$$ Renergie Double Performance Treatment Anti-Wrinkle and Firmness** ($80 dólares por 2,5 onzas) no contiene sustancia alguna que pueda reafirmar el cutis o impedir la aparición de las arrugas. Este humectante básico incluye principalmente agua, agentes espesantes, silicona, vaselina, agentes hidratantes, filtro solar, fragancia, vitamina E, cafeína, conservantes y colorantes. Es un producto mediocre y repetitivo, al igual que muchos otros humectantes de Lancôme.

☹ **$$$ Renergie Emulsion Oil-Free Lotion, Double Performance, Anti-Wrinkle, Firming** ($65 dólares por 1,7 onzas) es un producto aún más carente de ingredientes benéficos para el cutis que el *Renergie Double Performance* antes descrito. En esta versión, se elimina la vaselina, haciéndola mejor para el cutis grasoso, e incluye una pequeña cantidad de maicena, pero incluso el rastro de vitamina E está ausente, para ser reemplazada por una cantidad minúscula de vitamina A. Fuera de eso, aplican los mismos comentarios básicos, pero por lo que cuesta, este producto es una verdadera decepción para cualquier tipo de cutis.

☹ **$$$ Renergie Eye** ($46 dólares por 0,5 onzas) es similar al *Renergie Double Performance Treatment* antes descrito y aplican los mismos comentarios básicos.

☺ **$$$ Re-Surface** ($52.50 dólares por 1 onza) es la contribución de Lancôme al grupo de productos con retinol, sólo que L'Oréal le ganó a Lancôme al lanzar unos cuantos meses antes su **Line Eraser Pure Retinol** ($12.89 dólares por 1 onza). Estos productos son virtualmente idénticos, con el mismo tipo de retinol, en la misma pequeña cantidad, la misma formulación de loción ligera y el mismo empaque hermético (el cual es necesario para que el retinol se mantenga estable). Si está considerando usar retinol, pese a las escasas pruebas que indiquen que haya una buena razón para usarlo, ¿por qué elegiría la versión de Lancôme en vez de la de L'Oréal? Tenga presente que el único beneficio de usar estos productos es el retinol, porque carecen de cualquier otro ingrediente para el cuidado del cutis que valga la pena mencionar.

☺ **$$$ Re-Surface Eye** ($44 dólares por 0,5 onzas). Si usted creyó que el humectante con retinol *Re-Surface* de Lancôme era una necesidad, entonces por supuesto compró esta versión para los ojos como parte del paquete. Al menos eso es lo que Lancôme quiere que crea acerca de este humectante con retinol.

Sin embargo, si lo que busca es un producto con retinol, el *Re-Surface* original antes descrito, que cuesta $52.50 dólares por 1 onza, definitivamente podría ser usado alrededor de los ojos y representarle un ahorro sustancial de dinero. Sin embargo, sí recuerda que la versión de L'Oréal, **Line Eraser Pure Retinol Concentrate** ($14.99 dólares por 1 onza y reseñada en la página 494) es un producto con retinol alternativo igualmente bueno, ¿o no?

☺ **$$$ Vinefit Complete Energizing Lotion SPF 15** ($37.50 dólares por 1 onza). Lo mejor de este producto excesivamente caro es precisamente su filtro solar, el cual brinda un SPF adecuado de 15 y está hecho parcialmente a base de dióxido de titanio. Además del renombrado aceite de semilla de uva y el extracto de uva que contiene, los cuales son buenos antioxidantes, este producto también contiene niacinamida. Hay estudios de investigación que demuestran que la niacinamida es eficaz para la producción de ceramidas (un componente vital de la piel) y para disminuir los efectos negativos de la exposición al sol (que suprimen la respuesta inmunitaria de la piel). No se sabe si la niacinamida es capaz de hacer esto al aplicarla tópicamente, pero sigue siendo un ingrediente intrigante para el cutis. Sin embargo, Olay tiene productos muchos mejores que Lancôme que también contienen este ingrediente. En general, su base humectante para el cutis normal a seco es excepcionalmente ordinaria.

☺ **$$$ Vinefit Cream SPF 15** ($37.50 dólares por 1,7 onzas) es la versión en crema del *Vinefit Complete* antes descrito y aplican los mismos comentarios básicos.

☹ **Vinefit Cool Gel** ($26 dólares por 1,7 onzas) contiene extracto de uva y diminutas cantidades de vitamina E y niacinamida, pero este producto también incluye alcohol como el cuarto ingrediente de la lista y esto no refresca el cutis, sino que lo irrita.

☹ **Vinefit Lip SPF 8** ($14.50 dólares por 0,5 onzas) es un filtro solar mal formulado que no contiene ingredientes que brinden protección contra la radiación UVA y que además tiene un factor de protección solar abismalmente bajo de 8, muy inferior al estándar de 15 establecido por la Fundación contra el Cáncer de la Piel y la Academia de Dermatología de los Estados Unidos. Este producto es una vergüenza.

☹ **$$$ Vitabolic Dark Eye Circle Treatment** ($46 dólares por 0,5 onzas) es todavía un producto más que se agrega a la colección de productos para el cuidado del cutis que contienen vitamina C. En el caso de *Vitabolic*, la forma de vitamina C que se usa es el ácido ascórbico, el cual ayuda a proteger contra los daños causados por el sol. En esencia, debido a que sólo contiene ácido ascórbico y ningún otro antioxidante o agente hidratante, este es un producto que sólo serviría para una cosa. Desde todos los puntos de vista, el producto con vitamina C de *Avon* es mucho más interesante (incluso contiene la misma forma de vitamina C) y cuesta menos.

☺ *$$$ Vitabolic Deep Radiance Booster* ($45 dólares por 1 onza) es casi idéntico al *Vitabolic Dark Eye Circle* antes descrito y aplican los mismos comentarios básicos.

☺ *$$$ Vitabolic Oil Free* ($49 dólares por 1 onza) es casi idéntico al *Vitabolic Dark Circle Eye* antes descrito, sólo que no contiene el aceite de origen vegetal. Sin embargo, aplican los mismos comentarios básicos.

☺ *$$$ Complexion Expert* ($46 dólares por 1 onza) supuestamente sirve para aclarar las decoloraciones de la piel. Puede que este humectante emoliente estándar y ordinario efectivamente pueda hacer esto porque contiene ácido kójico, junto con emolientes excepcionalmente estándares, aceites de origen vegetal y cantidades ínfimas de vitaminas E y C. Existen estudios de investigación convincentes, realizados tanto *in vitro* como *in vivo* y en animales que demuestran que el ácido kójico inhibe eficazmente la producción de melanina. [Fuentes: *Biological and Pharmaceutical Bulletin* (Boletín Biológico y Farmacéutico), agosto de 2002, páginas 1045–1048; *Analytical Biochemistry* (Bioquímica Analítica), junio de 2002, páginas 260–268; *Cellular Signaling* (Señalización Celular), septiembre de 2002, páginas 779–785; *American Journal of Clinical Dermatology* (Revista de Dermatología Clínica de los Estados Unidos), septiembre-octubre de 2000, páginas 261–268 y *Archives of Pharmacal Research* (Archivos de Investigación de Fármacos), agosto de 2001, páginas 307–311]. ¿Entonces por qué este ingrediente no se encuentra en más aclaradores para la piel (la mayoría emplean hidroquinona o extractos de plantas que contienen arbutina)? Porque el ácido kójico es un ingrediente extremadamente inestable en las formulaciones cosméticas. Al exponerlo al aire o a la luz del Sol, se torna de un color café muy extraño y pierde su eficacia. Además, también se considera extremadamente irritante. [Fuente: www.emedicine.com, "Skin Lightening/Depigmenting Agents" (Agentes aclaradores/despigmentadores de la piel), 5 de noviembre de 2001].

☹ *Pure Empriente Masque Purifying Mineral Mask with White Clay* ($24 dólares por 3,4 onzas) es una mascarilla de barro estándar que contiene alcanfor, por lo que es un producto demasiado irritante para todo tipo de cutis.

☹ *Hydra Intense Masque* ($24 dólares por 3,4 onzas) contiene alcohol como el segundo ingrediente de la lista, lo que hace que su hidratación sea todo menos intensa, por lo que no se recomienda.

☹ *Pore Controle Masque* ($24 dólares por 3,4 onzas) es una mascarilla de barro estándar con un poco de ácido salicílico, pero el pH de la base es demasiado elevado para que sea un exfoliante eficaz. También contiene mentol, lo cual no ayuda al cutis en lo más mínimo; simplemente es demasiado irritante y problemático para todos los tipos de cutis.

☺ *$$$ T. Controle Oil-Free Powder Gel Instant T-Zone Matifier* ($22.50 dólares por 1 onza) es un producto interesante hecho de silicona, un agente formador de película y punto. No contiene polvo en lo absoluto. Sí le dejará una película sedosa sobre el cutis pero no espere que le ayude a su cutis grasoso porque no contiene nada que pueda retener el aceite. Es un humectante ligero de silicona bastante pasable, pero nada más. Definitivamente pruébelo antes de decidir comprar este producto engañoso. ¡En todo caso, lo único que hará es que el cutis grasoso se sienta aún más grasoso!

Oligo Mineral de Lancôme

Lancôme ha estado calladamente vendiendo esta pequeña colección de productos exclusivamente en las tiendas Neiman Marcus, pero esto no es algo que me sorprenda, ya que Neiman Marcus son tiendas reconocidas por vender productos cosméticos de alto nivel (léase: muy caros) y se enorgullecen de su variedad selecta de líneas de productos para el cuidado del cutis y de maquillaje. Yo sospecho que esta es una de las razones por las cuales no está disponible la línea *Oligo Mineral* en las tiendas departamentales más populares, ya que los productos de esta línea son casi idénticos a los demás productos de Lancôme; la principal diferencia es que estos se venden a precios innecesariamente inflados. Naturalmente, el gancho que supuestamente justifica su precio elevado es la inclusión de diversos minerales, desde el cobre hasta el cinc. Sin embargo, aunque estos minerales le brindaran algún beneficio extraordinario mediante su aplicación tópica sobre el cutis, Lancôme los agrega a sus productos en cantidades tan pequeñas que su impacto, en su caso, sería despreciable. Aparte de la ilusión de riqueza que puede conferir la compra de estos productos, no hay otra razón para darse una vuelta por el mostrador de Lancôme en Neiman Marcus para probarlos. Si Lancôme es la marca en la que usted prefiere gastar su dinero, su cutis no notará la diferencia si usted ignora esta sublínea y se enfoca en lo que esta línea ofrece en otras tiendas departamentales como Nordstrom o Macy's. La única diferencia que podrá ver será en su bolsillo.

☺ *$$$ Oligo Mineral Cleanser* ($48.50 dólares por 4 onzas) es un limpiador extremadamente estándar que hace espuma y que puede resecar casi todos los tipos de cutis, aunque sí lo limpia muy bien. En la lista de ingredientes, la fragancia aparece mucho antes que los minerales que supuestamente son la fuente de juventud, lo que significa que sólo están ahí para hacer alarde de un efecto que no producen.

☹ *Oligo Mineral Toner* ($40 dólares por 6,8 onzas) es una formulación vergonzosa que incluye alcohol como el segundo ingrediente de la lista, lo cual hace que sea demasiado secante e irritante para cualquier tipo de cutis y Lancôme ya lo sabe (como lo ha demostrado en sus lociones tonificantes más económicas). Qué lástima, porque sin alcohol, esta hubiera sido una muy buena loción tonificante y humectante para el cutis seco.

☺ *$$$ Oligo Mineral Fortifying Cream* ($125 dólares por 2,6 onzas) es un humectante emoliente sedoso que sería una buena opción para el cutis normal a seco, pero no contiene nada especial que justifique su precio. Sí contiene algunos buenos antioxidantes, pero en cantidades minúsculas y por este precio, debería de contenerlos en cantidades rebosantes.

☺ *$$$ Oligo Mineral Eye Cream* ($75 dólares por 0,5 onzas) es casi idéntico pero menos elegante que la *Fortifying Cream* antes descrita y aplican los mismos comentarios básicos. Tiene una cantidad ínfima de cafeína, pero no lo suficiente como para que le irrite la piel ni tampoco como para que "despierten" sus ojos.

☺ *$$$ Oligo Mineral Lotion* ($95 dólares por 1,7 onzas) es una loción ligera muy buena para el cutis normal a ligeramente seco, que contiene una mezcla eficaz de agua, siliconas, agente deslizante, aceite mineral, antiirritante, vitaminas E, C y A (antioxidantes), minerales, conservantes y fragancia. Pero ahórrese su dinero. La *Vinefit Complete Energizing Lotion SPF 15* de Lancôme ($37.50 dólares por 1,7 onzas) ofrece una fórmula aún más sedosa con antioxidantes igualmente buenos, además de que la protege del sol y cuesta un 60 por ciento menos.

Productos para el sol de Lancôme

☺ *SPF 15 Face and Body Lotion with Pure Vitamin E* ($25 dólares por 5 onzas) es un filtro solar muy bueno hecho a base de avobenzona que viene en una loción ligera para alguien con la piel normal a seca o ligeramente grasoso. Es un humectante muy básico que contiene una cantidad minúscula de vitamina E.

☺ *$$$ UV Expert SPF 15 Water Light Fluid* ($31 dólares por 1 onza) es similar a la *SPF 15 Face and Body Lotion* antes descrita, sólo que viene en una loción de acabado mate, por lo que aplican los mismos comentarios básicos.

☺ *SPF 25 Face and Body Lotion with Pure Vitamin E* ($25 dólares por 5 onzas) es similar a la *SPF 15 Face and Body Lotion* antes descrita y aplican los mismos comentarios.

☺ *Water-Light Spray SPF 15 with Pure Vitamin E* ($25 dólares por 5 onzas) es un filtro solar muy bueno hecho a base de avobenzona que contiene principalmente agentes deslizantes, agente formador de película y aceite de origen vegetal. Debe funcionar bien para alguien con el cutis normal a seco.

☺ *$$$ High Protection SPF 30 Face Creme with Pure Vitamin E* ($24 dólares por 1,7 onzas) es similar a las lociones antes descritas, pero no contiene nada único ni especial que justifique vender una cantidad mucho menor de producto al mismo precio.

☺ *$$$ Soleil Expert Sun Care SPF 30 High Protection Sun Stick* ($19.50 dólares por 0,26 onzas/7,28 g) es un filtro solar hecho a base de avobenzona, pero la cantidad que le dan por su precio es ridícula, dado que este no es más que un buen filtro solar en una base emoliente ordinaria tipo lápiz labial.

☺ *$$$ Soleil Ultra Eye Protection SPF 40* ($25 dólares por 0,5 onzas) es un filtro solar bueno pero carísimo que incluye dióxido de titanio y óxido de cinc como principios activos. Esta combinación no es exclusiva de Lancôme y el uso de un factor de protección solar de 40 lo hace sonar como si estuviera obteniendo "más" protección, pero en realidad sólo obtiene una protección más duradera y la luz del Sol simplemente no dura tanto. (Los SPF de más de 30 no van a existir durante mucho tiempo más, pues desaparecerán una vez que empiecen a surtir efecto las nuevas reglas de la Dirección de Alimentación y Fármacos acerca de los filtros solares). Este producto no contiene ingrediente alguno que lo haga preferible para el área que rodea los ojos; en todo caso, el talco y demás principios activos (octilmetoxicinamato y oxibenzona) pueden ser irritantes si entran en contacto con los ojos. Este es un humectante ordinario para el cutis normal a seco.

☺ *$$$ Soleil Ultra Face and Body Lotion SPF 40* ($25 dólares por 0,5 onzas) es similar al *Soleil Ultra Eye Protection* antes descrito, salvo que no contiene talco y aplican los mismos comentarios. En realidad, estos productos son tan parecidos que resulta difícil comprender por qué sería necesario gastar más para comprar la versión anterior.

☹ *$$$ Soleil Cool Comfort After Sun Rehydrating Face and Body Lotion* ($25 dólares por 5 onzas) es un humectante básico y ordinario para el cutis normal a seco con cantidades diminutas de antioxidantes y cantidades fraccionarias de antiirritantes. La mica le da un pequeño toque de brillo al cutis.

☺ *$$$ Flash Bronzer Self Tanning Face Gel with Pure Vitamin E,* disponible en colores *Medium, Deep* y *Extra Deep* ($24 dólares por 1,7 onzas); *Flash Bronzer Oil Free Tinted Self Tanning Face Lotion for the Face with Vitamin E,* disponible en colores *Medium* o *Dark* ($24 dólares por 1,7 onzas) y *Flash Bronzer Tinted Self Tanning Mousse* ($27 dólares por 5 onzas) contienen dihidroxiacetona, el mismo ingrediente que emplean todos los autobronceadores para afectar el color de la piel. Estos funcionarían tan bien como cualquier otro autobronceador y sus formulaciones no contienen sustancia alguna que las haga preferibles sobre otras versiones mucho más económicas que están disponibles en las farmacias.

☹ *Flash Bronzer Instant Self Tanning Body Spray with SPF 15 and Pure Vitamin E* ($27 dólares por 4,2 onzas) no contiene ingredientes que la protejan contra la radiación UVA como dióxido de titanio, óxido de cinc o avobenzona, por lo que no se recomienda.

Maquillaje Lancôme

En contraste a sus productos para el cuidado del cutis poco interesantes, el maquillaje diseñado en Francia y hecho en los Estados Unidos de Lancôme es una colección estelar que, en algunas categorías, sigue sentando pautas a medida que se vayan desarrollando tecnologías nuevas. Su selección de bases hasta lápices labiales es enorme y cada una de las categorías incluye productos verdaderamente maravillosos. Yo no sé cómo el personal que trabaja en los mostradores de Lancôme pueda mantenerse tan bien al tanto de los productos nuevos de la empresa, pero en general son bastante hábiles para navegar a través de toda esta gama enorme. A diferencia del personal de Estée Lauder, los representantes de Lancôme mantienen una postura más pasiva-agresiva y casual, la cual puede ser enervante pero definitivamente menos intensa. Aunque en las unidades de probadores de maquillaje, Lancôme sigue sin dividir los colores en grupos lógicos (como colores de tono rosa y de tono ciruela), sí se distinguen y agrupan diferentes productos específicos, para que no tenga que adivinar cuál es el lápiz labial que se está probando o cuál es el corrector que se está difuminando.

Si está buscando una base con la cual pueda contar, entonces tiene que probar las bases de Lancôme, ya que esta compañía sigue ofreciendo algunas de las fórmulas más elegantes y sedosas del mercado, en un rango de colores asombrosamente neutros y adecuados para pieles que van desde el color porcelana hasta el color ébano. El único asunto inquietante es que la mayoría de las bases con filtro solar de Lancôme no incluyen una protección adecuada contra la radiación UVA. Dado que Lancôme evidentemente ya tiene conocimiento de los riesgos que se relacionan con la exposición a este tipo de radiación, yo siempre tengo sentimientos encontrados cuando recomiendo estas bases. El hecho de que sigan lanzando bases nuevas con una protección incompleta contra los rayos del Sol es como si una compañía como Ford vendiera autos nuevos sin bolsas de aire. Más allá de esta importante desventaja, usted descubrirá que Lancôme tiene un prestigio bien merecido por sus rímeles fabulosos y que sus productos a base de polvo más recientes se aplican con una sedosidad que hace que sea una delicia trabajar con ellos. El resto de su maquillaje comprende algunas opciones completamente válidas, pero antes de que le jure lealtad a Lancôme, considere las opciones similares que ofrecen sus compañías filiales, L'Oréal y Maybelline, a un menor precio. Si logra un buen equilibrio entre lo mejor de cada una de estas líneas, tendrá un maquillaje de primera que la embellecerá sin vaciarle los bolsillos.

BASE: ✔☺ *$$$ Dual Finish Versatile Powder Makeup* ($31 dólares) es una base de polvo en húmedo/seco a base de talco que ofrece un acabado mate suave y una hermosa selección de colores. Su aplicación, especialmente cuando se usa en seco, es uniforme y pareja, aunque este tipo de base es mejor para el cutis normal; las mujeres con cutis seco pueden encontrar que esta base es demasiado seca y las que tienen el cutis grasoso pueden descubrir que se les aterrona después de aplicársela. Yo evitaría aplicarla en húmedo debido a que este tipo de producto tiende a dejar una aplicación dispareja y con rayas. El único color decepcionante de sus 16 colores es *Matte Miel Fonce IV*, el cual puede tornarse anaranjado sobre algunos tonos de cutis. *Matte Porcelaine Delicate* y *Matte Rose Clair* tienen un matiz ligeramente rosa, pero no lo suficiente como para que se note sobre los tonos de piel más claros. ✔☺ *Maquicontrole Oil-Free Liquid Makeup* ($32.50 dólares) es la base ultramate original de Lancôme (fue lanzada hace más de 17 años, muy adelantado de su tiempo) y ha seguido siendo una base excepcional libre de aceite que ofrece una cobertura que va de mediana a completa y un acabado verdaderamente mate. Tiene una gran capacidad de quedarse en su lugar y es ideal para el cutis grasoso a extremadamente grasoso. De sus 10 colores, evite *Beige Natural III* y *Beige Bisque III*. ✔☺ *Teint Idole Enduringly Divine Makeup* ($32.50 dólares) es una de las mejores (y últimas) bases ultramate. Se desliza bastante bien, pero sigue siendo necesario difuminarla con precisión ya que se seca rápidamente y no se mueve de su lugar. Su textura uniforme ofrece una cobertura que va de mediana a completa y dura todo el día. De sus 15 colores, los únicos problemáticos son *Bisque 0, Suede 0* y *Suede 2*. *Suede 10* es perfecto para las mujeres de piel oscura, mientras que *Ivoire 0* funcionaría bien en aquellas de tez muy clara. ✔☺ *Bienfait Total UV Tinted SPF 15* ($36 dólares) es un excelente humectante con tinte ligero y translúcido para cutis normal a grasoso. Su textura suave y cremosa se desliza y difumina de maravilla sobre el cutis y luego se fija para dejar un acabado mate suave. Por supuesto, cualquier área propensa al brillo se notará con relativa rapidez, pero para quienes prefieren un ligero toque de color con un filtro solar parcialmente hecho de dióxido de titanio, este producto es verdaderamente ingenioso. Sus cuatro tonos son, en su mayoría, excelentes; sólo *Tawny* puede tener un matiz durazno, aunque muy ligero, en algunos tonos de cutis.

☺ *$$$ Photogenic Skin-Illuminating Makeup SPF 15* ($32.50 dólares) es una base divina que tiene una textura líquida y ligera que se difumina para dejar un acabado suave y natural y una cobertura de ligera a mediana. Casi todos sus 19 colores son maravillosos y se difuminan fácilmente. Si Lancôme tan sólo le agregara protección contra la radiación UVA, *Photogenic* sería un gran producto a recomendar para el cutis normal a ligeramente seco o ligeramente grasoso. Si está dispuesta a usar un filtro solar adecuado debajo de esta base, podrá escoger entre varios colores sobresalientes para tonos de piel claros y oscuros (pero no para la piel muy oscura). Los siguientes colores tienen un matiz demasiado rosa, durazno o cobre para la mayoría de los tonos de piel: *Bisque 2* (ligeramente rosa), *Bisque 4, Bisque 8, Suede 4* (ligeramente cobre) y *Suede 6. Photogenic Ultra-Comfort Skin Illuminating Makeup SPF 15* ($32.50 dólares) es una base que deja una sensación maravillosa y que ha sabido aprovechar el éxito del maquillaje *Photogenic* original de *Lancôme*. Esta versión ha sido diseñada para el cutis normal a seco y se nota. Esta fórmula a base de silicona se siente sedosa y ligera sobre el cutis, al mismo tiempo que imparte una cobertura ligera y un acabado suave y natural que se difumina con facilidad. De los 10 colores que están disponibles, sólo deberá tener cuidado con *Ultra Bisque 2* y *Ultra Bisque 4* (los dos tienen un matiz ligeramente durazno). Los otro ocho colores sí cumplen con los estándares de la excelente paleta de bases neutras de *Lancôme*. La única desventaja que impide que esta base forme parte de "las favoritas de Paula" es su filtro solar, ya que no contiene ingredientes que brinden protección contra la radiación UVA. Si está dispuesta a usar un filtro solar eficaz debajo de esta base, ¡se la recomiendo de corazón! *Maqui-Libre Skin-Liberating Makeup SPF 15* ($32.50 dólares) ofrece una cobertura translúcida y un acabado natural con su ligera textura líquida que se difumina con facilidad. Si tan sólo su filtro solar brindara una protección adecuada contra los rayos UVA, este sería el producto perfecto para un maquillaje casual de fin de semana para las mujeres de cutis normal a seco. Si está dispuesta a usarlo junto con un filtro solar confiable, encontrará que casi todos sus siete colores son sobresalientes. Sólo *Rose Clair II* y *Beige Bisque III* tienen un matiz demasiado rosa y rosado, respectivamente. *Teint Optim'age Minimizing Makeup SPF 15* ($32.50 dólares) se anuncia como el "maquillaje para la nueva era", pero no contiene ingredientes que la protejan contra la radiación UVA, lo cual es poco menos que obsoleto. Si protegerse del sol no es su meta, este maquillaje envidiablemente terso se difumina de manera fabulosa, ofreciendo una cobertura que va de translúcida a ligera con un acabado mate suave. Es mejor para el cutis normal a seco. Eso que dicen acerca de que "minimiza las señales del envejecimiento" es completamente falso; esta base no contiene sustancia alguna que fundamente esa aseveración y no hará que una sola arruga se vea menos aparente en su rostro. No obstante, sigue siendo una base excelente. Tenga cuidado con los colores siguientes: *Beige Bisque III* (puede tornarse ligeramente rosa) y *Beige Dore III* (ligeramente durazno). *Maquivelours Hydrating Foundation* ($32.50 dólares) es una fórmula emoliente de acabado semimate que es más adecuada para el cutis normal a seco o extremadamente seco que necesita una cobertura mediana. De sus nueve colores, los que hay que evitar son *Rose Clair II, Beige Rose III* (ambos tienen un matiz demasiado rosa) y *Beige Bisque III* (tiene un matiz color durazno).

☺ **$$$** *Imanance Tinted Day Creme SPF 15* ($36 dólares) es un humectante con tinte que contiene un factor de protección solar de 15 parcialmente hecho a base de dióxido de titanio. Su cobertura es translúcida y su naturaleza emoliente lo hace adecuado sólo para el cutis normal a seco. El único tono color piel que sirve es *Bisque*; los otros tres son demasiado anaranjados o rojos, aunque *Tawny* puede funcionar para algunos tonos de piel intermedios.

CORRECTOR: ✔☺ **$$$** *Effacernes Waterproof Protective Undereye Concealer* ($21 dólares) tiene una textura deliciosamente cremosa que brinda una cobertura superior y permite una difuminación uniforme. Cuesta un poco acostumbrarse a usar el tubo exprimible (es fácil exprimirle demasiado producto), pero una vez que se aclimate, este corrector es un verdadero as que no se acumula en los pliegues y las arrugas. Sus cuatro colores son bastante buenos, aunque *Porcelaine I* tiene un matiz ligeramente rosa. Pese a lo que dice su nombre, este corrector no es a prueba de agua. ✔☺ **$$$** *Photogenic Skin-Illuminating Concealer SPF 15* ($21 dólares) es uno de los mejores correctores que están disponibles en el mercado. En primer lugar, tiene un filtro solar hecho enteramente de dióxido de titanio, lo cual lo convierte en un homólogo maravilloso a los productos que normalmente usa para protegerse del sol, ya sea su humectante o su base. En segundo lugar, tiene una textura increíblemente suave y ultraligera que se difumina de maravilla —casi fundiéndose con su cutis— al mismo tiempo que ofrece una cobertura muy buena. Su acabado es mate suave y sólo tiene una ligera tendencia a acumularse en los pliegues y arrugas. Casi todos sus seis colores son sobresalientes; sólo debe evitar *Correcteur* (ligeramente amarillo) y *Camee* (demasiado durazno, mientras que *Bronze* puede ser demasiado cobrizo para los tonos de piel muy oscuros.

☺ **$$$** *Maquicomplet Complete Coverage Concealer* ($21 dólares) ha cambiado para mal. Este corrector suave y acuoso que ofrece una cobertura excelente y que no se acumula en los pliegues y arrugas ahora viene en siete colores repletos de brillo. ¡Es enloquecedor! Con todos los demás productos brillantes que tiene Lancôme, ¿por qué tuvieron que adulterar un corrector perfectamente bueno? Sigue valiendo la pena considerar este producto, pero por favor tenga presente que su acabado brillante no sirve para minimizar las arrugas ni tampoco para cubrir las imperfecciones. *Palette Mix Complexion Kit* ($30 dólares) es un compacto con tres tonos color piel que se combinan para lograr la combinación exacta para su cutis. Aunque esta fórmula de crema a polvo deja un acabado excelentemente uniforme, la mayoría de las mujeres tendrán dificultades para combinar colores como estos en su rostro. No es una mala idea, sólo que lleva mucho más tiempo del que debería tardar en ponerse el maquillaje.

POLVO: ✔☺ *$$$ Photogenic Sheer Loose Powder* ($30 dólares) y ✔☺ *$$$ Photogenic Sheer Pressed Powder* ($25 dólares). Estos polvos hechos a base de talco han reemplazado al *Poudre Majeur* de Lancôme y dicen contener el "*Photo-Flex Complex* de polvos reflejantes bidimensionales y polvos difusores tridimensionales". Yo creo que cuando se cobra más de $25 dólares por algo tan básico como un polvo, se necesita un buen gancho. Cabe admitir que ambos polvos tienen una textura suave, finamente molida y exquisita, además de que dejan un acabado seco y uniforme (la versión compacta es ligeramente más seca), pero sus efectos especiales no son otra cosa sino una simple y sencilla iridiscencia sutil. Aunque su brillo apenas es discernible, quienes están esperando disminuir el brillo tendrán que buscar en otra parte. Ambos polvos vienen en siete colores, casi todos los cuales son hermosamente suaves y neutros, incluyendo opciones para los tonos de piel más oscuros (pero no los muy oscuros). Sólo *Soft Bronze* tiene un matiz demasiado anaranjado para la piel oscura, mientras que *Deep Bronze* podría ser un polvo bronceador fabuloso. **Nota:** Un punto a favor de la versión de polvo suelto es su empaque, el cual viene con una malla que evita que el polvo se salga y termine por todos lados.

✔☺ *Matte Finish Shine Control Sheer Pressed Powder* ($22 dólares) tiene una textura impresionantemente uniforme y una aplicación pareja que no luce polvosa ni gruesa sobre el cutis. Este polvo hecho a base de talco viene en seis colores bellísimos (aunque *Suede* puede tener un matiz demasiado cobrizo para la piel oscura) y es mejor para las mujeres con el cutis normal a grasoso que buscan disminuir el brillo sin lucir cargadas.

☺ *$$$ Poudre Blanc Neige Light-Reflecting Compact Powder* ($30 dólares) es un polvo compacto estándar que deja un acabado uniforme y sedoso y un brillo verdaderamente suave. Si quiere lograr un brillo sutil, el cual es una alternativa bienvenida en comparación con el brillo centelleante que contienen la mayoría de los productos, este polvo es una buena opción. Viene en un solo color amarillo pálido translúcido.

☺ *$$$ Poudre Soleil Sun-Kissed Bronzing Powder* ($30 dólares) es un polvo compacto bronceador que se aplica medianamente bien, dejando una capa translúcida y que viene en tres colores demasiado brillantes y tan cobrizos que lucen artificiales. Este bronceador no sólo dista mucho de parecer natural, sino que también se vende a un precio exagerado, por lo que podrá sentirse con la libertad de ignorarlo. *Star Bronzer Bronzing Powder for Face & Body SPF 8* ($35 dólares) es similar al *Bronzing Powder* antes descrito, salvo que este viene en un compacto extra grande y contiene un filtro solar inadecuado que no brinda protección contra la radiación UVA. Ambos colores son brillantes y tienen un matiz demasiado durazno (*Dore*) o cobrizo (*Intense*) como para que se les pueda considerar como una buena elección.

RUBOR: ✔☺ *$$$ Blush Subtil Delicate Oil-Free Powder Blush* ($25.50 dólares) es un rubor en polvo libre de talco que tiene una textura envidiablemente suave y una aplicación uniforme. La selección de colores es hermosa, pero todos tienen por lo menos un poco de brillo. Los que más brillan son *Miel Glace, Bronze Glow, Pink Parfait, Pink Pool* y *Soiree. Rouge Glow* es un color fabuloso para la piel más oscura, mientras que *Bronze Brule* es excelente para contornear. ☺ *Couleur Flash Blush Stick* ($28.50 dólares) es un rubor de crema a polvo con rosca de aplicación cremosa y resbaladiza que se seca rápidamente para dejar un acabado polvoso, suave y translúcido. Aunque antes venía en varios colores, ahora se vende en un solo tono ciruela pálido que podría funcionar en mujeres de tez clara.

☹ *Blush Focus Exceptional Wear Sheer Cheek Color* ($19.50 dólares) supuestamente combina la aplicación de un solo toque de un rubor en crema con la larga duración y el acabado suave de un rubor en polvo, pero no cumple bien con ninguna de ambas funciones. Su textura es difícil de explicar, pero haré mi mejor esfuerzo. Es semicremoso con la sequedad de un polvo, pero tiende a descamarse y despostillarse en cuanto sale del envase. Lo que más me confunde es que al mismo tiempo que es difícil tomarlo con una brocha y se levanta demasiado color al usar el dedo, lo que dificulta aplicarlo con un toque ligero. También se aplica de manera dispareja, luciendo translúcido en algunas partes e intenso en otras. Quizá lo más inquietante acerca de este rubor es que tomó el lugar del rubor de crema a polvo *Pommette* de Lancôme, el cual era mucho mejor que este. Lancôme, se te fue la musa.

SOMBRA DE OJOS: ☺ *$$$ Colour Focus Exceptional Wear EyeColour* ($16.50 dólares) finalmente permite que Lancôme ofrezca sombras de ojos en polvo de un solo color en lugar de sus tradicionales dúos. En comparación con las sombras de ojos *MaquiRiche*, esta fórmula es innegablemente más sedosa y no tan polvosa. Se aplica de manera uniforme y con facilidad, con una saturación de color tan exacta que no es necesario repetir la aplicación para agregar intensidad. ¡Lo que es frustrante es que casi todas las más de 35 sombras tienen un brillo que va de suave a exageradamente intenso! ¿Qué no podrían hacer sólo unas cuantas sombras mate para quienes no estamos interesadas en seguir esta tendencia? Los siguientes colores pueden considerarse casi mate debido a que sólo tienen un brillo muy suave: *Daylight*, *Positive*, *Peep*, *Scene* y *Horizon*. Por cierto, el compacto tipo platillo volador viene con un diminuto aplicador de sombra de ojos curvo que es verdaderamente extraño e inservible, ¡aunque se ve chévere (padre)!

☺ **$$$ MaquiRiche CremePowder EyeColour Duo** ($26 por un compacto con dos sombras de ojos) son las selecciones de sombras en polvo de Lancôme con las que usted tiene la oportunidad de crear su propio compacto al elegir los dos colores de sombras de ojos que más le agraden. Es un gran concepto, pero sería mejor si hubieran algunas opciones básicas mate, ya que los colores actuales son todos muy brillantes. Esta fórmula deja una sensación más cremosa y polvosa que las sombras *Colour Focus* antes descritas y tiene una mayor tendencia a dejar "chispitas" durante su aplicación. **Ombre Couture Multi-Effect EyeColour Trio** ($31.50 dólares) le da dos sombras de ojos y un delineador en polvo en un solo compacto delgado. Los tríos están bien coordinados y se difuminan de maravilla, aunque su textura es un poco resbalosa y requiere varias aplicaciones para lograr un color más intenso. Dos de las tres sombras que vienen en cada compacto son exageradamente brillantes, por lo que será mejor que las ignore si tiene arrugas o bolsas alrededor de los ojos. **Aquatique Waterproof EyeColour Base** ($19 dólares) se conoce como "la base para los ojos". Lancôme nos quiere hacer creer que necesitamos un producto por separado (diferente de la base o el corrector) para emparejar el tono de la piel del párpado e impedir que las sombras de ojos se acumulen en los pliegues y arrugas. Este producto tiene una fórmula espesa y opaca que definitivamente se puede acumular en los pliegues y arrugas y lo peor es que su único color tiene un matiz durazno muy intenso, que no es exactamente lo que todas las mujeres necesitan o quieren. **Ombre Perfecteur Perfecting EyeShadow Base** ($20 dólares) es un corrector a prueba de agua para el área de los párpados que supuestamente alarga la duración de las sombras de ojos. Su color desnudo y mate se aplica desde una pluma que trae una punta angular de esponja. Su aplicación tiende a ser gruesa, pero sí se difumina de manera uniforme. Es un producto medianamente bueno, pero realmente no es necesario si ya usa un corrector de acabado mate. L'Ombre Style Duo EyePowder Pen

($25 por la pluma aplicadora con dos colores) es un concepto único. Es una pluma que trae un aplicador de esponja en cada extremo, el cual se "alimenta" con sombras en polvo que están en la base. Sin embargo, varios colores etiquetados como mate tienen un brillo evidente. Sólo *Matte Fumee* (color gris carbón) y *Matte Brun* (color chocolate) son verdaderamente mate. Podría funcionar para un diseño de ojos sencillo, pero el sistema de aplicación no es algo que le agrade a todo el mundo.

DELINEADOR DE OJOS Y CEJAS: ☺ *$$$ Le Crayon Kohl* ($18 dólares) es un lápiz delineador estándar que viene en una buena variedad de colores. Este lápiz es más largo que la mayoría, por lo que le podrá parecer un poco difícil de usar al principio. No es mejor que muchos otros lápices más económicos (particularmente los de L'Oréal). *Brow Artiste* ($28 dólares) ofrece dos colores en polvo para cejas de acabado mate en un solo compacto. Aunque la mayoría de las mujeres sólo necesitan un color de cejas y tardarán algún tiempo en mezclarlos, este producto sigue siendo una opción viable, además de que tiene una textura seca y deja un acabado mate.

✔☺ *$$$ Artliner Precision Point EyeLiner* ($25 dólares) es un delineador líquido excelente que tiene una fórmula fácil de aplicar, de secado rápido y de larga duración, además de que viene con una buena brocha. Sin embargo, puede obtener los mismos resultados (aunque no algunos de los colores más divertidos) usando el delineador *Line Intensifique* de L'Oréal, el cual se vende a un precio considerablemente más bajo. ✔☺ *Le Crayon Poudre for the Brows* ($19.50 dólares) es uno de los mejores lápices para cejas al que sí se le tiene que sacar punta. Se aplica fácilmente, aunque tiende a ser cremoso, y los colores son mate y suaves. Incluso trae una buena brocha en el otro extremo para suavizar y difuminar el color.

☺ *$$$ Le Stylo Waterproof Long Lasting EyeLiner* ($19.50 dólares) es un lápiz delineador de rosca de textura uniforme que viene en colores que en su mayoría son brillantes y que tienden a correrse, aunque no más que la mayoría de los lápices cremosos. Este es un buen lápiz para lograr un *look* ahumado y sí es relativamente a prueba de agua. *Modele Sourcils Brow Groomer* ($17.50 dólares) es un gel para cejas bastante pegajoso que está disponible en versiones transparentes o con tinte. Trae una brocha gruesa y poblada que puede dejar demasiado producto en las cejas, lo cual sólo lo hace aún más pegajoso. Sin embargo, podría ser una opción para las cejas pobladas que simplemente no se quieren quedar en su lugar.

☹ *Maquiglace Lumineuse Automatic Eyeliner* ($20 dólares) no tiene comparación con el *Artliner Precision Point Eyeliner* antes descrito. La vendedora me dijo que mejor no comprara este producto, dado que es muy difícil aplicarlo de manera uniforme. Ella tenía la razón. Además, los dos colores son intensamente brillantes.

LÁPIZ LABIAL Y DELINEADOR DE LABIOS: ☺ *$$$ Rouge Attraction Lasting Impact LipColour* ($20 dólares) presume de estar hecho con la tecnología *StayPut* que permite que el color dure mucho tiempo en los labios, pero yo le apuesto a que descubrirá que no le durará hasta la hora del almuerzo sin que tenga que retocárselo. Aunque sí tiene una textura hermosamente suave y sedosa y todos los colores están intensamente pigmentados, su acabado es demasiado resbaloso y cremoso como para que realmente cumpla con las expectativas de larga duración. Algunos de sus colores son realmente atractivos e incluyen acabados centelleantes, metálicos y tipo holograma, por si acaso se está sintiendo impetuosa la próxima vez que visite un mostrador de Lancôme. *Rouge Sensation Multi-Sensation LipColour* ($19.50 dólares) tiene una textura cremosa suprema y un acabado brillante muy suave. Ya no es tan grasoso como antes, pero se sigue corriendo hacia las pequeñas líneas finas que están alrededor de la boca. Sus colores opacos son sencillamente fantásticos. *Rouge Absolu Creme Absolute Comfort Moisturizing LipColour* ($19.50 dólares) es casi igual de cremoso que el *Rouge Sensation* antes descrito, pero deja una sensación marcadamente más resbalosa que se desliza fácilmente hacia afuera de los labios y al interior de las pequeñas líneas finas que rodean la boca. Si este nunca ha sido su problema, este es de los lápices labiales en crema más cómodos que hay. *Sheer Magnetic Extra Shine Weightless LipColour* ($19.50 dólares) es un lápiz labial relativamente estándar, semitranslúcido, muy resbaladizo y que mantiene su acabado lustroso al mismo tiempo que imparte un color sutil (a menudo iridiscente). *Lip Dimension Lasting Liquid Lip-Shaping Colour* ($20 dólares). Si no fuera por su precio elevado, yo recomendaría de corazón este híbrido de lápiz labial/brillo de labios. Tiene una textura sedosa y ligera, se aplica fácilmente y viene en una ingeniosa selección de colores opacos sofisticados. Para quienes están buscando una alternativa más económica, pueden probar el *Glass Shine High Shine Lip Gloss* de L'Oréal ($7.99 dólares). *Lip Brio Lastingly Brilliant Lip Lacquer* ($20 dólares) definitivamente se vende a un precio exagerado, pero alguien lo debe estar comprando porque ha existido durante años. Para colores de cobertura ligera y un acabado lustroso de bajo voltaje, este brillo de labios con aplicador de esponja se gana altas calificaciones que combinan muy bien con su alto precio. *Le Crayon Lip Contour* ($18.50 dólares) es un lápiz delineador automático retractil común, el cual viene en buenos colores y se aplica de manera uniforme. Le será difícil notar alguna diferencia entre este y el delineador *Colour Riche Rich Creamy Lipliner* de L'Oréal ($7.19 dólares).

Le Lipstique LipColouring Stick with Brush ($19.50 dólares) es un delineador labial estándar que trae una brocha para difuminar en el otro extremo, que a pesar de ser muy práctico, no vale lo que cuesta. Sí dura bastante bien, dejando un ligero tinte en los labios. Su textura es más seca que el delineador *Le Crayon* antes descrito y eso puede impedir en buena medida que se corra hacia las líneas finas que rodean la boca.

☺ *Juicy Tubes Ultra Shiny Lip Gloss* ($14.50 dólares) es un brillo de labios de aplicación gruesa y viscosa y acabado pegajoso y muy lustroso. Viene en un tubo exprimible y en toda una variedad de colores translúcidos y divertidos, pero su pegajosidad y su intensa fragancia pueden llegar a ser desagradables.

RÍMEL: Lancôme se ha autodenominado "el líder mundial en rímeles" y si tomamos en cuenta las excelentes opciones que ofrecen, junto con aquellas de sus compañías filiales L'Oréal, Maybelline y Helena Rubinstein, ¡descubriremos que es una aseveración difícil de rebatir!

✔☺ *$$$ Definicils High Definition Mascara* ($20 dólares) eternamente ha sido el rímel de mayor venta de Lancôme y es fácil descubrir por qué. Este es un rímel excelente que alarga maravillosamente las pestañas y las engrosa un poco, con una probabilidad muy baja o incluso nula de formar grumos. ✔☺ *$$$ Intencils Full Intensity Mascara* ($20 dólares) es fantástico para engrosar las pestañas, aunque tiene una ligera tendencia a formar grumos. Si tiene un peine para pestañas a la mano, este rímel es fantástico para lograr un *look* completamente dramático. ✔☺ *$$$ Magnificils Full Lash Precision Mascara* ($20 dólares) alarga y define las pestañas de maravilla sin formar grumos ni correrse. Alguna vez recomendé que sería mejor saltarse este rímel, pero ya no. Dura todo el día y también hace que las pestañas se mantengan increíblemente suaves. Lancôme insiste que esta es la fórmula original, pero yo tengo mis dudas.

☺ *$$$ Flextencils Full Extension Curving Mascara* ($20 dólares) dice que su "fórmula PowerSHAPE ultrarizadora con brocha patentada les da a las pestañas hasta un 30 por ciento más de longitud visible con una curvatura de 30° que hará que sus ojos luzcan más abiertos". Luego dicen que esta aseveración se basa en un estudio de investigación realizado *in vitro* (en un tubo de ensayo), ¡lo cual me parece extraño ya que me lleva a preguntar a quién pertenecían las pestañas que usaron de esta manera! *Flextencils* en realidad es un rímel que causa una impresión menos duradera que la mayoría de los rímeles de Lancôme. Alarga moderadamente y riza suavemente las pestañas, pero no es tan asombroso como los antes descritos. *Amplicils Panoramic Volume Mascara* ($20 dólares) tiene un nombre que probablemente le sonará más intrigante a un melómano que a una compradora de productos cosméticos, pero el mensaje claramente trata de implicar que este producto hace que las pestañas sean algo más de lo que en realidad son. Este es un rímel respetable, pero no el mejor rímel de Lancôme (sigo prefiriendo *Definicils* e *Intencils*). *Amplicils* no logra alargar las pestañas tanto como los otros y puede formar grumos si no tiene cuidado. No obstante, si se restringe y limpia el aplicador un poco antes de ponerse el rímel, descubrirá que podrá lograr unas pestañas relativamente largas con más grosor del que necesita. Otra versión más refinada de este rímel, que incluso he incluido en "los favoritos de Paula", es el *Lash Intensifique Mascara* de L'Oréal ($6.69 dólares); definitivamente debe probarlo.

☺ **$$$ *Eternicils Enduring Mascara Waterproof*** ($20 dólares) funciona muy bien (casi *demasiado* bien) como rímel a prueba de agua, además de que alarga y engrosa las pestañas de manera bastante pasable. Sin embargo, es excepcionalmente difícil de remover, por lo que es mejor reservarlo sólo para un uso ocasional. ***Aquacils Waterproof Mascara with Keratine*** ($20 dólares) actualmente no se vende en los mostradores de Lancôme, pero puede ordenarse a través de su sitio de Internet. Este sigue siendo un muy buen rímel a prueba de agua que se quedará en su lugar independientemente de que la agarre una llovizna o un aguacero.

☹ **$$$ *Forticils Fortifying Lash Conditioner*** ($16.50 dólares) es un preparador de pestañas que supuestamente debe aplicarse antes de ponerse el rímel. Este producto no acondiciona las pestañas en lo absoluto, pero sí le dará otra capa, lo cual puede ser útil. Sin embargo, si necesita usar este producto, entonces esto quiere decir que el rímel que compró no es muy bueno que digamos.

☹ **$$$ BROCHAS:** Lancôme ofrece una buena variedad de brochas ($13–$52.50 dólares) que tienen una sensación y suavidad maravillosas, aunque su precio es verdaderamente exagerado considerando lo que está comprando. Aunque las cerdas se sienten de maravilla, la forma y el tamaño de muchas de estas brochas no son los mejores para la mayoría de las formas de cara y puede ser difícil trabajar con ellas. Cuando está considerando gastar de $25 dólares para arriba en una brocha para sombra de ojos, tiene que ser perfecta. Por esa cantidad de dinero, haría mucho mejor en considerar las brochas de las marcas *Bobbi Brown, Trish McEvoy, Laura Mercier* o *Stila*. Pero si quiere seguirle siendo fiel a Lancôme, las mejores brochas de esta línea son la brocha para polvo bronceador *Le Bronzer Bronzing Powder Brush* ($35 dólares), la brocha para labios *Le Lip, Lip Brush* ($20 dólares) y la brocha para maquillaje de ojos *La Brosse Precise Eye Makeup Brush* ($16.50 dólares). Evite la brocha *Pinceau Lustrage Face Fiber Optic Brush* ($25 dólares), la cual tiene un diseño atractivo pero no sirve de mucho, y según las consultoras de Lancôme con quienes hablé, tampoco dura mucho. La brocha para polvo bronceador *Star Bronzer Magic Bronzing Brush* ($29.50 dólares) es una brocha para polvo suave y ahusada que tiene un depósito en el mango que contiene un polvo bronceador translúcido de color dorado brillante. Al presionar un botón que está en la base del mango, se dispara el polvo hacia las cerdas, para luego aplicarlo sobre la cara o el cuerpo. Sin duda alguna, es un producto muy ingenioso, pero también es muy caro y no sirve para mucho más que para dejar un brillo centelleante sobre el cutis.

MARY KAY

En el invierno del año 2001, a los 83 años de edad, falleció Mary Kay Ash dejando atrás un imperio cosmético que llevan su nombre. Su empresa era una de las primeras en vender productos de puerta a puerta. Inició en 1963, cuando Mary Kay Ash (con la ayuda de su hijo) creó una compañía que llegó a tener más de 300.000 vendedoras. El estilo único de Ash, como también ha ocurrido con otras grandes damas del mundo cosmético (Helena Rubinstein, Marcella Borghese y Elizabeth Arden), ha quedado impreso en su memoria y ahora forma parte de su compañía.

Con todo el respeto que le debo a la fortaleza e imponente presencia de Ash e independientemente de la gran agudeza que demostró tener para los negocios, la vendedora común de productos Mary Kay sólo gana alrededor de $5.000 a $10.000 dólares al año. Obviamente, la capacidad de vender no es algo que se les da naturalmente a todas las integrantes de su fuerza de ventas.

En cuanto a sus productos, gran parte de la línea Mary Kay es una mezcla de productos buenos y malos, y los malos son realmente malos. La crema *Skin Revival* ya ha sido descontinuada, aunque inicialmente fue comercializada por la compañía como un producto milagroso para el cutis; pero los milagros tienden a ir y venir en la industria de los productos cosméticos. Actualmente, *TimeWise* supuestamente es la respuesta al cuidado rápido del cutis, pues consta de sólo dos pasos que limpian, tonifican y combaten el envejecimiento. Pero *TimeWise* no incluye un filtro solar, lo que hace que este par de productos sean más que un ahorro, un desperdicio de tiempo. La rutina básica de Mary Kay para el cuidado del cutis es una mezcla obsoleta de limpiadores grasosos, lociones tonificantes irritantes y humectantes de día con factores de protección solar mal formulados. Ha sido una ardua tarea navegar por toda esta mezcla de productos, pero sí hay algunas formulaciones nuevas de vanguardia que vale la pena considerar. Sin embargo, esta línea en general necesita renovarse y adquirir una nueva imagen. Para mayor información acerca de Mary Kay, llame al (800) 627-9529 o visite su página de Internet en www.marykay.com.

Productos para el cuidado del cutis Mary Kay

☺ *Gentle Cleansing Cream Formula 1* ($10 dólares por 4 onzas) es una crema limpiadora tradicional grasosa que está hecha a base de aceite mineral y vaselina. Quizá sea delicada, pero también es bastante espesa y puede dejar una película grasosa sobre el cutis. Es una opción para el cutis extremadamente seco.

☺ *Creamy Cleanser Formula 2* ($10 dólares por 6,5 onzas) es un limpiador a base de aceite mineral que se remueve con un pañuelo desechable y que puede dejar una película grasosa sobre el cutis. No es tan espesa como la versión *Gentle* antes descrita y es una opción para alguien con el cutis seco.

☺ *Deep Cleanser Formula 3* ($10 dólares por 6,5 onzas) es un limpiador hidrosoluble extremadamente ordinario, pero bueno, hecho a base de detergente, que puede ser una opción para casi todos los tipos de cutis excepto el seco.

☹ *Velocity Facial Cleanser* ($10 dólares por 5 onzas) contiene laurilsulfato de trietanolamina como el segundo ingrediente de la lista, lo que lo hace potencialmente irritante y secante para cualquier tipo de cutis.

☹ *Purifying Bar* ($12 dólares por 4,2 onzas, $10 dólares por el repuesto) es un limpiador en barra estándar que no purifica nada, al menos no mejor que el limpiador en barra de la marca *Dove*. La versión de *Mary Kay* contiene eucalipto, el cual irrita el cutis.

☺ *Oil-Free Eye Makeup Remover* ($14 dólares por 3,75 onzas) es un desmaquillante de ojos estándar, hecho a base de silicona, que funcionará tan bien como cualquier otro de los que se reseñan en este libro.

☹ *Hydrating Freshener Formula 1* ($11 dólares por 6,5 onzas) contiene una pequeña cantidad de mentol, árnica y menta (hierbabuena), todos los cuales pueden ser altamente irritantes para el cutis.

☹ *Purifying Freshener Formula 2* ($11 dólares por 6,5 onzas) contiene principalmente agua y alcohol, el cual puede irritar y secar el cutis.

☹ *Blemish Control Toner Formula 3* ($11 dólares por 6,5 onzas) contiene alcohol como el segundo ingrediente de la lista y también contiene eucalipto, lo cual lo hace excesivamente irritante para cualquier tipo de cutis.

☺ *Moisture Rich Mask Formula 1* ($12 dólares por 4 onzas) es una crema para el cutis seco muy emoliente y muy ordinaria. Contiene una cantidad insignificante de antioxidantes, pero también contiene una pequeña cantidad de mentol, el cual puede irritar el cutis.

☺ *Revitalizing Mask Formula 2* ($12 dólares por 4 onzas) es una mascarilla de barro estándar que también contiene cáscara de nuez molida. Puede ser un buen exfoliante, pero las ceras que contiene este producto (la cera de carnauba, en particular) pueden ser problemáticas para el cutis propenso al acné. También es difícil enjuagarla.

☺ *Clarifying Mask Formula 3* ($12 dólares por 4 onzas) es una mascarilla de barro estándar que puede ser una opción absorbente de aceite para el cutis normal a grasoso.

☺ *Indulging Soothing Eye Mask* ($15 dólares por 4 onzas) es una mascarilla pasable con algunos buenos antiirritantes y una diminuta cantidad de agente hidratante.

☺ *Enriched Moisturizer Formula 1* ($16 dólares por 4 onzas) ni está tan enriquecido (como lo dice su nombre) ni es tan diferente de las versiones *Balancing* y *Oil-Control* descritas a continuación. Este es un humectante extremadamente estándar y mundano para el cutis normal a seco.

☺ *Balancing Moisturizer Formula 2* ($16 dólares por 4 onzas) es un humectante básico hecho a base de aceite mineral y es bastante común. Es un producto medianamente bueno para el cutis normal a seco, pero existen opciones mucho mejores para el cutis que este humectante poco interesante.

☺ *Oil-Control Lotion Formula 3* ($16 dólares por 4 onzas) es un humectante ligero hecho a base de silicona. Este producto no contiene sustancia alguna que pueda controlar, cambiar o afectar la cantidad de aceite que produce su piel. Simplemente es un humectante medianamente bueno para el cutis ligeramente seco, que deja un acabado mate y nada más.

☺ *Oil Mattifier* ($15 dólares por 1 onza) es similar a la *Oil-Control Lotion* antes descrita y aplican los mismos comentarios.

✔☺ *Acne Treatment Gel* ($7 dólares por 1,25 onzas) contiene peróxido de benzoilo al 5% en una formulación de gel no irritante. Este producto funcionaría muy bien como un desinfectante para el cutis propenso al acné.

☹ *Velocity Lightweight Moisturizer* ($12 dólares por 4 onzas). Dado que contiene alcohol como el tercer ingrediente de la lista, además de ciertos extractos de plantas que pueden irritar el cutis, este humectante puede ser un problema de peso completo para el cutis.

☹ *Daily Protection Moisturizer with Sunscreen SPF 15* ($16 dólares por 4 onzas) no contiene ingredientes que brinden protección contra la radiación UVA como avobenzona, óxido de cinc o dióxido de titanio, por lo que no se recomienda.

☺ *$$$ Day Solutions SPF 15* ($30 dólares por 1 onza) es un buen filtro solar hecho parcialmente a base de avobenzona y que viene en una base emoliente que incluye una larga lista de antioxidantes y agentes hidratantes. Este producto funcionaría bien para el cutis normal a seco. Sin embargo, los antioxidantes y agentes hidratantes aparecen mucho después de los conservantes, lo que significa que están presentes en cantidades despreciables. También contiene ciertos extractos de plantas que potencialmente pueden ser irritantes para el cutis, pero por fortuna tampoco hay muchos de esos en este producto.

☹ *Night Solution* ($30 dólares por 1 onza) contiene alcohol como el segundo ingrediente de la lista y también contiene diversos extractos de plantas que potencialmente pueden irritar el cutis. Aunque este humectante a base de gel contiene alfa-hidroxiácidos (AHA) y beta-hidroxiácido (BHA) en buenas concentraciones, además de un pH relativamente bajo de 3,5 a 4, el alcohol no es una solución para cualquier tipo de cutis.

☺ *Nighttime Recovery System* ($25 dólares por 2,8 onzas/78,4 g) es un humectante ligero para el cutis normal a ligeramente seco que dista mucho de ser impresionante.

☺ *Advanced Moisture Renewal Treatment Cream* ($19 dólares por 2,5 onzas) es un humectante emoliente, hecho a base de aceite mineral y vaselina, que contiene cantidades diminutas de antioxidantes y agentes hidratantes. Es una opción medianamente buena para el cutis seco.

☹ *Calming Influence* ($20 dólares por 1 onza) contiene las cantidades más ínfimas imaginables de antiirritantes y una cantidad aún menor de agentes hidratantes. También contiene algunos extractos de plantas que pueden irritar el cutis, lo que convierte a este producto en una mala influencia para cualquiera.

☺ *Extra Emollient Night Cream* ($11 dólares por 2,5 onzas) es un humectante muy emoliente estándar que contiene principalmente vaselina, aceite mineral, ceras, fragancia y conservantes. Sí contiene mentol, el cual puede ser un irritante para el cutis, aunque está presente en tan poca cantidad que lo más probable es que no lo afecte en lo más mínimo.

☺ *Instant Action Eye Cream* ($15 dólares por 0,65 onzas) es un humectante emoliente para el cutis seco que contiene una buena mezcla de antioxidantes, agentes hidratantes y antiirritantes, pero no contiene algo que sea especial para el área de los ojos ni que haga otra cosa más que humectar la piel.

☺ *$$$ Lumineyes Dark Circle Diminisher* ($28 dólares por 0,5 onzas) es un humectante emoliente que contiene vitamina K y retinol. No hay estudios de investigación que demuestren que el retinol sea capaz de afectar las ojeras. La única información que muestra que la vitamina K podría afectar las ojeras proviene de la compañía que vende este ingrediente. Este es un humectante tan bueno como cualquier otro si está interesada en usar un producto con retinol, e incluso contiene algo de vitamina E y C, por lo que podríamos considerarlo como un rotundo éxito.

☺ *$$$ Spot Solution Skin Lightening Cream* ($28 dólares por 0,5 onzas) es un aclarador de piel hecho a base de hidroquinona, pero no se indica cuánta de esta sustancia contiene el producto. La hidroquinona sí es un aclarador eficaz y funciona mejor a una concentración del 2%, pero no hay manera de saber si esa es la concentración que contiene. Este producto podría ser una buena opción, además de que su formulación también es buena (incluyendo el retinol), pero como no podemos estar seguras, entonces le asigné una carita neutra.

☺ *Triple-Action Eye Enhancer* ($15 dólares por 0,65 onzas) es un pequeño producto que dice producir más beneficios que casi cualquier otro producto que yo haya visto jamás. Según la revista de la compañía, no sólo tiene triple acción; yo perdí la cuenta después de seis beneficios. Tiene sustancias que acaban con los radicales libres, alfa-hidroxiácidos e ingredientes difusores de la luz; se puede usar como una base para sombra de ojos o como corrector para el área debajo de los ojos; disminuye la hinchazón y aumenta la firmeza de la piel y, por último, reduce la apariencia de arrugas. ¿Pero qué contiene este pequeño milagro? Contiene principalmente silicona, agente formador de película, barro, varios agentes espesantes y conservantes. También contiene cantidades diminutas de vitaminas E y A, pero estas aparecen al final de la lista de ingredientes, por lo que son completamente insignificantes. ¿Y qué podemos decir acerca de los beneficios que dice brindar? Bueno, no contiene suficiente AHA para exfoliar el cutis (menos de 2% de ácido láctico). Tampoco posee propiedades difusoras de la luz, a menos que consideremos su ligero brillo como camuflaje. Los agentes formadores de película pueden formar una capa estirada sobre el cutis, creando la ilusión de un cutis más terso. Este producto no sirve como corrector para el área debajo de los ojos. Y como base para sombra de ojos es demasiado emoliente, lo cual sólo ayudaría a que su maquillaje se acumulara en los pliegues y arrugas.

☺ *Triple Action Lip Enhancer* ($15 dólares por 0,5 onzas) es un humectante muy bueno y emoliente para los labios, pero la cantidad de AHA que contiene es mínima y el triple beneficio que debería contener, pero que no contiene, es un filtro solar.

☹ *Satin Lips* ($18 dólares por 0,15 onzas de Lip Mask y 0,15 onzas de *Lip Balm*). Este pudo haber sido una gran pomada tópica exfoliante y emoliente para los labios, pero tanto el *Lip Mask* como el *Lip Balm* contienen mentol, el cual puede hacer que los labios partidos empeoren en lugar de mejorar.

☹ *Sun Essentials Ultimate Protection Sunblock SPF 30* ($9.50 dólares por 4,5 onzas) no contiene ingredientes que le ofrezcan protección contra la radiación UVA como avobenzona, óxido de cinc o dióxido de titanio, por lo que no se recomienda.

☹ *Sun Essentials Sensible Protection Sunblock SPF 15* ($9.50 dólares por 4,5 onzas) no contiene ingredientes que le brinden protección contra la radiación

UVA como avobenzona, óxido de cinc o dióxido de titanio, por lo que no se recomienda.

☹ *Sun Essentials Lip Protector Sunblock SPF 15* ($6.50 dólares por 0,16 onzas) no contiene ingredientes que la protejan contra la radiación UVA como avobenzona, óxido de cinc o dióxido de titanio, por lo que no se recomienda.

☺ *Sunless Tanning Lotion* ($10 dólares por 4.5 onzas) emplea dihidroxiacetona, el mismo ingrediente que contienen todos los autobronceadores para afectar el color de la piel. Este producto funcionaría tan bien como cualquier otro.

Productos TimeWise *de Mary Kay*

☹ *$$$ TimeWise 3-in-1 Cleanser* ($18 dólares por 4,5 onzas) es un limpiador estándar hecho a base de aceite mineral que también contiene una pequeña cantidad de detergentes limpiadores. Es una opción para el cutis seco. Los extractos de plantas que contiene son una mezcla de antiirritantes e irritantes.

☺ *TimeWise Age Fighting Moisturizer* ($20 dólares por 3,3 onzas). Aunque este humectante sí contiene algunos buenos agentes hidratantes, sólo se encuentran en las cantidades más pequeñas imaginables. Este es un buen humectante básico para alguien con el cutis normal a seco, pero nada más.

Maquillaje Mary Kay

Los productos de maquillaje Mary Kay han cambiado de nombre a MK Signature, y junto con este cambio de nombre, se han dado varias mejoras en algunas categorías. Sin embargo, estos productos buenos siguen estando acompañados de muchos malos que ya nos son familiares, incluyendo las bases que aún contienen niveles vergonzosamente bajos de protección contra el sol, por no mencionar sus diversos colores inaceptables. Los correctores han mejorado notablemente y los rubores y las sombras de ojos ahora ofrecen texturas más elegantes y colores más acordes con la moda que antes (aunque tendrá que seguir teniendo cuidado con la cantidad de brillo y algunas combinaciones de sombras realmente obsoletas). Los demás productos de maquillaje reflejan el historial de Mary Kay de ofrecer productos que van de medianamente a muy buenos pero que rara vez dan el salto a ser sobresalientes, lo cual es una hazaña que pocas compañías selectas pueden lograr de manera rutinaria. Mary Kay dice, "Somos una compañía que sabe lo que quieren las mujeres. . ." y claramente están haciendo algo bien, especialmente si consideramos que la línea entera generó ventas por $1.400 millones de dólares en el 2001. [Fuente: *The Rose Sheet* (La Hoja Rosa), 26 de agosto de 2002]. Sin embargo, sus elevadas cifras de ventas no necesariamente quieren decir que esta línea vende los mejores productos ni que sea *la* línea de productos cosméticos para usted. MK Signature parece ser una marca prometedora, pero aún le queda mucho camino por recorrer antes de que se convierta en una línea por la cual valga la pena llamar a una representante de Mary Kay.

BASE: ☺ *Day Radiance Cream Foundation with Sunscreen SPF 8 Dry Skin* ($14 dólares) es sólo para las mujeres de cutis seco que prefieren una base espesa y cremosa que les brinde una cobertura total. Esta base se difumina de manera pasable, pero carece de la tersura de las bases de Estée Lauder, Origins, Bobbi Brown, y Lancôme, por nombrar unas cuantas. Su factor de protección solar (*SPF*) de 8 es demasiado bajo (el SPF mínimo recomendado por la Academia de Dermatología de los Estados Unidos y la Fundación contra el Cáncer de la Piel es de 15), pero sí es un filtro solar hecho a base de dióxido de titanio. Los siguientes colores tienen un matiz demasiado durazno, rosa, cenizo, amarillo o cobrizo para la mayoría de los tonos de cutis: *Blush Ivory, Delicate Beige, Mocha Bronze, Bittersweet Bronze, Rich Bronze, Toasted Beige* y *Cocoa Beige.*

☺ *Day Radiance Liquid Foundation with Sunscreen SPF 8 Normal/Combination Skin* ($14 dólares) deja una sensación ligera y húmeda y se difumina fácilmente, brindando una cobertura ligera y un acabado natural. Su SPF es idéntico al de la base antes descrita y aplican los mismos comentarios. Los siguientes colores tienen un matiz demasiado durazno, rosa, cenizo, amarillo o cobrizo para la mayoría de los tonos de piel: *Soft Ivory, Blush Ivory, Delicate Beige, Toasted Beige, Mocha Bronze, Rich Bronze, Walnut Bronze, Bittersweet Bronze* y *Mahogany Bronze. Day Radiance Oil-Free Foundation* ($14 dólares) es una base muy buena de acabado mate que además es lo suficientemente resbalosa como para facilitar su difuminación. Es ideal para las mujeres de cutis grasoso que están buscando una cobertura translúcida a ligera, aunque sí deja un acabado ligeramente pegajoso. Los siguientes colores tienen un matiz demasiado durazno, rosa, cenizo, amarillo, o cobrizo para la mayoría de los tonos de piel: *Delicate Beige, Toasted Beige, Blush Ivory, Mocha Bronze, Bittersweet Bronze, Walnut Bronze* y *Rich Bronze. Creme-to-Powder Foundation* ($14 dólares por la base, $9 dólares por el compacto rellenable) deja un maravilloso acabado suave y uniforme sin que se sienta grasosa o demasiado espesa. Además, brinda una cobertura mediana con un efecto que no es ni demasiado polvoso ni demasiado cremoso. Viene en 11 colores, entre los cuales será mejor que evite *Ivory 2, Beige 2, Bronze 1, Bronze 1.5* y *Bronze 2.*

☹ $$$ *TimeWise Dual Coverage Powder Foundation* ($14 dólares por la base,

$9 dólares por el compacto rellenable, $4 dólares por la brocha para polvo) tiene la textura suave y seca requerida que caracteriza a la mayoría de las bases de polvo compacto, pero su aplicación es translúcida y se difumina excepcionalmente bien, dejando un acabado satinado. Sus nueve colores no son los más neutros que hay, pero la mayoría sí pasan la prueba y en realidad son demasiado translúcidos como para ser problemáticos. La única desventaja importante son las partículas brillantes que le han agregado a este polvo. Son claramente visibles sobre el cutis, especialmente a la luz del día, lo cual podría no ser el resultado que quiere lograr.

CORRECTOR: ✔☺ *MK Signature Concealer* ($9.50 dólares) viene en un tubo exprimible y es un producto muy concentrado. Su textura mejorada a base de silicona se difumina bien sin deslizarse por todo el rostro, lo cual es una gran ventaja. Brinda una cobertura casi completa sin que se vea una capa gruesa y tampoco se acumula en los pliegues y arrugas, por lo que es una alternativa excelente para las mujeres con ojeras muy oscuras. Sus seis colores son bastante buenos, aunque los mejores son *Light Ivory*, *Ivory* y *Beige*. Evite el color *Yellow* (amarillo); su nombre lo dice todo.

POLVO: ☺ *MK Signature Loose Powder* ($12.50 dólares) es un polvo hecho a base de talco con una consistencia suave y seca. Su aplicación es translúcida y cuatro de sus cinco colores son bastante buenos; sólo *Bronze* puede tener un matiz demasiado durazno para la mayoría de los tonos de cutis.

☹ *$$$ Highlighters Bronzing Beads* ($18 dólares, $10 dólares por la brocha retractil para polvo llamada *Retractable Powder Brush*) son glóbulos de polvo iridiscente que le brindan una pasada suave de color bronceado brillante. Considerando lo que cuesta, este producto no presenta ventaja alguna por encima de *The Body Shop's Brush-On Bronze* ($16.50 dólares).

☺ **RUBOR:** *MK Signature Cheek Color* ($9 dólares por la pastilla de rubor, $8 dólares por el compacto rellenable) tiene una textura uniforme y seca y una aplicación que al principio es translúcida pero que gradualmente va aumentando de intensidad hasta lograr un color más vibrante. Sin embargo, muchos tonos son bastante brillantes y eso no es recomendable para el maquillaje de día. Las opciones mate incluyen *Nutmeg*, *Desert Bloom*, *Maple Walnut*, *Just Peachy* y *Cranberry Bold*.

SOMBRA DE OJOS: ☺ *MK Signature Eye Color* ($6.50 dólares por cada sombra de ojos, $8–$38 dólares por diversos compactos) son sombras increíblemente sedosas y se aplican de maravilla sin dejar "chispitas" ni rayas. Su buena pigmentación permite darle forma y sombrear el ojo con sólo una pequeña cantidad de producto. Lo que sí decepciona es que casi todas las sombras sencillas son inusualmente brillantes. *Eye Color Duets* ($6.50 dólares) son sombras brillantes e incluyen una de las selecciones de colores menos atractivas y más obsoletas que yo haya visto en toda mi vida. Las únicas opciones mate son *White Sand* y *Hazelnut*.

☺ *MK Signature Eyesicles Eye Color* ($10 dólares) son sombras de ojos de crema a polvo muy resbaladizas que dejan un resplandor más que un brillo. Son bastante fáciles de difuminar, aunque un poco difíciles de controlar al aplicarlas. No obstante, son unas de las mejores opciones para las fanáticas de este tipo de maquillaje de ojos.

DELINEADOR DE OJOS Y CEJAS: ☺ *MK Signature Eyeliner* ($9.50 dólares) es un lápiz de rosca estándar, que no se retrae, que deja un acabado uniforme y se vende a un precio razonable. Este producto dice ser a prueba de agua y de correrse, y aunque sí aguanta bajo agua, eventualmente sí se corre. Evite los colores *Indigo* y *Violet* a menos que quiera que la gente note más su delineador que sus ojos. *MK Signature Brow Liner* ($9.50 dólares) es un lápiz para cejas automático muy bueno pero no retractil. Viene en cuatro colores maravillosos y se aplica con relativa facilidad, aunque sigo sin preferirlo por encima de un polvo o un rímel para cejas.

☹ *Brow Definer Pencil* ($7.50 dólares) es un lápiz estándar que por alguna razón desconocida sigue existiendo, ya que este lápiz resbaladizo sólo viene en un color, el cual es adecuado sólo para las cejas rubias.

☹ *MK Signature Liquid Eyeliner* ($10.50 dólares) no es algo a lo que me gustaría ponerle mi firma. Tarda más de lo normal en secar, tiende a correrse y puede formar grumos que luego se desprenden conforme va avanzando el día. Por si todo esto fuera poco, la brocha también es difícil de controlar.

LÁPIZ LABIAL Y DELINEADOR DE LABIOS: ☺ *MK Signature Creme Lipstick* ($12 dólares) es tan cremoso que casi llega a ser grasoso y deja un acabado suave, semiopaco y lustroso. La gama de más de 35 colores ya ha sido modernizada y ahora se clasifica en *Berries*, *Reds*, *Neutrals* (que no son neutros en lo absoluto, aunque sí son colores populares y divertidos), *Metals* (que son poco atractivos en general), *Pinks* y *Chocolates*. *MK Signature Lip Liner* ($9.50 dólares) es un buen delineador de labios automático que no se retrae y que no cuenta con una sola característica que lo distinga de otros delineadores labiales, salvo su tendencia a tener un tono demasiado pardusco o café oscuro.

✔☺ *MK Signature Lip Gloss* ($12 dólares) es un brillo de labios semilíquido, con una consistencia parecida a la de un jarabe, que es ligeramente pegajoso y que deja un acabado lustroso ultrahúmedo. Sus colores vibrantes no son para quienes prefieren colores de labios translúcidos y suaves, pero las mujeres que gustan de colores intensos no se desilusionarán. También está disponible una versión transparente.

RÍMEL: ☺ *Flawless Mascara* ($8.50 dólares) puede ser un producto perfecto para quienes no esperan casi nada de un rímel. Su aplicación es translúcida y fina, por lo que es imposible engrosar las pestañas, pero sí se alargan un poco sin grumos ni correrse. *Waterproof Mascara* ($8.50 dólares) es un rímel que tendrá que aplicarse varias veces antes de que siquiera empiece a lograr una diferencia notoria y estoy siendo generosa con ese comentario. Al menos sí es a prueba de agua y no tiende a apelmazarse.

☺ *Endless Performance Mascara* ($8.50 dólares) ha sido mejorado y ahora se recomienda como un rímel aceptable para alargar y definir rápidamente las pestañas sin formar grumos ni desprenderse. No está a la altura de los mejores rímeles que se venden en las farmacias o en las tiendas departamentales, pero vale la pena considerarlo si sus pestañas lucen mejor con un arreglo modesto.

MAX FACTOR (SÓLO MAQUILLAJE)

Max Factor se ganó su lugar en la historia de los productos cosméticos como *el* maquillador de las estrellas de cine y de los ricos y famosos de los años 20 en adelante. Entre sus muchos logros, Max Factor desarrolló texturas y colores innovadores de maquillaje jamás antes vistos (y absolutamente necesarios) durante los albores de la era del cine *Technicolor*. Los estudios cinematográficos y la élite de Hollywood confiaban en su experiencia para crear cualquier tipo de maquillaje, desde el maquillaje tipo panqué *Pan-Cake Makeup* que aún sigue produciendo esta línea y el corrector *Erace Secret Cover Up*, hasta el primer brillo de labios de la historia, el cual hizo su aparición alrededor de 1930. (Yo no recomiendo el maquillaje tipo panqué para nadie, pero es bueno saber algo acerca de los orígenes del maquillaje que todas estamos usando). Otra contribución monumental de Max Factor, aunque es poco conocida, fue su teoría de la armonía de los colores. Esta teoría hacía referencia al arte de seleccionar y mezclar colores con base en el tono de cutis, color de ojos y color de cabello de una mujer y actualmente sería difícil encontrar una compañía de productos cosméticos que no use alguna encarnación de esta idea para coordinar sus paletas de colores.

Pese a la gran reputación de la que goza esta marca, la mayoría de los productos Max Factor que se venden en la actualidad han sido obsoletos durante décadas, o bien, son errores modernos. Esta línea estaba a punto de desaparecer hasta que su matriz, Procter & Gamble, la resucitó con el lanzamiento de un maravilloso lápiz labial llamado *Lipfinity*. Por primera vez en mucho tiempo, las amantes del lápiz labial alrededor del mundo aclamaban esta innovación o al menos tenían curiosidad de comprobar si realmente "duraba todo el día". Como verá en la reseña siguiente, este producto realmente sí cumple con las expectativas que lo han rodeado, aunque cabe mencionar que también tiene unas cuantas desventajas. Sin embargo, aparte de *Lipfinity* y unos cuantos rímeles buenos, no encuentro una razón válida para comprar productos de esta línea. Sus precios son razonables, pero las otras líneas cosméticas que se venden en la farmacia y que compiten con Max Factor están a años luz de esta línea, que aunque en su momento hizo historia, ahora es, en general, obsoleta. Para mayor información acerca de Max Factor, llame al (800) 526-8787 o visite su página de Internet en www.maxfactor.com.

DESMAQUILLANTE: ☺ *Remover for Long Lasting Makeup* ($3.99 dólares por 2 onzas) es una loción estándar hecha a base de aceite mineral que sí remueve casi cualquier maquillaje, pero lo mismo hace el aceite mineral puro libre de fragancia, el cual apenas cuesta unos centavos.

BASE: ☺ *Facefinity Long Lasting Makeup with PermaWear SPF 15* ($8.99 dólares) es una base ultramate intrigante y una que me deja dudando si debo recomendarla o no. Por una parte, tiene una textura pareja que se distribuye de manera uniforme y le permite el tiempo suficiente para difuminarla cuidadosamente, lo cual es esencial (pero no siempre una realidad) en el caso de las bases ultramate. *Facefinity* brinda una cobertura que va de mediana a completa y deja un acabado mate sólido, ligeramente polvoso. Además, su filtro solar es de dióxido de titanio puro, lo cual es fabuloso. Lo que no me atrae de este producto es que se nota mucho sobre el cutis, ya que independientemente de lo poco que se aplique, tiende a crear una apariencia "maquillada" que no le favorece a nadie y que a menudo se ve pastosa o aterronada. Y sencillamente hay demasiadas bases excelentes que pueden igualar las mejores cualidades de *Facefinity* sin tener que gritar a toda voz que está ahí. Si decide darle una oportunidad, tenga presente que es estrictamente para el cutis normal a grasoso, ya que hasta el más ligero parche de piel seca se verá magnificado con este maquillaje. Sí dura bastante bien a lo largo del día, al mismo tiempo que sigue siendo fácil removerlo con un limpiador hidrosoluble. En cuanto a sus nueve colores, la mayoría son bastante buenos, lo cual es sorprendente para Max Factor, cuyas bases típicamente tienden a tener un matiz demasiado durazno o rosa. Lo que es extraño es que los tres colores más claros son extremadamente claros (casi blancos) y adecuados sólo para mujeres de tez muy blanca. Los otros seis colores son mejores para los tonos de cutis claros a medianos; sólo *Cool Bronze* y *Cream Beige* tienen un matiz demasiado rosa o durazno para la mayoría de los tonos de cutis. *Rose Beige* tiene un matiz ligeramente rosa, pero puede funcionar para algunos tonos de piel claros.

- ☹ *Pan-Cake Makeup* ($6.99 dólares) y *Panstik Makeup* ($6.99 dólares) vienen empacados en una envoltura plástica sellada que le impide ver el color del producto que está comprando (y nunca hay probadores disponibles). Sólo por esa razón, me sería difícil recomendarlos, pero además, la textura de ambas bases es demasiado gruesa, espesa o grasosa y casi todos los colores tienen un intenso matiz durazno o rosa. *Whipped Creme Makeup* ($6.79 dólares) es, sin lugar a dudas, la peor base que existe en toda la farmacia. Ningún otro maquillaje viene en colores tan aterradores, ni tienen una textura tan poco elegante como este. *Lasting Performance Stay Put Makeup* ($7.99 dólares) fue el precursor de *Facefinity* y aunque sí se queda en su lugar, su textura desagradablemente seca y rígida y su acabado terroso la hacen una opción débil de la categoría de bases ultramate. Si de cualquier modo decide probarla, evite los colores *Cream Beige* y *Natural Honey*. *Powdered Foundation* ($7.44 dólares) funciona mejor como un polvo compacto a base de talco que como una base. Aunque sus colores son razonablemente buenos, este producto tiende a dejar una apariencia demasiado polvosa y aterronada sobre el cutis. *Silk Perfection Liquid to Powder Makeup* ($6.99 dólares) necesita desesperadamente ser descontinuado o reformulado. Este antiguo maquillaje de crema a polvo es demasiado ceroso, se ve artificial y de todos sus colores, sólo el tomo *Light Champagne* podría ser rescatable.

CORRECTOR: ☹ *Erace Secret Cover Up* ($4.49 dólares) fue uno de mis productos básicos cuando apenas empezaba a maquillarme. Su cobertura era y sigue siendo buena, con una consistencia cremosa que no llega a ser grasosa, pero debido a su fuerte fragancia y a su selección de colores (la cual ha ido empeorando), no es el producto que escogería en la actualidad.

POLVO: ☹ *Lasting Performance Pressed Powder* ($6.99 dólares). Aunque su textura es sedosa, este polvo extrañamente ceroso hecho a base de talco tarda una eternidad en notarse tras su aplicación y sus cuatro colores tienen un matiz durazno o rosa intenso.

RUBOR: ☺ *Natural Brush-On Satin Blush* ($6.49 dólares) es un rubor suave, muy uniforme, que viene en una gama sutil de colores pastel y colores tierra, cada uno con un brillo aparente. Esta es una opción, aunque dista mucho de ser la mejor.

SOMBRA DE OJOS: ☺ *Lasting Color Eyeshadows* ($3.79 dólares) son sombras de polvo compacto de un solo color que tienen una textura maravillosa y se difuminan bien, pero tenga cuidado con las "chispitas". La mezcla de colores incluye primordialmente colores pastel claros y algunos colores vivos y todos tienen brillo.

DELINEADOR DE OJOS Y CEJAS: ☹ *PenSilks Glide On Eye Pencil* ($5.49 dólares) es un lápiz delineador de ojos automático que no se retrae y que trae una punta de esponja en el otro extremo para suavizar la línea después de aplicarla. Aunque sí se desliza fácilmente, mantiene una consistencia relativamente cremosa y esto significa que se correrá fácilmente. La punta de esponja permite emborronar la línea antes de que esto ocurra naturalmente. *Eyebrow and Eyeliner* ($5.39 dólares) son lápices estándares demasiado grasosos como para que valga la pena escogerlos por encima de los de Revlon, L'Oréal o Cover Girl.

☹ *Linemaker Eyeliner* ($5.39 dólares) es un delineador líquido que se aplica con un aplicador de punta de fieltro, el cual funciona bien. Sin embargo, este delineador tarda mucho en secar e inicialmente tiende a despostillarse.

LÁPIZ LABIAL Y DELINEADOR DE LABIOS: ✔☺ *Lipfinity* ($8.99 dólares) bien podría ser el más grande lanzamiento de lápiz labial de todos los tiempos. Es uno de los dos lápices labiales (el otro es el *Outlast* de Cover Girl) que usa la tecnología *PermaTone*. ¿Y qué es la tecnología *PermaTone*? Según la página de Internet de Max Factor, es "una combinación de colores nueva y revolucionaria que brinda un color semipermanente al adherirse suavemente al pigmento de los labios para dar una efecto de 'malla flexible'". Su fórmula, investigada y desarrollada por Procter & Gamble, consiste en pigmentos complejos y polímeros hecho a base de silicona que resisten el desgaste normal y no se desprenden al comer, beber ni besar. De hecho, según Max Factor, *Lipfinity* le da "¡un color perfecto que no se mueve durante un asombroso período de ocho horas!" ¿Verdad que suena demasiado bueno para ser cierto? Bueno, en general, Max Factor en este caso realmente esta diciendo la verdad. Este verdaderamente es un lápiz labial avanzado en términos de uso duradero y confortable, aunque necesita recordar algunos *tips* importantes, porque no es un lápiz labial tradicional que sólo se aplica y listo. *Lipfinity* consiste en un producto similar a un brillo de labios que sirve para ponerse una capa de color opaco sobre los labios, acompañado de otro producto que es parecido a un bálsamo de labio (sólo que tiene una sensación más emoliente). El producto con color se aplica por separado con un aplicador de esponja y luego hay que dejarlo secar durante uno o dos minutos. Una vez que haya secado, puede aplicarse el otro producto y listo: tendrá la larga duración y la cobertura de un lápiz labial ultramate y la sensación familiar de un lápiz labial cremoso tradicional.

Pero (esto ya lo venía venir, ¿verdad?), junto con sus ventajas, hay algunas desventajas importantes que debe considerar antes de probar *Lipfinity*. En primer lugar, la aplicación de la capa de "pintura" puede ser un poco complicada, ya que este producto es grueso y opaco y se debe emparejar de inmediato porque de otro modo terminará con una capa dispareja de color. Su aplicación necesita ser casi perfecta, pues cualquier irregularidad se puede convertir rápidamente en un error permanente, aunque estos (junto con todo lo demás) se pueden remover con aceite mineral puro o simple vaselina. Por último, sus labios deben estar absolutamente limpios, tersos (cualquier descamación, por pequeña que sea, se notará mucho más) y secos antes de usarlo. La capa humectante si le da una sensación muy agradable a este lápiz labial y, en general, el color se queda puesto y dura mucho, incluso después de comer (siempre y cuando la comida no sea grasosa). Quizá note que el color se desvanece un poco hacia la parte interna de los labios, pero no estaba esperando algo perfecto, ¿o si? Algunas desventajas menores incluyen la falta de probadores, aunado al hecho de que el indicador de color que viene en el empaque (y en el producto en sí) no es exactamente indicativo del color que le quedará en los labios una vez que se lo haya aplicado. Aunque no tendrá que retocarse el color durante la mayor parte del día (¡de verdad!), si necesitará volverse a aplicar la capa humectante a intervalos regulares para evitar que se le resequen los labios. Si encuentra un color que le gusta y no es propensa a los labios resecos y agrietados, ¡definitivamente debe probar este lápiz labial! La capa humectante *Lipfinity Moisturizing Top Coat* ($5.99 dólares) ya se vende por separado, lo cual es conveniente, dado que es probable que este se le acabe mucho antes de que se le termine el color. Si quiere un toque más audaz, pruebe la capa humectante con brillo *Lipfinity Top Coat Shimmer Finish* ($6.39 dólares).

☺ *Lasting Color Lipstick* ($6.49 dólares) deja un acabado sensual y cremoso, pero dudo que le dure más que cualquier otro lápiz labial cremoso. Aparte, su fuerte fragancia puede ser poco atractiva.

RÍMEL: ✔☺ *2000 Calorie Mascara* ($3.97 dólares) es un rímel multiusos muy ingenioso que brinda cantidades iguales de longitud y grosor, con una mínima tendencia a apelmazarse aunque esto sólo ocurre si se aplica demasiado.

☺ *S-T-R-E-T-C-H Mascara* ($3.97 dólares) es la versión dietética del *2000 Calorie Mascara*. Sí sirve para alargar las pestañas sin apelmazarlas, pero no hace mucho por engrosarlas ni darles un efecto más dramático. *Lash Enhancer No. 1 Mascara* ($3.97 dólares) es un rímel poco interesante que funciona bien para quienes quieren un *look* natural, además de que dura todo el día sin mayores incidentes. *2000 Calorie Aqualash Mascara* ($3.97 dólares) alarga y engrosa las pestañas lo suficiente para esas ocasiones en las que es necesario usar un rímel a prueba de agua confiable. ✔☺ *Lashfinity Mascara* ($5.99 dólares) es un rímel a prueba de agua superior al promedio que se aplica limpia y uniformemente, alargando bastante las pestañas y engrosándolas un poco. Se queda en su lugar todo el día, luciendo perfecto desde la mañana hasta que se lo quite en la noche, lo cual es bastante fácil de hacer usando un limpiador hidrosoluble. Recuerde que los rímeles a prueba de agua no son la mejor alternativa para el uso diario. Max Factor no dice que este rímel sea a prueba de agua, pero definitivamente lo es, y su lista de ingredientes es casi idéntica a la mayoría de los demás rímeles que sí dicen "a prueba de agua" en la etiqueta.

☺ *No Color Mascara* ($3.99 dólares) es idéntico al *CG Smoothers Natural Brow & Lash Mascara* de Cover Girl ($5.49 dólares; vea la página 461) y aplica la misma reseña. La única diferencia que no puede dejar de notar es el menor precio de este.

☹ **BROCHAS:** Esta línea vende una sola brocha para rubor llamada *Blush Brush* ($4.49 dólares), que podría funcionar si no le importa que se abra y que no sea muy suave al tacto.

MAYBELLINE (SÓLO MAQUILLAJE)

Maybelline es una de las líneas de maquillaje para el mercado masivo mejor conocidas y de mayor reconocimiento en el mundo; sus productos se venden en 90 países. A través de su larga historia, que comenzó en 1915 cuando T. L. Wilson fundó la compañía y la nombró en honor a su hermana Mabel, la compañía se ha enorgullecido de llevar productos innovadores a las consumidoras de productos cosméticos. En la actualidad, Maybelline sigue siendo una empresa fuerte y ha mejorado notablemente sus productos desde que fue adquirida por L'Oréal a principios de 1996. Con una mejor selección de productos y texturas modernas, cada vez es más difícil distinguir los productos de L'Oréal de los de Maybelline, aunque Maybelline los vende a precios más económicos y ofrece algunos más brillantes dirigidos al segmento de las adolescentes. Ambas compañías se especializan en ofrecer una gran selección de lápices labiales, esmaltes de uñas y rímeles y sus bases presentan las mismas ventajas y desventajas (texturas y acabados uniformes, pero colores que a menudo son malos, además de la inclusión de filtros solares que frecuentemente no contienen los ingredientes que protegen contra la radiación UVA). Sus polvos compactos, rímeles, lápices y correctores de acabado mate son impresionantes y baratos. Siempre y cuando tenga un poco de precaución, no hay razón por la cual no pueda conseguir unas verdaderas gangas y un *look* hermoso con productos Maybelline. Para mayor información acerca de Maybelline, llame al (800) 944-0730 o visite su página de Internet interactiva en www.maybelline.com.

DESMAQUILLANTE: ☹ *Expert Eyes 100% Oil-Free Eye Makeup Remover* ($3.99 dólares por 2,3 onzas) es un desmaquillante líquido de ojos estándar que contiene ácido bórico como uno de sus ingredientes principales, el cual es un antiséptico problemático que debe mantenerse lejos de los ojos.

☺ *Expert Touch Moisturizing Mascara Remover* ($3.69 dólares por 2,3 onzas) es una mezcla increíblemente simple de aceite mineral, una agente espesante emoliente, aceite de lanolina y conservantes. Este líquido grasoso sí remueve el rímel y casi cualquier otro producto de maquillaje, pero la película grasosa que deja no es algo que la mayoría de las mujeres estarían dispuestas a soportar.

BASE: Generalmente no hay probadores disponibles para ninguna de las bases de Maybelline, lo que hace difícil que recomiende incluso las que más me gustan, las cuales tienen buenas texturas y vienen en buenas gamas de colores. Pero sin poder probar el color primero, es fácil terminar con el color equivocado y con un maquillaje que se ve poco natural, como si trajera puesta una máscara. Lo mejor que puede hacer cuando vaya a comprar una base a una farmacia o tienda para el mercado masivo es asegurarse que pueda devolver el maquillaje si no es exactamente el correcto. De otro modo, podría terminar gastando mucho dinero.

☺ *EverFresh Makeup SPF 14* ($7.49 dólares) es la base que vino a sustituir al *Nonstop All Day Makeup* de Maybelline. A diferencia de esa fórmula, esta base tiene una textura más líquida, pero se siente ligeramente más pesada sobre el cutis. Se difumina bastante bien, considerando que es una base ultramate, y brinda una cobertura mediana de apariencia natural. Por desgracia, el filtro solar carece de una protección adecuada contra la radiación UVA, por lo que tendría que usarse junto con otro filtro solar, lo cual no es la mejor opción para quienes tienen el cutis grasoso. Viene en 12 colores, incluyendo algunas opciones excelentes para los tonos oscuros de piel. Los colores claros tienen un matiz color durazno que va de ligero a exagerado, y los que debe evitar son *Natural Beige, Soft Cameo, Fawn y Sand. True Illusion Makeup SPF 10* ($8.49 dólares) viene en un envase atractivo que se parece mucho a los envases que traen las bases de Lancôme. Aunque esta base se aplica de manera uniforme y translúcida, carece de ingredientes que brinden protección contra la radiación UVA y su factor de protección solar (*SPF* por sus siglas en inglés) de 10 no es suficiente para ofrecerle protección durante todo el día. Si está dispuesta a usar un filtro solar con un SPF de 15 e ingredientes que la protejan contra la radiación UVA debajo de su base, esta podría ser una opción, porque varios de sus colores son maravillosos, su textura es magnífica para alguien con el cutis normal a seco y su precio es muy económico. De sus diez colores, la mayoría de los cuales son neutros, los siguientes tienen un matiz demasiado anaranjado o durazno para la mayoría de los tonos de piel: *True Buff, True Beige, True Golden* y *True Sand*. ***PureStay Powder Plus Foundation SPF 15*** ($7.19 dólares) es un polvo compacto estándar que brinda una cobertura ligeramente más pesada, por lo que también puede funcionar como base. Tiene una textura uniforme sobresaliente, se aplica de manera uniforme y deja un acabado mate suave con una cobertura que va de translúcida a mediana. Su gama más extensa de 12 colores incluye tanto buenos como malos, ya que 7 de ellos (*Buff, Cream, Soft Cameo, Natural Beige, Fawn, Sand* y *Caramel*) dejan un tinte demasiado durazno o rosa sobre el cutis. Si su filtro solar brindara una protección adecuada contra la radiación UVA, este producto sería un ganador en todos los sentidos para el cutis normal a grasoso. Si está dispuesta a usar un filtro solar por separado o una base con filtro solar debajo de este polvo (lo cual puede ser problemático para las mujeres con el cutis grasoso), vale la pena considerarlo, pero tenga cuidado con los colores que mencioné. ***3 in 1 Express Makeup SPF 15*** ($8.39 dólares) es un producto a escoger si lo que desea es una base de lápiz que se aplique de manera cremosa, se seque para dejar un acabado polvoso suave y contenga un filtro solar confiable hecho a base de puro dióxido de titanio con un SPF de 15. Esta base funcionaría bien para el cutis normal a ligeramente grasoso o ligeramente seco que necesite una cobertura translúcida a mediana. Al igual que en el caso de la mayoría de las bases de lápiz, las ceras que se usan para que conserven su forma no son lo mejor para el cutis grasoso propenso a las erupciones. Viene en 12 colores, pero los mejores son estrictamente para los tonos de piel claros a medianos, ya que todos los colores más oscuros, de *Tan* para abajo, tienen un matiz demasiado durazno o cobrizo para la mayoría de las mujeres de color. ***Express Makeup Shine Control SPF 15*** ($8.39 dólares) es otra base de lápiz de aplicación cremosa que se difumina bien hasta dejar un acabado polvoso. Es bastante similar al *3 in 1 Express Makeup* antes descrito. Esta base también brinda una aplicación uniforme y la misma cobertura ligera a mediana, pero deja un acabado mate más sólido que se puede sentir secante en todos los tipos de cutis menos el grasoso. Su filtro solar está hecho de puro dióxido de titanio, lo cual es maravilloso, aunque no lo mejor para el cutis propenso a las erupciones. No obstante, sí vale la pena probar este producto, ya que sus nueve colores incluyen opciones para todos los tonos de piel excepto los muy claros o muy oscuros. Los únicos colores que debe considerar evitar debido a su matiz durazno o rosa son *Buff, Soft Cameo* y *Natural Beige*. ***Shine Free Oil Control Makeup*** ($6.49 dólares) está hecha a base de silicona, tiene una textura muy tersa y acuosa, se difumina fácilmente y deja un acabado mate sólido al secarse. Esta base podría funcionar bien para el cutis normal a ligeramente grasoso, aunque la promesa de controlar el brillo durante todo el día no aplica para quienes tienen el cutis muy grasoso. Los 10 colores presentan algunas opciones viables para los tonos de piel claros a medianos que prefieran una cobertura ligera a mediana. Evite el color *Light Ivory/Buff*, ya que tiene un tinte intenso de color durazno para la mayoría de los tonos de cutis. Los otros colores claros tienen un ligero matiz color durazno, pero no lo suficiente como para que tenga que ignorarlos si decide que esta base es adecuada para su tipo de cutis y se adecúa a sus preferencias.

☺ *Smooth Result Age Minimizing Makeup SPF 18* ($6.99 dólares) es otra base más que no brinda una protección adecuada contra los rayos UVA. *Smooth Result* efectivamente deja una capa uniforme y brinda una cobertura ligera a mediana. Lo malo es que de sus 12 colores, los más claros tienen un tinte ligeramente durazno o rosa que se nota bastante sobre el cutis. El color *Nude* es un color neutro excelente y los colores más oscuros son asombrosos, pero *Soft Cameo*, *Fawn* y *Sand* no son tonos que deba comprar. Esta base es mejor para el cutis normal a seco, pero se debe usar junto con un filtro solar eficaz para protegerse durante el día.

CORRECTOR: ✔☺ *Great Wear Concealer* ($5.19 dólares) es un corrector excelente que no se acumula en los pliegues y arrugas y que deja una capa mate pero uniforme sin que se vea seca o pesada. Viene en cuatro colores maravillosos y es más adecuado para alguien con el cutis normal a grasoso.

☺ *True Illusion Undetectable Concealer SPF 10* ($5.19 dólares) no contiene ingredientes que la protejan contra la radiación UVA y su SPF de 10 es demasiado bajo como para brindarle protección durante todo el día, razón por la cual no se puede confiar en su filtro solar; pero sí es un corrector muy bueno con una textura uniforme y un acabado semiopaco, mate y natural. Se difumina fácilmente y no se acumula en los pliegues y arrugas; sin embargo, la mala noticia es que sólo dos de sus seis tonos son color piel. Estos son *Ivory/True Ivory* y *Light Beige*, los cuales son muy buenas alternativas para mujeres de tez clara. *Coverstick* ($4.19 dólares) es un corrector tipo lápiz labial medianamente bueno que ahora viene empacado de modo que se puedan ver los colores. Aunque se puede trabajar con la mayoría de los tonos, esta fórmula obsoleta es demasiado grasosa como para quedarse mucho tiempo en su lugar y se acumula fácilmente en los pliegues y arrugas. Se recomienda sólo para quienes prefieren este tipo de corrector por encima de cualquier otro y estén dispuestas a soportar las desventajas inherentes a su fórmula.

☹ *Shine Free Blemish Control Concealer* ($5.19 dólares) contiene ácido salicílico como principio activo y aunque este compuesto sí se ha ganado su lugar en la batalla contra el acné, necesita estar presente a una concentración de más del 0,65% como para surtir efecto. Además, el pH es demasiado elevado como para que sirva para la exfoliación. Los cuatro colores de este corrector en tubo tienen un matiz intenso color durazno o rosa y lo único que lograrían hacer es resaltar precisamente lo que está tratando de ocultar. *Smooth Result Age Minimizing Concealer SPF 18* ($5.99 dólares) es un corrector de crema a polvo en forma de lápiz labial que tiene una textura innegablemente uniforme. Pese a su textura, deja un acabado ligeramente seco y pastoso, además de que no ofrece una protección eficaz contra los rayos UVA. Sus cuatro colores tienen un tinte que va de rosa a durazno, el cual es aún más evidente en los de color *Light Beige* y *Medium Beige*. *Corrector Concealer Cover Stick* ($5.29 dólares) es un corrector de lápiz cremoso y opaco que viene en amarillo o verde. En general, los productos para corregir el color sólo le agregan un paso innecesario a su rutina de aplicación de maquillaje y rara vez dejan una apariencia convincente o natural.

POLVO: ☺ *True Illusion Pressed Powder SPF 10* ($6.99 dólares) tiene un SPF muy bajo, pero sí cuenta con un filtro solar maravilloso hecho a base de dióxido de titanio. Puede ser un buen complemento de un filtro solar eficaz o de una base con filtro solar, pero no se debe usar por sí solo durante el día. Este polvo libre de talco deja una sensación suave y sedosa y viene en algunos colores hermosos para los tonos de piel muy claros a medianos/oscuros; evite el color *True Beige*, ya que tiene un matiz demasiado rosa para la mayoría de los tonos de piel. *Shine Free Translucent Pressed Powder* ($5.19 dólares) no puede controlar el brillo más que la mayoría de los demás polvos, pero sí es un polvo maravillosamente suave y seco que se aplica de manera uniforme y translúcida y que también es libre de aceite. Está hecho a base de talco y caolina (barro) y viene en cinco colores. *Deep Beige/Caramel* y *Natural Beige* son demasiado anaranjados, especialmente para quienes tienen que lidiar con una producción excesiva de aceite, pero los otros tres colores son buenos. *Finish Matte Pressed Powder* ($5.89 dólares) es un polvo excepcional hecho a base de talco que viene en tres colores hermosos y tiene una textura sedosa y pareja. Sí contiene una pequeña cantidad de aceite mineral, pero no la suficiente como para que se le note sobre el cutis. Este producto es mejor para el cutis normal a ligeramente seco de tono muy claro a claro.

☺ *Shine Free Oil Control Loose Powder* ($5.89 dólares) es un polvo hecho a base de talco que deja un acabado seco. Viene en dos colores distintos, pero es imposible verlos a través del empaque, por lo que me es difícil recomendarlo. *Smooth Result Age-Minimizing Pressed Powder* ($6.99 dólares) dice "suavizar la apariencia de las primeras arrugas" al mismo tiempo que "brinda una cobertura natural que le permite tener un cutis de apariencia más juvenil". Yo supongo que si este polvo ordinario hecho a base de talco puede afirmar esto, ¡entonces todos los demás polvos compactos deberían formar parte del arsenal antienvejecimiento de todas las mujeres! Este polvo sí deja una sensación bastante suave, casi cremosa, pero tiende a dejar un acabado demasiado polvoso y a acumularse en los pliegues y arrugas más que a "flotar" encima de ellos. Sus seis colores presentan algunas opciones atractivas, aunque *Beige* y *Medium Beige* tienen un matiz demasiado durazno. *Smooth Result* es más adecuado para el cutis normal a ligeramente grasoso, pero de ningún modo es un polvo que deba considerar para camuflajear las arrugas, ya sea la primera o la quincuagésima.

☹ *Corrector Powder* ($6.29 dólares) es un polvo compacto de textura seca de color rosa pálido o amarillo, ninguno de los cuales servirá para corregir cosa alguna. Además, también le da una apariencia terrosa y aterronada al cutis.

RUBOR: ☺ *Brush/Blush* ($5.19 dólares) es un rubor en polvo estándar que viene en una atractiva gama de colores, tiene una textura suavemente sedosa y deja una aplicación translúcida ligeramente resplandeciente. Los colores brillantes con los que hay que tener cuidado son *Mocha Velvet, Pink Tangerine, Mambo Mauve, Plushed Plum* y *Beach Club. Express Blush* ($7.29 dólares) es un buen complemento para el maquillaje *3 in 1 Express Makeup* de Maybelline. Este rubor de crema a polvo en forma de lápiz deja una aplicación translúcida y suave, creando un ligero toque de color fácil de difuminar. Viene en ocho colores hermosos, tres de los cuales tienen un poco de brillo. Los colores están clasificados en colores cálidos y colores fríos. Este rubor funcionaría para alguien que tenga un cutis normal a ligeramente seco y que tenga la paciencia para difuminarlo uniformemente.

☺ *Cool Effect Blush* ($5.99 dólares) es un rubor líquido brillante que viene en un frasco parecido a los de los esmaltes de uñas con un aplicador de brocha. Se puede aplicar con bastante facilidad sin la brocha, el cual es un mejor método de aplicación que usarlo como si fuera un esmalte de uñas. Cuando se aplica con una esponja o las yemas de los dedos, este rubor imparte un color translúcido muy brillante pero que deja un acabado de sensación mate al secarse. Este rubor sería adecuado para un maquillaje de noche que requiera cachetes centelleantes.

SOMBRA DE OJOS: ☹ *Expert Eyes Eyeshadow Singles* ($3.39 dólares), *Duos* ($4.09 dólares), *Trios* ($4.89 dólares), *Quads* ($5.59 dólares) y *8-Pans* ($7.29 dólares) son, en su mayoría, sombras de colores brillantes o combinaciones de colores terribles, con una textura que no se adhiere bien al cutis, dejando "chispitas" y regándose de mala manera por todo su rostro. Por si esto fuera poco, tampoco duran mucho. Hay algunas combinaciones de colores atractivas, pero su fórmula deja mucho qué desear.

☺ *Cool Effect Cooling Cream Eyecolor* ($5.59 dólares) no tiene un efecto refrescante en lo absoluto, pero sí tiene un brillo intenso y opaco que puede lucir tan grueso como la hoja de oro o simplemente translúcido, pero en cualquier caso, intensamente brillante. Podría ser una posibilidad para un maquillaje de noche, pero el ambiente también tendría que ser el adecuado. *Cool Effect Cooling Eyeshadow/Liner* ($5.59 dólares) es una sombra de ojos que viene en un lápiz grueso y que se siente algo húmedo al aplicarlo, lo que significa que se desliza bien, y que al secarse deja un acabado mate que no se corre ni se mueve en todo el día. Sería bueno que viniera en una gama más diversa de colores (la mayoría son colores pastel) y que una pudiera ver el color antes de comprarlo, ya que la única manera de darse una idea es viendo el indicador de color que viene adherido al extremo de este lápiz al cual sí hay que sacarle punta. *Crystal Glitters Shadow Pencil* ($5.99 dólares) es otro lápiz grueso estándar que tiene una textura cremosa casi grasosa. Tiene un acabado brillante, pero ninguno de los colores es centelleantes, sino que más bien dejan un resplandor suave que deberá fijar con polvo si quiere que le dure. *Roller Color Loose Powder Eye Shadow* ($5.49 dólares) viene en un frasco pequeño con aplicador de bola (como el de los desodorantes), pero no termina regado por toda su cara. Sin embargo, las sombras son extremadamente brillantes y no se difuminan en lo absoluto. Por lo tanto, lo único que logrará pintarse es una raya translúcida de brillantina.

DELINEADOR DE OJOS Y CEJAS: ✔☺ *Expert Eyes Defining Liner* ($5.09 dólares) es un delineador de ojos automático muy bueno. Es retractil y viene en colores negro y café apropiados. Su acabado seco no es tan propenso a correrse como la mayoría de los lápices para ojos, aunque tampoco llega a ser tan poco problemático como el uso de una sombra mate en polvo para delinear los ojos. ¡Definitivamente deben probarlo las aficionadas de los lápices delineadores! ☺ *Expert Eyes Brow and Liner Pencil* ($5.09 dólares) es un lápiz automático al que se le puede sacar una punta más fina que a la mayoría de los demás lápices (el sacapuntas está integrado al lápiz). Fuera de eso, no es más que un lápiz estándar de textura seca, lo que significa que casi no se corre. *Smoked Kohl Liner* ($5.59 dólares) es un lápiz estándar que tiene una punta para difuminar en un extremo y que es tan confiable como cualquier otro lápiz que pueda encontrar en una tienda departamental. Además, viene en una variedad sinfín de colores. *Ultra-Brow Brush-On Brow*

Color ($5.59 dólares) es un polvo mate estándar para cejas que viene con una brocha dura estándar, la cual deberá tirar al bote de basura y reemplazar con una buena brocha suave profesional. Viene en un rango limitado de dos colores, pero pueden funcionar si alguno de ellos es igual al color de sus cejas. *Brow Styling Gel* ($5.59 dólares) es un gel para cejas estándar, muy fácil de aplicar, que deja una sensación ligera y no pegajosa. Viene en dos colores translúcidos, los cuales funcionarían bien para las rubias oscuras y las mujeres de pelo castaño, además de una versión transparente para quienes tienen cejas que se resisten a quedarse en su lugar. Es una buena opción económica para quienes están buscando "domar" sus cejas o darles un suave resplandor. *Expert Eyes Twin Brow and Eye Pencil* ($3.09 dólares) ahora es mucho menos grasoso que la última vez que hice una reseña de este producto y aunque Maybelline afirma que no ha cambiado la fórmula, yo sospecho que le hicieron algunas mejoras por ahí. Sigue siendo un lápiz pequeño estándar cuya textura seca y rígida resulta ser más adecuada para las cejas, ya que si lo usara para delinear sus ojos, probablemente se lastimaría. Viene en diversos tonos para todos los colores de cejas (de rubias a negras) y su acabado seco realmente se queda en su lugar.

☺ *Lineworks Washable Liquid Liner* ($6.19 dólares) es un delineador líquido básico que deja un acabado uniforme y plano al secarse. Por desgracia, su aplicación es un poco dispareja y es difícil corregir los errores. A las expertas en aplicarse este tipo de delineadores sí les dura bastante bien durante todo el día. *Lineworks Felt-Tip Eyeliner* ($6.19 dólares) es muy parecido a un plumón de punta de fieltro con el que se aplica un delineador líquido que deja un acabado mate uniforme al secarse y que no se mueve una vez que está en su lugar. Por lo tanto, su aplicación puede resultar algo complicada, ya que es muy difícil corregir cualquier error. Sin embargo, el resultado final es una línea dramática que no se desprende en todo el día. *Expert Eyes Softlining Pencil* ($4.09 dólares) es un lápiz estándar al que hay que sacarle punta con mucha frecuencia y que deja una textura cremosa desde su aplicación hasta su remoción. Se corre con mucha facilidad. *Great Wear Waterproof Eyeliner* ($6.29 dólares) es un lápiz con rosca estándar que se desliza fácilmente sobre la piel y que dibuja una línea gruesa. Su textura es cremosa, pero su acabado pegajoso no deja una sensación placentera. Realmente dura mucho tiempo y resiste correrse, pero no es tan a prueba de agua como casi cualquier otro lápiz delineador. *Eye Duets Liner/Shadow* ($6.29 dólares) es un lápiz de doble extremo excepcionalmente estándar. Me encantaría decir que de alguna manera es mejor que los diversos lápices de doble extremo que hay en el mercado, pero la verdad es que es un producto bastante mediocre. En un extremo trae un delineador cremoso que tiende a correrse y en el otro extremo trae una sombra de ojos que, si bien es translúcida y polvosa, también es extremadamente brillante y tiende a dejar "chispitas" en otras áreas del rostro.

☹ *Eye Express Easy Eyelining Pen* ($6.19 dólares) se aplica con facilidad pero tarda algún tiempo en secar. En realidad, nunca llegó a fijarse como yo hubiera esperado y siguió sintiéndose pegajoso durante un largo rato. Si accidentalmente lo toca más adelante durante el día, se le puede desprender a cachos. Por lo tanto, quizá lo mejor sea que ignore este producto. *Lineworks Ultra-Liner Waterproof Liquid Liner* ($6.19 dólares) es tan sólo un delineador líquido estándar que dura bastante bien, incluso bajo agua, pero que tiene a descarapelarse o correrse si lo frota accidentalmente. *Line Works Waterproof Liquid Eye Liner* ($6.29 dólares) promete no correrse durante todo el día, pero sí se corre y no dura todo el día. Este delineador líquido estándar viene con una brocha de punta grande, lo que dificulta pintar una línea fina con él. Si prefiere líneas más gruesas, entonces le funcionará bien, pero hasta el más ligero indicio de agua o humedad alrededor de los ojos le arruinará su diseño de maquillaje de ojos más temprano que tarde. El delineador *Line Intensifique Extreme Wear Liquid Liner* de L'Oréal (página 503) es una opción mucho mejor que cuesta casi lo mismo que este.

LÁPIZ LABIAL Y DELINEADOR DE LABIOS: ☺ *Moisture Whip Lipstick* ($6.39 dólares) ha existido durante décadas y sigue siendo un lápiz labial sensual, cremoso y ligeramente brillante que no es adecuado para quienes se les corre el lápiz labial hacia las pequeñas arrugas que están alrededor de los labios. *Wet Shine Wet Look Lipcolor* ($5.19 dólares) es extremadamente parecido al lápiz labial *So Delice* de L'Oréal, ya que ambos comparten la misma textura ligera y resbaladiza, los mismos colores suaves y el mismo acabado altamente lustroso. Esta versión es ligeramente más translúcida que la de L'Oréal, pero a diferencia de *So Delice*, ¡no tiene fragancia! *Wet Shine Diamonds* ($5.19 dólares) es idéntico al *Wet Shine Lipstick* original, sólo que este además viene repleto de brillantina, la cual puede dejar una sensación granular sobre los labios. *Wear 'n Go Long Wearing Lipcolor* ($6.99 dólares) ofrece una hermosa paleta de 36 colores que supuestamente "se aplican con la precisión de un delineador labial". Sin embargo, sólo tendrá que aplicárselo una vez para comprobar que su aplicación es igual a la de casi cualquier otro lápiz labial, y que la precisión no depende del producto, sino de su habilidad. Dicho lo anterior, este es un lápiz labial cremoso básico que deja un acabado resbaladizo poco duradero. La mayoría de los colores son opacos y algunos tienen un poco de brillo que da un efecto de escarcha que puede ser un toque atractivo para algunas mujeres. *Gloss Twist Lip Shine* ($5.99 dólares) es otro brillo de labios con el que debe presionar un botón para que el color llegue a la punta de la brocha. Esta fórmula deja una sensación maravillosa en los labios e imparte un color translúcido y lustroso que es ligeramente pegajoso. Dudo que pueda notar alguna diferencia entre este y los de la línea Stila, los cuales cuestan tres veces más.

☺ *Moisture Whip Lip Liner* ($5.19 dólares) es un delineador labial estándar que tiene una textura espesa y cremosa y que viene en colores intensos. Se aplica con facilidad, pero su consistencia suave hace que sea difícil pintar líneas finas con él. *Lip Express Lipstick 'n Liner in One* ($5.49 dólares) es un delineador labial muy ancho que supuestamente funciona como lápiz labial y como delineador de labios. Hasta cierto grado, eso es exactamente lo que hace, sólo que no lo hace muy bien. Al igual que todos los lápices gruesos, es difícil sacarle punta y su textura es tan cremosa que es casi imposible mantener la punta decentemente afilada sin tener que sacarle punta eternamente, lo cual hace que se le acabe el producto mucho antes de lo que se le acabaría un lápiz labial común y corriente. *Lip Polish Hi-Shine Color* ($5.49 dólares) tiene una textura algo cremosa pero también polvosa que le deja una capa de brillo translúcido y coloreado sobre los labios. No es tan grasoso ni tan pegajoso como otros brillos, pero tampoco es tan uniforme. Lo único que lo distingue es su brillo centelleante. *Wear 'n Go Long Wearing Lip Liner* ($5.49 dólares) es un delineador labial automático de textura suave que le brinda un color translúcido de corta duración. Curiosamente, el lápiz labial *Wear 'n Go Lipstick* viene aparejado con un delineador de labios, aunque el lápiz labial supuestamente puede aplicarse con "la precisión de un delineador de labios". ¿No significaría esto que ya no sería necesario un delineador de labios?

RÍMEL: ☺ *Lash Expansion Mascara* ($5.59 dólares) tiene una brocha que "envuelve las pestañas" que supuestamente cubre cada pestaña para alargarlas y engrosarlas, pero lo mismo hace cualquier buen rímel y este no es la excepción. *Lash Expansion* alarga las pestañas y las engrosa moderadamente sin apelmazarse ni correrse. Es el punto intermedio si *Illegal Lengths* de Maybelline le alarga demasiado las pestañas (¿será eso posible?) o si *Volum' Express* las engrosa demasiado. *Illegal Lengths Mascara* ($5.09 dólares) tiene una nueva formulación y sigue siendo uno de los mejores rímeles que hay para alargar las pestañas. Lo que notará con esta última versión es un poco más de grosor y una tendencia ligeramente mayor a correrse durante la aplicación, dado que esta fórmula es bastante "húmeda". Pero en general, sigue siendo un excelente rímel para alargar las pestañas. *Illegal Lengths Waterproof Mascara* ($5.09 dólares) sigue siendo un buen rímel a prueba de agua que alarga las pestañas con facilidad y que dura bien incluso después de darle varias vueltas a la piscina (alberca). ✔☺ *Full 'n Soft Mascara* ($6.39 dólares; brocha normal o curva) es un rímel muy bueno. No engrosa mucho las pestañas, pero sí las alarga rápidamente sin formar grumos ni correrse. ✔☺ *Lash Discovery Mascara* ($5.99 dólares; brocha normal o curva). Hay un dicho que dice que las cosas buenas vienen en empaques pequeños y aunque la brocha pequeña de este rímel me hizo dudar al principio, realmente me sorprendió su capacidad para permitirme llegar a todas y cada una de mis pestañas, además de alargarlas, separarlas y darles un grosor visible como toda una experta, sin que se apelmazara ni se corriera. Quienes todavía son adictas al rímel *Great Lash* de Maybelline, el cual es bastante mediocre, deben probar este rímel en vez. ✔☺ *Volum' Express Mascara* ($4.69 dólares; brocha normal o curva) es el rímel de Maybelline que debe escoger si su meta es lograr pestañas gruesas y dramáticas. La brocha tupida engrosa rápidamente las pestañas, al mismo que las alarga un poco, sin formar grumos. Dura todo el día y es fácil de remover, pero puede correrse un poco si se aplica demasiado. ✔☺ *Wonder Curl Waterproof Mascara* ($5.09 dólares; brocha normal o curva) alarga muy bien las pestañas y las riza suavemente, al mismo tiempo que es un rímel verdaderamente a prueba de agua. Requiere un desmaquillante hecho a base de silicona o aceite para su remoción, pero para aquellas ocasiones en que necesite un rímel a prueba de agua de larga duración, esta es una opción sobresaliente. ✔☺ *Volum' Express Waterproof Mascara* ($4.69 dólares) alarga y engrosa las pestañas bastante bien por ser un rímel a prueba de agua. ¡No forma grumos y se queda en su lugar incluso bajo agua!

☺ *Wonder Curl Mascara* ($5.09 dólares; brocha normal o curva) no riza las pestañas mejor que cualquier otro rímel. Este es un rímel medianamente bueno, casi aburrido en su capacidad de alargar las pestañas y en su desempeño general y no impresiona tanto como las versiones de L'Oréal o Lancôme. *Full 'n Soft Waterproof Mascara* ($6.39 dólares) alarga muy bien las pestañas y las engrosa visiblemente, pero no sin algo de esfuerzo. Tiene una fórmula bastante húmeda que se correrá durante su aplicación si no tiene cuidado. Es a prueba de agua y un poco más difícil de remover que la mayoría de los rímeles de este tipo. *Lash Discovery Mascara Waterproof* ($5.99 dólares; brocha normal o curva) no es tan emocionante como su homólogo que no es a prueba de agua, pero sigue siendo una opción que vale la pena probar si está buscando un rímel que le alargue bien las pestañas, le dure todo el día y no se le corra si sus pestañas se mojan. Al igual que en el caso de la mayoría de los rímeles a prueba de agua, casi no engrosa las pestañas.

☹ *Great Lash Mascara* ($3.59 dólares; brocha normal o curva) sí alarga un poco las pestañas, aunque con bastante esfuerzo. Sus grandes desventajas son que no las engrosa y tiende a correrse. No sólo a mí me asombra que lo sigan mencionando como "uno de los mejores" en las revistas de belleza, sino también a todos los maquilladores profesionales a quienes he entrevistado. Sorprendentemente, este bien podría ser el rímel de mayor venta en el país, pero eso no significa que sea el mejor. *Great Lash Waterproof Mascara* ($3.59 dólares) es un rímel increíblemente común y corriente con el que tendrá que hacer un gran esfuerzo para obtener resultados apenas visibles. Sí se queda en su lugar bajo lluvia o en una piscina (alberca), pero lo mismo hacen los demás rímeles a prueba de agua de Maybelline, todos los cuales son preferibles a este.

☺ **BROCHAS:** Maybelline no es una marca que se distinga por sus brochas, pero si su presupuesto es limitado y ya está lista para tirar a la basura sus diminutos aplicadores de esponja y otras herramientas inferiores, encontrará que la brocha para sombras de ojos *Eyeshadow Brush* ($4.39 dólares), la brocha para rubor *Blush Brush* ($4.89 dólares) y la brocha para el rostro *Face Brush* ($7.99 dólares) son brochas extremadamente suaves pero firmes y funcionan sorprendentemente bien. La brocha para ojos *Eye Contour Brush* ($4.99 dólares) es una opción para las cejas o para delinearse los ojos, pero es demasiado pequeña como para usarla con sombras de ojos y también está la *Retractable Lip Brush* ($4.99 dólares) una brocha para labios retractil que funciona bastante bien. Por último, la *Brush 'n Comb* ($3.89 dólares) es una combinación estándar de brocha y peine para cejas y pestañas que se vende a un precio económico.

REVLON

Como una de las principales líneas cosméticas para el mercado masivo en el mundo, Revlon ha sido una empresa innovadora y vanguardista de la industria del maquillaje. Sin embargo, en lo que concierne al cuidado del cutis, los productos Revlon no cuentan con la diversificación adecuada ni son particularmente creativos. *Eterna '27'* de Revlon sigue existiendo y no ha cambiado en nada después de décadas de estar en el mercado. En un intento por mejorar su línea de productos para el cuidado del cutis, Revlon lanzó los productos *Age-Defying*, pero nunca tuvieron mucho éxito. Ahora tienen los productos *Vitamin C Absolutes*, que más que contener vitamina C, contienen una intensa fragancia a naranja (china). Espero que las consumidoras estén conscientes de que la fragancia no es indicativa de la cantidad de vitamina C que contiene un producto. Esta marca tiene algunos filtros solares bien formulados, pero las opciones limitadas no son lo mejor para toda la diversidad de necesidades que existen en el cuidado del cutis. En lo que se refiere al cuidado del cutis, la compañía Almay (propiedad de Revlon) cuenta con opciones mucho más eficaces. Para mayor información acerca de Revlon, llame al (800) 4-REVLON o visite su página de Internet en www.revlon.com.

Productos para el cuidado del cutis Revlon

☺ *Age Defying Performance Skin Care Face Cream SPF 15* ($12.61 dólares por 1,75 onzas) y *Age Defying Performance Skin Care Oil-Free Face Lotion SPF 15* ($12.61 dólares por 1,7 onzas) incluyen un muy buen filtro solar hecho parcialmente a base de avobenzona en una base humectante común que también incluye una pequeña cantidad de antioxidantes. Sí contienen una diminuta cantidad de ácido salicílico, pero no la suficiente como para que estos productos puedan actuar como exfoliantes eficaces.

☺ *Eterna '27' All Day Moisture Lotion* ($12.99 dólares por 2 onzas) es un humectante emoliente para el cutis normal a seco que contiene algunos buenos agentes hidratantes.

☺ *Eterna '27' All Day Moisture Cream* ($12.99 dólares por 1 onza) es muy similar a la loción antes descrita, pero contiene más agentes espesantes y aceite mineral. Sería buena para el cutis seco a extremadamente seco.

☺ *Eterna '27' with Exclusive Progenitin* ($13.99 dólares por 2 onzas) contiene acetato de pregnenolona, que a menudo se deriva de orina animal. El acetato de pregnenolona es un precursor de otras hormonas y cuando se toma por la vía oral, puede afectar los niveles de progesterona y estrógeno en el organismo. Cuando se aplica tópicamente sobre el cutis, puede funcionar como un agente hidratante. No hay información que indique si es posible que esta sustancia se absorba a través de la piel.

Vitamin C Absolutes *de Revlon*

Estos productos de color anaranjado y el color de su empaque dicen mucho acerca de estos productos para el cuidado del cutis. Su nombre y su color, aunados a su intenso aroma cítrico, son ganchos para transmitir el mensaje mercadotécnico que Revlon quiere que usted escuche, es decir, que la vitamina C es maravillosa para el cutis. Pero si realmente quiere cuidar su cutis, ignore el agua de frutas anaranjada, la cual es inservible para la piel e incluso puede llegar a irritarla (¿alguna vez le ha entrado jugo de naranja a una cortada?). Lo que estos productos sí contienen es fosfato de ascorbilo magnésico (*MAP* por sus siglas en inglés), una forma muy estable y muy buena de vitamina C. Si bien el MAP es un buen ingrediente para el cuidado del cutis, dado que actúa como antioxidante y como un inhibidor potencial de la producción de melanina, estos productos lo contienen en cantidades tan minúsculas que dudo que le brinden beneficio alguno a la piel. Si no tuvieran un aroma tan penetrante, estaría más dispuesta a recomendar lo que parecen ser unos productos bien formulados. En cuanto a su formulación, incluyen algunos buenos agentes hidratantes, antiirritantes y antioxidantes, junto con filtros solares confiables, y eso es lo que realmente hace sentir bien al cutis.

☺ *Vitamin C Reviving Cleanser* ($7.69 dólares por 6,6 onzas) es un limpiador estándar hecho a base de detergente que en realidad funcionaría bien para casi todos los tipos de cutis, siempre y cuando pueda soportar su olor y sus colorantes.

☹ *Vitamin C Absolutes Refreshing Tonic* ($7.69 dólares por 6,7 onzas). Con el alcohol y el agua anaranjada que contiene, esta loción tonificante es mucho más irritante que refrescante. Sí contiene fosfato de ascorbilo magnésico, una forma estable de vitamina C, pero el alcohol hace que esta fórmula sea más problemática que benéfica.

☹ *Vitamin C Absolutes Radiant Skin Scrub* ($7.69 dólares por 3,2 onzas/96 ml) es un limpiador granular estándar que usa plástico molido (polietileno) como agente abrasivo. También contiene laurilsulfato de sodio como uno de sus principales ingredientes, lo cual hace que este limpiador granular, que de otro modo podría ser bueno, sea más bien un problema para casi todos los tipos de cutis debido al riesgo de que cause irritación y resequedad.

✔☺ *Vitamin C Absolutes Overnight Renewal Cream* ($14.89 dólares por 1,6 onzas) es un muy buen humectante para el cutis seco que contiene una lista increíblemente larga de ingredientes. Aquí usaron el método de "meterle todo menos el molcajete", incluyendo vitaminas A, E, C y varios otros antioxidantes, así como diversos agentes hidratantes. Ninguno de estos reafirma el cutis, pero sí pueden hacer que el cutis seco luzca y se sienta más terso y suave. Esta crema sí contiene fragancia.

✔☺ *Eye Contour Radiance Cream* ($14.89 dólares por 0,45 onzas/12,6 g) es mucho más emoliente que la *Renewal Cream* antes descrita, aunque también incluye muchas de las mismas ventajas que la hacen acreedora de una buena calificación.

✔☺ *Daily Radiance Cream SPF 15* ($12.99 dólares por 1,6 onzas) es un buen filtro solar hecho a base de avobenzona que también contiene varios antioxidantes y que funcionaría bien para el cutis normal a seco. Aunque su fragancia puede hacer desmayar a cualquiera, sigue siendo una buena formulación para el cutis seco. El resplandor proviene de la ligera cantidad de brillo que le imparte la mica.

✔☺ *Oil-Free Radiance Lotion SPF 15* ($14.89 dólares por 1,6 onzas) es similar a la versión en crema antes descrita, sólo que esta viene en forma de loción. Aplican los mismos comentarios básicos.

Maquillaje Revlon

A lo largo de los últimos años, las dos principales líneas de maquillaje de Revlon han sido *Age Defying* (para las mujeres de 35 años de edad en adelante) y *ColorStay* (para las mujeres de menos de 35 años de edad con un cutis grasoso). Ambos grupos de la población están bien atendidos, ya que estas líneas ofrecen opciones excelentes. *Age Defying* es mejor para el cutis normal a extremadamente seco, mientras *Color-Stay*, cuyo lápiz labial del mismo nombre dio origen a una nueva generación de lápices labiales de consistencia tanto ultramate como seca, es una línea maravillosa para el cutis grasoso a extremadamente grasoso. *New Complexion* es más adecuada para el cutis normal a grasoso y es una especie de punto intermedio para quienes tienen el cutis demasiado grasoso (o joven) para usar productos de la línea *Age Defying* o demasiado seco como para usar los de la línea *ColorStay*. Otras adiciones recientes que han hecho renacer el interés por Revlon son las brillantes líneas *Skinlights* y *High Dimension*. El punto más débil de esta enorme línea son sus rímeles, la mayoría de los cuales no le llegan ni a los talones a los de L'Oréal o Maybelline. No obstante, Revlon se ha ganado su reputación por sus productos sobresalientes, los cuales han ayudado a compensar estas deficiencias. No se equivocará si opta por sus bases (casi todas son fabulosas), correctores, la crema para labios *Absolutely Fabulous LipCream SPF 15* y muchos de sus lápices delineadores de ojos. Hasta que la nueva administración logre las nuevas metas que se ha fijado, Revlon, a pesar de todas sus virtudes, tendrá que seguir ocupando el segundo lugar después de L'Oréal en lo que se refiere a ser la mejor línea de maquillaje que se vende en las farmacias. Pero esté pendiente, porque la competencia indudablemente se intensificará a medida que continúe esta perpetua batalla por ocupar el primer lugar.

BASE: Revlon rara vez tiene probadores para sus bases, pero muchas tiendas sí venden muestras de tres colores para que pueda probarlos sin tener que gastar mucho dinero.

☺ *Age Defying Makeup with SPF 10* ($11.49 dólares) es más adecuado para las mujeres con un cutis normal a seco (la fórmula contiene aceite) y brinda una cobertura que va de ligera a casi mediana. Su factor de protección solar (*SPF* por sus siglas en inglés) está hecho a base de dióxido de titanio, aunque el número es marginalmente bajo. Sin embargo, si está dispuesta a usar un filtro solar con un SPF de 15 debajo de la base, este maquillaje es una buena alternativa a considerar, dado que su textura, acabado mate suave y 12 colores son bastante buenos. Los únicos colores con los que deberá tener cuidado son *Cool Beige, Medium Beige* y *Sand Beige.*

✔☺ *Age Defying Makeup and Concealer Compact SPF 20* ($13.89 dólares) es una excelente opción para quienes quieren combinar la base y el filtro solar en un solo producto. Sus principios activos son dióxido de titanio y óxido de cinc, los cuales brindan la protección de amplio espectro requerida. La base es un maquillaje de crema a polvo que deja un acabado uniforme y parejo y que viene en algunos colores maravillosos, aunque ninguno es adecuado para los tonos de piel muy claros o muy oscuros. El corrector tiene el mismo SPF, pero es bastante grasoso y se puede acumular fácilmente en los pliegues y arrugas de los ojos. Para las mujeres con un tono de piel intermedio, los colores del corrector pueden ser demasiado oscuros para cubrir las ojeras. Sin embargo, estas desventajas son menores en comparación con sus cualidades positivas, por lo que podría funcionar bien para el cutis normal a seco. Viene en ocho colores, pero *Honey Beige* y *Medium Beige* tienen un matiz demasiado durazno y rosa, mientras que *Natural Beige* es casi completamente de color durazno. ✔☺ *Age Defying All Day Lifting Foundation SPF 20* ($12.49 dólares) no le realzará el cutis. Sin embargo, es una base emoliente y lujosa para el cutis normal a seco que se difumina impecablemente y que puede brindar una cobertura que va de mediana hasta casi completa. También tiene un SPF muy bueno, con dióxido de titanio y óxido de cinc como sus principios activos. Viene en 10 colores distintos, pero ninguno de ellos es adecuado para los tonos de piel muy claros o muy oscuros, lo cual sí es una decepción. Evite los colores *Honey Beige, Cool Beige* y *Natural Beige*, los cuales tienen un matiz demasiado rosa o durazno para la mayoría de los tonos de piel. ✔☺ *ColorStay Lite Makeup SPF 15* ($11.29 dólares) sencillamente es la mejor base ultramate con filtro solar que está disponible en el mercado. Antes de describir este producto con mayor detalle, déjeme decirle que (a la fecha de esta reseña) esta base no ha sido descontinuada. Revlon ha descontinuado seis de los colores más oscuros y algunas farmacias han dejado de venderla para hacerle lugar a la base *Skin Mattifying Makeup* de Revlon, pero Revlon confirmó en repetidas ocasiones que aún está disponible. Los seis colores restantes son excelentes para la tez clara a intermedia y sólo *Ivory* tiene un matiz ligeramente color rosa, aunque podría ser una buena opción para las mujeres de tez muy clara. Estos colores se ven más claros después de ser aplicados, lo cual puede dificultar el proceso de escoger el color adecuado. *ColorStay Lite* tiene una textura uniforme y acuosa que brinda una cobertura mediana a completa y que se seca rápidamente para dejar un sólido acabado ultramate de larga duración. Lo mejor es difuminar esta base sistemáticamente, dado que con cualquier error se secará y hará necesario que se quite la base y se la tenga que volver a aplicar. Este no es un maquillaje que se puede emparejar fácilmente si no se aplica bien desde el primer intento. No obstante, si su cutis es grasoso a extremadamente grasoso, las ventajas y el control del brillo que ofrece hacen que este sea un producto que realmente valga la pena. Su SPF está hecho de puro dióxido de titanio y puede que en algunos casos empeora las erupciones, pero esta es la paradoja y la agonía de usar un filtro solar cuando se tiene un cutis grasoso. El envase no es lo más ingenioso que hay para esta fórmula acuosa, pero si tiene cuidado, no deberá tener demasiados problemas. ✔☺ *ColorStay Stick Makeup SPF 15* ($11.29 dólares) se desliza muy bien para dejar una capa uniforme y ligeramente cremosa y luego se seca para dejar un acabado suave y translúcido. Su cobertura va de ligera a mediana, viene en 10 colores (casi todos los cuales son maravillosos) y su SPF está hecho en parte de dióxido de titanio y en parte de óxido de cinc. Pese a lo que dice en su etiqueta, dista mucho de ser un producto no comedogénico, pero absolutamente vale la pena probarlo si lo que busca es un acabado mate suave y ligeramente polvoso. Sin embargo, por favor esté consciente de que aunque esta base puede ser fabulosa para alguien con el cutis normal a ligeramente seco o ligeramente grasoso, no dura tanto como las demás bases *ColorStay*. Puede resbalarse y dejar pasar el brillo como la mayoría de las bases de lápiz. Evite el color *Natural Beige* y tenga cuidado con el color *Caramel*, el cual puede tener un matiz demasiado anaranjado para los tonos de piel más oscuros. ✔☺ *New Complexion One Step Compact Makeup SPF 15* ($12.79 dólares) es una base de crema a polvo con un filtro solar hecho sólo de dióxido de titanio. Esta base es sorprendentemente parecida a la *City Base Compact Foundation SPF 15* de Clinique ($20 dólares). Yo simplemente no puedo distinguirlas ni haciendo una prueba simultánea de ambos productos sobre mi rostro. Su aplicación, sensación, apariencia y duración son las mismas. Revlon tiene 12 colores (Clinique tiene 10), los cuales son, en su mayoría, bastante neutros, aunque el rango de tonos es algo extraño. La variedad de colores más claros es extremadamente limitada en comparación con otros productos de Revlon y todos los colores más oscuros tienen un ligero tinte cobrizo. Si su tono de piel es intermedio, tiene suerte y si su cutis es normal a ligeramente seco, hará bien en preferir este tipo de producto. Evite los colores *Natural Beige*, *Cool Beige*, *Warm Beige* y *Sun Beige*. *Tender Peach* tiene un ligero matiz color durazno, pero puede funcionar para algunos tonos de piel claros.

☺ *ColorStay Makeup SPF 6* ($11.29 dólares) va mucho más allá de ser una base mate, que controla el brillo y "que no se desprende". ¡De hecho, no se desprende ni con agua! Este es uno de los maquillajes más necios que jamás haya probado. Es imperativo que se lo aplique bien desde el primer intento, porque una vez que seca, de verdad que no se mueve. Si elige un color incluso ligeramente inadecuado, se verá como si trajera puesta una mascarilla terrosa. Además, tendrá muchas dificultades para quitársela en la noche, incluso después de varios intentos de removerla con un limpiador y una toallita para la cara. Por lo tanto, esta base realmente sólo es adecuada para alguien con un cutis verdaderamente grasoso y mucha habilidad para difuminar que esté buscando una base que le dé una cobertura mediana a completa. Revlon ha ampliado la selección de colores a 16, pero los tonos más oscuros, desde *Rich Tan* hasta *Mocha*, tiene un matiz demasiado cobrizo, anaranjado o rojo para los tonos de piel más oscuros. Asimismo, los colores más oscuros no le ofrecen protección contra el sol, aunque el SPF de 6 (a base de dióxido de titanio) de cualquier modo es demasiado bajo como para confiarse de él. Los colores restantes para los tonos de piel claros a intermedios son mejores, pero tenga cuidado con *Ivory* y *Natural Beige*, ya que ambos tienen un matiz ligeramente rosa. Los tonos de piel intermedios son los que cuentan con una mejor selección de colores neutros. *New Complexion Makeup SPF 4* ($11.79 dólares) tiene un SPF de dióxido de titanio vergonzosamente bajo, pero sí tiene un textura muy ligera que se difumina uniformemente y que deja un acabado natural de cobertura ligera. De sus nueve colores, las únicas opciones que vale la pena probar son *Sand Beige*, *Medium Beige* y *Sun Beige*. Los demás tienen un matiz demasiado rosa, anaranjado o durazno. *Shine Control Mattifying Makeup SPF 15* ($10.99 dólares) definitivamente gana puntos por su excelente filtro solar hecho a base de dióxido de titanio y óxido de cinc, además de su textura acuosa y ligera que es bastante fácil de aplicar, la cual se seca (casi al instante) para dejar un sólido acabado mate translúcido. Lo que es una lástima es que le hayan agregado alcohol desnaturalizado (es el tercer ingrediente de la lista), el cual hace que esta base sea innecesariamente irritante para todo tipo de cutis, por no mencionar su sutil olor a alcohol. Además, su rango de 12 colores incluye opciones tanto buenas como malas. Los colores más claros tienden a tener un matiz demasiado durazno como para que puedan funcionar para la mayoría de los tonos de piel. Los colores más oscuros son mejores y algunas alternativas que puede considerar son *Honey Beige*, *Natural Tan*, *Caramel* y *Cappuccino*. ¿Entonces cómo se compara con *ColorStay Lite*? Definitivamente tiene una textura más ligera y una consistencia menos espesa que brinda una menor cobertura. Además, sí se transfiere a la ropa pero dura bastante bien y aunque no se vende como una base ultramate, ¡su acabado extremadamente mate podría hacerle creer lo contrario! *New Complexion Even Out Makeup Oil-Free SPF 20* ($11.79 dólares) es una amalgama de características con las que Revlon trata de abarcar mucho, pero que, en general, logra sobresalir en poco. Su filtro solar es excelente, ya que contiene tanto óxido de cinc y dióxido de titanio. No obstante, la gama de colores es una decepción, ya que muchos de los nueve colores tienen un matiz demasiado durazno, rosa o cenizo. Su consistencia es bastante ligera y húmeda, lo cual es maravilloso para quienes tienen el cutis seco y desean lograr un acabado translúcido. Sin embargo, esta base también contiene ácido salicílico (beta-hidroxiácido o BHA), el cual es un desperdicio en una base, ya que el pH es demasiado elevado como para que sea eficaz. En términos globales, esta base tiene más desventajas que ventajas, por lo que yo no la escogería por encima de la *New Complexion One Step Compact Makeup* de Revlon, cuya reseña aparece en la página 562. Si de cualquier modo quiere desafiar las probabilidades, los únicos colores que se asemejan al color de la piel son *Sand Beige, Caramel, Nude Beige* y *Natural Tan*. **Wet/Dry Foundation SPF 10** ($13.89 dólares) no es una base que impresione en lo más mínimo, especialmente si se compara con las mejores bases de Revlon. Esta es una base tipo polvo compacto muy básica que incluye un filtro solar hecho parcialmente a base de dióxido de titanio cuyo SPF es mucho más bajo que el SPF estándar recomendado de 15. Su textura talcosa no es tan sedosa y uniforme como la de muchas bases de polvo, su acabado es ligeramente terroso y, cuando se usa en seco, es difícil de difuminar sobre el cutis. Irónicamente, su aplicación tiende a ser mejor cuando se usa en húmedo, aunque al igual que todos los polvos que se pueden usar en húmedo o en seco, le quedarán rayas muy obvias a menos que la difumine muy bien. Además, seis de sus nueve colores tienen un matiz demasiado durazno o rosa para la mayoría de los tonos de piel. Los únicos colores que vale la pena considerar son *Ivory Beige* (ligeramente rosa), *Sand Beige* y *Natural Tan*.

CORRECTOR: ✔☺ *ColorStay Concealer SPF 6* ($9.69 dólares) es realmente fabuloso y está a la altura de los mejores. No se acumula en los pliegues y arrugas, dura mucho, no es tan espesa ni pesada como la base original *ColorStay* y viene en tres colores neutros muy buenos. Sí brinda una cobertura opaca y puede causar problemas si quiere ocultar en lugar de acentuar las arrugas de los ojos, pero sí cubre muy bien las ojeras todo el día. Si el acabado le parece demasiado mate, pruebe mezclarlo con una gota de humectante.

☺ *Age Defying All Day Lifting Concealer SPF 20* ($8.89 dólares) es un corrector tipo compacto ideal y cremoso que cubre bien y se difumina uniformemente sin ser demasiado resbaladizo. Al igual que cualquier corrector en crema, este se acumulará en los pliegues y arrugas a menos que lo fije con polvo. Por desgracia, esta técnica no le dará la mejor apariencia si tiene arrugas prominentes alrededor de los ojos. Sin embargo, para cubrir decoloraciones faciales en áreas libres de arrugas, este corrector funciona bien y además tiene un muy buen filtro solar hecho de dióxido de titanio y óxido de cinc.

POLVO: ☹ *Love Pat Moisturizing Powder* ($9.49 dólares) sigue existiendo y todos los colores tienen un matiz demasiado rosa o durazno para la mayoría de los tonos de cutis.

☺ *New Complexion Powder Normal to Oily Skin* ($11.69 dólares) es un polvo estándar hecho a base de talco con una selección pasable de colores, pero no contiene nada que controle el aceite; sólo es un buen polvo estándar que deja un acabado seco. Se difumina uniforme y suavemente y se vende en una buena variedad de colores. Evite los colores *Warm Beige* y *Even Out*, el cual es un corrector de color amarillo. *New Complexion Bronzing Powder* ($11.99 dólares) es un polvo compacto bronceador hecho a base de talco que viene en un color café claro de apariencia natural con muy poco brillo. Funcionaría mejor en tonos de piel claros a intermedios.

☺ *Age Defying Pressed Loose Powder* ($12.59 dólares) es un verdadero misterio. Tan sólo su nombre, que en español sería "polvo suelto compacto" es una contradicción, ¿o no? Este es un polvo compacto ligero hecho a base de talco cuya aplicación es bastante translúcida pero también ligeramente terrosa. Se siente sedoso y sus tres colores son buenos, pero yo no escogería este por encima de los polvos compactos de L'Oréal o Clinique. *Age Defying Smoothing Powder* ($12.59 dólares) también es un polvo hecho a base de talco que deja un acabado ligeramente terroso, pero no es malo si se aplica con una brocha. Sus seis colores incluyen algunos buenos, pero será mejor que evite los colores *Medium Beige* y *Honey Beige*. *New Complexion Shine Control Mattifying Powder SPF 8* ($8.19 dólares) es un polvo compacto hecho a base de talco que tiene un textura algo gruesa y seca y que deja una sensación ligeramente pesada sobre el cutis. Sin embargo, tiene un acabado translúcido y mate. Su filtro solar está hecho parcialmente de dióxido de titanio y aunque su factor de protección solar es demasiado bajo, puede ser un buen complemento a una base confiable que contenga un filtro solar adecuado. De sus seis colores, sólo la mitad valen la pena si usted es de tez clara a intermedia. Los colores que debe evitar son *Sheer Mattifyer* (demasiado amarillo) y *Light-Medium* y *Medium* (ambos tienen un matiz demasiado durazno, especialmente cuando se aplican sobre un cutis grasoso).

RUBOR: ☺ *Sleek Cheeks Creme Blush Duo* ($9.49 dólares) es un rubor de crema a polvo translúcido y brillante que viene junto con un iluminador luminiscente. Su aplicación es húmeda y son sorprendentemente fáciles de difuminar para dejar un acabado suave y polvoso. Cada uno de los seis dúos tiene un brillo sutil, pero no tanto que distraiga la atención. El iluminador es más brillante, lo que lo hace más apropiado para un maquillaje de noche. En general, los colores son hermosos y es un producto que vale la pena probar si prefiere este tipo de rubor y quiere que brille. Debido a que contiene ceras, no se recomienda para las mujeres con un cutis propenso a las erupciones. *Smooth-On Blush* ($8.89 dólares) es un rubor en polvo que tiene una textura sensual y sedosa y deja un acabado translúcido suave. Los colores originales no eran intensos ni vivos y eran engañosamente brillantes, pero se han combinado con el anterior rubor *Naturally Glamorous Blush-On* de Revlon, y ahora ofrecen algunas opciones mate hermosas. Considere los colores *Wine with Everything*, *Berry Rich* y *Tawny Blush*.

SOMBRA DE OJOS: ☹ *Wet/Dry Eyeshadows* ($4.19 dólares por las sombras sencillas; $4.49 dólares por los dúos; $5.89 dólares por los compactos con cuatro colores) son brillantes y tienen una textura que no se aplica bien ni dura mucho, ni en húmedo ni en seco. La noción de aplicar las sombras de ojos en húmedo para lograr un efecto más intenso y opaco es interesante, pero las sombras con brillo opaco a menudo terminan por desprenderse y esta fórmula no es capaz de superar este efecto secundario común. Como una opción, hay un compacto de cuatro colores mate llamado *In the Buff*, así como un dúo mate, *Raisin Rage*, que incluyen colores bien coordinados. Los demás simplemente brillan demasiado y no lucen tan elegantes en la vida real como en los anuncios de Revlon. *ColorStay Powder Shadow* ($7.69 dólares) viene en un tubo, que no es mi tipo favorito de sombra de ojos, dado que es esencial que pueda difuminarse bien y esto no es fácil de lograr con un maquillaje para ojos tan seco e inmovible. Todos estos colores son por demás pertinaces; se "agarran" de la piel antes de que pueda difuminarlo. Y olvídese de pintarse con más de un color o siquiera de volverse a aplicar el mismo color, porque una vez que se fija esta fórmula, ¡cualquier intento por difuminarla hará que le queden grumos y hasta huellas dactilares en la misma! Su única virtud es que definitivamente le durarán todo el día sin desvanecerse. *ColorStay Powder Shadow* ($7.69 dólares) viene en un tubo y ofrece dos colores brillantes en un sólo producto. Pruébelo si es una de las pocas personas que quiera una sombra de ojos obstinada y difícil de difuminar que se agarre a la piel, se fije con demasiada rapidez y luego no se mueva ni un milímetro. Su única ventaja es que dura y dura, pero considerando la apariencia que le deja, ¿realmente querrá que le dure y dure?

✔☺ *Illuminance Creme Eyeshadow* ($6.29 dólares) ofrece cuatro colores de sombra de ojos de crema a polvo en un compacto delgado. Aunque no soy fanática de las sombras de ojos de crema, dado que tienden a acumularse en los pliegues y arrugas y pueden ser difíciles de difuminar con otros colores, estas duran bastante bien y se aplican con suavidad. La paleta de colores es limitada, especialmente si prefiere tonos neutros, pero para quienes les gustan las sombras de ojos de crema, estas son una buena opción a considerar. Los mejores estuches de sombras son *Not Just Nudes*, *Pink Petals* y *Wild Orchids* (aunque este puede tener un tono demasiado violeta para algunas mujeres de tez muy clara).

DELINEADOR DE OJOS Y CEJAS: ✔☺ *Softstroke Powderliner* ($6.79 dólares) tiene una textura polvosa maravillosa y un acabado mate de larga duración. Además, se desliza muy bien para permitir una aplicación fácil. La única desventaja es que hay que sacarle punta con mucha frecuencia. ☺ *TimeLiner for Eyes* ($6.79 dólares) es un lápiz estándar muy bueno que se aplica y se difumina con facilidad. Tiene una punta muy suave, por lo que deberá tener cuidado de no aplicar demasiada presión. *Wet/Dry Eyeliner* ($6.49 dólares) es un lápiz estándar y ligeramente cremoso que puede correrse si se usa en seco. La aplicación húmeda se seca para dejar un acabado más sólido, pero también un *look* más dramático. *Pure Pearl* es un lápiz de color blanco brillante que puede dar una apariencia demasiado rígida cuando se aplica sobre casi cualquier tono de piel. *ColorStay Brow Color* ($8.19 dólares) es un producto de dos extremos: en un extremo tiene un aplicador similar al del rímel para aplicarse un color de cejas y en el otro extremo tiene un lápiz de cejas. En cierta forma, este es un producto muy práctico, particularmente si usted ya utiliza un lápiz de cejas y un gel de cejas para engrosarlas y darles color. Este gel con tinte para cejas se aplica fácilmente y dura bastante, mientras que el lápiz es sólo un lápiz sin nada especial que lo distinga y que dura igual que cualquier otro.

☺ *ColorStay Eyeliner* ($7.19 dólares) es un lápiz delineador estándar que viene en un envase con rosca. Eventualmente se fija y se queda en su lugar, pero aun así se puede correr y su aplicación puede ser algo dispareja. *Brow Maker* ($5.99 dólares) presenta un polvo mate para cejas junto con una cera transparente y ligera para cejas. La brocha que viene con este producto (la cual es muy pequeña) se utiliza para aplicar el polvo ligeramente ceroso y luego simplemente se coloca una pizca de la cera transparente para que las cejas se queden en su lugar. El concepto es bueno, pero puede dejar una sensación algo pegajosa y realmente no hay un buen sustituto para los tintes tipo rímel para cejas que venden algunas líneas como Bobbi Brown, Origins y la mía, por nombrar sólo unas cuantas. No obstante, si sus cejas se resisten a quedarse en su lugar, valdría la pena que probara este producto.

☹ *ColorStay Liquid Liner* ($7.19 dólares) todavía tiene un aplicador duro muy extraño que raspa el párpado durante la aplicación. De verdad no entiendo por qué Revlon aún no ha cambiado este aplicador. El delineador dura mucho, pero su aplicación requiere de un proceso que dista mucho de ser ideal. *High Dimension Eyeliner* ($7.49 dólares) no es nada más que un lápiz cremoso estándar repleto de brillo que se aplica fácilmente. Tiende a correrse y las chispitas de brillo pueden separarse y caer sobre la piel circundante, lo cual hace que este lápiz sea adecuado sólo para quienes tienen una elevada tolerancia a la frustración.

LÁPIZ LABIAL Y DELINEADOR DE LABIOS: ☺ La mayoría de los lápices labiales *Moon Drops Moisture Cremes* y *Frosts* ($8.69 dólares) y *Super Lustrous Cremes* y *Frosts* ($8.69 dólares) vienen en colores maravillosos (incluyendo algunos colores vívidos únicos en su tipo) y una textura emoliente y cremosa. Estos son lápices labiales por demás tradicionales y los colores más recientes están libres de fragancia. *Lip Conditioner* ($8.69 dólares) es un lápiz labial transparente de uso diario que ha sido diseñado para ser empleado como una pomada para labios. Funciona tan bien como cualquier otra y su precio es asequible. *ColorStay Lip Liner* ($7.89 dólares) es innegablemente tenaz y mucho menos grasoso que la mayoría de los lápices labiales. ¡Este lápiz labial de rosca retractil realmente les gana a muchos lápices labiales grasosos! *Time-Liner for Lips* ($6.79 dólares) es un delineador de labios de lo más común y corriente, pero se vende a un muy buen precio. *Line and Shine* ($9.69 dólares) son dos productos en uno que incluye un delineador de labios estándar en un extremo y un color de labios líquido en el otro. La parte de brillo es tan sólo un abrillantador de labios semiopaco y a fin de cuentas, lo que obtiene es un poco de conveniencia a cambio de cantidades diminutas de cada producto.

✔☺ *Absolutely Fabulous Lip Cream SPF 15* ($6.99 dólares) realmente sí está cerca de ser un producto fabuloso en todo el sentido de la palabra. Esta crema para labios tiene una textura sensual, cremosa y opaca, además de que contiene un filtro solar hecho parcialmente de avobenzona, de tal modo que los labios quedarán bien protegidos del sol. Recomiendo ampliamente este producto como uno de los mejores lápices labiales cremosos que están disponibles en el mercado, el cual incluye un filtro solar confiable y viene en una maravillosa selección de colores. ✔☺ *LipGlide Color Gloss* ($9.49 dólares) es una combinación innovadora de brillo para labios intensamente pigmentado y un envase ingenioso. Al girar la base a la altura de su punto medio, el color de labios sale hacia una punta de esponja angular, lo cual le permite controlar fácilmente la cantidad de producto que sale. En realidad, es más fácil utilizar este producto que con la mayoría de los productos tipo bolígrafo o con brocha para labios que venden otras compañías. Su aplicación es uniforme y pareja, aunque su textura es pegajosa. Sin embargo, si eso no le molesta, *LipGlide* es un producto que definitivamente debe probar.

☺ *ColorStay Lipstick* ($9.69 dólares) es ligeramente menos ultramate que la versión original, pero sigue siendo un producto que se descarapela de adentro hacia afuera, lo cual le da una apariencia poco atractiva. Han habido numerosas versiones de este acabado ultramate, pero ninguno que haya incluido aceites o emolientes adicionales (las mismas cosas que hacen que un lápiz labial no dure mucho tiempo) para evitar que se descarapelen. Así, la paradoja de los lápices labiales ha seguido con vida, hasta que Max Factor revolucionó el mundo de los lápices labiales con su producto casi perfecto llamado *Lipfinity*, que resuelve todos los problemas inherentes a los lápices labiales ultramate (vea la página 544). *ColorStay Liquid Lip* ($8.99 dólares) es un brillo de labios que supuestamente es resistente a la transferencia y que viene en un tubo con un aplicador de esponja. Al aplicarlo, es bastante emoliente, pero después de lo que parecen ser varios minutos, se "fija" ligeramente. Sin embargo, su acabado sigue siendo húmedo, lo cual hace que no sea ni ligeramente resistente a la transferencia. Además, puede tender a desprenderse. No espere que este sea un tinte translúcido y húmedo para labios como dice ser en los anuncios. *ColorStay Lip Shine* ($10.19 dólares) es un producto que en un extremo tiene un lápiz labial líquido y en el otro un brillo de labios hecho a base de silicona. Supuestamente, lo que debe hacer es aplicarse el color, esperar tres minutos a que se fije y luego aplicarse el brillo de apariencia húmeda. Pero la realidad es que podría echar raíces si se sienta a esperar que este lápiz labial cremoso se fije. Dura bien por sí solo y no es para nada tan grasoso como un verdadero brillo de labios, pero una vez que se aplica el brillo, el color tiende a deslizarse y a introducirse a las pequeñas arrugas que tenemos alrededor de la boca y entonces usted termina lidiando con el mismo problema de siempre. ¿A eso es a lo que le llaman un avance?

RÍMEL: ☺ *ColorStay Lash Color* ($6.49 dólares) alarga rápidamente las pestañas y con esfuerzos repetidos, puede engrosarlas un poco. Tiene una ligera tendencia a formar grumos, pero no tanta como en el pasado. Y realmente se queda en su lugar; tanto que para quitárselo, tendrá que lavarse más de una vez con un limpiador hidrosoluble. *ColorStay Extra Thick Lashes Mascara* ($6.49 dólares) tarda un rato en alargar las pestañas, pero con un poco de paciencia, sí puede lograr unas pestañas relativamente largas, gruesas y separadas sin que el rímel se apelmace ni se corra. La brocha tamaño extra grande no es una ventaja y tiende a sentirse rasposa si la coloca demasiado cerca del borde del ojo. *ColorStay Extra Thick Lashes Mascara Waterproof* ($6.49 dólares) es, por mucho, el mejor rímel a prueba de agua de Revlon. Alarga, engrosa y define las pestañas lo suficiente como para que sea una de las mejores alternativas para cuando necesite usar un rímel a prueba de agua. Su brocha grande causa los mismos problemas que la del rímel *Extra Thick Lashes Mascara* antes descrito.

☺ *Everylash Mascara* ($6.49 dólares) es virtualmente idéntico en apariencia y desempeño al *Stay Smooth Mascara* de Almay y sigue siendo un rímel medianamente bueno que sí alarga las pestañas, cuya brocha viene con un peine integrado que con toda probabilidad no usará más de una vez en toda su vida. *Everylash Mascara Curling* ($6.49 dólares) es un rímel que, pese a su nombre, no riza las pestañas y que en todos los demás sentidos es idéntico al *Everylash Mascara* original, aunque la brocha curva permite que tienda a apelmazarse ligeramente. *Everylash Mascara Waterproof* ($6.49 dólares) cumple con las expectativas básicas en términos de lo que alarga las pestañas, pero requiere de cierto esfuerzo para lograr resultados ordinarios que sólo son relativamente a prueba de agua. De nuevo, es muy limitado el uso que puede dársele al peine de pestañas integrado. *ColorStay Waterproof Mascara* ($6.49 dólares) sí es un rímel a prueba de agua, pero eso es todo lo que este rímel ordinario tiene para ofrecer. No hace mucho por alargar y engrosar las pestañas, y no es ni ligeramente tan impresionante como muchos de los rímeles a prueba de agua de Maybelline.

☹ *High Dimension Lash-Lengthening Mascara* ($7.49 dólares) supuestamente contiene "una nueva tecnología que juega con la luz para darle unas pestañas suavemente iluminadas" que "van más allá del color negro básico" para "encender un brillo sutil con cada pestañeo". Lo que sí le puedo garantizar es que estará pestañeando muchísimo, pero no a causa de la nueva tecnología, sino porque las numerosas partículas iridiscentes que contiene este rímel tienden a desprenderse y a meterse en los ojos; y esto no es exactamente la imagen que la descripción del producto hace que usted se cree en la mente. De hecho, requiere de un gran esfuerzo para que tan sólo parezca que tiene algo de rímel puesto. *ColorStay Overtime Lash Tint* ($8.99 dólares) es horrible. Tengo que decirlo otra vez: este producto es *horrible*. No es un rímel en sí, sino un tinte de pestañas que se queda húmedo después de ser aplicado y que tiende a hacer que las pestañas se peguen entre sí. Si usa el aplicador cuidadosamente para separar las pestañas, puede lograr resultados medianamente buenos, pero una vez que este producto se seca (quién sabe cómo), entonces las pestañas se le verán así como le hayan quedado durante tres días enteritos. Es verdad, ya que el supuesto beneficio de este producto es que le da "pestañas oscuras y definidas que le duran hasta tres días sin correrse, desprenderse o formar grumos". Yo usé este producto durante dos días y no pude soportarlo más. Sí se desprendió un poco, pero fuera de esto, no se movió, ni siquiera después de dormir toda una noche y de ducharme a la mañana siguiente. El principal problema de esta fórmula es que tiende a hacer que las pestañas se peguen entre sí y esto se vuelve cada vez más incómodo entre más tiempo lo use. Y removerlo es como tratar de lijarse las pestañas; no se quita con nada (ni siquiera con aceite, como sugiere Revlon), haciendo necesario que se tenga que desprender el tinte pestaña por pestaña.

BROCHAS: ☺ *Beauty Shapers Brushes* ($5.99–$7.99 dólares) es un pequeña colección de brochas pasables con las que se puede trabajar. La brocha para sombras de ojos *Shadow Brush Plus* ($5.99 dólares) es una brocha confiable y suave para contornear los ojos que en uno de sus extremos trae una punta de goma (hule) para difuminar el delineador. La brocha para polvo *Powder Brush* y la brocha de viaje para el rostro *Travel Face Brush* ($7.99) también son buenas opciones. Ambas son brochas suaves, razonablemente densas y tienen una buena forma. La única brocha de esta línea que no es muy buena es la brocha para rubor *Blush Brush* ($5.99 dólares), la cual tiende a abrirse demasiado como para permitir una aplicación controlada de rubor en polvo.

Maquillaje Skinlights *de Revlon*

Skinlights es una línea que ha sido diseñada para "abrillantar instantáneamente el cutis, incrementar su luminosidad y suavizar las imperfecciones". Pero aparte de la adición de algunos minerales, todos estos productos usan los mismos pigmentos brillantes estándares que el resto de la industria: mica, ultramarinos (colorantes hechos a base de minerales) y óxidos de hierro. No obstante, la línea de productos *Skinlights* ha sido el lanzamiento más exitoso de Revlon en el año 2001, acumulando más de $20 millones de dólares en ventas tan sólo en los Estados Unidos. [Fuente: *The Rose Sheet* (La Hoja Rosa), 5 de noviembre de 2001]. Para la sorpresa de nadie, Revlon rápidamente agregó más productos a esta línea para mantener esa gran inercia en la ventas e inspirar a todavía más mujeres a "venir a jugar con el poder de la luz", lo que puede también leerse como "agregar el mayor brillo posible a su rutina de maquillaje". La mayoría de los productos *Skinlights* le dan un brillo (luminosidad) sutil, pero bajo la luz del Sol, se pueden ver claramente las pequeñas partículas centelleantes en cualquier lugar donde haya usado uno de estos productos y también en cualquiera de los lugares hacia donde hayan emigrado. No obstante, si su deseo es incorporar brillo a su rutina de maquillaje, la mayoría de estos productos tienen una ventaja contemporánea que compite con ofertas similares de las líneas que se venden en las tiendas departamentales.

☺ *Skinlights Face Illuminator SPF 15* ($10.99 dólares) es un tinte translúcido para el cutis que ofrece ingredientes confiables para protegerla de la radiación UVA; sabiamente, Revlon incrementó su SPF de 10 al estándar de 15. La fórmula tiene una textura ligera y suavemente cremosa que no deja una sensación pesada ni grasosa, aunque el efecto iluminador que usted estaba esperando obtener se logra con partículas iridiscentes que son difíciles de difuminar o controlar y que pueden irse a lugares que usted definitivamente no quiere que brillen. Están disponibles siete tintes y como colores translúcidos, todos son aceptables salvo *Golden Light*, el cual es demasiado anaranjado para la mayoría de los tonos de piel. *Bronze Light* es bastante oscuro y se verá cobrizo sobre los tonos de piel muy claros o claros. Si usted es fanática de las bases brillantes y translúcidas como *HyperReal* de M.A.C. ($24 dólares), quizá sea una buena idea que pruebe este producto, ya que logrará el mismo efecto, sólo que esta versión de *Revlon* también le ofrece una buena protección contra el sol y un mejor precio. De otro modo, es mejor usar este tipo de producto como complemento de una base o por sí solo para un maquillaje de noche. *Skinlights Diffusing Tint SPF 15* ($12.29 dólares) tiene un filtro solar excelente hecho en parte de dióxido de titanio y en parte de óxido de cinc, así como una textura suave y ligeramente cremosa que puede sentirse algo espesa al aplicar el producto, aunque se difumina bien hasta dejar un acabado uniforme y natural. De todos los productos *Skinlights*, este es el que tiene el menor brillo aparente y es una opción pasable para el uso de día que ofrece una cobertura translúcida. Viene en seis colores, aunque ninguno de estos es adecuado para los tonos de piel muy claros o muy oscuros. Sólo el color *Nude* tiene un matiz de color durazno que no funciona en la mayoría de los tonos de piel. Sin embargo, los demás colores son hermosos. Sí contiene una fragancia relativamente penetrante. *Skinlights Color Lighting for Eyes/Cheeks* ($7.89 dólares) es una colección de cinco compactos de crema a polvo translúcidos e iridiscentes con colores que son facilísimos de aplicar y difuminar. Sin embargo, el brillo es lo suficientemente intenso como para que distraiga la atención, y aunque sí son una buena opción para el maquillaje de ojos de noche, quizá sea mejor que lo piense dos veces antes de aplicarse esta cantidad de brillo en los cachetes. Sus colores, aunque limitados, son fabulosos. *Skinlights Illusion Wand SPF 12* ($7.89 dólares) es un corrector muy bueno que viene en un envase tipo pluma con una punta de brocha. Como otros correctores de su tipo, necesita presionar la base del envase para sacar producto hacia la punta de brocha. Esto suena mejor de lo que realmente es porque es bastante fácil sacar demasiado producto y una vez que esto ocurre, no hay manera de regresarlo al envase. No obstante, este corrector tiene una textura ligera y uniforme con la que es fácil trabajar y su acabado (cuando menos en términos de "sensación") es mate, con tan sólo un ligero toque de brillo. Los dos tonos color piel son buenos, pero son más adecuados para los tonos de piel claros a intermedios. *Luminous Touch* es un iluminador color rosa pálido que no es tan atractivo como los otros. Por último, aunque el filtro solar está hecho a base de la combinación eficaz de dióxido de titanio y óxido de cinc, vaya una a saber por qué Revlon le dejó un factor de protección solar de 12. *Skinlights Glosslights for Lips* ($7.89 dólares) son brillos para labios estándares que vienen en un tubo y que son un poco más resbaladizos que la mayoría de estos productos, gracias a que contienen aceite mineral como uno de sus ingredientes principales. No espere que le duren mucho, pero si lo que quiere es un brillo de labios emoliente y centelleante, estos cumplen bien con su propósito.

☺ *Skinlights Face Illuminator Loose Powder* ($10.99 dólares) es un polvo estándar hecho a base de talco con una sensación sedosa gracias a la silicona que contiene y una cantidad relativamente alta de brillo. No llego a comprender por qué alguien podría querer polvearse con este polvo tan iridiscente, pero si eso es lo que le agrada, los cinco colores disponibles son buenos, aunque *Bronze Light* es demasiado cobrizo para cualquier tono de piel que no sea oscuro. Una innovación placentera de este producto es su empaque, ya que la tapa tiene otra tapa desprendible en cuyo interior se encuentra una brocha pequeña pero funcional. Este es un toque ingenioso que elimina el problema de tener que guardar una mota o brocha para polvo dentro del polvo mismo. *Skinlights Face Illuminator Stick SPF 10* ($10.99 dólares) es un rubor/iluminador en crema translúcido que se ve como si estuviera mojado al aplicarlo y que luego se seca hasta dejar un acabado ligeramente húmedo al difuminarlo. Su filtro solar está hecho de puro dióxido de titanio, pero un factor de protección solar de 15 hubiera sido realmente iluminador. Los colores son un poco más vibrantes que los de los demás productos *Skinlights* y aquí el brillo adquiere su máxima intensidad. Hay algunas opciones excelentes para crear una apariencia cálida y bronceada, pero el brillo es casi penetrante y de apariencia tan natural como la del poliuretano.

RoC
(SÓLO PRODUCTOS PARA EL CUIDADO DEL CUTIS)

Johnson & Johnson, empresa propietaria de Purpose, Neutrogena, Clean & Clear y los fármacos Retin-A y Renova que sólo se venden con receta médica, también es propietaria de RoC, una línea cuya imagen ha sido diseñada para hacerles pensar a las consumidoras que sus productos para el cuidado del cutis tienen una orientación farmacéutica. El mortero y pestillo que aparecen en su logotipo supuestamente dan la idea de que estos son más que tan sólo unos productos cosméticos comunes que cumplen con estándares médicos más elevados. Pero esta imagen no está basada en los hechos; usted no está comprando algo ni remotamente médico al invertir en esta línea de farmacia de productos para el cuidado del cutis relativamente costosos. Lo que sí estaría comprando son productos para el cuidado del cutis relativamente suaves, algunos de los cuales tienen ciertas formulaciones pasables. Aunque hay unas cuantas excepciones, los productos *RoC* en general contienen menos ingredientes irritantes que muchas líneas cosméticas y la característica distintiva de casi todos los productos *RoC* es su formulación sencilla en la que se nota una preocupación por prevenir la irritación o la sensibilidad de la piel. La línea de productos en su conjunto definitivamente es una opción para el cutis sensible o seco. Sin embargo, si tiene el cutis grasoso o propenso al acné, esta línea cuenta con muy pocas o ninguna opción para usted.

Nota: *RoC* de los Estados Unidos elabora algunos productos que sólo están disponibles en Canadá; las reseñas de estos productos aparecen después de la primera sección de reseñas, la cual incluye productos que están disponibles tanto en los Estados Unidos como en Canadá. Para mayor información acerca de *RoC* en Canadá, llame al (519) 836-6500; en los Estados Unidos, llame al (800) 526-3967 o visite su página de Internet en www.roc.com.

☹ *Cleanser + Toner in One* ($7.99 dólares por 6,76 onzas) no es ni una gran loción tonificante ni un gran limpiador. Más bien, es un limpiador que se quita con un pañuelo desechable o toallita para la cara que no tonifica una sola cosa. Podría ser un buen producto para alguien con el cutis seco, pero no sirve como desmaquillante, a menos que se talle mucho la cara. [En Canadá, este producto se conoce como *Cleanser and Refresher for Face and Eyes 2 in 1* ($16 dólares por 200 ml)].

☺ *Deep Action Facial Wash with Beta Hydroxy* ($6.99 dólares por 5,07 onzas) es un limpiador estándar a base de detergente que contiene una pequeña cantidad de ácido salicílico (beta-hidroxiácido o BHA), pero cuyo pH hace que el BHA sea ineficaz para la exfoliación. Es una opción para alguien con el cutis normal a grasoso.

☺ *Protient Lift Daily Firming Cleanser* ($7.79 dólares por 5 onzas) no realza el cutis en lo más mínimo, sino que tan sólo es un limpiador común y corriente hecho a base de detergente que podría ser una opción para el cutis normal a grasoso. *Protient* supuestamente es "un nutriente natural reafirmante que ayuda a mejorar la capacidad natural que tiene el propio cutis de evitar que la piel se cuelgue". Sin embargo, no existe ni un solo ingrediente único o inusual en este producto y tampoco contiene ingrediente alguno que se llame "*Protient*".

☺ *Retinol Actif Pur Anti-Wrinkle Cleansing Lotion* ($8.99 dólares por 4,2 onzas) es un limpiador emoliente que podría ser una opción para el cutis normal a seco, aunque no se enjuaga muy bien sin la ayuda de una toallita para la cara. Contiene una cantidad diminuta de retinol, pero en un producto como este, cualquier eficacia que pudiera tener se va por el caño antes de que tenga oportunidad de actuar en el cutis.

☺ *$$$ Hydra + Effet Reservoir for Normal Skin SPF 15* ($13.99 dólares por 1,35 onzas) es un filtro solar muy bueno hecho parcialmente a base de avobenzona en una base humectante y emoliente relativamente estándar, para el cutis normal a ligeramente seco. [En Canadá se conoce como *Hydra + Effet Réservoir Light Texture* ($24.50 dólares por 40 ml)].

☺ *$$$ Hydra + Effet Reservoir for Dry Skin SPF 15* ($13.99 dólares por 1,35 onzas) es casi idéntico a la versión para cutis normal antes descrita y aplican los mismos comentarios básicos. [En Canadá se conoce como *Hydra + Effet Réservoir Enriched Texture* ($24.50 dólares por 40 ml)].

☹ *Melibiose Active Firming Treatment for Dry Skin* ($13.99 dólares por 1,35 onzas) contiene melibiosa, un azúcar acerca de la cual se ha realizado un poco de investigación (toda en tubos de ensayo) que muestra su capacidad de impedir que otras sustancias de la piel se descompongan. [Fuente: *Mechanisms of Ageing and Development* (Mecanismos de Envejecimiento y de Desarrollo), enero de 1999, páginas 241–260]. Y aunque esto suene muy lindo, no es suficiente como para depender exclusivamente de eso para el cuidado de su cutis, especialmente porque, además de su fórmula emoliente básica, la melibiosa es el único ingrediente especial que contiene este producto. [En Canadá se conoce como *Melibiose Anti-Ageing Action-Enriched Texture* ($30 dólares por 40 ml)].

✔☺ *Retinol Actif Pur Anti-Wrinkle Treatment, Day, SPF 15* ($16.99 dólares por 1,01 onzas) es un filtro solar muy bueno hecho parcialmente a base de avobenzona en una base humectante estándar que deja un acabado mate. Contiene una pequeña cantidad de agentes hidratantes y un antioxidante. También incluye una cantidad despreciable de retinol. [En Canadá se conoce como *Rétinol Actif Pur Jour, Moisturizing Anti-Wrinkle Day Care* ($32.75 dólares por 30 ml)].

☺ *Retinol Actif Pur Skin Refining Treatment* ($17.99 dólares por 1,35 onzas) es un producto con retinol estándar, aunque bueno, que podría ser una opción si está buscando un humectante con retinol.

☹ *Retinol Actif Pur Anti-Wrinkle Treatment, for Night* ($18.69 dólares por 1,01 onzas) sí contiene retinol (a una concentración de alrededor del 0,1%), además de agua y agentes espesantes. También contiene aproximadamente un

3% a 4% de alfa-hidroxiácidos (AHA), aunque el pH de 5 del producto hace que estas sustancias sean ineficaces para la exfoliación.

☺ **$$$ *Retinol Actif Pur, Eye Contour Cream*** ($16.99 dólares por 0,51 onza). Si está buscando un producto con retinol, este lo contiene, pero no contiene ninguna otra cosa que sea especial, ya que es una fórmula humectante básica que no brinda beneficio adicional alguno. [En Canadá se conoce como ***Rétinol Actif Pur Eye and Lip Contour*** ($28.75 dólares por 15 ml)].

RoC en Canadá

Nota: Los siguientes productos RoC sólo están disponibles en Canadá. Si quiere consultar las reseñas de productos RoC que están disponibles tanto en los Estados Unidos como en Canadá, remítase a la sección anterior. Todos los precios listados a continuación están en dólares canadienses.

☺ ***Endrial Dermo Calming Cleanser*** ($14.50 dólares por 200 ml) es un limpiador emoliente básico que puede ser una opción para el cutis normal a seco.

☺ ***Cleansing Milk Normal to Combination Skin*** ($14.50 dólares por 200 ml). Pese a que este producto dice ser capaz de destapar los poros, contiene ingredientes problemáticos que son conocidos por su capacidad de tapar los poros. Este producto no se recomienda para el cutis combinado, aunque podría funcionar como un limpiador para el cutis normal a seco.

☺ ***Cleansing Milk Dry Skin, Extra Gentle*** ($14.50 dólares por 200 ml) es un limpiador emoliente que contiene aceite de lanolina, un ingrediente que lo hace apropiado para el cutis seco a extremadamente seco, aunque puede dejar una película grasosa fina sobre el cutis.

☹ ***Foaming Facial Cleanser*** ($14.50 dólares por 150 ml) contiene laurilsulfato de sodio como el segundo ingrediente de la lista, el cual es un agente limpiador poderosamente irritante y también extremadamente secante y sensibilizante. No se recomienda este producto.

☺ ***Eye Makeup Remover Lotion*** ($14.50 dólares por 125 ml) es un desmaquillante de ojos hidrosoluble estándar que está hecho a base de detergente y que debe quitarse con un pañuelo facial o toallita para la cara; funcionaría tan bien como cualquier otro.

☺ ***Gentle Exfoliating Cream*** ($14 dólares por 50 ml) es un limpiador granular hecho a base de aceite mineral que puede dejar una película grasosa sobre el cutis, aunque es una opción para el cutis seco.

☹ ***Skin Toner Normal to Combination Skin*** ($14.50 dólares por 200 ml) contiene alcohol (un irritante para el cutis) como el segundo ingrediente de la lista. No se recomienda para ningún tipo de cutis.

☺ ***Skin Toner, Dry Skin*** ($14.50 dólares por 200 ml) es una loción tonificante estándar hecha a base de detergente que contiene una cantidad diminuta de un agente hidratante. El beneficio que puede brindarle al cutis no va más allá de ser un paso adicional para remover los rastros de maquillaje.

☺ *Nutri + Protect, Amino Moisturizing Cream, Dry Skin* ($23 dólares por 50 ml) es un humectante muy emoliente, aunque común y corriente, para el cutis seco, que sólo contiene agua, aceite de origen vegetal, aceite mineral, agentes espesantes, lanolina y conservantes.

☺ *ChronoBlock Daily Moisturizing Care SPF 15* ($32 dólares por 40 ml) es un filtro solar muy bueno hecho en parte de avobenzona en una base humectante común y corriente. Es bueno para el cutis normal a seco.

☺ $$$ *ChronoBlock Yeux (for Eyes) SPF 15* ($25 dólares por 15 ml) es casi idéntico al *Moisturizing Care SPF 15* antes descrito, sólo que en este caso, RoC le da menos producto por más dinero.

☹ *Protient Lift Jour (day)* ($38 dólares por 40 ml). Este producto no se debe usar durante el día sin un filtro solar, e independientemente de la hora del día en que lo utilice, no le realzará el cutis ni en lo más mínimo. Sólo es un humectante básico que contiene alrededor de un 2% de alfa-hidroxiácidos (AHA), una concentración insuficiente como para que sea eficaz para la exfoliación. *Protient* supuestamente es "un nutriente natural reafirmante que ayuda a mejorar la capacidad natural que tiene el propio cutis de evitar que la piel se cuelgue". Sin embargo, no existe ni un solo ingrediente único o inusual en este producto y tampoco contiene ingrediente alguno que se llame *"Protient"*. Sí contiene tirosina, un aminoácido que supuestamente estimula la producción de melanina, pero según la Dirección de Alimentación y Fármacos y el Departamento de Salud de Canadá, no es capaz de hacer esto cuando se aplica tópicamente sobre la piel.

☹ $$$ *Protient Lift Eye* ($30 dólares por 15 ml) es similar al Protient Lift Jour antes descrito, salvo que contiene más tirosina. Incluso aunque este ingrediente pudiera estimular la producción de melanina, ¿para qué querría una persona oscurecer el área debajo de sus ojos?

☹ $$$ *Melibiose Anti-Ageing Action Eye Contour* ($24 dólares por 15 ml) es casi idéntico al *Melibiose Active Firming Treatment for Dry Skin* reseñado en la sección de *RoC* anterior.

☺ *Revitalizing Night Cream* ($30 dólares por 40 ml) es un buen humectante para alguien con un cutis seco; tiene una pequeña cantidad de agentes hidratantes y un antioxidante.

☺ *Retinol A+C+E Triple Action Day/Night* ($38 dólares por 30 ml) es un humectante emoliente que contiene algunos buenos antioxidantes y una pequeña cantidad de agentes hidratantes.

☹ *Hydra + Mat, for Combination Skins* ($24.50 dólares por 40 ml) es un simple humectante de acabado mate que incluye ingredientes que actúan como filtro solar pero que no indica un factor de protección solar en la etiqueta. Por lo tanto, no se puede confiar en este producto para que la proteja del sol.

☺ *Hydra + Teint Tinted Moisturizing Cream: Clair, Hale, Dore* ($24.50 dólares por 40 ml) viene en distintos tonos, todos los cuales tienen un extraño matiz color durazno, por lo que no se recomiendan.

☺ *Hydra + Masque Moisturizing Mask* ($20 dólares por 40 ml) tan sólo contiene una sustancia emoliente y una diminuta cantidad de barro, lo cual la convierte en una mascarilla aburrida para el cutis normal a seco que no hace cosa alguna.

☺ *Rétinol Actif Pur Radiance Anti-Wrinkle Mask* ($25 dólares por 40 ml) contiene sólo una cantidad despreciable de retinol, por lo que incluso aunque el retinol pudiera causar un cambio en el cutis, no podría hacerlo con este producto. Este producto no es más que glicerina, agentes espesantes y una pequeña cantidad de un agente hidratante; aburrido, pero medianamente bueno para el cutis normal a seco.

☺ *$$$ Nutri + Lips, Lip Protector* ($7.25 dólares por 3 gramos) es un buen emoliente básico para el cutis seco. La diminuta cantidad de vitamina E que contiene no tiene impacto alguno en el cutis.

☺ *Minesol High Protection Sun Cream SPF 25* ($16 dólares por 118 ml) es un filtro solar hecho a base de dióxido de titanio, pero debido a que no lista sus demás ingredientes, no hay manera de saber qué es lo que se está poniendo sobre la cara. Como filtro solar, es una muy buena opción para quienes tienen un cutis seco o sensible.

☺ *Minesol Mineral Sunblock Cream Very High Protection SPF 40* ($16 dólares por 50 ml) es similar a la versión con un SPF de 25 antes descrita, sólo que contiene óxido de cinc y dióxido de titanio. Aplican los mismos comentarios básicos.

☺ *$$$ Minesol High Protection Lipstick SPF 20* ($10 dólares por 3 gramos) es un filtro solar para labios hecho a base de avobenzona, pero debido a que no lista sus demás ingredientes, no hay manera de saber qué es lo que se está aplicando. Como filtro solar, es una buena opción.

☺ *Minesol Tan Prolonging Lotion* ($18 dólares por 200 ml) es un buen humectante para el cutis seco, aunque la diminuta cantidad de tirosina que contiene no es capaz de fomentar la producción de melanina.

☺ *Auto Bronzant Self-Tanner* ($18 dólares por 100 ml) contiene dihidroxiacetona, el mismo ingrediente que contienen todos los autobronceadores para afectar el color de la piel. Este producto funcionaría tan bien como cualquier otro.

capítulo *15*
CÓMO SE CALIFICAN
LOS PRODUCTOS

Calificar una amplia variedad de productos cosméticos es un proceso riguroso y complejo. El simple procedimiento de establecer lineamientos para poder distinguir y diferenciar un producto terrible de uno maravilloso o un producto bueno de uno que sólo es mediocre, requiere de la aplicación de líneas directrices exactas y consistentes y sobre todo, de líneas directrices que deben estar fundamentadas en investigaciones publicadas y criterios claros. Esto es exactamente lo que he creado para cada tipo de producto que reseño en este libro.

En primer lugar, lo más importante que necesita saber es que no basé ninguna calificación en mi propia experiencia personal con un producto. O sea, sólo porque a mí me guste cómo se siente un limpiador o un humectante sobre mi cutis no significa que miles de otras mujeres opinarán lo mismo que yo. Los criterios personales no ayudan a evaluar si un producto es capaz de dañar el cutis o cumplir con cualquiera de las promesas que exhibe en su etiqueta. Existen muchos foros de discusión acerca de la belleza, revistas de moda y amistades que comparten sus experiencias personales acerca de los productos que emplean. Y aunque estas opiniones pueden ser interesantes y entretenidas, es importante que reconozcamos que a muchas personas les gustan cosas que no les brindan beneficio alguno. Algunas personas pueden disfrutar broncearse bajo el sol o usar un producto que contiene ingredientes irritantes porque piensan que se siente como si les estuviera "funcionando". La mayoría de las personas no tienen idea de cuáles son los tipos de ingredientes que pueden dañar el cutis. Un hecho de peso aún mayor es que estas fuentes amigables de recomendaciones no saben que hay otros productos que funcionan igualmente bien, sino es que mejor, pero que cuestan mucho menos. Si va a gastar su dinero en un producto, ¿por qué no habría de averiguar primero si puede cumplir con lo que promete y qué es lo que puede esperar en cuanto a su funcionamiento en su caso particular con base en su formulación y su desempeño comparativo? Esto es lo que averiguará al leer las reseñas que se incluyen en este libro.

Todas las calificaciones de productos para el cuidado del cutis que se reseñan en este libro se basan principalmente en la formulación particular de cada producto, usando estudios publicados y revisados por colegas acerca de los ingredientes que contiene y tomando en cuenta su posible interacción con la piel. También evalúo estas fórmulas con base en datos de química cosmética publicados sobre el desempeño y la consistencia de dichos ingredientes. A partir de esta información, puedo determinar el potencial que tiene un producto de causar irritación, resequedad, erupciones, sensibilidades y producción de aceite, así como otros asuntos relativos a su textura y desempeño.

Los productos de maquillaje se evalúan de manera más subjetiva que los productos para el cuidado del cutis en cuanto a su aplicación, gama de colores, textura y comparación con productos similares de toda una miríada de líneas. También se toma en cuenta su formulación, predominantemente en cuanto a lo que prometen hacer por el cutis.

Este proceso de calificación es más desafiante de lo que se podrían imaginar, porque aunque yo considere que una compañía está cobrando un precio exageradamente elevado por sus productos o que está siendo excesivamente deshonesta en cuanto a lo que promete y las aseveraciones que incluye en su publicidad, y sin importar que en mi opinión cometa actos carentes de ética, esto no me debe impedir decir que sus productos son buenos para un tipo de cutis en particular (aunque a menudo sí digo, "Este es un buen producto, ¡pero qué lástima que se venda a un precio tan absurdo y que sus promesas sean tan ofensivas!").

Se evalúan diversos criterios distintos para cada línea de productos cosméticos. La primera consideración es su presentación general y qué tan amigables son, con las consumidoras, la exhibición de productos y la literatura que la compañía publica acerca de sus productos. Para las líneas que se venden en establecimientos minoristas, yo considero como una ventaja que las unidades de exhibición se monten de modo que los colores queden convenientemente agrupados, por ejemplo, cuando se dividen en tonos cálidos (amarillos) y fríos (azules), y cuando los productos se colocan al alcance de las consumidoras. También se les otorga una calificación alta a los productos para el cuidado del cutis y los productos de maquillaje que se pueden probar fácilmente sin la ayuda de un vendedor. Para las líneas que se venden en las farmacias, los productos deben estar envasados o empacados de modo que sea fácil ver su color y los probadores o muestras también se consideran como una ventaja adicional.

La determinación fundamental de la calificación de cada producto individual se basa en criterios específicos establecidos para cada categoría de productos. Así, para cada categoría, incluyendo rubores, sombras de ojos, correctores, bases, limpiadores, lociones tonificantes, limpiadores granulares, humectantes, mascarillas faciales, productos con alfa-hidroxiácidos (AHA), brochas y cremas antiarrugas, he creado estándares específicos con los que deben cumplir estos productos para ganarse una carita feliz, triste o neutra (lo que significa que es un producto poco asombroso pero no malo).

Los productos de maquillaje se evalúan principalmente con base en su textura (¿sedosa y suave o granular y dura?), su color (¿amplia gama de colores y una selección adecuada para las mujeres de color?), aplicación (¿fácil o difícil de aplicar y difuminar?), su facilidad de uso (¿diseño bueno o malo del envase; colores demasiado juntos en un compacto de sombras de ojos; base en un envase con bomba que saca demasiado producto o que no llega al fondo del frasco?) y, por último, su precio.

Los productos para el cuidado del cutis se evalúan casi exclusivamente con base en su contenido comparado con lo que prometen hacer. Si un producto dice ser bueno para el cutis sensible, no puede contener ingredientes irritantes, sensibilizantes o secantes, y así sucesivamente.

También hice las siguientes preguntas para ver si un producto puede cumplir con lo que dice hacer, basado en investigaciones establecidas y publicadas.

1. **Con base en la lista de ingredientes y en la investigación publicada y no sólo en lo que la compañía de productos cosméticos quiere hacernos creer, ¿realmente puede el producto hacer lo que promete?**
2. **¿En qué difiere este producto de otros tipos de productos similares?**
3. **Si se destaca un ingrediente u otros ingredientes especiales, ¿en qué cantidad están presentes en el producto y existen investigaciones independientes que verifiquen las aseveraciones que hacen con respecto a los mismos?**

4. ¿El producto contiene fragancias, plantas, irritantes tópicos u otros ingredientes cuestionables que pudieran causar problemas en la piel?
5. ¿Qué tan ilusorias son las aseveraciones que se hacen acerca del producto?
6. ¿Es seguro el producto? ¿Hay riesgo de que alguna persona presente reacciones alérgicas o una mayor sensibilidad al sol, o bien, contiene un filtro solar mal formulado o ingredientes potencialmente tóxicos?

¿CÓMO PODEMOS SABER SI UN ESTUDIO DE INVESTIGACIÓN ES LEGÍTIMO?

Los estudios de investigación que se citan en este libro se han sacado casi exclusivamente de revistas médicas y científicas publicadas y revisadas por colegas, la mayoría de las cuales están disponibles en línea o en bibliotecas médicas. Si bien es importante esta documentación de la información que brindo en este libro, quizá es aún más relevante la "investigación" que no pude incluir en mis evaluaciones. Descarté todos los estudios "propietarios" de las empresas de productos cosméticos. "Propietarios" significa que estos estudios no estaban disponibles para el público. Por lo tanto, no se podían revisar para examinarlos a fondo. Dada esta circunstancia, se consideraron inaceptables. Lo que sucede es lo siguiente: sólo porque una compañía diga que ha realizado un "estudio de investigación" o haya hecho "pruebas en un laboratorio" no significa que los resultados sean científicamente válidos o que sean relevantes a la eficacia general del producto. Algo que sucede con mucha frecuencia es que las investigaciones realizadas por las compañías de productos cosméticos son poco más que una manera de fundamentar sus aseveraciones en lugar de verdaderas evaluaciones científicas.

A pesar de que la Dirección de Alimentación y Fármacos (www.fda.gov) no cuenta con disposiciones que regulen la manera en que se deben fundamentar las aseveraciones que se hacen con respecto a los productos cosméticos, en el mundo cosmético existe toda una industria que trabaja para fundamentar dichas aseveraciones. Parte de esto se debe a los esfuerzos de la Comisión Federal de Comercio (www.ftc.gov) por *acabar* con la publicidad engañosa, aunque las limitaciones presupuestarias limitan gran parte de su trabajo. Sin embargo, los esfuerzos por fundamentar las aseveraciones están siendo cada vez mayores en respuesta a una nueva legislación para productos cosméticos aprobada en la Unión Europea relativa a las pruebas en animales, la sustentación en general de las aseveraciones que se hacen con respecto a los productos y la seguridad de los mismos. [Fuente: Sexta Reforma a la Directiva de Productos Cosméticos de la Unión Europea]. Esto se debe a que estos lineamientos, en comparación con los estadounidenses, requieren de manera más enfática que se hagan cumplir estas normas para productos cosméticos. Esto significa que la industria estadounidense está estableciendo, a gran velocidad, estándares que en esencia cumplan con las reglas normativas, pero dichos estándares no brindan información alguna que sea útil para evaluar la manera en que un producto afectará a la piel. La sustentación creativa de las aseveraciones se está convirtiendo rápidamente en un gran negocio.

Muy pocos consumidores e incluso muy pocos reporteros están conscientes del gran número de laboratorios que se dedican a "investigar" los productos para el cuidado del cutis cuyos únicos clientes son compañías de productos cosméticos que quieren usar estadísticas favorables o que quieren validar aseveraciones increíbles para usarlas como una estrategia de mercadotecnia. Estos laboratorios de investigación existen con el único y exclusivo propósito de proporcionar material seudocientífico a la industria cosmética y estos "estudios" nunca se publican. De esta forma, si en un anuncio publicitario, una compañía dice que un humectante aumenta la humectación de la piel en un 82 por ciento o su contenido de agua en un 90 por ciento, dicha compañía puede hacer referencia a un estudio de investigación donde dice que esto es cierto. El simple hecho de citar estos estudios vagos y poco concluyentes en un reportaje noticioso o anuncio publicitario puede hacerlos sonar significativos y relevantes, pero la verdad es que, en la mayoría de los casos, no son más que enunciados exagerados que se generan exclusivamente para vender productos. Una de estas compañías que se dedican a fundamentar las aseveraciones que hacen las compañías de productos cosméticos incluso se publicita como una empresa capaz de entregar "una sustentación/generación creativa de aseveraciones".

Tales características son típicas en este tipo de estudios. A primera vista, el estudio de investigación suena impresionante, aunque carezca virtualmente de significado alguno. No le dice nada acerca de la eficacia del producto ni tampoco si el producto es bueno para el cutis (¡resulta que un elevado contenido de humedad no lo es!), pero le da a la compañía de productos cosméticos unas estadísticas que puede presumir en sus comunicados de prensa.

Yo he visto este proceso con mis propios ojos y de verdad es inquietante. El que paga la cuenta es el que contrata al laboratorio de investigación. El laboratorio recibe los productos junto con una lista de lo que debe buscar y los resultados que necesita obtener, por ejemplo, pruebas de que el producto es capaz de humectar, exfoliar, dejar una apariencia uniforme, disminuir la apariencia de las arrugas o algún otro parámetro. Luego, el laboratorio elabora un estudio de investigación que pruebe tal o cual postura. Estos estudios rara vez son doble ciego ni usan un grupo grande de mujeres ni se ocupan de investigar los resultados a largo plazo, y rara vez (en realidad, nunca) obtienen resultados negativos. Otro hecho que nos dice mucho es que estos estudios nunca se publican. Sin embargo, las editoriales de las revistas y periódicos les hacen creer a los consumidores que esta información no verificada está basada en los hechos.

(**Nota:** Doble ciego se refiere a un procedimiento de prueba diseñado para eliminar los resultados tendenciosos, en el que la identidad de los que reciben el tratamiento de prueba permanece oculta tanto de quienes administra la prueba como de los sujetos que participan en la misma hasta que se completa el estudio de investigación).

Este mismo juego de manos se usa con bastante eficacia en los folletos y anuncios publicitarios. Muchos mostradores de productos cosméticos cuentan con folletos asombrosamente bien diseñados que parecen muy científicos y que muestran lo bien que un producto funciona en el cutis. Se puede ver, por ejemplo, un acercamiento con microscopio de un parche de piel, seguido de una explicación que le dice por qué se ve mal. Junto a esto está un acercamiento del mismo parche de piel visto bajo el microscopio pero después de que se le ha aplicado el producto. ¿Ve lo bien que funciona este producto? El engaño aquí es que no se le da suficiente información acerca de la fotografía de "antes". Por ejemplo, si la mujer tenía acné, ¿qué estaba haciendo antes de que realmente empezara a cuidar su cutis? ¿Estaba usando productos que le tapaban los poros o que empeoraban las erupciones? ¿Alguna vez usó algún producto eficaz para el acné? En ese caso, cualquier rutina básica para tratar el acné hubiera podido provocar un cambio positivo. ¿Y fue este el mejor caso de todos los que se investigaron? ¿Hubieron quizá otras mujeres que siguieron teniendo erupciones pese al tratamiento? ¿O será que los resultados fueron "retocados y cambiados" con el uso de una computadora y que no tengan nada que ver con el producto? Sólo porque la información parezca ser científica no significa que lo sea.

Podría seguir hablando durante siglos acerca de este negocio de sustentación de aseveraciones que tiene lugar en el mundo de los productos para el cuidado del cutis y lo he hecho varias veces a lo largo de este libro. Lo que es importante recordar es que las frases como "nuestros estudios muestran" o "nuestra investigación establece" o "los resultados de nuestras pruebas demuestran" no valen ni el papel en el que están impresas, a menos que pongan a su disposición el estudio de investigación completo y pueda juzgar exactamente cómo se llevó a cabo dicha investigación y si los resultados tienen un significado o si carecen del mismo.

INVESTIGACIÓN RIGUROSA Y EXHAUSTIVA

No puedo ni empezar a describirles el enorme esfuerzo que mi personal y yo realizamos al recabar la información. Nos aseguramos siempre de incorporar información o investigaciones veraces y precisas acerca de todos los productos que reseñamos. Para lograr esto, lo primero que hicimos fue contactar a todas las compañías de productos cosméticos que fabrican los productos que reseño y pedirles que nos envíen toda la información que pudieran acerca de sus productos y aseveraciones. Muchas compañías estuvieron abiertamente dispuestas a darnos la información, incluyendo listas de ingredientes y productos. Sin embargo, hubieron algunas que no quisieron enviarnos información alguna acerca de su compañía o sus productos, por no hablar de los detalles de las investigaciones o estudios que usan para fundamentar sus aseveraciones.

Permítame dejar muy claro que estoy más que abierta a presentar cualquier investigación documentada que fundamente información que contradiga cualquier afirmación que yo haya hecho. Estoy más que dispuesta a alterar opiniones y posturas anteriores a medida que vayan saliendo a la luz investigaciones nuevas que demuestren que la información previa ha dejado de ser correcta. Por ejemplo, a lo largo de los años, he cambiado mi opinión acerca de los filtros solares con base en las investigaciones nuevas que han salido acerca de la protección contra la radiación UVA. También he modificado mi actitud con respecto a los antioxidantes, dado el creciente cuerpo de literatura que establece los efectos positivos de estos ingredientes cuando se incluyen en los productos para el cuidado del cutis. He estado más abierta a la aplicación simultánea de productos distintos, desde aclaradores de cutis hasta filtros solares y productos para el acné, cuando se hace necesario el uso de diferentes principios activos. Quiero ser explícita acerca de mi deseo de presentar las investigaciones más actualizadas que actualmente hayan sido publicadas en lo que se refiere a las formulaciones de los productos para el cuidado del cutis y los productos de maquillaje.

También quiero darles las gracias a las compañías que sí me enviaron su información. Si bien es cierto que a veces no concuerdo con ellas en cuanto a la calidad de sus productos o en lo que su publicidad dice que estos productos pueden hacer, aprecio su disposición a proporcionarme información acerca de sus formulaciones y aseveraciones.

¿SE DEBEN JUZGAR LOS PRODUCTOS POR LO QUE DICEN EN SU ETIQUETA?

Muchas personas se preguntan si yo puedo juzgar un producto para el cutis por lo que dice en su etiqueta. Quizá se esté preguntado, "¿No sería eso lo mismo que juzgar un alimento sólo por los ingredientes que contiene? ¿No sería mejor probarlo yo misma?" El hecho de probar un alimento nos brinda información necesaria, pero también es prudente juzgarlo por su lista de ingredientes. Ya no es una buena idea consumir un alimento sin tener un conocimiento claro de cuánta grasa, sodio, conservantes, colorantes o calorías contiene, junto con muchos otros detalles pertinentes a nuestra salud.

Al igual que las etiquetas de los alimentos, las etiquetas que nos indican los ingredientes que contienen los productos para el cuidado de la piel y del maquillaje son increíblemente importantes. Si un producto para el cuidado del cutis dice que es bueno para el cutis sensible o que no causará erupciones, pero contiene ingredientes los cuales ya se ha demostrado que causan irritación o erupciones, entonces esa información es esencial. Si un producto para el cuidado del cutis se vende a un precio de $100 dólares pero contiene los mismos ingredientes que un producto que vale $20 dólares, entonces esa información es muy importante, por no decir esencial. Lo que quizá sea aún más relevante, si un producto que vale $100 dólares contiene menos ingredientes o ingredientes menos eficaces que otra versión del mismo producto que cuesta $10 dólares, yo creo que esa es información crucial para los consumidores. Si un producto dice proteger la piel del sol pero no tiene un factor de protección solar de 15 o mayor y no contiene ingredientes que brinden protección contra la radiación UVA, entonces esa es información vital, independientemente de cuánto cueste.

La lista de ingredientes le ayuda a hacer la mejor elección posible entre toda una jungla de opciones. Además, es un punto de partida mucho mejor que basar sus decisiones en la jerigonza publicitaria o promesas que nunca se cumplen.

SI SUPIERA, SEGURO SE HORRORIZARÍA. . .

Me encantaría que existiera alguna forma de enseñarles a todas las consumidoras de productos cosméticos la manera correcta de leer una lista de ingredientes. Una vez que se familiarizaran con los nombres químicos y científicos de los ingredientes listados y su función, quedaría asombrada de lo parecidos que son todos los productos de una categoría en particular. No trato de decir que no existan diferencias entre los productos, sino que es apabullante ver lo parecidos que son muchos de ellos. Y de verdad quiero decir *apabullante*. Es un verdadero fenómeno mercadotécnico el que la industria de los cosméticos pueda convencer a las mujeres que existen diferencias cualitativas entre un limpiador que cuesta $10 dólares y uno que cuesta $50 dólares, o que un filtro solar que vale $60 dólares es más avanzado que el que se vende por $20 dólares, y así sucesivamente para cada tipo de producto. Incluso el Dr. N.V. Perricone, autor de *The Wrinkle Cure* (un libro que describe los datos no fundamentados y no científicos del propio Dr. Perricone acerca del tratamiento de las arrugas) y propietario de la línea de productos que lleva su nombre, fue citado en un artículo titulado *"The Skin Game with New Wrinkles"* (El campo del cutis presenta unas nuevas facetas) que se publicó en el *New York Times* el 18 de noviembre de 2001. La frase del Dr. Perricone que citaron en este artículo fue, "Promételes una cara sin arrugas y podrás venderles lo que sea". Esto es exactamente lo que él y cientos de otras compañías están haciendo: vendiendo promesas vacías que las mujeres creen cada vez que un anuncio publicitario proclama ser la verdadera solución al problema de las arrugas.

Lo que yo espero que salga a la luz con este libro es que existe un número verdaderamente asombroso de productos maravillosos para el cuidado del cutis. Sin embargo, si realmente quiere cuidarlo bien, también tiene que estar consciente de la cantidad alarmante de afirmaciones engañosas, exageradas y erróneas que hacen las compañías que no tienen restricción legal alguna que las aliente a hacer lo contrario. Si se deja seducir por el precio y la retórica publicitaria, su cutis y su presupuesto estarán en riesgo de sufrir daños importantes, o por lo menos, de no recibir el cuidado que merecen. Si no se deja seducir, los beneficios que puede obtener serán enormes.

IRRITANTES Y CONTRAIRRITANTES

Ahora tengo mucho más cuidado que antes con los productos que contienen cualquier cantidad de ingredientes irritantes, particularmente aquellos que contienen cualquier tipo de alcohol de grano (alcohol etílico, etanol, metanol, alcohol bencílico o alcohol desnaturalizado), así como limón, toronja (pomelo), menta, hierbabuena, mentol, alcanfor, eucalipto, hiedra, aceites fragantes y detergentes limpiadores demasiado secantes o irritantes. Los criterios más estrictos que ahora empleo en esta área reflejan el creciente cuerpo de estudios de investigación que indican que la irritación daña la piel y lastima el proceso de curación de la misma. [Fuentes: *Skin Research and Technology* (Investigación y Tecnología de la Piel), noviembre de 2001, páginas 227–237; y *Microscopy Research and Technique* (Investigación y Técnica Microscópica), volumen 37, edición 3, páginas 193–199]. En nuestra lucha diaria contra los daños causados por el sol, las arrugas y las causas de las erupciones, no hay una buena razón por la que tengamos que irritar innecesariamente la piel con ingredientes como estos, los cuales no le brindan beneficio alguno a la cara o al cuerpo y pueden impedir que la piel sane. Vea el capítulo 2 para leer más acerca de la importancia de tratar su cutis con delicadeza.

¿Y qué podemos decir acerca de los contrairritantes? Existe la noción errónea entre muchos de los que están metidos en la industria de los productos cosméticos, así como entre muchos consumidores, que los ingredientes que se consideran como contrairritantes, por ejemplo mentol, hierbabuena, alcanfor, eucalipto y menta, tienen propiedades antiinflamatorias o antiirritantes. Eso es absolutamente falso. [Fuentes: *Archives of Dermatologic Research* (Archivos de Investigación Dermatológica), mayo de 1996, páginas 245–248; y *Code of Federal Regulations Title 21—Food and Drugs* (Código de Reglamentos Federales Sección 21 —Alimentos y Fármacos), revisado el 1 de abril de 2001, en 21CFR310.545, www.fda.gov]. De hecho, los contrairritantes inducen una inflamación local como una manera de aliviar la inflamación en tejidos más profundos o adyacentes. En otras palabras, sustituyen un tipo de inflamación por otra. Eso *nunca* es bueno para el cutis. Tanto la irritación como la inflamación, sin importar cuál sea su causa o cómo ocurran, alteran la respuesta inmunitaria y de curación de la piel. [Fuente: *Skin Pharmacology and Applied Skin Physiology* (Farmacología y Fisiología Aplicada de la Piel), noviembre-diciembre de 2000, páginas 358–371]. Y aunque su cutis no lo muestre o no reaccione con una irritación aparente, si usted le aplica irritantes, este seguirá sufriendo daños, los efectos de los cuales serán continuos y se irán sumando con el tiempo. [Fuente: *Skin Research and Technology* (Investigación y Tecnología de la Piel), noviembre de 2001, páginas 227–237].

PRUEBAS CON ANIMALES

La Sociedad Nacional Antivivisección (*NAVS* por sus siglas en inglés) es una organización sin fines de lucro que se opone al uso de animales para cualquier propósito, ya sea para probar productos, para realizar investigaciones, para la educación o para comer. Aunque encuentro que algunas de sus políticas y enfoques son bastante extremos y radicales, aún apoyo muchos de sus esfuerzos para ponerles fin a las pruebas con animales y prevenir todas las formas de la crueldad hacia los mismos. NAVS y yo diferimos en el aspecto de las pruebas con animales: no me opongo a las pruebas para realizar investigaciones sobre afecciones como el cáncer de mama, el mal de Alzheimer y las enfermedades cardíacas. Tampoco soy vegetariana estricta; tanto NAVS como PETA (Personas para el Tratamiento Ético de los Animales) se oponen al uso de animales para cualquier fin médico o alimenticio. Sin embargo, sí estoy en contra del tratamiento inhumano de los animales (ningún animal debe sufrir en el esfuerzo por ayudar a la humanidad), y también me opongo a la realización de pruebas de las formulaciones comunes cosméticas y sus ingredientes con animales. En este aspecto, NAVS y yo estamos de acuerdo.

El libro definitivo sobre el tema es *Personal Care for People Who Care* (Cuidado personal para personas que se preocupan), publicado por NAVS y ahora en su décima edición. Este libro, que tiene 200 páginas, lista todas las compañías de productos cosméticos que realizan pruebas con animales. . . y las que no. Es de rigor para cualquier consumidora interesada en evitar comprar productos que hayan sido probados en animales. Puede ordenar el libro al llamar NAVS al (800) 888-NAVS, al comunicarse a través del correo electrónico al navs@navs.org, o al escribirles a la siguiente dirección: P.O. Box 94020, Palatine, IL 60094-9834.

El libro cuesta $10 dólares, con costos adicionales para el manejo y el envío. Visite su sitio web: www.navs.org.

Favor de notar: Cuando la etiqueta de un producto indica que la compañía que lo fabricó no realiza pruebas con animales, y la empresa reporta esto a NAVS para que esta luego incluya esta información en *Personal Care for People Who Care* (Cuidado personal para personas que se preocupan), hay motivos contundentes para pensar que esta aseveración es correcta. Ahora bien, sería una ingenuidad suponer que esta información general signifique que datos obtenidos de pruebas con animales no hayan formado una parte integral de la elaboración del producto. Por ejemplo, se han realizado pruebas con animales con todos los ingredientes de los filtros solares y con casi todos los antioxidantes que se utilizan en los productos cosméticos, entre ellos la vitamina A, la vitamina C y la mayoría de los extractos de plantas. En realidad, lo que sabemos acerca de la eficacia de estos ingredientes fue obtenido inicialmente a través de pruebas con animales. He comentado esta contradicción evidente con NAVS varias veces pero la organización se niega a reconocer este cuestionamiento de su criterio. Por lo tanto, si bien la etiqueta de un producto para el cuidado del cutis podría estar correcta con respecto a ese producto y la política de la empresa con respecto a las pruebas con animales, lo que *no* representa es la cantidad enorme de fabricantes de ingredientes y centros universitarios de investigación que utilizan las pruebas con animales para determinar la eficacia básica de los ingredientes cosméticos que todas usamos.

El número de agosto 1999 de la revista *Cosmetics & Toiletries* (Productos Cosméticos y Artículos de Baño) informó sobre una alternativa para realizar pruebas in vitro que puede reducir todavía más la necesidad de realizar pruebas con animales. Esta fue aprobada por el Comité Coordinador de Agencias para la Validación de Métodos Alternativos. La nueva "prueba de Corrositex determina la corrosión cutánea de una sustancia química al aplicarla sobre una capa de colágeno, el mismo material que une la piel. Conforme la sustancia química penetra la barrera del colágeno, un material subyacente cambia de color. La corrosión se califica según el tiempo que le toma a la sustancia química penetrar y también según el cambio de color del material debajo de la barrera".

Con orgullo puedo afirmar que Paula's Choice, mi compañía de productos para el cuidado del cutis, no prueba con animales ningún aspecto de sus productos. Además, yo dono una parte de los ingresos de mi empresa a la Sociedad Benéfica de los Estados Unidos (*HSUS* por sus siglas

en inglés), particularmente en abril, mes oficial de la Prevención de Crueldad hacia los Animales. Por favor, visite su sitio: www.hsus.org. Su dirección es: The Humane Society of the United States, 2100 L Street NW,
Washington, DC 20037 (esta organización también necesita de su ayuda
financiera). Estoy muy de acuerdo con el enfoque de la HSUS con respecto a los derechos de los animales y las pruebas con ellos. El número
de otoño de 1998 de *HSUS News,* su boletín informativo, dijo: "La
HSUS comparte con estos científicos [los muchos que se oponen a o se
sienten incómodos con las pruebas con animales] el deseo de eliminar el
uso dañino de animales en laboratorios. La HSUS está planificando una
campaña para instar a la comunidad científica a adoptar, como meta
prioritaria, la eliminación de todo dolor y angustia de los animales en
laboratorios. La HSUS piensa que un énfasis en asuntos humanitarios
conducirá a la ciencia benéfica y beneficiará —en vez de dañar— el
avance del conocimiento humano".

Compañías que no utilizan las pruebas con animales en sus productos terminados

Aesop
Almay
Aramis Lab Series
Arbonne
Astara
Aubrey Organics
Aveda
Avon
Bath & Body Works
BeautiControl
Beauty Without
  Cruelty
BeneFit
Bioelements
Biore
BioTherm
Bobbi Brown
Burt's Bees
California Baby
Chanel
Christian Dior

Clarins
Clinique
Decleor Paris
Dermalogica
DHC
Dr. Hauschka
Elizabeth Arden
Estée Lauder
Exuviance by
  Neostrata
Giorgio Armani
H_2O+ Skin Care
Helena Rubinstein
Hydron
Jane
Jason Natural
Kiehl's
Kiss My Face
L'Occitane
L'Oréal
La Mer

La Prairie
Lancôme
Little Forest Baby
  Care
Lush
M.A.C.
Marcelle
Mary Kay
Maybelline
Mustela
N.V. Perricone, M.D.
Neostrata
Ole Henriksen Skin
  Care
Ombrelle
Origins
Orlane
Paula Dorf Cosmetics
Paula's Choice &
  Paula's Select
PEDIAM

Phytomer
Prescriptives
Prestige Cosmetics
ProActiv
Ralph Lauren Polo
Sport
Revlon

Sense Usana Skin
Care
Serious Skin Care
Seventh Generation
Stila
Sue Devitt Studio
Makeup

Thalgo
The Body Shop
Tony & Tina
Urban Decay
Vichy
Zirh Men's Skin Care

Compañías que siguen realizando pruebas con animales

Baby Magic
Banana Boat
Calvin Klein
Chubs (Playtex)
Clearasil
Colgate Shaving Care
Cover Girl
Diaparene (Playtex)
Dove
Edge Pro Gel
Eucerin

Gillette
Huggies (Kimberly-
Clark)
Lac-Hydrin
Max Factor
MetroGel, MetroLo-
tion, and Metro-
Cream
Moisturel
Nivea Visage
Noxzema

Olay
Old Spice
Pampers (Procter &
Gamble)
Pond's
Sea Breeze
Shiseido
Skin Bracer by
Mennen
Suave
Wet Ones (Playtex)

Compañías cuyas prácticas con respecto a las pruebas con animales se desconocen

Acne-Statin
Adrien Arpel's Signa-
ture Club A
Ahava
Alexandra de
Markoff
Aloette
Alpha Hydrox
Anna Sui Cosmetics
Annemarie Borlind
Anthony Logistics
Aqua Velva
Artistry by Amway
Aveeno Facial Care
Awake

B. Kamins Skin Care
Bain de Soleil
bare escentuals
Basis
BioMedic
Black Opal
BlissLabs
Blistex
Body & Soul
Bonne Bell
Borghese
California North
Men's Skin Care
CamoCare
CARGO

Caudalie
Cellex-C
Cetaphil
Chantal Ethocyn
Chantecaille
Cle de Peau Beaute
Clean & Clear
(Johnson &
Johnson)
Clientele
Clinac
Club Monaco
Complex 15
Coppertone
Corn Silk

Compañías cuyas prácticas con respecto a las pruebas con animales se desconocen (continuación)

Crabtree & Evelyn
Darphin
Dermablend
Desitin (Pfizer)
Diane Young
Doctor's Dermato-
  logic Formula
  (DDF)
Dr. Dennis Gross,
  M.D.
Dr. Jeannette Graf,
  M.D.
Dr. LeWinn's Private
  Formula
Dr. Mary Lupo Skin
  Care System
Elizabeth Grant
Ella Bache
Ellen Lange Skin Care
English Ideas and Lip
  Last
Epicuren
ERA Face Foundation
Erno Laszlo
Esoterica
FACE Stockholm
Fashion Fair
Flori Roberts
Gatineau
Gerber
Givenchy
Glymed Plus
G.M. Collin
Gold Bond (Chattem)
Guerlain
Guinot

Hard Candy
IGIA
Illuminare
Iman
I-Iman
Jafra
Jan Marini Skin
  Research
Jane Iredale
Joey New York
Johnson & Johnson
Jurlique International
Karin Herzog Skin
  Care
Kinerase
Kiss Me Mascara
La Roche-Posay
Lancaster
Laura Mercier
Linda Sy
Lip Ink
Liz Earle Naturally
  Active Skin Care
Lorac
Lubriderm
M.D. Formulations
M.D. Forte
Make Up For Ever
Marilyn Miglin
Mario Badescu
Mederma
Merle Norman
Morgen Schick
Murad
Nad's Gel Hair
  Removal

NARS
Natura Bisse
Neutrogena
Neways Skin Care
Noevir
Nu Skin
Nutrifirm Isomers
N.Y.C.
Obagi Nu-Derm
Ocean Potion
Osmotics
Oxy Balance
PanOxyl
Parthena
Peter Thomas Roth
Pevonia
Pharmagel
philosophy
pHisoDerm
Physician's Choice
Physicians Formula
Pola
Porcelana
Posner
Prada
Principal Secret
PropapH
Purpose
Quo Cosmetics
Rachel Perry
Re Vive
Rejuveness
Rejuvenique
Remede
Reversa
Rimmel

RoC
Sage Skin Care
Sephora
Shaklee
Shu Uemura
Sisley
SkinCeuticals
smashbox
Sonia Kashuk
Sothys Paris
St. Ives
Stri-Dex
T. Le Clerc

Tend Skin
Three Custom Color
Tri-Luma
Trish McEvoy
Trucco
Ultima II
University Medical
    Skin Care
Uvavita
Vaniqa
Versace
Victoria Jackson
    Cosmetics

Victoria's Secret
    Cosmetics
Vincent Longo
Wet 'n' Wild
Yon-Ka Paris
Youngblood
Yves St. Laurent
Z. Bigatti Skin Care
ZAPZYT
Zia Natural Skin Care